母婴护理

(1+X母婴护理职业技能等级考证用书)

主　编　张明娥　张艳艳　杨　珍
副主编　张　芹　徐　敏　吴　芳
编　委　(按姓氏拼音排序)
　　　　鄂兰花(武汉东湖新技术开发区花山街社区卫生服务中心)
　　　　满志红(武汉铁路职业技术学院)
　　　　吴　芳(武汉铁路职业技术学院)
　　　　徐　敏(武汉铁路职业技术学院)
　　　　许燕华(中国人民解放军中部战区总医院)
　　　　杨　珍(武汉铁路职业技术学院)
　　　　张明娥(武汉铁路职业技术学院)
　　　　张　芹(武汉铁路职业技术学院)
　　　　张艳艳(武汉铁路职业技术学院)

华中科技大学出版社
http://press.hust.edu.cn
中国·武汉

内容简介

本教材为创新型活页式教材,是普通高等卫生职业院校创新教材,也是中等卫生职业教育示范教材。

本教材分为6篇,包括母婴护理基础、生理产科母婴的护理、病理产科母婴的护理、妇科疾病患者的护理、计划生育妇女的护理、1+X母婴护理职业技能等级实训,共24章。教材中设置学习目标、案例导入、情境导入、知识链接等,可以拓展学生知识面。

本教材可供护理、助产专业学生学习和考证使用,还可作为广大临床工作者和社会学习者的参考用书。

图书在版编目(CIP)数据

母婴护理/张明娥,张艳艳,杨珍主编. —武汉:华中科技大学出版社,2023.8(2024.7 重印)
ISBN 978-7-5680-9462-7

Ⅰ.①母… Ⅱ.①张… ②张… ③杨… Ⅲ.①围产期-护理-教材 ②新生儿-护理-教材 Ⅳ.①R473.71 ②R174

中国国家版本馆 CIP 数据核字(2023)第 091153 号

母婴护理
Muying Huli
(1+X母婴护理职业技能等级考证用书)

张明娥 张艳艳 杨 珍 主编

策划编辑:黄晓宇 周 琳	
责任编辑:郭逸贤 方寒玉	
封面设计:廖亚萍	
责任校对:王亚钦	
责任监印:周治超	
出版发行:华中科技大学出版社(中国·武汉)	电话:(027)81321913
武汉市东湖新技术开发区华工科技园	邮编:430223
录 排:华中科技大学惠友文印中心	
印 刷:武汉科源印刷设计有限公司	
开 本:787mm×1092mm 1/16	
印 张:24	
字 数:723千字	
版 次:2024年7月第1版第2次印刷	
定 价:89.00元	

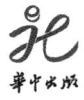

本书若有印装质量问题,请向出版社营销中心调换
全国免费服务热线:400-6679-118 竭诚为您服务
版权所有 侵权必究

前言

本教材是在现代职业教育理论指导下,专业课教材要突出实用性和针对性的背景下编写的。为认真贯彻落实国务院2019年出台的《国家职业教育改革实施方案》精神和教育部推出的"学历证书+若干职业技能等级证书"制度(简称1+X证书制度)试点项目,确定在母婴护理领域推出母婴护理职业技能等级证书试点项目这一重大举措,本教材实行课证融合,集妇产科护理及1+X母婴护理职业技能等级考证知识点和实训于一体,便于中职及高职护理、助产专业学生学习和考证使用,还可作为广大临床工作者和社会学习者的参考用书。与同类教材相比,这是本教材最大的特点。同时,本教材为创新型活页式教材,是普通高等卫生职业院校创新教材,也是中等卫生职业教育示范教材。

本教材遵循高等职业教育的基本理念,以培养高素质技能型护理专门人才为宗旨,结合参编医院的实际,从教学改革的角度出发,围绕高素质技能应用型人才的培养目标,强调注重整体、突出护理、体现社区、加强人文的原则。本教材以职业技能的培养为根本,以培养创新型、实践型技术人才为特色,融传授专业知识、培养专业能力、提高专业素质为一体,力求做到面向临床、面向社会、学用一致,以满足学科、教学和社会三方面的需求。

本教材根据临床、护理及学生认知特点,共分为6篇24章,设有学习目标,使学生明确通过学习所要达到的知识要求、能力要求与素质要求。设置案例导入、情境导入,供教学参考。正文中根据教学内容穿插知识链接,介绍母婴护理相关背景知识或发展前沿的动态,以拓展学习者的知识面。

本教材体现了护理学的思维与工作特点,第一至第五篇编写内容按护理程序组织编写,在强化护理专业知识的同时淡化学科意识,简化医疗知识。教材内容突出整体护理理念,体现人文关怀,同时将健康指导与护理程序并列列出,突出健康教育在临床护理中的重要地位。

本教材分为6篇,包括母婴护理基础、生理产科母婴的护理、病理产科母婴的护理、妇科疾病患者的护理、计划生育妇女的护理、1+X母婴护理职业技能等级实训,共24章。其中第一章由张艳艳和许燕华编写;第二章由张艳艳和满志红编写;第三章由张艳艳和鄂兰花编写;第二十二章的第二、三节由张艳艳编写;第四章、第六章、第八章、第九章、第十章、第十二章、第十九章、第二十章、第二十一章、第二十二章的第一节、第二十三章的第七、八、九、十节由张明娥编写;第五章、第十一章由张艳艳、杨珍编写;第十三章、第十六章、第十七章、第十八章、第二十四章的第一、二、三节由杨珍编写;第七章由张艳艳、徐敏编写;第十四章、第十五章由张艳艳、吴芳编写;第二十二章的第四节、第二十三章的第一、二、三、四、五、六节及第二十四章的四、五节由张芹编写。

本教材全体编者以科学严谨的态度参与了编写工作,但当今医学快速发展,编者的知识水平与经验也有限,时间仓促,书中存在不完善之处在所难免,敬请专家、同行、读者提出宝贵意见和建议,便于我们进一步纠正和完善。

编 者

目录

第一篇　母婴护理基础

第一章　女性生殖系统解剖　/ 1
第一节　外生殖器　/ 1
第二节　内生殖器　/ 3
第三节　邻近器官　/ 6
第四节　骨盆与骨盆底　/ 7

第二章　女性生殖系统生理及经期保健　/ 12
第一节　女性一生各阶段的生理特点　/ 12
第二节　卵巢的周期性变化及性激素功能　/ 13
第三节　月经、子宫内膜及其他生殖器官的周期性变化　/ 15
第四节　月经周期的调节　/ 17

第三章　妊娠期女性的护理　/ 20
第一节　妊娠生理　/ 20
第二节　妊娠诊断　/ 26
第三节　妊娠期女性的健康指导　/ 30

第二篇　生理产科母婴的护理

第四章　分娩期女性的护理　/ 37
第一节　影响分娩的因素　/ 37
第二节　分娩机制　/ 40
第三节　临产诊断与产程分期　/ 43
第四节　分娩的临床经过及护理　/ 44
第五节　分娩镇痛　/ 52

第五章　产褥期母婴的护理　/ 56
第一节　产褥期女性身心特点　/ 56
第二节　产褥期女性的护理　/ 58
第三节　正常新生儿及新生儿特殊生理现象　/ 64
第四节　新生儿的护理　/ 65

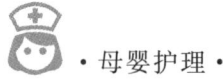

第三篇　病理产科母婴的护理

第六章　妊娠期并发症患者的护理 / 69
- 第一节　流产 / 69
- 第二节　异位妊娠 / 72
- 第三节　妊娠期高血压疾病 / 75
- 第四节　前置胎盘 / 79
- 第五节　胎盘早剥 / 82
- 第六节　其他异常妊娠孕妇的护理 / 85

第七章　妊娠期合并症患者的护理 / 94
- 第一节　妊娠合并心脏病 / 94
- 第二节　妊娠合并贫血 / 97

第八章　高危妊娠及管理 / 102
- 第一节　高危妊娠的监护措施 / 102
- 第二节　高危妊娠孕妇的护理 / 106

第九章　异常分娩患者的护理 / 110
- 第一节　产力异常 / 110
- 第二节　产道异常 / 116
- 第三节　胎位异常 / 122
- 第四节　胎儿发育异常 / 128

第十章　分娩期并发症患者的护理 / 132
- 第一节　胎膜早破 / 132
- 第二节　产后出血 / 134
- 第三节　子宫破裂 / 138
- 第四节　羊水栓塞 / 140
- 第五节　脐带异常 / 142

第十一章　异常产褥母婴的护理 / 146
- 第一节　产褥感染 / 146
- 第二节　晚期产后出血 / 149
- 第三节　胎儿窘迫的护理 / 151
- 第四节　新生儿窒息的护理 / 153

第十二章　常用产科手术及护理配合 / 157
- 第一节　会阴切开缝合术 / 157
- 第二节　胎头吸引术 / 159
- 第三节　产钳术 / 161

第四篇　妇科疾病患者的护理

第十三章　妇科病史采集及检查护理 / 165
- 第一节　妇科病史采集及护理计划制订 / 165
- 第二节　妇科常用特殊检查及护理配合 / 170

第十四章　生殖系统炎症患者的护理　　　/ 179
　第一节　概述　　　/ 179
　第二节　外阴炎及前庭大腺炎　　　/ 181
　第三节　阴道炎　　　/ 184
　第四节　宫颈炎　　　/ 190
　第五节　盆腔炎　　　/ 192
　第六节　性传播疾病　　　/ 195

第十五章　月经失调患者的护理　　　/ 205
　第一节　功能失调性子宫出血　　　/ 205
　第二节　闭经　　　/ 209
　第三节　痛经　　　/ 213
　第四节　围绝经期综合征　　　/ 214

第十六章　妊娠滋养细胞疾病患者的护理　　　/ 219
　第一节　葡萄胎　　　/ 219
　第二节　侵蚀性葡萄胎与绒毛膜癌　　　/ 222

第十七章　妇科腹部手术患者的护理　　　/ 227
　第一节　子宫肌瘤　　　/ 227
　第二节　宫颈癌　　　/ 231
　第三节　子宫内膜癌　　　/ 235
　第四节　卵巢肿瘤　　　/ 238
　第五节　子宫内膜异位症　　　/ 241

第十八章　外阴、阴道手术患者的护理　　　/ 246
　第一节　外阴、阴道创伤　　　/ 246
　第二节　子宫脱垂患者的护理　　　/ 247

第十九章　不孕症患者的护理　　　/ 252
　第一节　不孕症　　　/ 252
　第二节　辅助生殖技术　　　/ 254

第二十章　妇产科常用护理操作技术　　　/ 258
　第一节　外阴冲洗与消毒　　　/ 258
　第二节　会阴擦洗　　　/ 258
　第三节　阴道灌洗　　　/ 259
　第四节　会阴湿热敷　　　/ 260
　第五节　阴道、宫颈上药　　　/ 260
　第六节　坐浴　　　/ 261

第五篇　计划生育妇女的护理

第二十一章　计划生育妇女的护理　　　/ 264
　第一节　避孕方法及护理　　　/ 264
　第二节　终止妊娠方法及护理　　　/ 269
　第三节　女性绝育方法及护理　　　/ 273

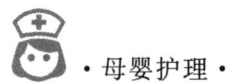

第六篇　1＋X母婴护理职业技能等级实训

第二十二章　孕产妇护理　　　　　　　　　　　　　　　　/ 277
　　第一节　初级技能——孕妇乳房护理　　　　　　　　　　/ 277
　　第二节　初级技能——指导产妇母乳喂养　　　　　　　　/ 281
　　第三节　初级技能——产后月子餐制作　　　　　　　　　/ 286
　　第四节　中级技能——产后形体恢复操　　　　　　　　　/ 295

第二十三章　婴儿护理　　　　　　　　　　　　　　　　　/ 301
　　第一节　初级技能——婴儿洗澡　　　　　　　　　　　　/ 301
　　第二节　初级技能——婴儿抚触　　　　　　　　　　　　/ 306
　　第三节　初级技能——冲兑奶粉　　　　　　　　　　　　/ 312
　　第四节　初级技能——人工喂养　　　　　　　　　　　　/ 317
　　第五节　初级技能——更换尿布（纸尿裤）　　　　　　　/ 322
　　第六节　初级技能——正确托抱婴儿　　　　　　　　　　/ 326
　　第七节　初级技能——婴儿溢奶的处理　　　　　　　　　/ 330
　　第八节　初级技能——婴儿臀红的护理　　　　　　　　　/ 334
　　第九节　初级技能——婴儿脐炎（新生儿脐炎）的护理　　/ 338
　　第十节　初级技能——婴儿鼻腔、气管异物的护理　　　　/ 342

第二十四章　教育训练　　　　　　　　　　　　　　　　　/ 346
　　第一节　初级技能——婴儿大动作训练　　　　　　　　　/ 346
　　第二节　初级技能——婴儿精细动作训练　　　　　　　　/ 351
　　第三节　初级技能——婴儿语言训练　　　　　　　　　　/ 355
　　第四节　中级技能——婴儿被动操　　　　　　　　　　　/ 361
　　第五节　中级技能——婴儿手指操　　　　　　　　　　　/ 368

主要参考文献　　　　　　　　　　　　　　　　　　　　　/ 374

第一篇　母婴护理基础

第一章　女性生殖系统解剖

课件：女性生殖系统解剖

　学习目标

1. 掌握内生殖器的功能、解剖与组成；骨盆的结构、平面及径线。
2. 熟悉外生殖器的解剖及特点；内生殖器邻近器官。
3. 能将内、外生殖器知识应用于临床护理中。
4. 能将骨盆知识应用于产科临床护理中。

情境导入

分娩乃人生大事，每一位准母亲都期盼能正常分娩健康的宝宝，渴望了解女性生殖器官和骨盆等知识，作为护士应怎样对她们进行必要的知识宣教呢？

第一节　外 生 殖 器

女性生殖系统包括内、外生殖器及其相关组织与邻近器官。

女性外生殖器(external genitalia)又称外阴，是生殖器官的外露部分，包括耻骨联合到会阴、两股内侧之间的组织(图1-1)。

一、阴阜

阴阜即耻骨联合前方的脂肪垫，皮下脂肪组织丰富。青春期开始生长阴毛，呈倒三角形分布，阴毛的色泽和疏密存在种族和个体差异，为女性的第二性征之一。

二、大阴唇

大阴唇为靠近两股内侧的一对隆起的皮肤皱襞，自阴阜向后延伸至会阴。大阴唇外侧面与皮肤相同，皮层内含皮脂腺和汗腺，内侧面皮肤湿润似黏膜。大阴唇有很厚的脂肪组织，含丰富的血管、淋巴管和神经，局部受伤时易形成血肿。未婚女性两侧大阴唇自然合拢，经产妇分娩后大阴唇向两侧分开，绝经后大阴唇呈萎缩状，阴毛稀少。

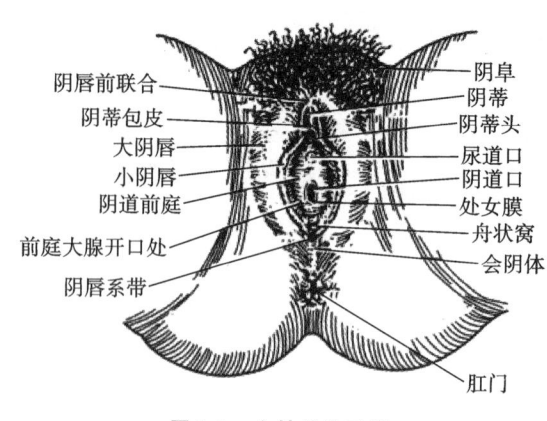

图1-1　女性外生殖器

> **知识链接**
>
> **外阴血肿的护理**
>
> 大阴唇血供丰富,组织疏松,局部受伤时,出血迅速,形成大阴唇血肿。处理:活动性出血应迅速清创缝合止血;若为小于 5 cm 的血肿,及时冷敷,减少出血,也可加压包扎;若血肿较大,切开血肿行血管结扎术后消炎。

三、小阴唇

小阴唇为位于两侧大阴唇内侧一对薄的皮肤皱襞。表面湿润,色褐、无毛,富含神经末梢,极为敏感。两侧小阴唇前端融合,并分为前后两叶,前叶形成阴蒂包皮,后叶形成阴蒂系带。大、小阴唇后端会合,在正中线形成一条横皱襞,称阴唇系带。

四、阴蒂

阴蒂位于两侧小阴唇的顶端,类似男性阴茎海绵体组织,可勃起。阴蒂分为阴蒂头、阴蒂体、阴蒂脚,富含神经末梢,极敏感。

五、阴道前庭

阴道前庭为两侧小阴唇之间的菱形区域,前为阴蒂,后为阴唇系带,在此区域内从前到后有以下结构。

(一)尿道口

尿道口位于阴蒂头后下方,其后壁有一对腺体,称为尿道旁腺,其分泌物可以润滑尿道口。

(二)阴道口及处女膜

阴道口位于尿道外口的后方。其周缘覆有一层薄膜,称为处女膜。在处女膜中央有一孔,孔的形状、大小和膜的厚薄因人而异,处女膜多在初次性交或剧烈运动时破裂,并受分娩影响,产后仅留有几个小隆起,称为处女膜痕。

(三)前庭大腺

前庭大腺又称巴氏腺,位于大阴唇后部,如黄豆大,左右各一。腺管细长(1~2 cm),向内侧开口于阴道前庭后方小阴唇与处女膜之间的沟内。性兴奋时,分泌黄白色黏液起润滑作用。正常情况下不能触及此腺体,若腺体感染,腺管口闭塞,可形成脓肿或囊肿。

(四)前庭球

前庭球位于前庭两侧,由具有勃起性的静脉丛构成,表面为球海绵体肌所覆盖。

第二节 内生殖器

女性内生殖器(internal genitalia)包括阴道、子宫、输卵管和卵巢,输卵管和卵巢统称为子宫附件(图1-2)。

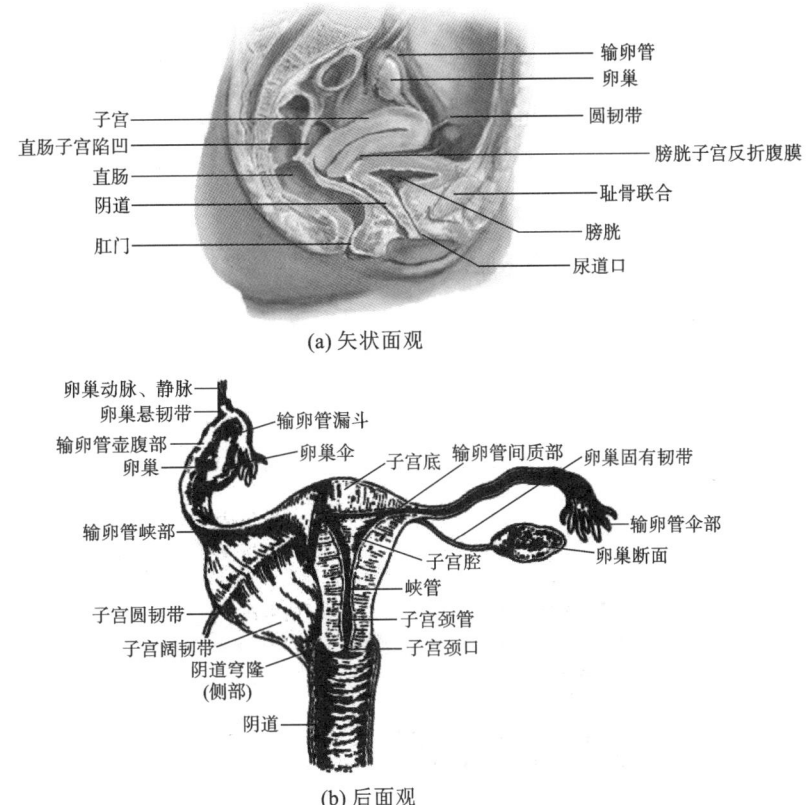

图1-2 女性内生殖器

一、阴道

(一)功能

阴道是性交器官,也是经血排出及胎儿娩出的通道。

(二)位置与形态

阴道位于真骨盆下部中央,呈上宽下窄的管道,前壁长7~9 cm,后壁长10~12 cm。上端环绕宫颈的部分称阴道穹隆,按位置分成前、后、左、右穹隆,下端开口于阴道前庭后部,即阴道口。后穹隆较深,其顶端与直肠子宫陷凹底部贴近,直肠子宫陷凹为腹腔最低部位(图1-3)。

(三)组织结构

阴道壁自内向外由黏膜、平滑肌和弹力纤维组织膜构成。黏膜层为淡红色,由复层鳞状上皮覆盖,有许多横行皱襞,有较大伸展性,受性激素影响有周期性变化。

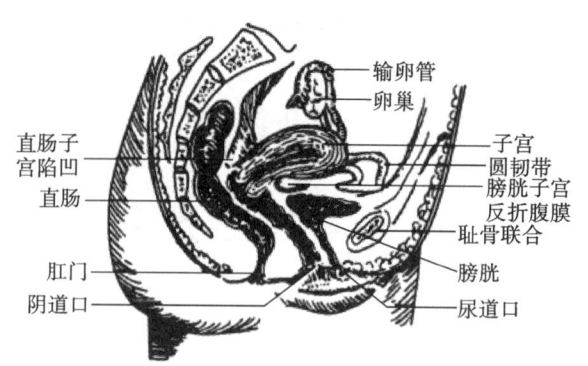

图 1-3 内生殖器矢状面

二、子宫

(一)功能

子宫是孕育胚胎、胎儿和产生月经的器官。分娩时子宫提供主要产力使胎儿及其附属物娩出。

(二)位置与形态

子宫是空腔性器官,位于盆腔中央,呈前后略扁的倒置梨形,前倾前屈位,重约 50 g,长 7~8 cm,宽 4~5 cm,厚 2~3 cm,子宫腔(宫腔)容量约 5 ml。子宫上部较宽,称为子宫体(宫体),宫体顶部称子宫底(宫底),宫底两侧与输卵管相通的部分为子宫角(宫角)。子宫下部较窄呈圆柱状,称为子宫颈(宫颈)。宫体与宫颈的比例因年龄而异,婴幼儿为 1∶2,成年女性为 2∶1,老年女性为 1∶1(图 1-4)。

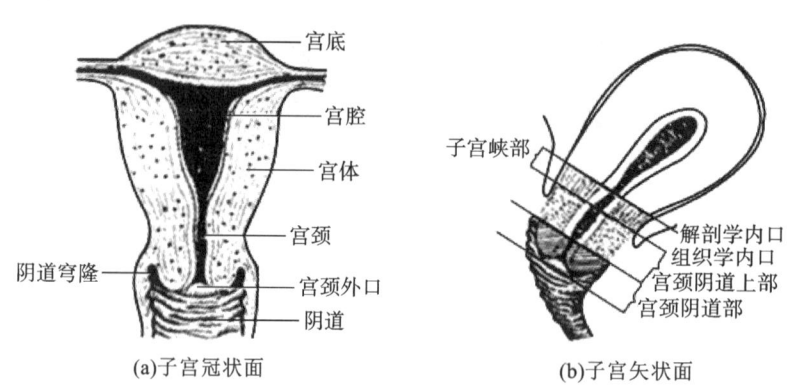

(a)子宫冠状面　　(b)子宫矢状面

图 1-4 子宫各部

宫腔为上宽下窄的三角形,两侧通输卵管,尖端朝下通宫颈管。宫体与宫颈之间最狭窄的部分,称为子宫峡部,在非妊娠期长约 1 cm。子宫峡部的上端因解剖上狭窄称解剖学内口,下端因黏膜组织在此处由宫腔内膜转变为宫颈黏膜,又称组织学内口。妊娠期子宫峡部逐渐伸展变长,妊娠晚期可达 7~10 cm,形成子宫下段,成为软产道的一部分。

宫颈内腔呈梭形,称宫颈管,成年女性长 2.5~3 cm,其下端为宫颈外口(简称宫口),通向阴道。宫颈以阴道为界,分为上下两部,上部占宫颈的 2/3,两侧与子宫主韧带相连,称为宫颈阴道上部;下部占宫颈的 1/3,伸入阴道内,称为宫颈阴道部。未产妇的宫口呈圆形;已产妇宫口受分娩影响形成横裂,呈"一"字形。

(三)组织结构

1. 子宫体　子宫体,简称宫体。宫体壁由 3 层组织构成,由内向外分为子宫内膜层、子宫肌层和子宫浆膜层。

（1）子宫内膜层：为2层，分功能层和基底层，内膜表面2/3为功能层，受卵巢性激素影响，具有周期变化，脱落出血而形成月经。基底层为靠近子宫肌层的1/3内膜，不受卵巢性激素影响，无周期变化。

（2）子宫肌层：较厚，非妊娠期厚约0.8 cm，由大量平滑肌束和少量弹力纤维组成。子宫肌层分为3层：内层肌纤维环行排列，中层肌纤维交叉排列，外层肌纤维纵行排列。子宫收缩时可压迫血管，有效地制止出血。

（3）子宫浆膜层：覆盖宫底部及其前后面的脏腹膜。子宫前后壁的腹膜向前反折覆盖膀胱，形成膀胱子宫陷凹；向后再折向直肠，形成直肠子宫陷凹。

2. 子宫颈 子宫颈简称宫颈，主要由结缔组织构成，含少量平滑肌纤维、血管及弹力纤维。宫颈管黏膜内腺体能分泌碱性黏液，形成黏液栓堵塞宫颈管。宫口柱状上皮与鳞状上皮交接处是宫颈癌的好发部位(图1-4)。

3. 子宫韧带 子宫借助4对韧带及盆底肌和筋膜共同维持子宫的正常位置(图1-5)。

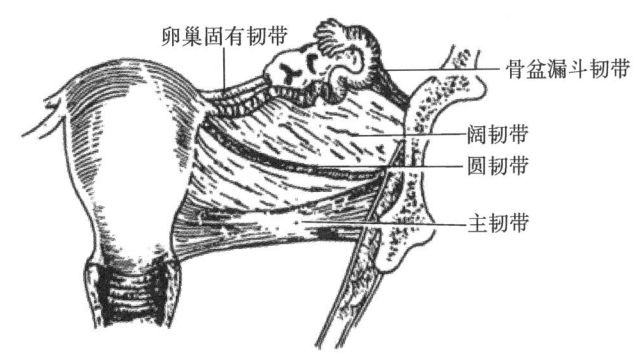

图1-5 子宫韧带

（1）圆韧带：圆韧带呈圆索状故而得名，由平滑肌和结缔组织构成，全长10～12 cm。起自子宫角（简称宫角）前面，向前方伸展达两侧骨盆壁，经腹股沟管止于大阴唇前端。有维持子宫呈前倾位置的作用。

（2）阔韧带：阔韧带为一对翼状的双层腹膜皱襞，自子宫两侧向外延伸达盆腔侧壁，维持子宫于盆腔正中位置。子宫动、静脉和输尿管均从阔韧带基底部穿过。

（3）主韧带：主韧带又称宫颈横韧带，在阔韧带的下部，横行于宫颈两侧和骨盆侧壁之间，为一对坚韧的平滑肌和结缔组织纤维束，是固定宫颈位置的重要组织，防止子宫脱垂。

（4）宫骶韧带：起自宫颈侧后方，向两侧绕过直肠到达第2、3骶椎前面的筋膜。宫骶韧带将宫颈向后上牵引，间接维持子宫前倾位置。

若上述韧带、盆底肌及其筋膜薄弱或受损伤，未及时处理，可导致子宫脱垂。

三、输卵管

（一）功能

输卵管是精子与卵子结合成为受精卵的部位，也是向宫腔输送受精卵的通道。

（二）位置与形态

输卵管为一对细长而弯曲的肌性管道，位于阔韧带上缘内，内侧与宫角相连通，外端游离呈伞状，全长8～14 cm，是精子和卵子相遇受精的场所。根据输卵管的形态，由内向外分为4部分。①间质部：潜行于子宫壁内的部分，长约1 cm。②峡部：在间质部外侧，管腔较窄，长2～3 cm。③壶腹部：在峡部外侧，壁薄，管腔宽大且弯曲，长5～8 cm，内含丰富皱襞。④伞部：在输卵管最外侧端，长1～1.5 cm，开口于腹腔，有"拾卵"的作用。

(三)组织结构

输卵管壁分为3层:外层为浆膜层,为腹膜的一部分;中层为平滑肌层;内层为黏膜层,由单层高柱状上皮覆盖,其中有分泌细胞和纤毛细胞,纤毛细胞的纤毛向子宫腔方向摆动,能协助运送卵子。

四、卵巢

(一)功能

卵巢能产生卵子和分泌性激素,具有生殖功能和内分泌功能。

(二)位置与形态

卵巢为一对扁椭圆形的性腺器官,可产生卵子和分泌激素。卵巢的大小、形状随年龄大小而有差异。青春期前卵巢表面光滑;青春期开始排卵后,卵巢表面逐渐凹凸不平。成年女性卵巢大小约 4 cm×3 cm×1 cm,重 5~6 g,呈灰白色;绝经后卵巢萎缩变小、变硬。卵巢表面无腹膜,有利于成熟卵子的排出。卵巢分为皮质和髓质两部分,皮质在外,内有数以万计的原始卵泡及致密结缔组织,髓质在卵巢的中央,无卵泡,有丰富的血管、神经、淋巴管及疏松结缔组织等。

五、血管、淋巴管及神经

(一)血管

女性内、外生殖器的血液供应主要来自卵巢动脉、子宫动脉、阴道动脉及阴部内动脉。阴道内各部位的静脉均与同名动脉伴行,静脉数量较动脉多,在相应器官及其周围形成静脉丛,且互相吻合,因此盆腔感染容易蔓延。

(二)淋巴管

女性生殖器官和盆腔具有丰富的淋巴系统,均伴相应的血管而行,当盆腔发生炎症或肿瘤时,可沿各部回流的淋巴管扩散,导致相应淋巴结肿大。

(三)神经

(1)外生殖器的神经支配:主要由阴部神经支配,由第Ⅱ、Ⅲ、Ⅳ骶神经分支组成,含感觉和运动神经纤维,与阴部内动脉并行。

(2)内生殖器的神经支配:主要由交感神经和副交感神经支配。交感神经纤维由腹主动脉前神经丛分出,进入盆腔后分为卵巢神经丛和骶前神经丛两部分,分布于卵巢、子宫、输卵管、膀胱上部等。子宫平滑肌有自律活动,完全切除其神经后仍能节律收缩,还能完成分娩活动。

第三节 邻近器官

女性生殖器官与尿道、膀胱、输尿管、直肠及阑尾相邻。它们相互毗邻,相互影响。

一、尿道

尿道为一肌性管道,从膀胱三角尖端开始,穿过泌尿生殖膈,止于阴道前庭的尿道外口,长 4~5 cm,直径约 0.6 cm。由于女性尿道短而直,又与阴道接近,所以容易引起尿路感染。

二、膀胱

膀胱为一囊状肌性器官。位置与其盈虚状态有关,空虚的膀胱位于耻骨联合和子宫之间,充盈时可凸向盆腔甚至腹腔,并可影响子宫及阴道,故妇科检查及妇科手术前必须排空膀胱。

三、输尿管

输尿管为一对圆索状肌性管道,全长约 30 cm,粗细不一,内径最细处仅 3~4 mm,最粗处 7~8 mm。起自肾盂,止于膀胱,在阔韧带底部距子宫约 2 cm 处与子宫动脉交叉,在其下方穿过,妇科手术结扎子宫动脉时要谨慎操作,以防损伤输尿管。

四、直肠

直肠位于盆腔后部,上接乙状结肠,下接肛管,全长 15~20 cm,前为子宫及阴道,后为骶骨。肛管长 2~3 cm,在其周围有肛门内外括约肌及肛提肌,因此,妇科手术时应避免损伤肛管。直肠借会阴体与阴道下段分开,阴道分娩时应保护会阴,避免损伤肛管。

五、阑尾

阑尾总长 7~9 cm,上端与盲肠相连,其位置、长短、粗细变化较大。妊娠期因子宫不断增大,阑尾可向外向上移位。

第四节 骨盆与骨盆底

骨盆是躯干与下肢之间的骨性连接,具有支持躯干和保护盆腔内脏器官的功能,同时,骨盆是胎儿娩出时必经的通道,其大小、形状对分娩有直接影响。

一、骨盆

(一)骨盆的组成

1. 骨骼 骨盆由 1 块骶骨、1 块尾骨及左右 2 块髋骨组成。每块髋骨又由髂骨、坐骨和耻骨组成;骶骨由 5~6 块骶椎融合而成;尾骨由 4~5 块尾椎融合而成(图 1-6)。

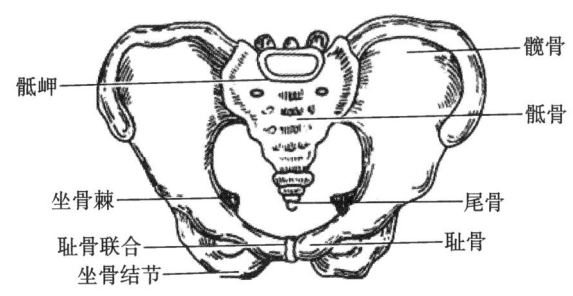

图 1-6 正常女性骨盆

2. 关节 骨盆关节包括耻骨联合、骶髂关节和骶尾关节。在骨盆的前方两耻骨之间由纤维软骨连接,称为耻骨联合。在骨盆后方,两髂骨与骶骨相接,形成骶髂关节。骶尾关节有一定活动度。

3. 韧带 连接骨盆各部之间的韧带中,有 2 对重要的韧带,一对是骶骨、尾骨与坐骨结节之间的骶结节韧带,另一对是骶骨、尾骨与坐骨棘之间的骶棘韧带。骶棘韧带的宽度即坐骨大切迹宽度,是判断中骨盆是否狭窄的重要指标。妊娠期受性激素影响,韧带松弛,有利于分娩。

(二)骨盆的分界

以耻骨联合上缘、髂耻缘及骶岬上缘的连线为界,将骨盆分为假骨盆和真骨盆 2 部分。假骨盆又称大骨盆,位于骨盆分界线之上,为腹腔的一部分,前方为腹壁下部、两侧为髂骨翼,其后方为第 5 腰椎。真骨盆又称小骨盆,是胎儿娩出的通道,又称骨产道或硬产道。真骨盆有上、下两口,即骨盆入口和骨盆出口,骨盆入口和骨盆出口之间为骨盆腔。骨盆腔后壁是骶骨和尾骨,两侧为坐骨、坐骨棘和骶棘韧带,前壁为耻骨联合(图1-7)。

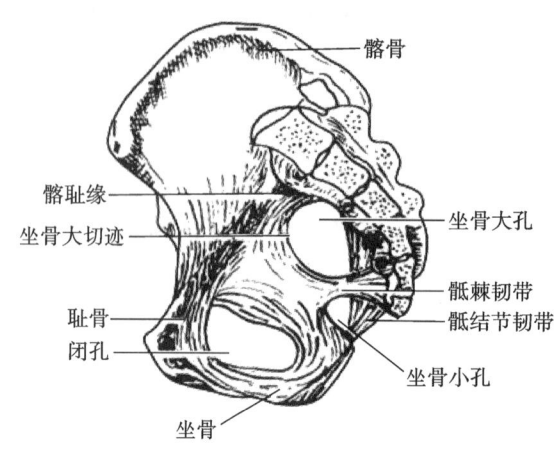

图1-7 骨盆分界和韧带

(三)骨盆的骨性标志

1. 耻骨联合 位于骨盆前方,耻骨联合上缘是骨盆分界的标志之一,也是妊娠期检查时尺测子宫长度的标志。

2. 耻骨弓 由耻骨两侧降支的前部相连而成。正常女性耻骨弓角度为90°～100°,若小于80°为异常。耻骨弓角度是判断骨盆出口横径大小的重要指标。

3. 髂前上棘和髂嵴 髂前上棘指两侧髂骨上缘前端的突出部位;髂嵴指两侧髂骨的外上缘。测量髂前上棘间径和髂嵴间径可间接了解骨盆入口的横径。

4. 骶岬 第1骶椎前缘向前突出的部分,是骨盆内测量骶耻内径的重要标志,其突出程度可直接影响骨盆入口前后径的长度。

5. 坐骨棘 为坐骨后缘伸向骨盆腔的三角形突起,位于真骨盆的中部,是中骨盆平面的标志。临床上做肛门检查或阴道检查时可触及,在分娩过程中,坐骨棘是分娩时衡量胎先露下降程度的重要标志,两坐骨棘连线也是衡量中骨盆大小的重要径线。

6. 坐骨结节 坐骨最下端的突出部分,两侧坐骨结节内侧缘间的距离为骨盆出口横径,此径线的长短与分娩关系密切。

7. 坐骨大切迹 为坐骨棘与骶骨下部的宽度,即骶棘韧带的宽度,是判断中骨盆后部空间大小的重要指标。

(四)骨盆各平面及其径线

1. 骨盆入口平面 骨盆入口平面即真假骨盆的交界面,呈横椭圆形,前方为耻骨联合上缘,两侧为髂耻缘,后方为骶岬上缘。骨盆入口平面有4条径线(图1-8(a))。

(1)骨盆入口前后径:又称真结合径,耻骨联合上缘中点至骶岬上缘正中间的距离,正常值平均为11 cm,其长短与分娩机制关系密切。

(2)骨盆入口横径:左右髂耻缘间的最大距离,正常值平均为13 cm。

(3)骨盆入口斜径:左、右各一。左斜径指左骶髂关节至右髂耻隆突间的距离;右斜径指右骶髂关节至左髂耻隆突间的距离,正常值平均为12.75 cm。

2. 中骨盆平面 中骨盆平面为骨盆最小平面,呈前后径长的纵椭圆形。其前方为耻骨联合下缘,两侧为坐骨棘,后方为骶骨下端。中骨盆平面有2条径线(图1-8(b))。

(1)中骨盆前后径:耻骨联合下缘中点连接两侧坐骨棘连线中点至骶骨下端间的距离,正常值平均

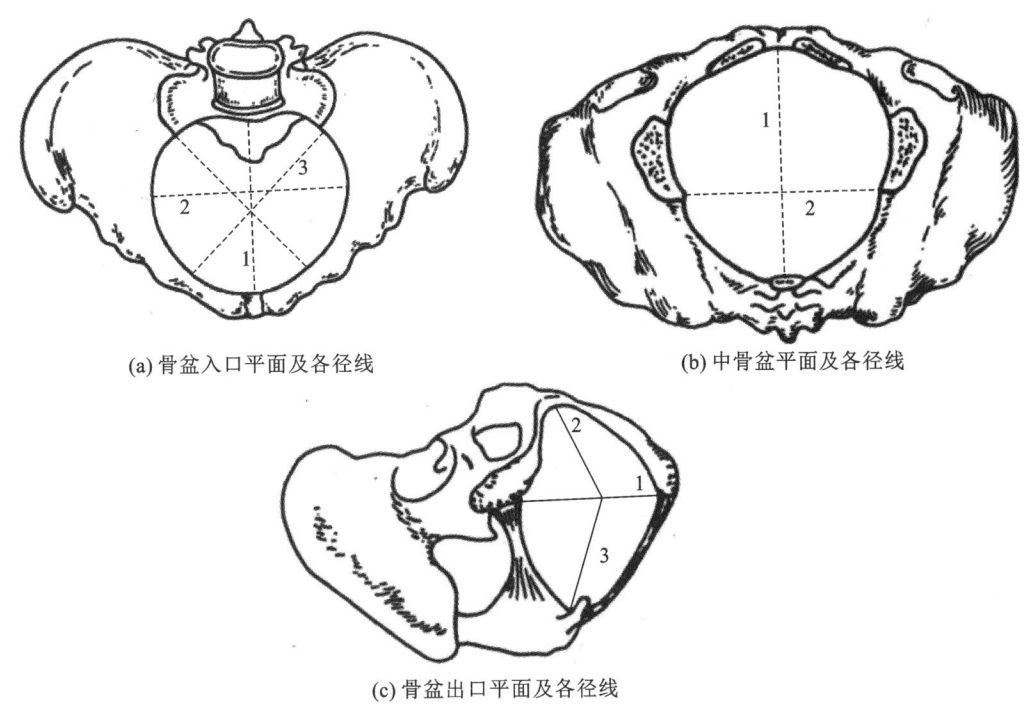

(a) 骨盆入口平面及各径线
(b) 中骨盆平面及各径线
(c) 骨盆出口平面及各径线

图 1-8 骨盆各平面及径线

为 11.5 cm。

(2)中骨盆横径：又称坐骨棘间径，指两侧坐骨棘间的距离，正常值平均为 10 cm。坐骨棘在临床上做肛门检查和阴道检查时可触及，是分娩时判断胎先露下降程度的重要标志。

3. 骨盆出口平面 为骨盆腔下口，由两个不同平面的三角形组成。前三角由耻骨联合下缘以及两侧耻骨降支组成。后三角顶端为骶尾关节，两侧为骶结节韧带。坐骨结节间径为两个三角形共同的底。骨盆出口平面有 4 条径线(图 1-8(c))。

(1)骨盆出口前后径：耻骨联合下缘至骶尾关节间的距离，正常值平均为 11.5 cm。

(2)骨盆出口横径：即坐骨结节间径，指两坐骨结节内侧缘的距离，正常值平均为 9 cm，其长短与分娩机制关系密切。

(3)骨盆出口前矢状径：耻骨联合下缘至坐骨结节间径中点的距离，正常值平均为 6 cm。

(4)骨盆出口后矢状径：骶尾关节至坐骨结节间径中点的距离，正常值平均为 8.5 cm。若骨盆出口横径稍短，骨盆出口后矢状径较长时，两径线之和大于 15 cm，则正常大小的足月胎头可以通过后三角区经阴道娩出。

(五)骨盆轴与骨盆倾斜度

1. 骨盆轴 连接骨盆各假想平面中点的曲线为骨盆轴。骨盆轴上段向下向后，中段向下，下段向下向前(图 1-9)。分娩时，胎儿沿此轴娩出，故又称产轴。

2. 骨盆倾斜度 骨盆倾斜度指女性直立时，骨盆入口平面与地平面形成的角度，一般为 60°(图 1-10)。如倾斜度过大，会影响胎头衔接和娩出。

二、骨盆底

骨盆底由多层肌肉和筋膜构成，其间有尿道、阴道和直肠。骨盆底封闭骨盆出口，具有承载、支持及维持盆腔脏器于正常位置的作用。两侧坐骨结节前缘的连线将骨盆底分为前后两个部分：前部为尿生殖三角，有尿道和阴道通过；后部为肛门三角，有肛管通过。骨盆底由外向内分为 3 层(图 1-11)。

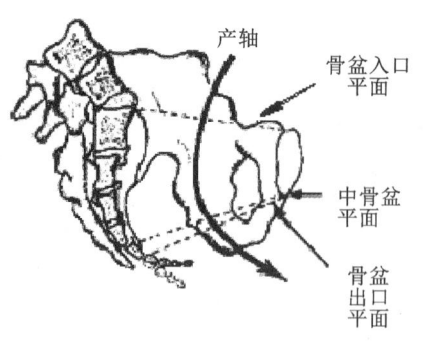

图 1-9 骨盆各平面及产轴

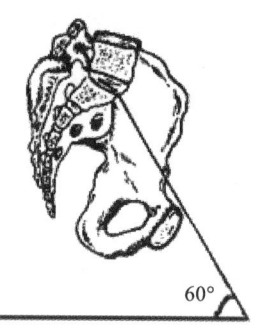

图 1-10 骨盆倾斜度

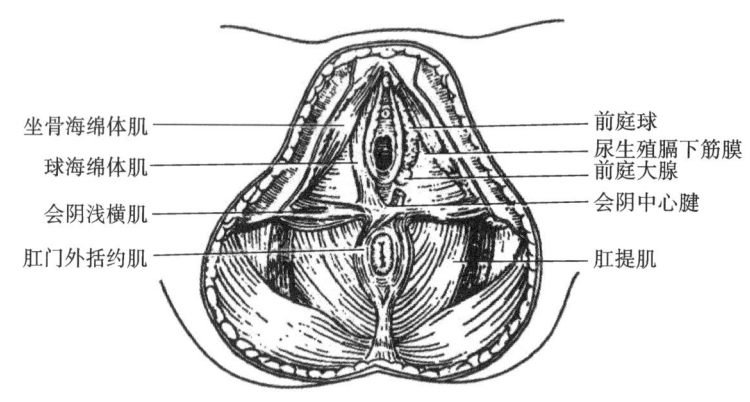

图 1-11 骨盆底

（一）外层

外层由会阴浅筋膜及其深面的 3 对肌肉（球海绵体肌、坐骨海绵体肌、会阴浅横肌）和肛门外括约肌组成。此层肌肉的肌腱汇合于阴道外口与肛门之间，形成会阴中心腱。

（二）中层

中层即泌尿生殖膈，由上、下两层坚韧的筋膜及其间的会阴深横肌及尿道括约肌组成。

（三）内层

内层为盆膈，是骨盆底最坚韧的一层，由肛提肌及筋膜组成，肛提肌是位于骨盆底的成对扁阔肌，向下、向内合成漏斗形，由耻尾肌、髂尾肌和坐尾肌 3 部分组成。如骨盆底的结构和功能发生异常，则影响盆腔脏器的位置与功能，甚至引起分娩障碍，而分娩过程中处理不当，也可损伤骨盆底组织。

会阴有广义和狭义之分，广义的会阴是指封闭骨盆出口的所有软组织，前起自耻骨联合下缘，后至尾骨尖，两侧为耻骨降支、坐骨升支、坐骨结节和骶结节韧带。狭义的会阴是指位于阴道口和肛门之间的软组织，厚 3～4 cm，由外向内依次为皮肤、皮下脂肪筋膜和会阴中心腱。会阴伸展性大，妊娠晚期会阴组织变软，有较大的伸展性，有利于分娩，但分娩时仍要注意保护会阴，避免发生裂伤。

思考题

1. 张女士，26 岁，妊娠 40 周入待产室待产，请问如何判断胎先露下降程度。
2. 陈女士，28 岁，于凌晨顺产一女活婴，女婴体重 4000 g，会阴 Ⅱ 度裂伤，请说明会阴解剖特点及其与分娩之间的关系。

（张艳艳　许燕华）

学习重点：

学习难点：

必考点：

第二章　女性生殖系统生理及经期保健

学习目标

1. 掌握性激素功能、月经定义及子宫内膜的变化。
2. 熟悉女性一生各阶段的生理特点。
3. 能阐述卵巢周期性变化与生殖器官周期性变化的相互关系。
4. 能说出卵巢激素的生理功能，能描述性周期的调节，并能解释生理病理现象。

第一节　女性一生各阶段的生理特点

课件:女性一生
各阶段的
生理特点

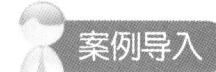

一15岁女生月经周期为7～10/20～45,量多。上次月经持续十多日未净,量多,基础体温呈单相型。请思考:该女生的月经周期正常吗？为什么？

从胎儿形成到衰老是渐进的生理过程,根据女性一生的生理特点,可以按年龄将女性划分为胎儿期、新生儿期、儿童期、青春期、性成熟期、围绝经期和绝经后期7个阶段。

1. 胎儿期　受精卵是由父系和母系来源的23对(46条)染色体组成的新个体。性染色体X与Y决定着胎儿的性别,XX合子发育为女性,XY合子发育为男性。女性卵巢形成后,因无雄激素、副中肾管抑制因子,所以中肾管退化,两条副中肾管(中肾旁管)发育成为女性生殖道。

2. 新生儿期　自胎儿娩出、脐带结扎开始至出生后28天内的时期称为新生儿期。女性胎儿在母体内因受到胎盘及母体卵巢产生的雌性激素影响,出生时子宫内膜及乳房有一定程度的发育。出生后新生儿血中雌性激素水平因脱离母体环境而迅速下降,可出现少量阴道出血。这些均属于生理现象,短期内能自然消退。

3. 儿童期　从出生4周(28日)到12岁的时期为儿童期。8岁以前主要是身体的生长发育,下丘脑-垂体-卵巢轴的功能处于抑制状态,卵泡无雌激素分泌,生殖器官基本不发育,仍为儿童幼稚型。8岁以后,下丘脑促性腺激素释放激素分泌,抑制状态解除,受垂体性腺激素的影响卵巢有少量卵泡发育,但不成熟也不排卵,在雌激素作用下,乳房和内、外生殖器开始发育,开始出现女性特征。

4. 青春期　自月经初潮至生殖器官逐渐发育成熟的时期称为青春期。世界卫生组织(WHO)规定青春期为10～19岁,一般认为此期为13～18岁,这一时期是儿童向成年阶段转变的重要时期。随着生殖器官的生长发育、激素的释放,女性会出现第一性征,进而出现第二性征,如音调变高、乳房丰满、出现阴毛和腋毛、骨盆宽大、皮下脂肪增厚、显现出女性特有体态。月经初潮是女性青春期开始的一个重要标志。此时卵巢功能尚不完善,卵巢激素与中枢间的反馈机制尚未成熟,早期排卵多不规律,月经周期不规律,经逐步调整,可形成规律的月经周期,一般需2～4年。在青春期,少女的思想情绪和心理状态往往不稳定,应给予相应的护理关照及心理疏导。

5. 性成熟期　性成熟期又称为生育期。一般自18岁左右开始,历时约30年,此期女性性功能旺盛,排卵规律。在性激素的作用下,生殖器官和乳房发育成熟并发生周期性变化,月经规律。

6. 围绝经期　围绝经期卵巢功能开始衰退。一般始于40岁以后,历时短则1～2年,长则10～20年。由于卵巢功能逐渐衰退,卵泡不能成熟及排卵,因而常出现月经紊乱,表现为月经量变化,周期不规律。女性生命的最后一次月经称自然绝经,一般发生在44～54岁。

7. 绝经后期　绝经后期为绝经后的生命时期。绝经后期,女性机体逐渐老化并进入老年期。此期卵巢功能进一步衰退和老化,雌激素水平低落,不足以维持第二性征,生殖器官进一步老化,局部抵抗力降低,易患老年性阴道炎;由于性激素减少,骨代谢失常可引起骨质疏松,易发生骨折;血胆固醇水平升高,易患心血管疾病。

第二节　卵巢的周期性变化及性激素功能

一、卵巢的功能

卵巢是女性的性腺,其主要功能如下:①具有产生卵子并排卵的生殖功能;②具有产生性激素的内分泌功能。

二、卵巢的周期性变化

从青春期开始至绝经前,卵巢在形态和功能上发生周期性的重复变化,称为卵巢周期。卵巢周期包括卵泡的发育和成熟、排卵、黄体形成与黄体退化。

1. 卵泡的发育和成熟　新生儿出生时约有200万个未发育的原始卵泡,又称始基卵泡(图2-1)。性成熟期每个月发育一批卵泡,其中一般只有一个优势卵泡可以完全成熟,称为成熟卵泡,直径达15～20mm。其余的卵泡在发育至一定程度后退化,称为卵泡闭锁。女性一生中一般只有400～500个卵泡发育成熟并发生排卵(图2-1)。卵泡开始发育时,可分泌少量雌激素,至卵巢周期第7天雌激素的分泌量迅速增加,于排卵前达到高峰。

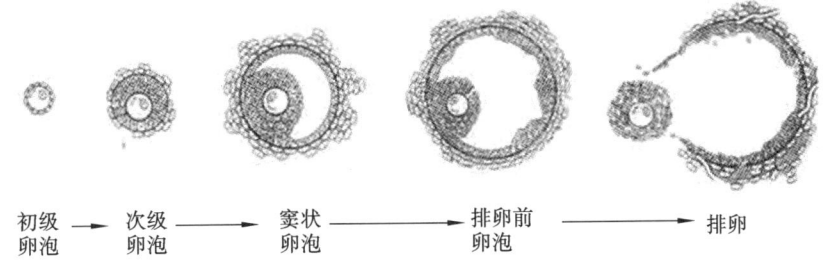

初级卵泡 → 次级卵泡 → 窦状卵泡 → 排卵前卵泡 → 排卵

图2-1　原始卵泡发育图

2. 排卵　卵细胞被排出的过程称为排卵。卵泡在逐渐发育成熟的过程中,慢慢向卵巢表面移行,在接近卵巢表面时,细胞变薄、破裂,发生排卵。排卵时间一般为下次月经来潮前14天左右,两侧卵巢交替排卵或一侧卵巢持续排卵。排出卵巢的卵细胞称为卵子,卵子排出后24小时未受精,即开始退化。

3. 黄体形成与黄体退化　排卵后,卵泡膜血管破裂,血液聚积于卵泡壁塌陷处,因颜色为红色,故又称为血体,但破口随即被纤维蛋白封闭,细胞质内出现黄色颗粒状的内脂质,称为颗粒黄体细胞,逐渐发育成黄体。至排卵后7～8天(相当于月经周期第22天左右)黄体体积和功能达到高峰,直径1～2cm,外观黄色。黄体能为受孕的早期胚胎提供营养。若卵子未受精,黄体于排卵后9～10天萎缩退化,逐渐萎缩变小,外周的结缔组织及成纤维细胞侵入黄体,黄体逐渐被结缔组织替代,组织纤维化,外观白色,称白体。排卵日至月经来潮的时期为黄体期,黄体寿命一般为14天。黄体功能退化后月经来潮,卵巢中又有新的一批卵泡发育,开始新的周期。

三、卵巢分泌的激素及功能

卵巢的颗粒细胞分泌雌激素,黄体细胞分泌孕激素和雌激素,卵巢髓质分泌少量的雄激素。

1. 雌激素 雌激素主要有雌二醇、雌酮、雌三醇。雌激素水平在一个卵巢周期中可出现两次高峰。在卵泡逐渐发育成熟的过程中,雌激素分泌也逐渐增加,于排卵前形成第一个高峰;排卵后分泌量暂时下降,在排卵后7～8天黄体成熟时出现第二个高峰,第二个高峰的均值低于第一高峰,之后黄体退化,雌激素水平急剧下降,月经来潮前达最低水平。临床检测血、尿中的雌激素浓度可了解卵巢功能。

(1)生殖系统。

①子宫:促进子宫肌细胞增生和肥大,增加子宫平滑肌对缩宫素的敏感性,使子宫内膜功能层增生,宫口松弛、扩张;宫颈黏液分泌增加,质变稀薄,易拉丝,涂片检查呈现羊齿状结晶。

②输卵管:促进输卵管肌层发育和蠕动,并能加强输卵管节律性收缩振幅,促进纤毛生长,利于受精卵运行。

③阴道上皮:使阴道上皮细胞增生和角化,黏膜变厚并使糖原含量增加,使阴道维持酸性环境,抑制病原微生物的生长繁殖。

④卵巢:协同卵泡刺激素(FSH)促进卵泡发育。

(2)乳房:促使乳腺管增生,乳头、乳晕着色。

(3)代谢作用:促进水钠潴留,促进肝脏高密度脂蛋白合成,抑制低密度脂蛋白合成,降低血液循环中胆固醇水平,维持和促进骨代谢。

(4)下丘脑、垂体:通过对下丘脑和垂体的正负反馈调节,控制促性腺激素的分泌。

2. 孕激素 孕激素主要有孕酮,孕二醇是其主要的降解产物。随着排卵后黄体的发育,孕激素分泌量逐渐增加,在排卵后7～8天黄体成熟时达高峰,以后逐渐下降,至月经来潮时恢复至卵泡水平。孕激素通常在雌激素作用的基础上发挥作用,既有与雌激素相协同的作用,也有与雌激素相拮抗的作用,孕激素主要与维持妊娠有关。

(1)生殖系统。

①子宫:降低子宫平滑肌兴奋性及妊娠子宫对缩宫素的敏感性;使子宫内膜从增生期转化为分泌期,为受精卵着床做准备;使宫口闭合,黏液分泌减少,性状变黏稠,拉丝度减少,涂片出现椭圆形结晶。

②输卵管:抑制输卵管平滑肌节律性收缩频率和振幅。

③阴道上皮:加快阴道上皮细胞脱落。

(2)乳房:在雌激素影响的基础上,促进乳腺腺泡发育。

(3)体温:对下丘脑体温调节中枢有兴奋作用,可使基础体温在排卵后升高0.3～0.5 ℃,表现为月经周期双相型体温,临床上可以将这种基础体温的改变作为判定排卵期的标志之一。

(4)代谢作用:促进水钠排泄。

(5)下丘脑、垂体:通过对下丘脑、垂体的负反馈作用,控制促性腺激素分泌。

3. 雄激素 雄激素主要有睾酮和雄烯二酮。

(1)雄激素是合成雌激素的前体,也是维持女性正常生殖功能的重要激素。

(2)维持女性第二性征,促进阴蒂、阴唇和阴阜的发育,促进阴毛和腋毛的生长。

(3)促进蛋白质合成,促进肌肉生长和骨骼的发育,在青春期后可导致骨骺闭合。

(4)促进红细胞生长,促进血红蛋白及骨髓的红细胞增生。

第三节 月经、子宫内膜及其他生殖器官的周期性变化

一、月经

1. 月经 月经是指子宫内膜随卵巢周期性变化而出现的周期性脱落及出血。规律月经的出现是生殖功能成熟的标志之一。生平第一次月经称为月经初潮,初潮年龄为 11~18 岁,多在 13~14 岁之间,可受遗传、气候、营养、环境等因素的影响,近年来女性的平均月经初潮年龄有提前趋势,若 16 岁月经尚未来潮应引起临床重视。

课件:月经及月经周期的临床表现

2. 月经的临床表现 正常月经具有规律性,出血的第 1 天为月经周期的开始,相邻两次月经第一天的间隔时间,称为月经周期,一般为 21~35 天,平均为 28 天,提前或延后 3 天左右均为正常,只要规律,仍属正常。一次月经持续时间称为经期,一般为 2~7 天,多为 3~5 天。一次月经的总量称为月经量,一般为 30~50 ml,超过 80 ml 称为月经过多。多数女性经期无特殊症状,有些女性出现下腹部及腰骶部下坠不适或头痛、易激动、恶心、消化功能紊乱等,但一般不影响日常生活和工作,属于正常的生理现象。

月经血呈暗红色,碱性,黏稠而不凝固,有血腥味,主要成分为血液、子宫内膜碎片、宫颈黏液及脱落的阴道上皮细胞。月经血中含有前列腺素及来自子宫内膜的大量纤溶酶,由于纤溶酶对纤维蛋白的溶解作用,月经血不凝固,出血多时可出现血凝块。

二、子宫内膜的周期性变化

相邻两次月经第一天的间隔时间,称为一个月经周期。月经周期是指在卵巢激素的作用下,子宫内膜出现有规律的周期性变化(图 2-2),以月经周期 28 天为例,在卵巢激素的刺激下,子宫内膜功能层发生周期性变化。

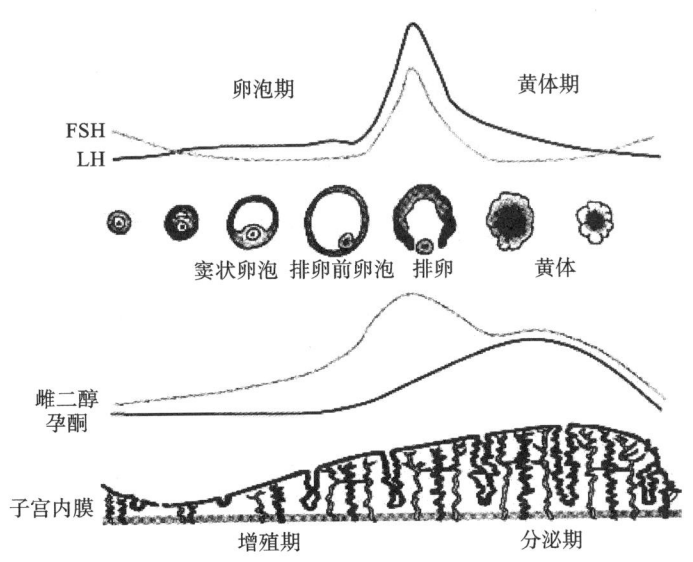

图 2-2 月经周期的内分泌调节模式图

1. 增生期 月经周期第 5~14 天,对应于卵巢卵泡发育成熟阶段。由于经期子宫内膜功能层脱落随月经血排出,仅留下基底层,基底层在雌激素的作用下增生变厚,子宫内膜逐渐增厚至 3~5 mm,腺体增多,间质疏松,间质内小动脉呈螺旋状卷曲。此期末卵泡成熟破裂排卵。

2. 分泌期 在月经周期的第 15~28 天。对应于卵巢黄体形成与黄体退化阶段。月经周期的第 15~23 天,卵巢排卵后黄体形成,分泌雌激素、孕激素,使子宫内膜继续增厚,腺体增大并分泌糖原,螺旋小动

脉继续增生、弯曲，间质高度水肿、疏松，尤其在排卵后7天内，子宫内膜厚而松，呈海绵状，血供丰富，为受精卵着床提供营养支持，有利于受精卵着床。若未受孕，于月经第24～28天，黄体萎缩，雌、孕激素减少，子宫内膜出现退行性变化，组织致密，腺管被压，腺体相应缩小，间质水肿消失，血流变慢，螺旋小动脉痉挛，子宫内膜缺血坏死。也有人将第24～28天定义为月经前期，接下来将进入经期，新的周期即将开始。

3. 经期 月经周期第1～4天，对应于卵巢卵泡开始发育阶段。此期由于黄体退化、萎缩，雌激素、孕激素分泌降至最低，子宫内膜小动脉痉挛，组织缺血缺氧发生局部坏死，子宫内膜组织脱落混着血液排出即为月经。随着卵巢卵泡的开始发育和少量雌激素的产生，子宫内膜开始增生、修复。经期既是本周期的结束，又是下一周期的开始(图2-2)。

三、其他生殖器官的周期性变化

1. 宫颈的变化 宫颈腺细胞的分泌活动受雌、孕激素的影响，并有明显的周期性变化。

(1)排卵前：月经干净时，雌激素水平低，宫颈管分泌的黏液量少，随着卵泡的发育，雌激素水平不断提高，黏液分泌量逐渐增多，并变稀薄透明，此变化有利于精子通行。至排卵前黏液拉丝可长达10 cm以上，取黏液涂片检查可见羊齿状结晶，这种结晶于月经周期的第6～7天即可出现，至排卵期最典型。

(2)排卵后：排卵后，受孕激素影响，黏液分泌量逐渐减少，黏液变得浑浊黏稠，拉丝易断，不利于精子通过，取黏液涂片检查可见成排的椭圆体结晶(图2-3)。

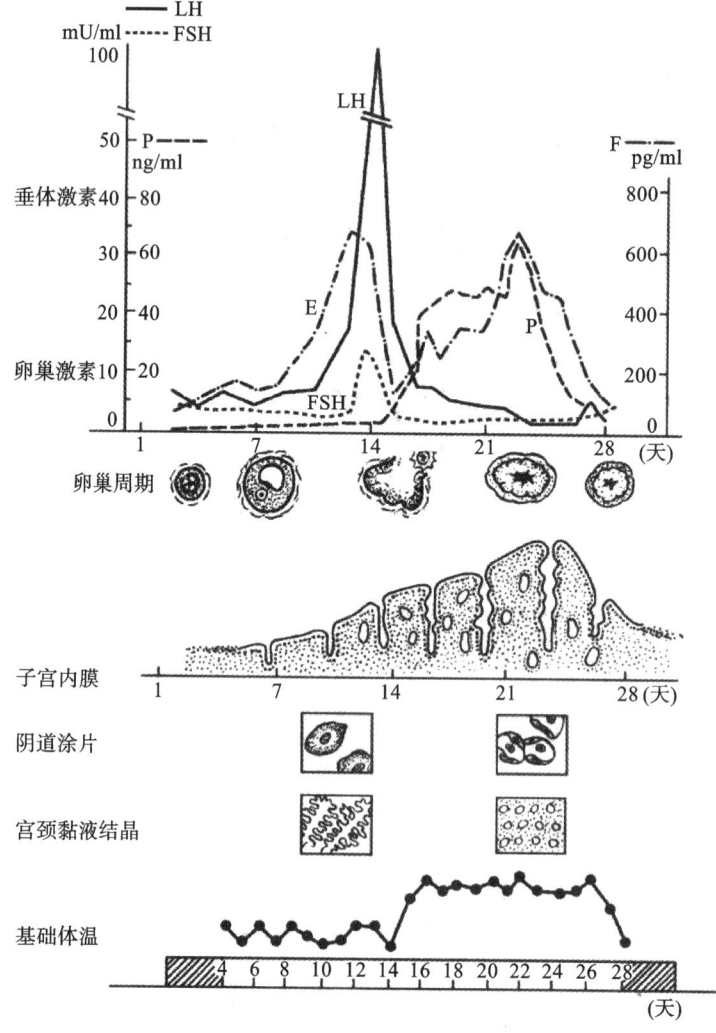

图2-3 月经周期中垂体、卵巢、子宫内膜、阴道涂片、宫颈黏液结晶及基础体温的周期性变化

2. 输卵管的变化　在雌、孕激素的影响下,输卵管黏膜也发生周期性变化,但不如子宫内膜明显。

3. 阴道黏膜的变化　在月经周期中,受雌、孕激素的影响,阴道黏膜也发生周期性变化。

(1)排卵前:在卵泡期受雌激素的影响,阴道上皮底层细胞增生,逐渐演变为中层和表层细胞,使阴道上皮增厚,表层细胞角化,以排卵期最为明显。细胞内有丰富的糖原,糖原被阴道杆菌分解为乳酸,使阴道保持酸性环境,可抑制致病菌的繁殖。

(2)排卵后:排卵后,在孕激素的作用下,阴道上皮表层细胞大量脱落,脱落细胞多为中层细胞或角化前细胞(图2-3)。临床上可依据阴道脱落细胞的变化来了解卵巢的功能。

第四节　月经周期的调节

女性生殖系统的周期性变化称为性周期,月经是性周期变化的重要标志和外在表现。月经周期的调节是一个非常复杂的过程,是在中枢神经系统的控制下,通过下丘脑-垂体-卵巢轴来实现的。下丘脑分泌促性腺激素释放激素,通过调节垂体促性腺激素的分泌,调控卵巢功能,卵巢分泌的雌、孕激素对下丘脑、垂体又有反馈调节作用。下丘脑、垂体、卵巢之间相互调节与影响形成完整而协调的神经内分泌系统,称为下丘脑-垂体-卵巢轴(hypothalamic-pituitary-ovarian axis,HPOA),此轴又受中枢神经系统控制(图2-4)。下丘脑-垂体-卵巢轴的主要生理功能是维持女性发育、正常月经和性功能,因此又称性腺轴(图2-4)。

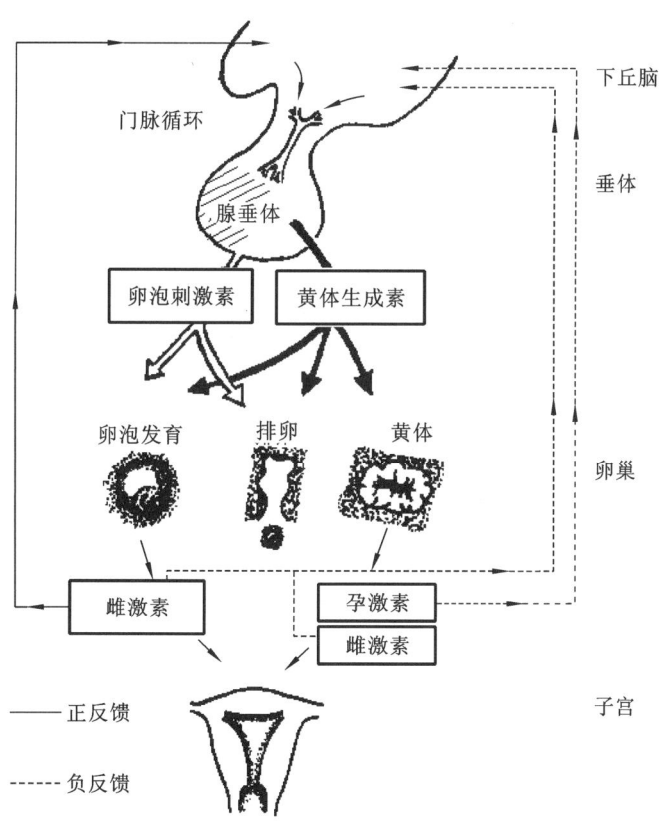

图2-4　下丘脑-垂体-卵巢轴三者之间相互作用示意图

一、下丘脑对腺垂体的调节

青春期开始,下丘脑的神经分泌细胞分泌促性腺激素释放激素(GnRH),它包括卵泡刺激素释放激素与黄体生成素释放激素,并通过垂体门脉系统到达腺垂体,其作用是控制垂体合成释放促性腺激素,它包括卵泡刺激素(FSH)和黄体生成素(LH)。

二、腺垂体对卵巢的调节

垂体合成并释放 FSH 和 LH,调节卵巢的周期性变化。两者可以刺激卵巢内的卵泡发育及成熟,促使成熟的卵泡排卵,进而促使排卵后的残存卵泡形成黄体,黄体分泌孕激素和雌激素。

三、卵巢激素

卵巢在 FSH 和 LH 作用下分泌雌激素、孕激素及少量雄激素。卵巢激素对下丘脑 GnRH 和垂体促性腺激素的合成与分泌具有反馈作用。排卵前,雌激素产生正、负反馈,促使 LH 升高而 FSH 下降;排卵后,由雌、孕激素共同产生负反馈,使 FSH 和 LH 均下降。

四、月经周期的调节机制

1. 解除抑制 在前次月经周期末,黄体萎缩,雌激素和孕激素急剧减少,解除了对下丘脑、垂体的抑制,使下丘脑分泌促性腺激素释放激素,垂体分泌促性腺激素。

2. 雌激素的正负反馈调节 下丘脑与垂体分泌的激素作用于卵巢,刺激卵泡发育成熟,并分泌雌激素。雌激素一方面可使子宫内膜发生增生期变化、宫颈及阴道黏膜也发生相应变化,另一方面也可对下丘脑和垂体产生正、负反馈。随着卵泡的发育成熟,雌激素分泌达高峰,促使垂体释放大量黄体生成素(LH)并出现高峰(正反馈),卵泡刺激素(FSH)同时也形成一个较低峰值(负反馈)。大量的 LH 与一定量的 FSH 协同作用,使成熟的卵泡排卵,继而,雌激素分泌减少。

3. 雌、孕激素负反馈调节 黄体发育成熟后,分泌孕激素和雌激素,促进增生期子宫内膜出现分泌期变化,宫颈及阴道黏膜也发生相应变化。排卵后 7~8 天黄体发育成熟,分泌的雌激素、孕激素达到高峰,对下丘脑和垂体产生负反馈,致使下丘脑及垂体分泌的激素相应减少,FSH 和 LH 均下降,随之黄体萎缩形成白体,雌、孕激素分泌量也明显减少。雌、孕激素一方面作用于子宫内膜,使子宫内膜因失去激素的支持而发生坏死、脱落出血,表现为月经来潮;另一方面,雌、孕激素的降低也解除了对下丘脑、垂体的抑制,促性腺激素、卵泡刺激素和黄体生成素的分泌又回升,又一批卵泡开始生长发育,下一个月经周期重新开始,如此周而复始。

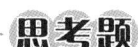

思考题

1. 请列表比较雌激素、孕激素的生理作用的异同。
2. 何谓卵巢周期?卵巢激素与子宫内膜的变化有何关系?

(张艳艳 满志红)

学习重点：

学习难点：

必考点：

第三章　妊娠期女性的护理

学习目标

1. 掌握妊娠期的诊断、产前检查的内容、妊娠期孕妇的护理。
2. 掌握胎姿势、胎产式、胎先露、胎位的定义。
3. 熟悉胚胎、胎儿的发育、胎儿附属物的功能、妊娠期母体的生理变化。
4. 会推算预产期,会进行骨盆外测量,会四步触诊、胎心听诊。
5. 能进行妊娠诊断,会对妊娠期女性进行健康指导。

情境导入

这个世界因为有新生命才有梦想和希望。WHO提出"妊娠人生大事,务使母婴平安",十月怀胎一朝分娩,在孕育生命这一重要时期,作为医务人员,应怎样呵护新生命来保障母婴平安?

第一节　妊娠生理

妊娠(pregnancy)是胚胎和胎儿在母体内发育成长的过程,是复杂而又协调的生理过程。卵子受精是妊娠的开始,胎儿及其附属物自母体排出是妊娠的终止。临床以末次月经第1天作为妊娠的开始,全过程共10个妊娠月(1个妊娠月为4周),总共40周,280天。

一、受精及受精卵的发育与着床

(一)精子获能与受精

精液射入阴道后,精子靠自身活动从宫颈管进入宫腔,子宫内膜白细胞产生的α、β淀粉酶解除精子顶体酶上的"去获能因子",使精子具有受精能力,称为精子获能。

成熟的精子与卵子结合的过程称为受精。卵子从卵巢排出,经输卵管的"拾卵"作用进入输卵管壶腹部与峡部连接处等待受精。受精一般发生在排卵后的12小时内。当卵子与到达输卵管的精子相遇时,精子顶体外膜破裂,释放出顶体酶,溶解卵子外周的放射冠、透明带,称为顶体反应。精子借助此反应进入卵子,与卵子的表面接触,开始受精,约24小时后卵原核和精原核逐渐融合,完成受精,受精后的卵子称为受精卵或孕卵。受精卵的形成标志着新生命的诞生。

(二)受精卵的发育与输送

受精后24小时,受精卵开始进行有丝分裂,并借助输卵管平滑肌的蠕动和纤毛的摆动,向宫腔方向移动,约在受精后第3天,受精卵分裂成由16个细胞组成的实心细胞团,形似桑葚称为桑葚胚,也称为早期囊胚。约在受精后第4天,早期囊胚进入宫腔,在宫腔内继续分裂发育成晚期囊胚。

(三)着床

晚期囊胚侵入到子宫内膜的过程称为植入,也称为着床(图3-1)。着床于受精后第6～7天开始,第11~12天完成。着床部位多在宫体的前壁或后壁。完成着床必须具备的条件：①透明带消失；②囊胚滋养层细胞分化为合体滋养层细胞；③囊胚和子宫内膜同步发育并相互配合；④孕妇体内有足够的孕酮。

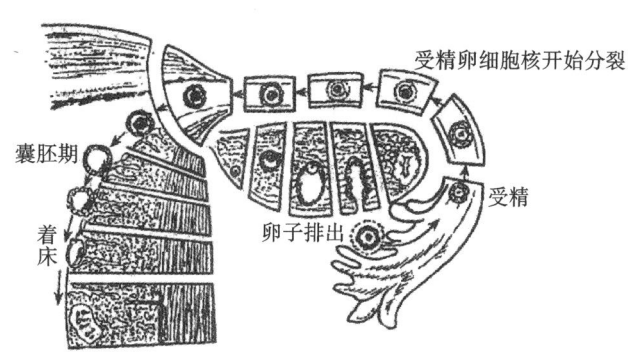

图 3-1　卵子受精与受精卵植入

（四）蜕膜的形成

受精卵植入分泌期的子宫内膜后，子宫内膜迅速发生蜕膜样改变，此时的子宫内膜称为蜕膜。按蜕膜与受精卵着床部位的关系将蜕膜分为三部分：底蜕膜、包蜕膜和壁蜕膜（图3-2）。

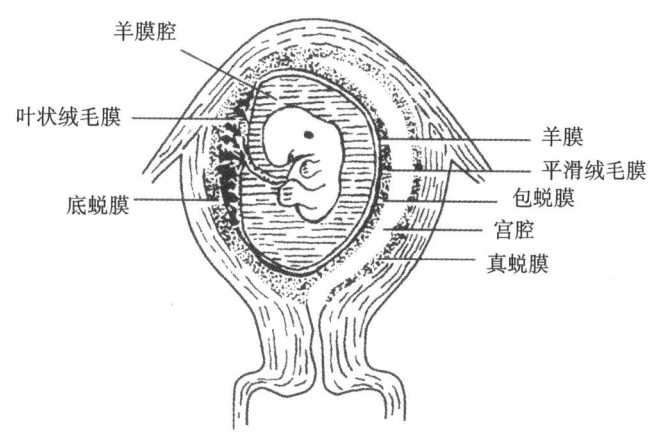

图 3-2　早期妊娠子宫蜕膜与绒毛膜的关系

1. 底蜕膜　底蜕膜为受精卵着床处的蜕膜，位于受精卵与子宫肌层之间，以后发育成胎盘的母体部分。

2. 包蜕膜　包蜕膜为覆盖在受精卵上的蜕膜。随着囊胚的发育逐渐凸向宫腔，约在12周与壁蜕膜贴近并融合，宫腔消失。

3. 壁蜕膜　除底蜕膜、包蜕膜以外覆盖宫腔表面的蜕膜称为壁蜕膜，又称为真蜕膜。

二、胎儿附属物的形成与功能

胎儿附属物是指胎儿以外的组织，包括胎盘、胎膜、脐带和羊水。

（一）胎盘

胎盘是母体与胎儿间进行物质交换的重要器官，也是妊娠期特有的器官。

1. 胎盘的组成　胎盘由底蜕膜、叶状绒毛膜和羊膜构成（图3-3）。

（1）底蜕膜：构成胎盘的母体部分，占胎盘很小部分。底蜕膜表面覆盖一层来自固定绒毛的滋养层细胞，与底蜕膜共同形成绒毛间隙的底，称蜕膜板。从蜕膜板向绒毛膜方向伸出一些蜕膜间隔，一般不超过胎盘全层厚度的2/3，将胎盘母体面分成肉眼可见的20个左右胎盘小叶。

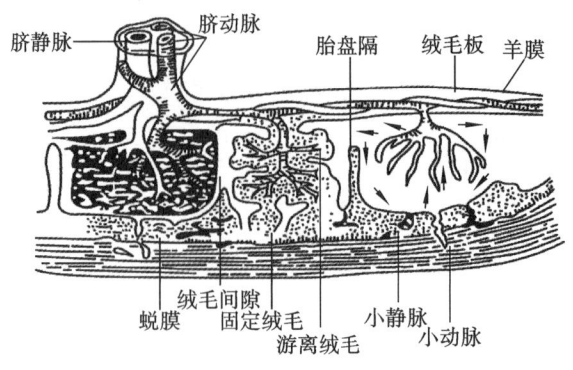

图 3-3 胎盘模式图

(2)叶状绒毛膜：胎盘的主要部分，构成胎盘的胎儿部分。晚期囊胚着床后，滋养层细胞迅速增殖，表面形成毛状突起称为绒毛。此时的滋养层称为绒毛膜，与底蜕膜接触的绒毛因有丰富的血液供应发育良好，绒毛呈树状反复分支，称为叶状绒毛膜或丛密绒毛膜；与包蜕膜接触的绒毛膜因缺乏血液供应而萎缩退化，称为平滑绒毛膜。绒毛滋养层合体细胞溶解周围的蜕膜形成绒毛间隙，多数绒毛游离其中，称为游离绒毛。少数绒毛紧紧长入蜕膜深部，称为固定绒毛。

(3)羊膜：附着于绒毛膜表面，光滑，无血管、神经及淋巴的半透明薄膜，位于胎盘最内层，构成胎盘的胎儿部分，具有分泌和吸收羊水的功能。

2. 胎盘的结构 胎盘于妊娠 6～7 周时开始形成，12 周末完全形成。妊娠足月时，胎盘呈圆形或椭圆形，重 450～650 g，直径 16～20 cm，厚 1～3 cm，中央厚，边缘薄。胎盘分为母体面和胎儿面，母体面呈暗红色，粗糙，有 20 个左右的胎盘小叶；胎儿面表面为羊膜，光滑，灰白色。脐带附着于胎儿面中央或稍偏处，脐动、静脉从脐带附着点向四周呈放射状分布，分支达各胎盘小叶(图 3-3)。

3. 胎盘的功能

(1)气体交换：替代胎儿的呼吸系统功能。胎儿通过胎盘与母体进行气体交换，利用胎儿血与母体血中 O_2 与 CO_2 的分压差，以简单扩散的方式吸收 O_2，排出 CO_2。

(2)供应营养：替代胎儿的消化系统功能。各种营养成分如葡萄糖、氨基酸、脂肪酸、电解质及维生素等以易化扩散和主动转运的方式通过胎盘输送到胎儿血中，供胎儿生长发育。

(3)排泄废物：替代胎儿的泌尿系统功能。胎儿的代谢产物如尿酸、肌酐、肌酸等均经胎盘进入母体血而排出体外。

(4)防御功能：胎盘能阻止母体血中一般细菌或更大的病原体进入胎儿血中；母体血液内的免疫球蛋白(IgG)能通过胎盘进入胎儿体内，使胎儿获得被动免疫力。但胎盘防御功能是有限的，小分子的药物和体积微小的病毒如风疹、流感、巨细胞病毒等可通过胎盘进入胎儿体内，有些病原体如结核分枝杆菌、疟原虫、弓形虫、衣原体等可破坏绒毛结构，进入胎儿血中感染胎儿。

(5)合成功能：胎盘能合成多种激素和酶。

①人绒毛膜促性腺激素(HCG)：受精后第 6 天，受精卵滋养层形成时，开始分泌微量 HCG，受精后 10 天左右即月经周期的第 24～25 天，可用放射免疫法自母体血清中测出 HCG，是诊断早期妊娠最敏感的方法。妊娠第 8～10 周 HCG 分泌达高峰，持续 1～2 周，后逐渐下降，一般产后 2 周内消失。HCG 的主要生理作用是作用于黄体，使黄体增大成为妊娠黄体，增加黄体激素的分泌以维持妊娠。

②人胎盘催乳素(HPL)：由合体滋养层细胞分泌。于妊娠第 5～6 周用放射免疫法可在母体血中测出，至妊娠第 34～36 周达高峰，并维持至分娩。HPL 的主要作用为促进母体乳腺的生长发育。

③雌激素和孕激素：受精卵着床后，卵巢的黄体转变为妊娠黄体，继续分泌雌激素和孕激素以维持妊娠。自妊娠第 8～10 周起妊娠黄体逐渐萎缩。雌激素、孕激素共同参与妊娠期母体各系统的生理变化。

④胎盘能合成多种酶:主要有缩宫素酶和耐热碱性磷酸酶,其生物学意义尚未明确。

(二)胎膜

主要由平滑绒毛膜和羊膜组成,其次,平滑绒毛膜外周的包蜕膜和壁蜕膜也参与胎膜的组成。胎膜外层为绒毛膜,在发育过程中因缺乏营养供应而逐渐退化成平滑绒毛膜。胎膜内层为羊膜,与覆盖胎盘、脐带的羊膜层相连。

(三)脐带

脐带为连接胎儿与胎盘的条索状器官,一端连于胎儿腹壁脐轮,另一端附着于胎盘的胎儿面。足月胎儿的脐带长30~100 cm,平均约55 cm,直径0.8~2 cm。脐带较长,常呈弯曲状,表面由羊膜覆盖,中央有一条管腔较大、管壁较薄的脐静脉和两条管腔较小、管壁较厚的脐动脉,血管周围有保护脐血管的胚胎结缔组织,称为华通胶。脐带是胎儿与母体间进行气体交换、营养物质供应和代谢产物排出的重要通道。脐带受压血流受阻时,胎儿可因缺氧导致胎儿窘迫,危及生命。

(四)羊水

羊膜腔内的液体称为羊水。

1. 羊水的来源 妊娠早期主要来源于母体血清的渗透液,无色透明,妊娠中、晚期主要来源于胎儿的尿液。羊水的吸收50%由胎膜完成,另外足月胎儿每日约吞咽羊水500 ml,经消化道进入胎儿血液循环,形成尿液再排至羊膜腔。

2. 羊水的量 羊水通过胎膜、胎儿不断循环更新,保持羊水量的动态平衡。正常足月妊娠羊水量为800~1000 ml,羊水过多或过少常与某些先天性畸形有关,妊娠任何时期羊水量超过2000 ml时称为羊水过多,若妊娠晚期羊水量少于300 ml则称为羊水过少。

3. 羊水的性状 羊水中含有胎儿上皮细胞、胎脂、毳毛及白蛋白等而略显浑浊,呈中性或弱碱性(pH 7.20)。临床上通过羊水检查可监测胎儿的成熟度、某些遗传性疾病、先天性畸形等。

4. 羊水的功能 羊膜和羊水在胚胎发育中起重要的保护作用,一是保护胎儿,使胎儿有一定的活动度,防止胎儿与羊膜粘连,保护胎儿不受外来损伤;二是保护母体,减少胎动给母亲带来不适感,保持宫腔内温度恒定,分娩时羊水还可传导宫缩压力,形成前羊水囊,促使宫颈扩张,破膜后羊水还可以冲洗润滑产道。

三、胎儿发育及生理特点

晚期囊胚着床后继续发育,体积增大,内细胞团和滋养层之间形成一个囊腔,称羊膜腔;随后在内细胞团的囊腔一侧形成另一个囊腔,称卵黄囊。两囊壁相接处呈盘状,称胚盘。受精后3周左右,胚盘的外胚层分化出中胚层,此时称三胚层时期,三个胚层继续发育,形成胎儿身体的各个部分。外胚层:主要分化为皮肤、毛发、乳腺、唾液腺、鼻通道、外耳道、眼晶状体、结膜、角膜、肛门及神经系统等。中胚层:主要分化为骨骼、肌肉、结缔组织、循环系统、血液、泌尿生殖系统及肾上腺皮质等。内胚层:主要分化为消化道、呼吸道、肝、胆囊、胰腺、扁桃体、甲状腺、甲状旁腺、胸腺及女性尿道、男性尿道末段和膀胱上皮等。

(一)胎儿发育

胎儿发育特征的描述以4周为一个胎龄单位,妊娠8周前称胚胎,是主要器官分化发育的时期;从妊娠第9周起至足月,各器官进一步发育成熟,称胎儿。胎儿发育的特征见表3-1。

表3-1 胎儿发育的特征

胎龄(孕周)	身长/cm	体重/g	特征
4周末	—	—	神经管形成,可辨认胚盘和体蒂
8周末	—	—	初具人形,B超可见早期心脏搏动

续表

胎龄（孕周）	身长/cm	体重/g	特征
12周末	9	20	外生殖器可辨性别，胎儿四肢可活动
16周末	16	100	可确定性别，X线可见脊柱阴影
20周末	25	300	孕妇自觉胎动，检查可听到胎心音
24周末	30	700	各脏器均已发育，皮下脂肪开始沉积
28周末	35	1000	可有呼吸运动，加强护理可能存活
32周末	40	1700	面部毳毛已脱，指甲平指尖，生活力尚可
36周末	45	2500	出生后能啼哭或吸吮，生活力良好
40周末	50	3000	发育成熟，出生后哭声洪亮，吸吮力强

胎儿的身长与体重是逐渐增长的，这是利用身长判断妊娠月份的依据。妊娠前5个月（20周前）的胎儿身长=妊娠月份^2（cm），如妊娠4个月的胎儿身长=4^2=16（cm）。妊娠后5个月（20周后）的胎儿身长=妊娠月份×5，如妊娠8个月的胎儿身长=8×5=40（cm）。

(二)胎儿的生理特点

1. 循环系统 胎儿的1条脐静脉将来自胎盘的含氧量较高、营养较丰富的血液带入胎体，2条脐动脉将来自胎儿含氧量较低的混合血注入胎盘，与母体血进行物质交换。

胎儿出生后开始自主呼吸，肺循环建立，胎盘循环停止，循环系统血流动力学发生显著变化，肺动脉血不再流入动脉导管，动脉导管闭锁为动脉韧带。脐静脉闭锁为静脉韧带。脐动脉闭锁，与相连的闭锁的腹下动脉形成腹下韧带。

2. 血液 胎儿体内的红细胞、白细胞总数均较高，红细胞体积较大，无论是早产儿或是足月儿，红细胞总数约为$6×10^{12}$/L。妊娠2个月时，胎儿循环中即出现白细胞，形成防止细菌感染的第一道防线，足月时白细胞可达$(1.5～2)×10^{10}$/L；妊娠12周，胎儿的胸腺及脾脏发育，两者均可产生淋巴细胞，成为胎儿机体内抗体的主要来源，构成了胎儿对抗外来抗原的第二道防线。

3. 呼吸系统 胎儿在母体内无呼吸，但可见呼吸样运动。母儿血液在胎盘进行气体交换完成呼吸功能。胎儿在出生前已完成呼吸道（包括气管及肺泡）、肺循环及呼吸肌的发育。

4. 消化系统 妊娠11周时胎儿小肠即有蠕动，妊娠16周时胎儿的胃肠功能已基本建立。胎儿可吞咽羊水，并通过排出尿液参与羊水循环。胎儿肝脏功能不健全，缺乏某些酶（如葡萄糖醛酸转移酶、尿苷二磷酸葡萄糖脱氢酶），不能结合因红细胞破坏后产生的大量游离胆红素。胆红素主要经过胎盘由母体肝脏代谢后排出体外，仅有小部分是在胎儿肝内结合，通过胆道氧化成胆绿素排出肠外。胆绿素的降解产物使胎粪呈墨绿色。

5. 泌尿系统 妊娠11～14周胎儿肾脏具有排泄功能。妊娠14周，胎儿膀胱内已有尿液。

6. 内分泌系统 胎儿甲状腺于妊娠6周开始发育，是胎儿发育最早的内分泌腺。妊娠12周已能合成甲状腺素。胎儿的肾上腺发育较为突出，其重量与胎儿体重之比远超过成人，与胎儿肝脏、胎盘、母体共同完成雌三醇的合成。因此，血、尿雌三醇测定成为临床上了解胎儿、胎盘功能常见的有效方法。

四、妊娠期母体的生理变化

妊娠期由于胎儿生长发育和分娩的需要，以及在胎盘产生的激素作用下，母体各系统发生一系列适应性的解剖和生理变化。

(一)生殖系统

1. 子宫

(1)宫体：妊娠后宫体明显增大、变软，子宫大小由非妊娠时的7 cm×5 cm×3 cm增大至妊娠足月时的 35 cm×32 cm×25 cm。宫腔容积由非妊娠时 5 ml 增加至妊娠足月时约 5000 ml,子宫重量由非妊娠时 50 g 增加至足月时 1000 g。妊娠 12 周时,增大的子宫超出盆腔,可在耻骨联合上方触及。妊娠晚期子宫呈不同程度的右旋,与盆腔左侧被乙状结肠占据有关。

(2)子宫峡部:宫体与宫颈之间最狭窄的部分。非妊娠时长约 1 cm,妊娠 12 周起,子宫峡部逐渐变软并伸展拉长变薄,扩展为宫腔的一部分。临产时长 7～10 cm,成为软产道的一部分,称子宫下段。

(3)宫颈:因黏膜充血、组织水肿,宫颈外观肥大、变软,呈紫蓝色。宫颈管内腺体肥大,黏液分泌增多,在宫口形成黏稠的黏液栓,可防止细菌侵入宫腔。宫颈鳞、柱状上皮交接部受雌激素影响而外移,宫口表面呈鲜红色如糜烂状,称假性糜烂。

2. 卵巢　卵巢略增大,无排卵及卵泡发育。一侧卵巢可见妊娠黄体,妊娠黄体分泌雌、孕激素以维持妊娠。妊娠 8～10 周起,妊娠黄体功能由胎盘取代,妊娠黄体开始萎缩。

3. 输卵管　输卵管管壁充血,随子宫增大而伸长,但肌层无明显肥厚,黏膜上皮细胞变扁平。有时黏膜可见到蜕膜反应。

4. 阴道黏膜　充血、水肿呈紫蓝色,皱襞增多,结缔组织变松软,伸展性增加。阴道脱落细胞增多,分泌物增多呈白色糊状。阴道上皮细胞糖原含量增加,乳酸含量增加,使阴道 pH 降低,不利于一般致病菌生长,有利于防止感染。

5. 外阴　外阴皮肤增厚,大、小阴唇色素沉着,会阴拉长,伸展性增加。

(二)乳房

妊娠期乳房增大,充血明显,乳头、乳晕着色,乳晕外周皮脂腺肥大形成散在的结节状小突起,称蒙氏结节。妊娠期胎盘分泌的雌激素刺激乳腺腺管的发育,孕激素刺激乳腺腺泡发育。垂体催乳素、人胎盘催乳素、皮质醇及甲状腺素等多种激素参与使乳腺发育完善,为泌乳做准备。妊娠晚期,尤其是近分娩期,挤压乳房时可有少许稀薄黄色液体溢出,称初乳。

(三)循环及血液系统

1. 心脏　妊娠期由于子宫增大,膈肌升高,心脏向左上方移位,心尖搏动左移 1～2 cm,心浊音界稍扩大。心脏容量从妊娠早期至妊娠晚期约增加 10%,心率每分钟增加 10～15 次。由于血流量增加、血流加速及心脏移位使大血管扭曲,多数孕妇心尖区及肺动脉瓣区可闻及柔和的吹风样收缩期杂音,产后逐渐消失。

2. 血容量　血容量自妊娠 6～8 周起开始增加,心搏出量自妊娠 10 周开始增加,妊娠 32～34 周时,心搏出量和血容量均达高峰,血容量增加 30%～45%,平均增加约 1500 ml,其中,血浆增加较多,约 1000 ml,红细胞增加约 500 ml,血液相对稀释,呈现妊娠生理性贫血。如孕妇合并心脏病,在妊娠 32～34 周、分娩期(尤其是第二产程)及产褥期的最初 3 天内,因心脏负荷较重,需密切观察病情,防止心力衰竭发生。

3. 静脉压　随着妊娠月份的增加,盆腔血液回流至下腔静脉的血量增加;右旋增大的子宫压迫下腔静脉,使血液回流受阻,孕妇下肢、外阴及直肠的静脉压增高,孕妇易发生痔疮、外阴及下肢静脉曲张。如孕妇长时间仰卧位可引起回心血量减少、心搏出量降低、血压下降,称仰卧位低血压综合征。

4. 凝血因子　妊娠期血液呈高凝状态,凝血因子Ⅱ、Ⅴ、Ⅶ、Ⅷ、Ⅸ、Ⅹ均增加,这种高凝状态对预防产后出血有利。血小板无明显改变。妊娠期血沉加快,可达 100 mm/h。

(四)泌尿系统

孕妇及胎儿代谢产物增多,肾脏负担加重。肾血浆流量(RPF)及肾小球滤过率(GFR)均增加,而肾小管对葡萄糖再吸收能力不能相应增加,约 15% 的孕妇餐后可出现糖尿,应注意与真性糖尿病相鉴别。妊娠早期,由于增大的子宫压迫膀胱,引起尿频,妊娠 12 周后宫体高出盆腔,压迫膀胱的症状消失,尿频改善。妊娠晚期,由于胎先露进入盆腔,膀胱受到压迫,孕妇可再次出现尿频。受孕激素影响,泌尿系统平滑肌张力下降,输尿管蠕动减弱,使尿液滞留,容易感染。右侧输尿管受右旋子宫压迫,有尿液逆流现象,孕妇易发生肾盂肾炎,以右侧多见,可采取左侧卧位预防。

(五)呼吸系统

呼吸系统表现为胸廓横径及前后径加宽,周径加大,横膈上升。妊娠中期肺通气量增加大于耗氧量,孕妇有过度通气现象,这有利于为孕妇和胎儿提供所需的氧气。妊娠晚期因为子宫增大,腹肌活动幅度减少,胸廓活动度相应加大,以胸式呼吸为主。妊娠期呼吸较深,呼吸次数每分钟不超过20次。上呼吸道黏膜轻度充血、水肿,易发生上呼吸道感染。

(六)消化系统

受孕激素影响,妊娠期胃肠平滑肌张力降低,蠕动减弱,贲门括约肌松弛,妊娠早期(6周左右)约50%的女性出现不同程度的恶心、呕吐,清晨起床时明显,食欲与饮食习惯也有改变,如食欲不振、择食等,称早孕反应,一般于妊娠12周左右自行消失。胃排空时间延长,易发生肠胀气和便秘。受雌激素影响,牙龈充血、水肿、增生,刷牙时牙龈易出血,孕妇唾液增多,有时流涎。子宫对下腔静脉的压迫,会影响下肢及盆腔静脉回流,常引起痔疮或使原有痔疮加重。胆囊排空时间延长,胆汁淤积,易诱发胆石症。

(七)内分泌系统

妊娠晚期腺垂体明显增大,嗜酸细胞肥大、增多,形成"妊娠细胞"。产后若有出血性休克,可使增生、肥大的垂体缺血、坏死,导致希恩综合征。由于妊娠黄体和胎盘分泌大量雌、孕激素,对下丘脑及腺垂体产生负反馈作用,使促性腺激素分泌减少,故妊娠期无卵泡发育成熟,也无排卵。随妊娠进展,垂体催乳素逐渐增加,分娩前达高峰,约150 μg/L,为非妊娠女性的10倍,与其他激素协同作用,促进乳腺发育,为产后泌乳做准备。促甲状腺激素(TSH)、促肾上腺皮质激素(ACTH)分泌增多,但因游离的甲状腺素及皮质醇不多,没有甲状腺、肾上腺皮质功能亢进的表现。

(八)其他

1. 体重 妊娠13周前无明显变化,妊娠13周起平均每周增加350 g,妊娠晚期最多不超过500 g。妊娠足月时,体重平均增加12.5 kg,包括胎儿、胎盘、羊水、子宫、乳房、血液、组织间液、脂肪沉积等重量的增加。

2. 皮肤 妊娠期由于垂体分泌促黑素细胞激素增加,使黑色素增加,加上雌激素增加,孕妇面颊、乳头、乳晕、腹白线、外阴等处出现色素沉着。面颊呈蝶形分布的褐色斑,称妊娠斑,产后逐渐消退。随着妊娠子宫增大,腹壁皮肤弹力纤维过度伸展而断裂,使腹壁皮肤出现紫色或淡红色不规则平行的裂纹,称妊娠纹。产后妊娠纹逐渐变为银白色,持久不退。

3. 矿物质代谢 妊娠期胎儿生长发育需要大量的钙、磷、铁。故孕妇应于妊娠后3个月补充维生素D、铁、钙等,防止缺钙或缺铁性贫血。

4. 骨骼、韧带 妊娠期部分孕妇腰骶部及肢体疼痛不适,可能是松弛素使骨盆、椎骨间、骶髂、骶尾、耻骨联合等处关节、韧带松弛。由于子宫增大,孕妇重心前移,为保持平衡,孕妇往往头、肩后移,腰部向前挺,形成典型的孕妇姿势,容易引起腰背酸痛。

第二节 妊娠诊断

临床上将妊娠全过程分为三个时期:妊娠13周末以前称为早期妊娠;第14~27周末称为中期妊娠;第28周及其后称为晚期妊娠。

一、早期妊娠

(一)症状

1. 停经 停经是妊娠最早出现的重要症状。月经周期正常、有性生活史的健康

课件:早期妊娠诊断

育龄女性,一旦月经过期10天以上,应首先考虑早期妊娠的可能。如停经已达8周,则妊娠的可能性更大。但停经不一定就是妊娠,应与精神、环境因素等引起的月经失调鉴别。同时,哺乳期女性月经虽未恢复,仍可能再次妊娠。

2. 早孕反应 半数左右女性在停经6周左右出现晨起恶心、呕吐,食欲减退、偏食、喜食酸辣、乏力、嗜睡等症状,称早孕反应,多在12周左右自行消失。恶心、呕吐可能与体内HCG增多、胃酸分泌减少及胃排空时间延长有关。

3. 尿频 尿频为增大的子宫压迫膀胱所致,至妊娠12周左右,增大的子宫进入腹腔,对膀胱的压迫解除,尿频症状自然消失。

4. 乳房胀痛 自妊娠8周起,乳房逐渐增大,有轻度胀痛及乳头刺痛。

(二)体征

1. 乳房的变化 乳房增大,乳头、乳晕着色,乳晕周围有蒙氏结节出现。

2. 生殖器官的变化 阴道黏膜及宫颈充血,呈紫蓝色。双合诊检查可发现子宫随停经月份的增加而逐渐增大,子宫峡部极软,宫体与宫颈似不相连,称黑加征(hegar sign),是妊娠早期特有的变化。妊娠12周后子宫超出盆腔,在耻骨联合上方可触及。

(三)辅助检查

1. 妊娠试验 妊娠后孕妇体内HCG水平升高,采用免疫学方法测定受检者血或尿中HCG的含量,可以协助诊断早期妊娠。临床上多用早孕诊断试纸法检测受检者尿液,阳性者在白色显示区上下呈现两条红色线,表明受检者尿中含HCG,早期妊娠的可能性较大。如为阴性应在1周后复查。

2. 超声检查 B超是诊断早期妊娠快速而准确的方法。最早在妊娠5周时,可见到增大的子宫内出现妊娠环,若妊娠环内见有节律的胎心搏动,可确诊为早期妊娠活胎。妊娠7周左右,用超声多普勒仪能听到有节律、单一高亢的胎心音,胎心率为150~160次/分,可确诊为早期妊娠、活胎。

3. 黄体酮试验 利用孕激素在体内突然撤退导致子宫内膜脱落出血的原理,对即往月经周期正常、可疑早期妊娠的女性,每日肌内注射黄体酮20mg,连用3~5日。如停药后3~7日有阴道出血,则排除妊娠可能,如超过7天仍未出现阴道出血,则早期妊娠可能性大。

4. 宫颈黏液检查 宫颈黏液量少、黏稠,拉丝度差,涂片干燥后光镜下检查,仅见排列成行的椭圆体,而不见羊齿状结晶,则早期妊娠的可能性较大。椭圆体持续2周仍不消失,早期妊娠的可能性更大。

5. 基础体温(BBT)测定 基础体温曲线能反映黄体功能,体温双相型的女性,停经后高温相持续18天不见下降者,早期妊娠可能性大;持续3周以上者,早期妊娠可能性更大。

二、中、晚期妊娠

(一)病史与症状

孕妇有早期妊娠经过,并感觉腹部日益膨大,妊娠18~20周自觉有胎动,正常胎动每小时3~5次。随着妊娠的进展,胎动逐渐增多,至妊娠32~34周达高峰,38周后胎动逐渐减少。

(二)体征

1. 子宫增大 随着妊娠进展,子宫逐渐增大。腹部检查时,手测子宫底高度(简称宫高)或尺测耻上子宫长度,可以初步判断子宫大小与妊娠周数是否相符(图3-4、表3-2)。

2. 胎动 胎儿在子宫内的活动称胎动。检查腹部时可扪及胎动。腹壁薄而松软者,可在腹壁上看到胎动。

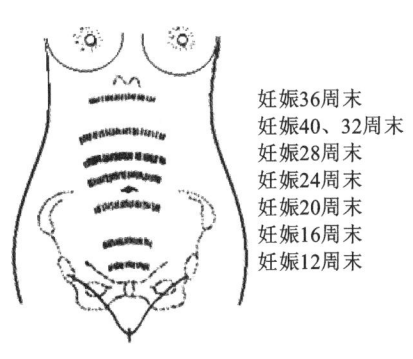

图3-4 妊娠周数与宫高

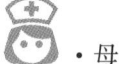

3. 胎心音 妊娠18～20周,用听诊器在孕妇腹壁可以听到胎心音,呈双音,似钟表的"滴答"声,速度较快,正常每分钟110～160次。妊娠24周以前,胎心音多可在脐下正中或稍偏左、右听到。妊娠24周以后,多在胎背侧听得最清楚。需注意,听胎心音时要与子宫杂音、腹主动脉音及脐带杂音相鉴别。

表3-2 不同妊娠周数的宫高及子宫长度

妊娠周数	手测宫高	尺测耻上子宫长度/cm
满12周	耻骨联合上2～3横指	—
满16周	脐耻之间	—
满20周	脐下1横指	18(15.3～21.4)
满24周	脐上1横指	24(22.0～25.1)
满28周	脐上3横指	26(22.4～29.0)
满32周	脐与剑突之间	29(25.3～32.0)
满36周	剑突下2横指	32(29.8～34.5)
满40周	脐与剑突之间或略高	33(30.0～35.3)

知识链接

胎心音与其他杂音如何鉴别?

脐带杂音是脐带血流受阻所致,提示脐带受压,似吹风样音响,节律与胎心音一致。子宫杂音是血液流过扩大的子宫血管时出现的吹风样低音响;腹主动脉音为咚咚样强音,两种杂音均与孕妇脉搏一致。胎心音为不规则、强弱不等的音响。

4. 胎体 妊娠20周以后,可以经腹壁触及子宫内的胎体,妊娠24周以后,运用四步触诊法可区分胎头、胎背、胎臀及胎儿四肢。

(三)辅助检查

1. 超声检查 B超检查不仅能显示胎儿数目、胎位、胎心搏动、羊水量、胎盘位置等,还能测定胎头双顶径、股骨长度,观察胎儿有无体表畸形,了解胎儿生长发育情况。

2. 胎儿心电图 胎儿心电图能协助诊断胎心异常。目前国内常用间接法检测胎儿心电图,通常妊娠12周以后就能显示较规律的图形,妊娠20周后成功率更高。

三、胎姿势、胎产式、胎先露、胎位

胎儿在宫腔内的位置不同,形成了不同的胎产式、胎先露和胎位。胎儿在宫腔内的位置和姿势关系到分娩是否能顺利进行,因此,妊娠晚期应尽早明确胎产式、胎先露、胎位,以便及时纠正异常胎位。

(一)胎姿势

胎儿在宫腔内所取的姿势称为胎姿势。正常为胎头俯屈,颏部贴近胸壁,脊柱略向前弯,四肢屈曲交叉于胸腹前,整个胎体呈椭圆形,以适应妊娠晚期椭圆形宫腔的形状。

(二)胎产式

胎儿纵轴与母体纵轴之间的关系称胎产式。两轴平行者称纵产式,两轴垂直者称横产式,两轴交叉者称斜产式。以纵产式为多,约占妊娠足月分娩总数的99.75%。斜产式在分娩过程中多转为纵产式,偶尔转为横产式(图3-5)。

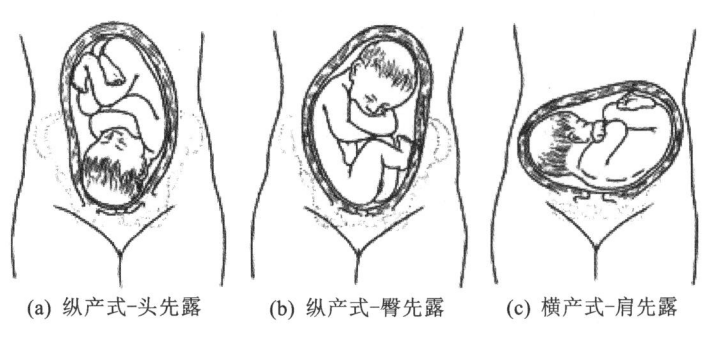

(a) 纵产式-头先露　　(b) 纵产式-臀先露　　(c) 横产式-肩先露

图 3-5　胎产式

（三）胎先露

最先进入骨盆入口的胎儿部分称为胎先露。纵产式有头先露和臀先露,横产式有肩先露。

1. 头先露　头先露因胎头屈伸程度不同又分为枕先露、前囟先露、额先露和面先露(图 3-6)。

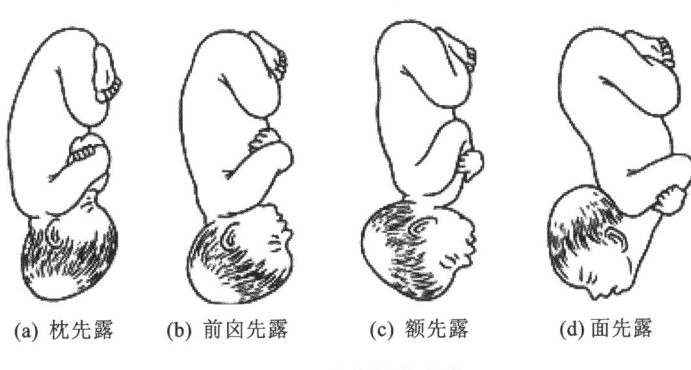

(a) 枕先露　　(b) 前囟先露　　(c) 额先露　　(d) 面先露

图 3-6　头先露的种类

2. 臀先露　臀先露因入盆先露不同又分为混合臀先露、单臀先露、单足先露和双足先露(图 3-7)。

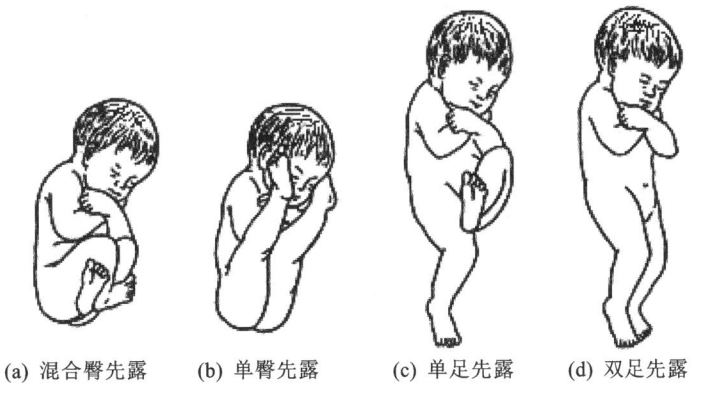

(a) 混合臀先露　　(b) 单臀先露　　(c) 单足先露　　(d) 双足先露

图 3-7　臀先露的种类

3. 复合先露　头先露与胎手或臀先露与胎足同时入盆者称为复合先露(图 3-8)。横产式有肩先露。

（四）胎位

胎儿先露部的指示点与母体骨盆的关系称胎方位,简称胎位。枕先露以枕骨、面先露以颏骨、臀先露以骶骨、肩先露以肩胛骨为指示点。

根据指示点与母体骨盆左、右、前、后、横的关系不同而有不同的胎位(表 3-3)。

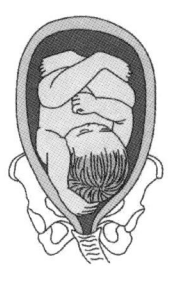

图 3-8　复合先露

表 3-3　胎产式、胎先露和胎位的关系及种类

纵产式（99.75%）	头先露（95.55%~97.55%）	枕先露（95.55%~97.55%）	枕左前(LOA)、枕左横(LOT)、枕左后(LOP) 枕右前(ROA)、枕右横(ROT)、枕右后(ROP)
		面先露(0.2%)	颏左前(LMA)、颏左横(LMT)、颏左后(LMP) 颏右前(RMA)、颏右横(RMT)、颏右后(RMP)
	臀先露(2%~4%)	—	骶左前(LSA)、骶左横(LST)、骶左后(LSP) 骶右前(RSA)、骶右横(RST)、骶右后(RSP)
横产式	肩先露(0.25%)	—	肩左前(LScA)、肩左后(LScP) 肩右前(RScA)、肩右后(RScP)

第三节　妊娠期女性的健康指导

案例导入

万女士,29岁,已婚,孕$_3$产$_2$,因"孕5个月,要求产前检查"就诊,妊娠后第一次来医院,该孕妇既往月经规律,停经49天自觉恶心呕吐,持续2个月后自行消失,在我院门诊诊断为"早期妊娠",妊娠早期无阴道出血,无腹痛,无感冒,无服药史,无射线接触史,停经4个多月自觉胎动。请思考:如何协助医生完成孕妇的体格检查?如何向该孕妇进行孕期健康指导?

孕妇的健康指导包括对孕妇进行定期的产前检查、对胎儿宫内情况进行监护,以便及时发现处理异常情况,保证孕妇和胎儿平安、健康顺利地度过妊娠期。

围生期是指产前、产时和产后的一段时期,国际上对围生期的规定有4种。①围生期Ⅰ:从妊娠满28周至产后1周;②围生期Ⅱ:从妊娠满20周至产后4周;③围生期Ⅲ:从妊娠满28周至产后4周;④围生期Ⅳ:从胚胎形成至产后1周。我国采用围生期Ⅰ计算围生期死亡率。

课件:首次产前检查

一、产前检查的时间

首次产前检查的时间从确诊早期妊娠开始。首次产前检查无异常者,于妊娠20~36周期间每4周检查一次,自妊娠36周起每周检查一次,即于妊娠20、24、28、32、36、37、38、39、40周做产前检查,共9次。高危孕妇应酌情增加产前检查次数。

产前检查操作视频

二、首次产前检查的内容及方法

1. 病史

(1)一般情况:孕妇的年龄、职业及其他情况。①年龄:了解孕妇年龄,年龄过小(<18岁)容易发生难产;年龄过大,尤其是35岁以上的高龄初产妇,容易并发妊娠期高血压疾病、产力异常等。②职业:了解孕妇妊娠早期有无接触放射线、有毒有害物质。放射线能诱发基因突变,导致染色体异常。某些有害物质如铅、汞、苯、有机磷农药、一氧化碳等可引起胎儿畸形。③其他:孕妇的受教育程度、宗教信仰、婚姻状况、经济状况、住址以及电话等资料。

(2)既往史及手术史:重点了解有无高血压、心脏病、糖尿病、肝肾疾病、血液病、传染病等,注意询问孕妇患病时间及治疗情况,有无手术史及手术名称。

(3)月经史及孕产史:询问月经初潮的年龄、月经周期和月经持续时间。了解既往有无孕产史及分娩方式,有无难产史、死胎死产史、产后出血史等。

(4) 家族史:了解孕妇家族中有无双胎,有无高血压、糖尿病及其他遗传性疾病史。

(5) 丈夫健康状况:了解孕妇的丈夫有无烟酒嗜好、遗传性疾病及性传播疾病等。

(6) 本次妊娠经过:了解本次妊娠有无早孕反应,早孕反应严重程度,有无病毒感染史及用药情况,首次胎动时间,妊娠过程中有无阴道出血、头痛、心悸、气短、下肢水肿等症状。

2. 预产期推算 了解末次月经(last menstrual period,LMP)的日期,推算预产期(expected date of confinement,EDC)。计算方法:末次月经第 1 天起,月份减 3 或加 9,日期加 7。如为农历,可先换算成公历计算。实际分娩日期与推算的预产期可以相差 1～2 周,如孕妇末次月经的日期记不清或哺乳期月经来潮前受孕,则可根据早孕反应出现时间、胎动开始时间以及宫高等做出估计。

3. 全身检查 观察孕妇的发育、营养和精神状态,注意身高及步态。身材矮小者(145 cm 以下)常伴有骨盆狭窄。检查心肺有无异常,乳房发育情况,脊柱及下肢有无畸形。测量血压,正常不应超过 130/80 mmHg,或与基础血压相比,升高不超过 30/15 mmHg。测量体重,妊娠晚期体重每周增加不应超过 0.5 kg,超过者应注意有无水肿,仅膝以下或踝部水肿,休息后能消退,为生理性水肿。

4. 产科检查 产科检查包括腹部检查、骨盆测量、阴道检查、肛门检查和绘制妊娠图。

(1) 腹部检查:嘱孕妇排尿后仰卧于检查床上,头部稍抬高,露出腹部,双腿略屈曲分开,放松腹肌。检查者站在孕妇右侧。

①视诊:注意腹部形态及大小,腹部皮肤有无妊娠纹、手术瘢痕和水肿。腹部过大者,应考虑双胎、羊水过多、巨大儿的可能;腹部过小者,应考虑胎儿宫内生长受限、妊娠周数推算错误等;如腹部向前突出或向下悬垂应考虑有骨盆狭窄的可能。

②触诊:注意腹壁肌肉紧张度及子宫敏感程度。用手测宫高,尺测耻骨上子宫长度及腹围。四步触诊法检查可以了解胎儿大小、胎产式、胎先露、胎位、胎先露是否衔接(图 3-9)。

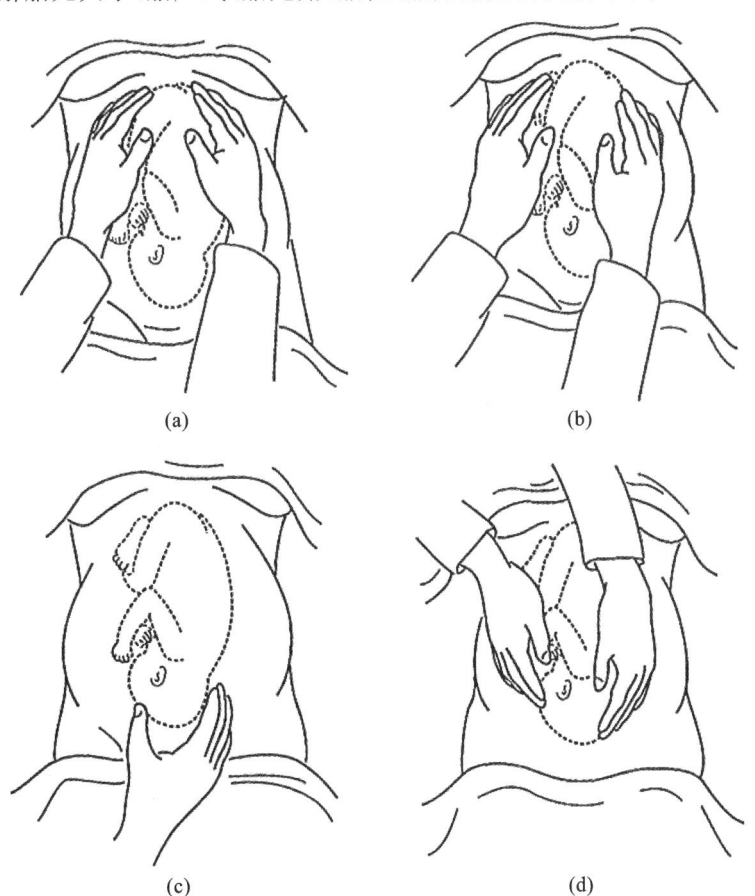

图 3-9 胎位检查的四步触诊法

第一步手法:检查者双手置于宫底部,了解子宫外形并摸清宫高,估计胎儿大小与妊娠周数是否相符。然后以双手指腹相对交替轻推,判断宫底部的胎儿部分,如为胎头则硬而圆,有浮球感,如为胎臀,则软而宽,且形状不规则。如在宫底触及较大的空虚部分,应考虑横产式可能。

第二步手法:检查者双手分别置于腹部左右两侧,一手固定,另一手轻轻深按,两手交替,仔细分辨胎背及胎儿四肢。平坦饱满者为胎背,可变形的高低不平部分是胎儿肢体。同时可以估计胎儿大小和羊水的多少。

第三步手法:检查者右手拇指与其余4指分开,置于耻骨联合上方,握住胎先露,进一步查清是胎头还是胎臀,左右轻轻推动以确定是否衔接。如胎先露仍可以活动,表示尚未入盆;如胎先露不能被推动,表示已衔接。

第四步手法:检查者面向孕妇足端,双手分别置于胎先露的两侧,向骨盆入口方向深按,再次判断胎先露的诊断是否正确,并确定胎先露入盆程度(浮动、半固定、固定)。胎先露难以确定时,可做肛门检查及B超协助判断。

③听诊:胎心音在靠近胎背上方的孕妇腹壁听得最清楚。妊娠24周前,胎心音多在脐下正中线处听到,妊娠28周后根据胎位的不同,听诊部位也不同。枕先露时,胎心音在脐下左、右侧听取;臀先露时,在脐上左、右侧听取;肩先露时,在脐部下方听得最清楚(图3-10)。

(2)骨盆测量:用以了解骨产道情况,判断胎儿能否经阴道分娩。有两种测量方法:骨盆外测量和骨盆内测量。

①骨盆外测量:用以间接判断骨盆大小及其形态,常测的径线如下。

髂棘间径(IS):孕妇取伸腿仰卧位,测量两侧髂前上棘外缘的距离(图3-11),正常值为23~26 cm。

髂嵴间径(IC):孕妇取伸腿仰卧位,测量两侧髂嵴外缘最宽的距离(图3-12),正常值为25~28 cm。

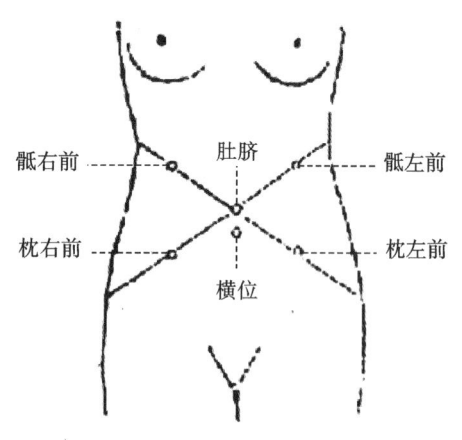

图3-10 胎心音听诊部位图

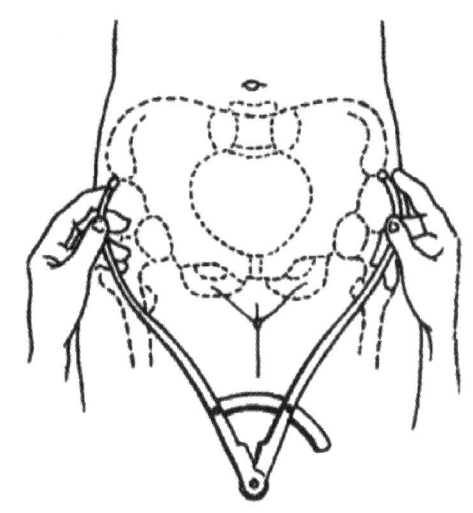

图3-11 测量髂棘间径

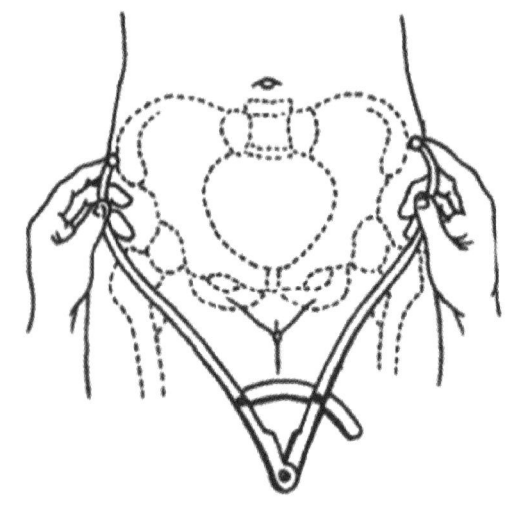

图3-12 测量髂嵴间径

骶耻外径(EC):孕妇取左侧卧位,右腿伸直,左腿屈曲,测量耻骨联合上缘中点至第5腰椎棘突下相当于腰骶部米氏菱形窝的上角(或髂嵴后连线中点下1~1.5 cm处)的距离(图4-13),正常值为18~20 cm。此径线可间接推测骨盆入口前后径长短,是骨盆外测量中最重要的径线。

坐骨结节间径(IT),或称骨盆出口横径(TO):孕妇取仰卧位,两腿向腹部屈曲,双手抱膝,测量两

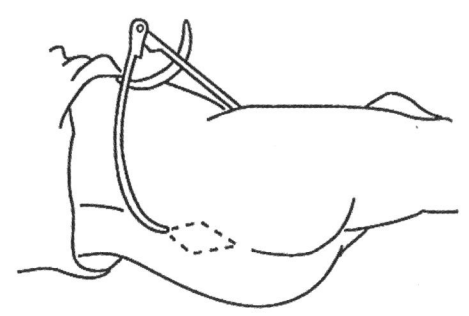
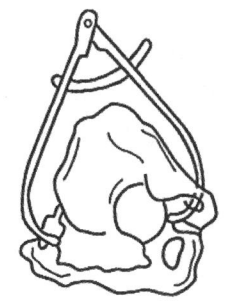

图 3-13 测量骶耻外径

侧坐骨结节内侧缘之间的距离(图 3-14),正常值为 8.5~9.5 cm,平均值为 9 cm。也可用检查者拳头估测,如能容纳成人拳头,则大于 8.5 cm,属正常。如骨盆出口横径小于 8 cm,应测量骨盆出口后矢状径。

骨盆出口后矢状径:坐骨结节间径中点到骶骨尖端的长度。孕妇取左侧卧位或膝胸卧位,检查者右手食指戴指套,伸入孕妇肛门后扪向骶骨方向,拇指放在孕妇体外骶尾部,两指共同触到骶尾关节,将汤姆斯出口测量器一端放于坐骨结节间径的中点,另一端放于骶尾关节处,即可测出骨盆出口后矢状径,正常值为 8~9 cm,骨盆出口横径与骨盆出口后矢状径之和大于 15 cm,一般足月胎儿可以娩出(图 3-15)。

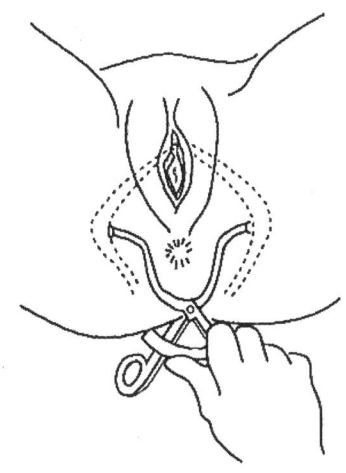
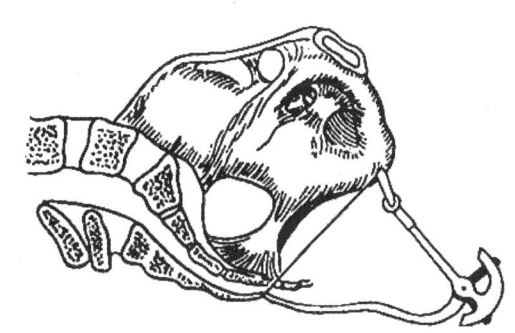

图 3-14 测量坐骨结节间径　　　　　图 3-15 测量骨盆出口后矢状径

耻骨弓角度:反映骨盆出口横径的宽度。用两拇指指尖斜着对拢,放于耻骨联合下缘,左右两拇指平放在耻骨降支上面,测量两拇指之间角度即为耻骨弓角度。正常为 90°,小于 80° 为异常(图 3-16)。

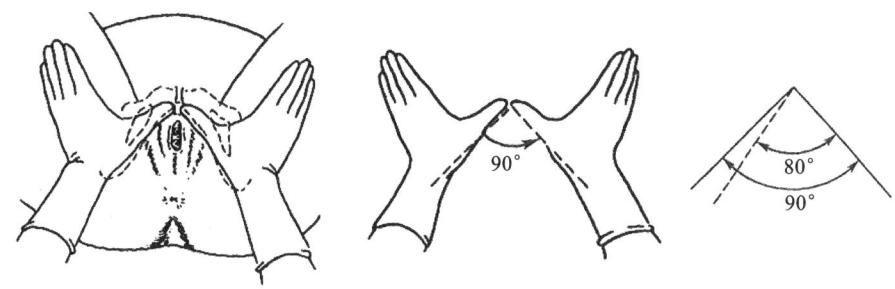

图 3-16 测量耻骨弓角度

②骨盆内测量:用于骨盆外测量有狭窄者。测量时,孕妇取膀胱截石位,消毒外阴,检查者戴消毒手套并涂润滑油,食指和中指放入阴道内检查。主要径线如下。

骶耻内径:也称对角径(DC),是耻骨联合下缘至骶岬上缘中点的距离(图3-17)。检查者一手食、中指伸入阴道,用中指尖触骶岬上缘中点,食指上缘紧贴耻骨联合下缘,标记食指与耻骨联合下缘的接触点。中指尖至此接触点的距离,即为对角径,正常值为12.5～13 cm。该值减去1.5～2 cm,即为真结合径值。如果触不到骶岬,说明此径线大于12.5 cm。

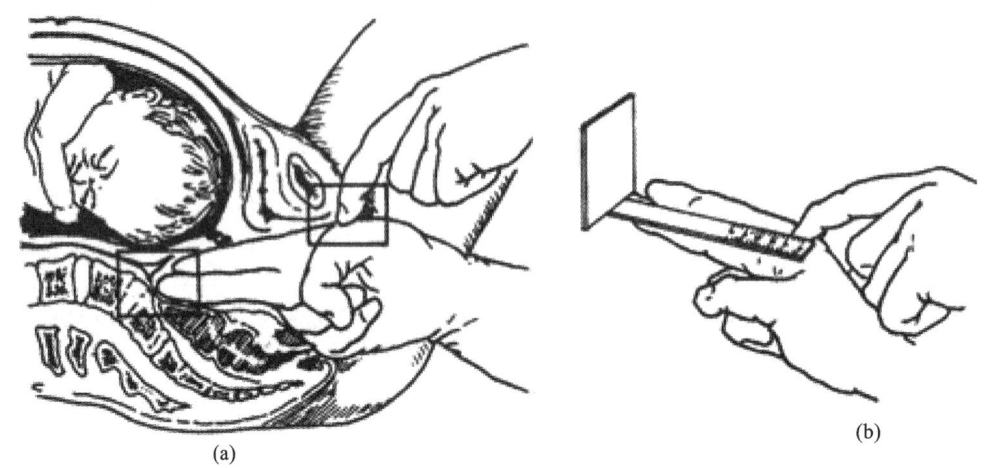

图3-17 测量骶耻内径

坐骨棘间径:测量两侧坐骨棘间的距离(图3-18)。检查者一手的食、中指伸入阴道内,分别触及两侧坐骨棘,估计之间的距离,正常值约为10 cm。

坐骨大切迹宽度:代表中骨盆后矢状径,为坐骨棘与骶骨下部的距离,即骶棘韧带的宽度(图3-19)。检查者将伸入阴道内的食、中指并排置于韧带上,如能容纳3横指(5～5.5 cm)为正常,否则属中骨盆狭窄。

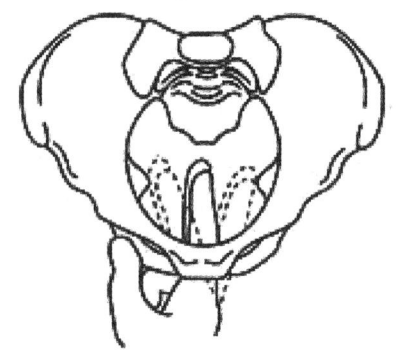 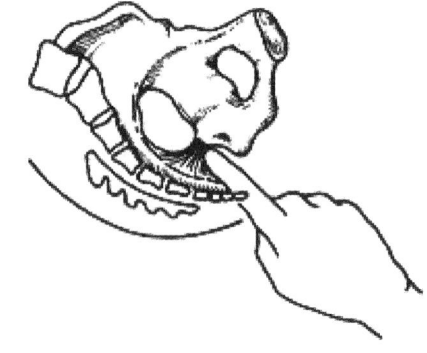

图3-18 测量坐骨棘间径　　　　　　图3-19 检查坐骨大切迹宽度

(3)阴道检查:确诊早期妊娠时,应行阴道双合诊检查。妊娠最后一个月以及临产后,应避免不必要的阴道检查,以防感染。

(4)肛门检查:可以了解胎先露、骶骨前面弯曲度、坐骨棘间径及坐骨大切迹宽度以及骶尾关节活动度。

(5)绘制妊娠图:妊娠图是反映胎儿在宫内发育及孕妇健康情况的动态曲线图。将每次产前检查所得的血压、体重、宫高、腹围、胎位、胎心率等数值记录于妊娠图上,绘制成标准曲线,观察动态变化,有利于及早发现及处理孕妇或胎儿的异常情况。

5. 辅助检查　常规检查血常规、血型和尿常规。B超检查了解胎儿宫内发育情况,有无畸形等。出现妊娠合并症者,根据情况进行肝肾功能检查、乙型肝炎抗原抗体检查、心电图检查等。有死胎、死产史或患遗传性疾病者,应进行羊水细胞培养并行染色体核型分析等。

6. 心理社会状况评估　妊娠不仅会引起身体各系统的生理变化,孕妇的心理也会随着妊娠而有不同的变化。妊娠早期,重点评估孕妇及家庭成员对妊娠的态度及接受程度;妊娠中晚期,了解孕妇有无不良情绪,对分娩有无恐惧和焦虑心理;孕妇家庭经济状况、生活居住环境、宗教信仰及孕妇在家庭中的角色;孕妇寻求健康指导的态度及能力等。

三、复诊产前检查

复诊产前检查是为了解前次产前检查后有何不适,以便及早发现高危妊娠(在妊娠期有某种并发症或致病因素可能危害孕妇、胎儿及新生儿或导致难产者)。复诊产前检查的内容如下。

(1)询问前次产前检查之后,有无特殊情况出现,如头痛、眼花、水肿、阴道出血、胎动出现特殊变化等,经检查后给予相应治疗。

(2)测量体重及血压,检查有无水肿及其他异常,复查有无尿蛋白。

(3)复查胎位,听胎心音,并注意胎儿大小,尺测耻上子宫长度及腹围,判断是否与妊娠周数相符。

(4)进行妊娠期卫生宣教,并预约下次复诊日期。

思考题

1. 胎盘有何功能?胎盘分泌哪几种激素?
2. 妊娠期母体生殖系统、血液循环系统、乳房各有哪些变化?
3. 王女士,27岁,已婚,平素月经规律,末次月经2012年4月18日,现停经56天,晨起恶心、厌恶厨房油烟味、精神倦怠、嗜睡,考虑为早期妊娠。请问为确诊需做哪些检查?护士应如何进行妊娠期保健指导?王女士的预产期是哪一天?
4. 谢女士,妊娠12周,既往有死胎史,非常担心胎儿安危,今天第一次来检查与咨询,请问应为其做哪些检查?如何指导该孕妇安全度过妊娠期?
5. 朱女士,妊娠29周,自觉胎动频繁,来医院咨询,请问建议其做哪些检查?护士应如何指导她进行胎儿宫内情况的监护?

(张艳艳　鄂兰花)

学习重点：

学习难点：

必考点：

第二篇　生理产科母婴的护理

第四章　分娩期女性的护理

学习目标

1. 掌握影响分娩的因素及特点、临产的诊断和产程的划分。
2. 掌握各产程的临床经过与相应的护理。
3. 熟悉分娩机制。
4. 能对分娩期女性进行分娩指导和护理。

情境导入

在女人蜕变成伟大母亲的神圣时刻,白衣天使的观察与护理往往影响产妇分娩的信心,继而影响分娩的过程。如何一边严密观察产程保护母亲健康,一边用过硬的技术迎接新的生命?

第一节　影响分娩的因素

分娩(delivery)是指妊娠满 28 周及以后,胎儿及其附属物从母体娩出的过程。妊娠满 28 周至不满 37 周期间分娩称为早产(premature delivery);妊娠满 37 周至不满 42 周期间分娩称为足月分娩(term delivery);妊娠满 42 周及以后分娩者称为过期妊娠(postterm pregnancy)(图 4-1)。影响分娩的因素包括产力、产道、胎儿和产妇的精神心理状态,当这些因素均正常又相互协调,分娩则顺利进行,即顺产;反之,将发生分娩困难,即难产。必须充分认识影响分娩的 4 个因素,正确处理产程中出现的异常情况,使之向顺产转化。

课件:影响分娩的因素

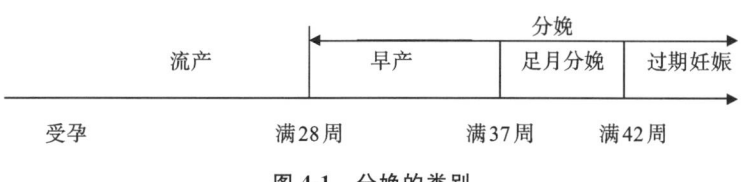

图 4-1　分娩的类别

一、产力

将胎儿及其附属物从母体子宫内逼出的力量称为产力,包括子宫收缩力(简称宫缩)、腹肌和膈肌收缩力及肛提肌收缩力。

(一)子宫收缩力

子宫收缩力是主要产力,贯穿于整个分娩过程。临产后的宫缩能使宫颈管消失、宫口扩张、胎先露下降、胎儿及其附属物娩出。正常宫缩有以下几个特点。

1. 节律性 临产后子宫平滑肌出现不随意、有规律的阵发性收缩,伴疼痛,称阵缩或阵痛。每次宫缩由弱渐强(进行期),维持一定时间(极期),随后再由强渐弱(退行期),直至完全放松进入间歇期(图4-2)。这种收缩、间歇反复交替进行,且随产程进展收缩时间越来越长,间歇时间越来越短,强度越来越强的特性称节律性。收缩时肌纤维间的血管被挤压,胎盘血液循环暂时受到影响,间歇时子宫壁放松,血流恢复,有利于胎儿血氧供应。

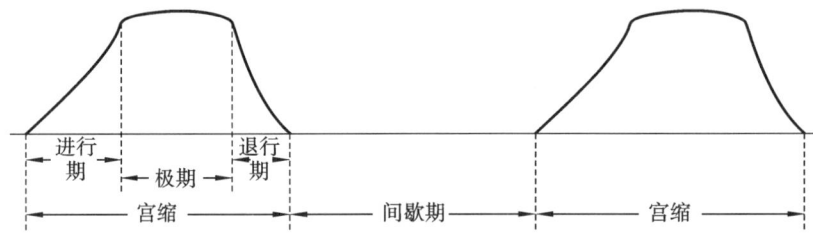

图4-2 临产后正常宫缩节律性示意图

2. 对称性与极性 正常宫缩起自双侧宫角,以微波的形式迅速地向宫底中线集中,左右对称,称为对称性。然后由宫底向下段扩散,收缩力量以宫体最强,向下逐渐减弱,称为极性(图4-3)。

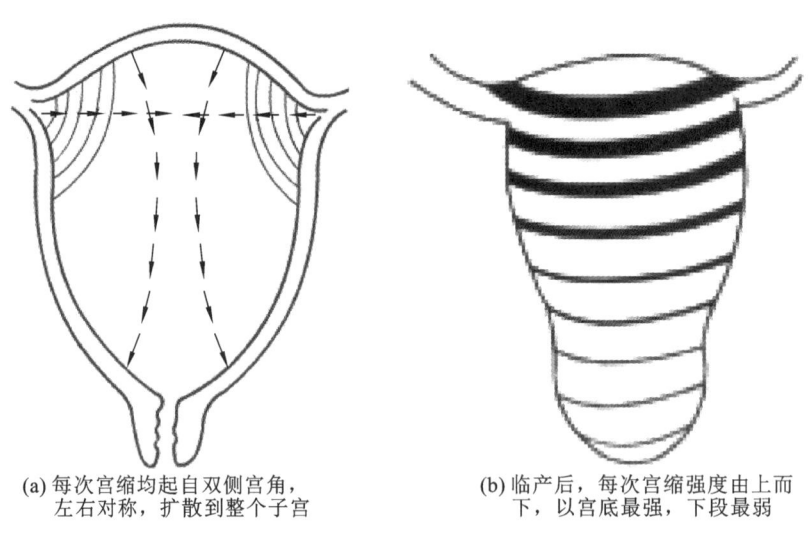

(a) 每次宫缩均起自双侧宫角,左右对称,扩散到整个子宫

(b) 临产后,每次宫缩强度由上而下,以宫底最强,下段最弱

图4-3 子宫收缩力的对称性与极性

3. 缩复作用 宫缩时,宫体部肌纤维缩短变宽,间歇时宫体部肌纤维放松,但肌纤维不能完全恢复到原来的长度,而较原来略短,这种现象称为缩复作用。经过反复宫缩,宫体部肌纤维越来越短,肌壁越变越厚,宫腔的容积逐渐缩小,而子宫下段肌纤维被拉长,肌壁越来越薄,从而迫使胎先露下降,宫颈管消失,宫口开大。

(二)辅助产力

1. 腹肌和膈肌收缩力 当宫口开全后,胎先露或前羊水囊压迫盆底组织和直肠,反射性地引起产妇"排便"感,产妇用力屏气,腹压增高,协同宫缩促进胎儿、胎盘娩出。

2. 肛提肌收缩力 当宫口开全后，胎先露压迫盆底组织，引起肛提肌收缩。肛提肌收缩有助于胎先露内旋转、仰伸和胎盘娩出。

二、产道

产道(birth canal)是胎儿娩出的通道，分为骨产道与软产道两部分。

(一)骨产道

骨产道是指真骨盆，其形态、大小与分娩关系密切。

(二)软产道

软产道是由子宫下段、宫颈、阴道及骨盆底软组织构成的弯曲管道。

1. 子宫下段的形成 子宫下段由子宫峡部形成，非妊娠时长 0.8~1 cm。妊娠 12 周后逐渐扩展成为宫腔的一部分，至妊娠晚期逐渐被拉长形成子宫下段，临产后由于子宫的缩复作用使子宫下段进一步拉长达 7~10 cm，成为软产道的一部分。由于子宫肌纤维的缩复，子宫上段肌壁越来越厚，子宫下段肌壁被牵拉得越来越薄。子宫上下段的肌壁厚薄不同，形成一环状分界，称为生理性缩复环(图 4-4)。正常情况下，此环不易在腹部见到。

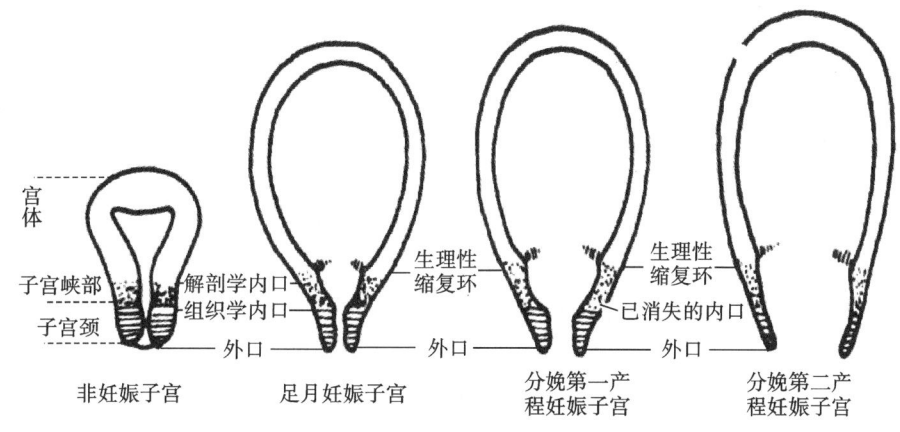

图 4-4 宫口扩张及子宫下段形成

2. 宫颈的变化

(1)宫颈管消失：临产前宫颈管长 2~3 cm，由于宫缩牵拉、宫内压升高、胎先露及前羊膜囊压迫，宫颈管形成漏斗状，继而宫颈管逐渐变短直至消失。初产妇多为宫颈管先消失，宫口再扩张，而经产妇宫颈管消失与宫口扩张大多同时进行。

(2)宫口扩张：随着产程进展，宫口逐渐开全(开大到 10 cm 时称为宫口开全)，足月胎头方能顺利通过。

3. 盆底、阴道及会阴的变化 前羊水囊及胎先露下降逐渐扩张软产道。肛提肌向下及向两侧扩展，肌纤维拉长，会阴体变薄以利于胎儿通过。分娩时如果保护会阴不当，易造成会阴裂伤。

三、胎儿

胎儿能否顺利通过产道，除产力、产道外，还取决于胎儿大小、胎位及有无胎儿畸形。

(一)胎儿大小

胎头是胎体最大的部分，也是胎儿通过产道最困难的部分，其大小、硬度、形状及姿势均可影响分娩的正常进行。胎头由 7 块扁骨构成，即顶骨、额骨、颞骨各 2 块，枕骨 1 块。颅骨之间的缝隙称为颅缝，缝与缝会合处的空隙称为囟门。颅缝和囟门均有软组织覆盖，分娩时可以重叠，从而缩小头颅体积，利于娩出(图 4-5)。

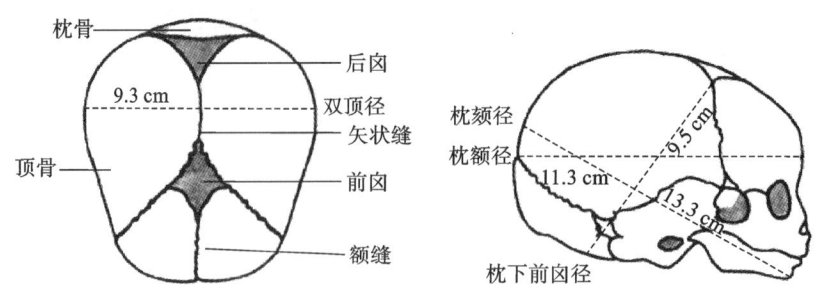

图 4-5 胎头各颅缝、囟门和径线

1. 颅缝

(1) 矢状缝:位于两顶骨之间。

(2) 冠状缝:位于顶骨与额骨之间。

(3) 人字缝:位于顶骨与枕骨之间。

2. 囟门

(1) 前囟(大囟门)为两额骨与两顶骨之间的空隙,呈菱形。

(2) 后囟(小囟门)为两顶骨与枕骨之间的三角形空隙。

临床上常以矢状缝、囟门与骨盆的关系来判断胎位。

3. 胎头径线 主要径线有四条。

(1) 双顶径:两顶骨隆突间的距离,是胎头最大的横径,足月时平均值约为 9.3 cm。

(2) 枕额径:鼻根上方至枕骨隆突的距离,足月时平均值约为 11.3 cm,胎头常以此径线衔接。

(3) 枕下前囟径:前囟中央至枕骨粗隆下方的距离,足月时平均值约为 9.5 cm,胎头俯屈后以此径线通过产道。

(4) 枕颏径:颏骨下方中央至后囟顶部的距离,足月时平均值约为 13.3 cm。

(二) 胎位

胎儿以头的周径最大,肩次之,臀最小。头先露时,分娩过程中颅骨轻度重叠,胎头变形,周径变小,有利于胎头娩出。臀先露时,产道未充分扩张,胎头娩出时又无变形机会,可导致胎头娩出困难。肩先露时,胎体纵轴与骨盆轴垂直,足月活胎不能通过产道,对母儿威胁极大。

(三) 胎儿畸形

胎儿某一部分发育异常,如脑积水、连体儿等,可增加胎儿的径线,造成难产。

四、产妇精神心理状态

近年来,产妇的精神心理状态在分娩过程中的作用越来越受到人们的重视。它能影响机体内部的平衡、适应力和健康。分娩虽是一种生理现象,但对产妇来说却是一种强烈的应激源。部分产妇因担心疼痛、难产、出血、母婴生命危险或胎儿性别及相貌不理想,加之面对陌生的环境和人,产房内紧张的氛围,宫缩引起的疼痛,处于焦虑、不安与恐惧的心理状态。这种紧张情绪改变会促使产妇机体发生异常变化而影响分娩。因此,在分娩过程中,产房工作人员应耐心解释分娩是生理过程,从精神上鼓励和安慰产妇,给予生活上的关心和照顾,开展家庭式分娩,促使分娩顺利进行。

第二节 分娩机制

分娩机制是指胎儿先露部通过产道时,为适应骨盆各平面的不同形态与大小,被动地进行一系列适应性转动,以其最小径线通过产道的全过程。不同的胎位有不同的分娩机制。临床上以枕左前最多见,故以枕左前为例叙述分娩机制(图4-6)。

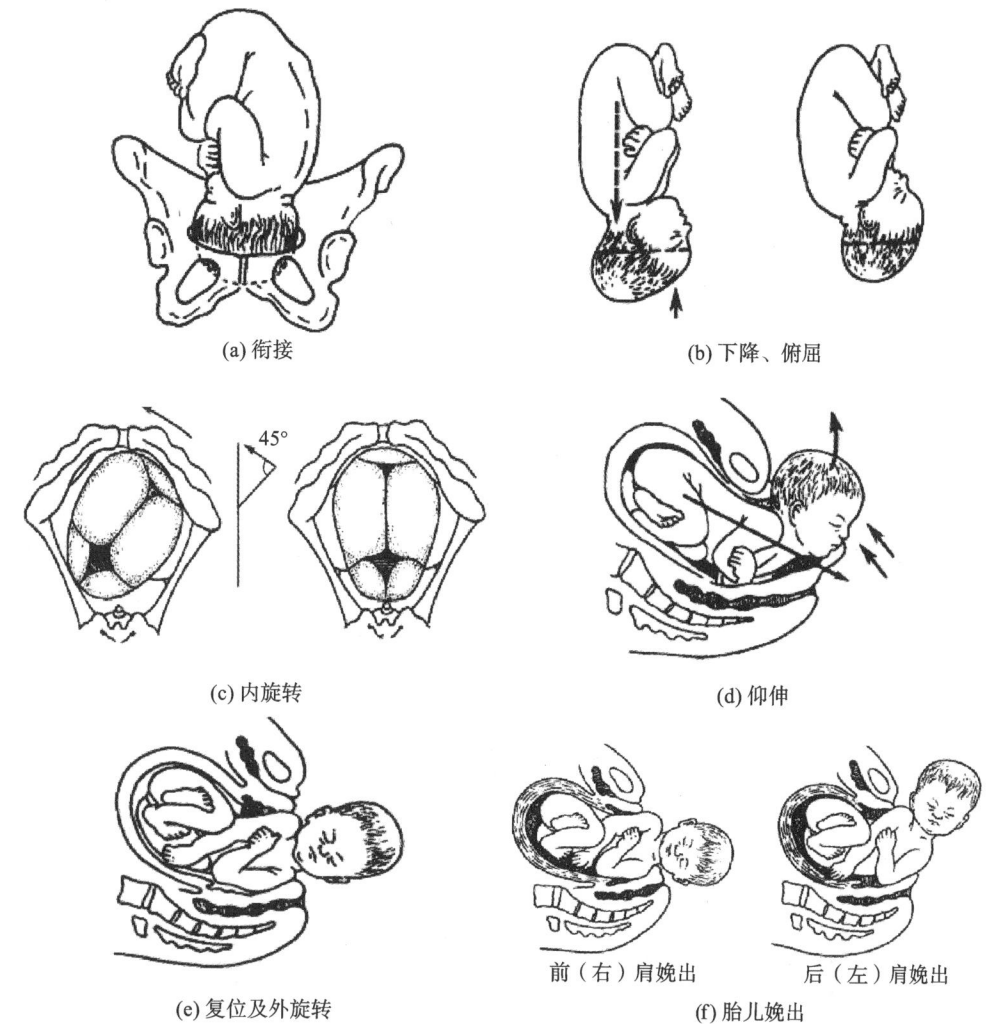

图4-6 枕左前位分娩机制示意图

1. 衔接 胎头双顶径进入骨盆入口平面,颅骨最低点接近或达到坐骨棘水平,称为衔接,也称为入盆(图4-7)。胎头进入骨盆入口时,呈半俯屈状态,以枕额径衔接。由于枕额径大于骨盆入口前后径,矢状缝坐落在骨盆入口右斜径上,胎头枕骨位于骨盆左前方。初产妇多在预产期前1~2周内胎头衔接,经产妇多在分娩开始后胎头衔接。如初产妇在分娩开始后胎头尚未衔接,应警惕有无头盆不称或其他异常。

2. 下降 胎头沿骨盆轴前进的动作称下降。下降动作呈间歇性贯穿于分娩全过程。临床上将坐骨棘作为判断胎先露下降程度的标记。

3. 俯屈 胎头以枕额径进入骨盆腔后,继续下降至骨盆底时,处于半俯屈状态的胎头枕部遇肛提肌阻力,借杠杆作用进一步俯屈,使下颏接近胸部,使胎头衔接时的枕额径(11.3 cm)变为枕下前囟径(9.5 cm),以最小径线适应产道(图4-8)。

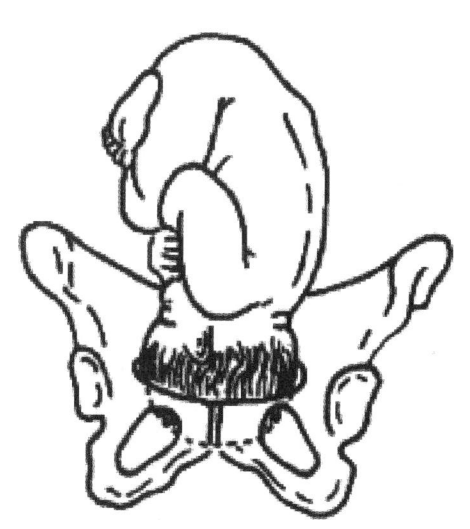

图4-7 胎头衔接

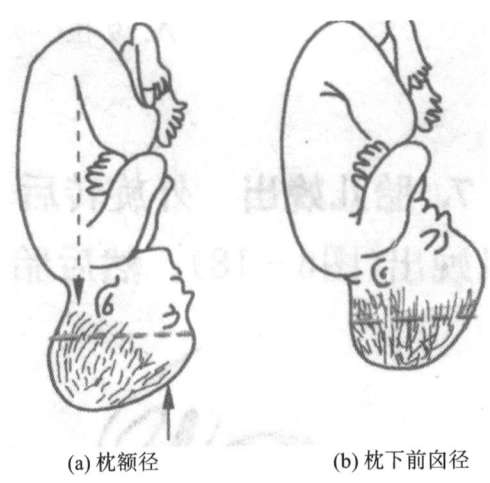

(a) 枕额径　　　　　(b) 枕下前囟径

图 4-8　胎头俯屈

4. 内旋转　胎头俯屈下降时,枕部最低,首先与肛提肌接触,肛提肌收缩时,使胎头枕骨向前方旋转45°,后囟转至耻骨弓下(图4-9),使矢状缝与中骨盆和骨盆出口前后径相一致,以适应中骨盆和骨盆出口前后径大于横径的特点。胎头在第一产程末完成内旋转动作。此时胎头转动而胎肩并未转动,呈头肩扭转状态。

5. 仰伸　内旋转完成后,胎头继续下降达阴道外口。宫缩和腹压继续迫使胎头下降,肛提肌收缩力又将胎头向前推进,两者的合力作用使胎头仰伸。由于产道下段的前壁短、后壁长,胎头枕骨先达耻骨联合下缘,以耻骨联合下缘为支点,使胎头逐渐仰伸,胎头的顶、额、鼻、口、颏相继娩出(图4-10)。当胎头仰伸时,胎儿双肩径沿左斜径进入骨盆入口。

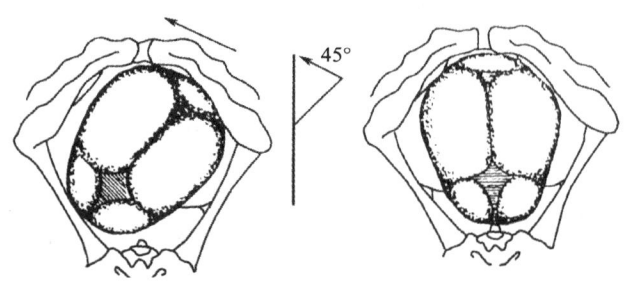

图 4-9　胎头内旋转

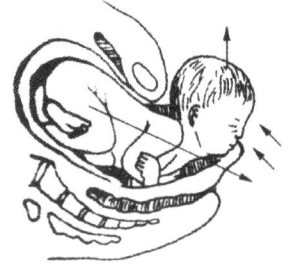

图 4-10　胎头仰伸

6. 复位及外旋转　胎头娩出后,为恢复胎头与肩的正常关系,将胎头枕部向左旋转45°称复位。此时,胎肩在盆腔内继续下降,为适应中骨盆、骨盆出口平面前后径大于横径的特点,前肩向母体前方中线旋转45°,胎头随胎肩的转动在外继续向左旋转45°以保持胎头与肩的垂直关系,称外旋转(图4-11)。

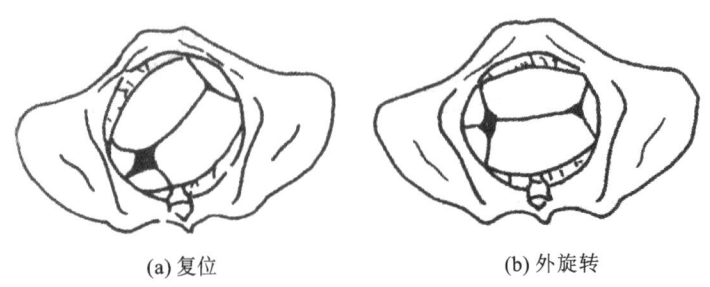

(a) 复位　　　　　(b) 外旋转

图 4-11　胎头复位及外旋转

7. 胎肩、胎体娩出 胎头完成外旋转后,胎儿前肩先从在耻骨弓下方娩出,胎体侧屈,后肩从会阴前缘娩出,随后胎体及四肢娩出(图4-12)。

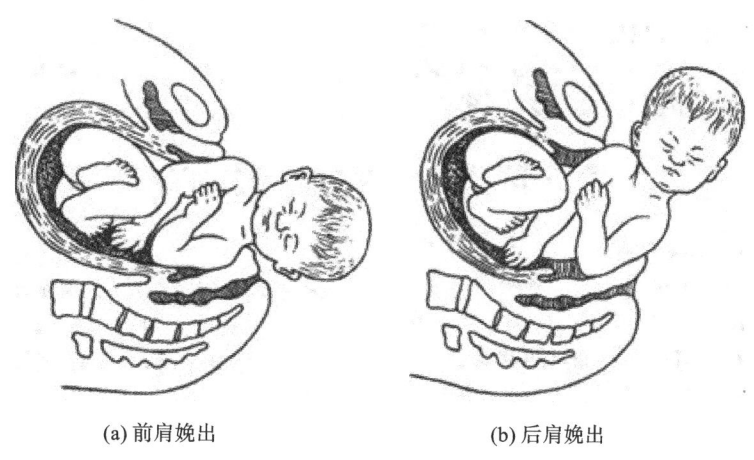

(a) 前肩娩出　　　　　　　　　(b) 后肩娩出

图 4-12　胎肩娩出

第三节　临产诊断与产程分期

一、先兆临产

分娩发动之前,出现一些预示孕妇不久将临产的症状,称为先兆临产。

1. 不规律宫缩 孕妇产前1~2周子宫较敏感,可出现不规则宫缩,其特点是不规律,持续时间短(不超过30秒),间歇时间长且不规则,不逐渐增强,不伴宫颈扩张和胎先露下降,给予镇静药能抑制,又称假临产。

2. 轻松感 由于胎先露下降进入盆腔,使宫底下降,多数初产妇感到上腹部较前舒适,进食量增多,呼吸较轻快,此时孕妇有轻松感。因为胎先露压迫膀胱,常有尿频症状。

3. 见红 多在临产前1~2天出现阴道排出血性分泌物称为见红,是即将临产的可靠征象。

二、临产诊断

规律性宫缩的出现是临产开始的标志。其特点是宫缩规律且逐渐增强,持续30秒或以上,间歇5~6分钟,并伴有进行性宫颈管消失、宫口扩张和胎先露下降。

三、产程分期

分娩全过程是指从规律性宫缩开始到胎儿及其附属物全部娩出为止,又称总产程。临床上分为3个产程。

1. 第一产程(宫颈扩张期) 第一产程指从规律宫缩开始到宫口开全的时期。初产妇的宫颈较紧,宫口扩张较慢,但不超过22小时,经产妇的宫颈较松,宫口扩张较快,但不超过16小时。初产妇需11~22小时,经产妇需6~16小时。

2. 第二产程(胎儿娩出期) 第二产程指从宫口开全到胎儿娩出的时期。初产妇为40分钟至3小时,经产妇为数分钟至2小时。

3. 第三产程(胎盘娩出期) 第三产程指从胎儿开始娩出到胎盘娩出为止的时期。为5~15分钟,不应超过30分钟。

第四节　分娩的临床经过及护理

案例导入

乔某,女,28岁,妊娠39周,今晨7时感腹部阵痛来院就诊,检查:宫缩持续时间35秒,间歇时间4～5分钟,胎心率140次/分,头先露,颅骨最低点在坐骨棘上1 cm,宫颈管已消失,宫口开大3 cm,胎膜未破。请思考:该孕妇临产了吗?判断的依据是什么?应该采取哪些护理措施?

第一产程的临床经过及护理

课件:第一产程的
临床经过及护理

一、护理评估

【健康史】

询问并查阅产前检查记录,了解产妇的个人资料、既往史、月经史、婚育史、家族史等。本次妊娠经过情况,有无高危因素,有无阴道出血或液体流出等情况。着重询问末次产前检查以来及临产后的情况。

【身体状况】

(1)规律宫缩:产程开始时,持续时间较短(约30秒),间歇时间较长(5～6分钟)。随着产程的进展,宫缩的持续时间渐长(50～60秒),间歇期渐短(2～3分钟)。当宫口近开全时,宫缩持续时间可长达1分钟或以上,间歇时间仅1～2分钟,且宫缩的强度逐渐增强。

(2)宫口扩张:当宫缩逐渐增强时,宫颈管逐渐缩短直至消失,宫口逐渐开全。根据宫口开大的规律性,宫口开大过程可分为潜伏期和活跃期。①潜伏期:从规律宫缩到宫口开大6 cm,此期初产妇不超过20小时,经产妇不超过14小时。②活跃期:从宫口开大6 cm到宫口开全10 cm,此期需1.5～2小时。

(3)胎先露下降:宫口扩张的同时,胎先露逐渐下降。胎头下降的程度以颅骨最低点与坐骨棘平面的关系为标志。胎头颅骨最低点平坐骨棘平面时,以"0"表示;在坐骨棘平面上1 cm时,以"S－1"表示;在坐骨棘平面下1 cm时,以"S+1"表示,依此类推(图4-13)。潜伏期下降不明显,活跃期下降明显。一般宫口开大至4～5 cm时,胎头达坐骨棘水平。胎先露下降的程度是判断产程进展的重要指标。

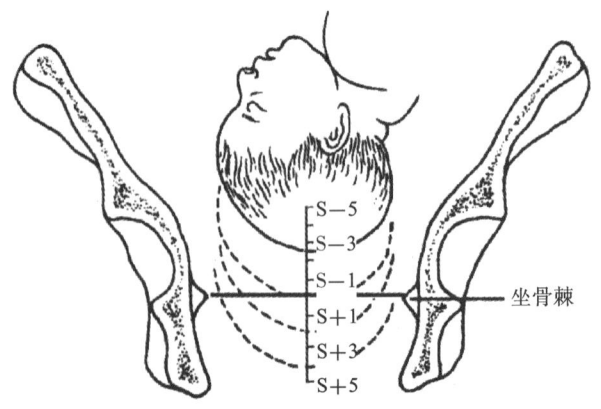

图4-13　胎头高低的判断

(4)胎膜破裂:简称破膜。随着宫缩逐渐增强,羊膜腔压力增加,囊壁逐渐变薄,当压力升高到一定程度时,胎膜自然破裂。破膜多发生在宫口近开全时。

【心理社会状况】
(1)心理状况:评估产妇焦虑、紧张、恐惧的程度。
(2)疼痛耐受性:了解产妇既往对疼痛的感受及其应对的方法,对分娩的宫缩痛是否有心理准备。询问目前疼痛的持续时间、间歇时间、强度,同时注意观察产妇的面部表情。评估产妇是否了解缓解疼痛的方法。
(3)产妇的支持系统:了解产妇对社会支持系统的期望值,评估产妇可能得到哪些有效的社会支持。

【辅助检查】
常用胎儿电子监护仪监测宫缩及胎儿宫内情况。

二、护理诊断及合作性问题

1. 疼痛 与临产后宫缩有关。
2. 舒适改变 与阵痛、胎膜破裂、陌生的环境因素有关。
3. 知识缺乏 缺乏分娩的相关知识。
4. 焦虑 与担心分娩能否顺利和母婴是否平安有关。

三、护理目标

(1)产程进展顺利,无产程延长,胎儿检测正常,无宫内窘迫,产妇生命体征平稳。
(2)产妇可保持热量和体液平衡,无衰竭、脱水及酸中毒现象。
(3)产妇能正确复述与应用分娩技巧,顺利度过分娩期。
(4)产妇能说出焦虑的感受,保持稳定的情绪,能自我控制,配合护理。

四、护理措施

1. 入院护理 产妇入院时,护士热情接待产妇及其家属,协助办理住院手续;向产妇及其家属做自我介绍,介绍待产室及产房的常规管理、浴厕位置,提供可供物品和良好的住院环境;协助完成必要的检查及遵医嘱留取化验标本;采集病史完成护理病历的书写。

2. 心理护理
(1)建立良好的护患关系:尊重产妇、关心产妇,让产妇说出自己的感受,耐心回答产妇提出的问题,对产妇的不良情绪和表现进行安抚。
(2)做好分娩宣传:讲解分娩是一个生理过程,消除产妇心理障碍,使其树立分娩的信心,保持乐观情绪,促进顺利分娩。
(3)发挥支持系统的作用:护士多陪伴产妇,告诉产程进展的信息。尽可能提供家庭分娩室,允许丈夫或家人在产妇分娩过程中陪伴,安抚产妇,增加产妇的安全感。

3. 一般护理
(1)测体温、血压、呼吸、脉搏:应每隔4~6小时测量一次,并记录。宫缩时血压会升高5~10 mmHg,间歇期复原,故血压应在宫缩间歇时测量。如有异常者报告医生,酌情增加测量次数,并给予相应处理。
(2)指导产妇合理进食:分娩期产妇体力大量消耗,出汗较多,应鼓励产妇在宫缩间歇期少量多次进食高热量、易消化的清淡食物,注意摄入足够的水分,保持水、电解质平衡,必要时遵医嘱补液,以保证充足的精力和体力。
(3)指导产妇合理安排活动与休息:临产后,若宫缩不强且未破膜,鼓励产妇于宫缩间歇期在室内走动、听音乐、看电视,以缓解紧张情绪,有助于加速产程进展。若胎膜已破、初产妇宫口近开全或经产妇宫口已扩张3~4 cm时,应卧床,取左侧卧位。

(4)保持皮肤清洁卫生:因频繁宫缩产妇出汗较多,加之阴道分泌物、羊水外溢等,产妇常有不适感,应协助产妇擦汗、更衣、更换床单等,大小便后及时冲洗会阴,保持外阴清洁干燥。

(5)排尿及排便:临产后,鼓励产妇每2~4小时排尿1次,以免膀胱充盈影响宫缩及胎头下降。因胎头压迫引起排尿困难者,应注意有无头盆不称,必要时给予导尿。

(6)减轻疼痛与不适:鼓励产妇描述对疼痛的感受,向产妇解释引起疼痛的原因。指导产妇宫缩时,调整呼吸,或放松肌肉,或转移注意力,或按摩腹部或腰骶部,以缓解腹部疼痛与腰部不适。宫缩间歇期,指导产妇放松休息,保存体力。必要时遵医嘱配合应用镇静剂、麻醉药。

4. 观察产程进展与胎儿情况

(1)观察宫缩:用触诊法或胎儿电子监护仪进行监测。触诊法是最简单的方法,观察者一手手掌放于产妇腹壁上,感觉宫缩时宫体部隆起变硬,间歇期松弛变软。触诊时手法应轻柔,用力适当。也可用胎儿电子监护仪描记宫缩曲线,每隔1~2小时观察一次,连续观察3次宫缩并记录,了解每次宫缩持续时间、强度和频率。

(2)胎心监测:可用胎心听诊器听诊或超声多普勒仪,于宫缩间歇期时听胎心音。潜伏期每隔1~2小时听一次胎心音。进入活跃期后,宫缩频繁,应每15~30分钟听一次,每次听诊1分钟并做好记录。听诊时应注意胎心音频率、强弱、规律性。此方法虽简便,但仅能获得每分钟的胎心率,不能分辨瞬间变化,不能识别胎心率的变异及其与宫缩、胎动的关系。临床上多用胎儿电子监护仪动态观察胎心率的变异及其与宫缩、胎动的关系。

(3)检查宫颈扩张或胎先露下降情况:通过肛门检查或阴道检查的方法测得。阴道检查比肛门检查清楚,现多采用阴道检查,其方法如下:两腿屈曲分开,严格消毒外阴后,戴消毒手套,用食、中指轻轻伸入阴道内。可了解:①宫颈厚薄、软硬程度(宫颈硬如额、中如鼻、软如唇),宫颈管消退程度,宫口扩张情况。当宫口开全时,则摸不到宫口边缘。②胎膜是否破裂,未破膜者在胎头前方可触到有弹性的羊膜囊,已破膜者能直接触到胎头。③骨盆腔情况。④确定胎位并判断胎先露下降程度,若胎头无水肿,则能扪清颅缝及囟门的位置,有助于确定胎位。根据颅骨最低点与坐骨棘的关系判断胎先露的高低。阴道检查次数不应过多,一般临产初期每隔4小时检查1次,经产妇或宫缩频繁者应缩短间隔时间。

(4)绘制产程图:产程图是一种描记和反映宫口扩张及胎先露下降程度的曲线图。产程图能反映产程进展,并指导产程处理。产程图包括交叉产程图和伴行产程图。两条曲线在图中呈反向交叉者称交叉产程图(图4-14),两条曲线呈伴行者,称伴行产程图(图4-15)。横坐标为产程时间,以临产为"0"点,以小时为单位。纵坐标有两个内容,即宫口扩张程度和胎先露高度,宫口扩张程度以厘米为单位,从1到10表示;胎先露以坐骨棘水平为标志。

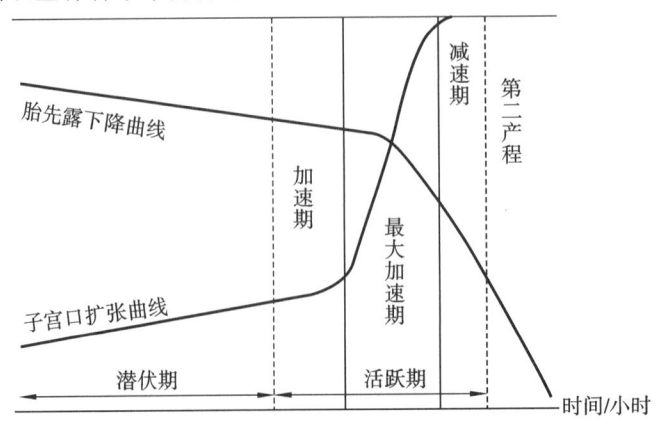

图4-14 交叉产程图

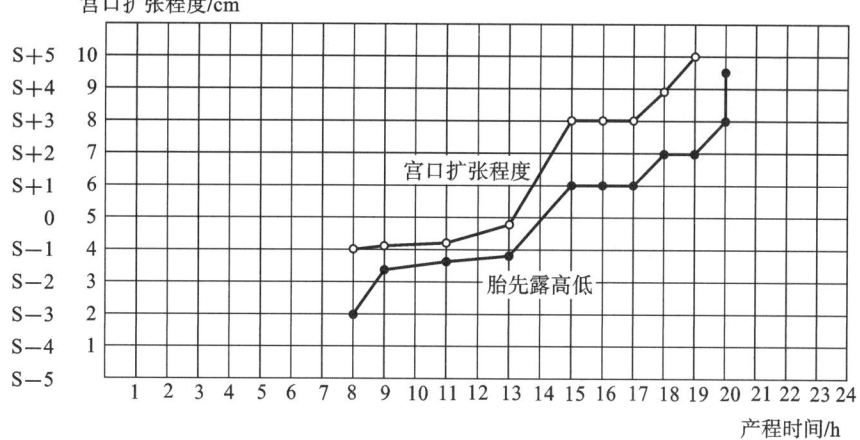

图4-15 伴行产程图

(5)破膜情况:胎膜多在宫口近开全时自然破裂。一旦发现胎膜破裂,应立即听胎心音,并观察羊水的颜色、性状、量和破膜时间并记录。如破膜后胎头未入盆或臀位破膜时,应卧床休息垫高臀部,预防脐带脱垂。破膜后应注意外阴部清洁,消毒会阴垫。超过12小时尚未分娩者应遵医嘱给予抗生素预防感染。

五、护理评价

评估护理计划是否科学、合理及个体化,护理措施是否到位,目标是否达到,有无新的护理问题等。

第二产程的临床经过及护理

一、护理评估

【健康史】

了解第一产程进展和胎儿宫内情况。

【身体状况】

(1)宫缩增强:此期宫缩的强度及频率达到高峰,持续约1分钟或以上,间歇期仅1~2分钟。宫口开全后,胎膜多已自然破裂,破膜后,宫缩常暂时停止,产妇略感舒适,随后宫缩重现且较前增强。若仍未破膜,则会影响胎头下降,应行人工破膜,加速产程的进展。

(2)产妇屏气:当胎头降至骨盆出口时,压迫骨盆底组织,产妇有排便感,不由自主地向下屏气,增加腹压,协同宫缩使胎儿进一步下降。

(3)胎儿下降及娩出:随着产程进展,会阴逐渐膨隆和变薄,肛门括约肌松弛。胎头于宫缩时露出阴道口,在宫缩间歇期又缩回阴道内,称胎头拨露(图4-16)。经几次胎头拨露后,胎头双顶径越过骨盆出口,宫缩间歇时胎头不再回缩,称胎头着冠(图4-17)。此时会阴极度扩张,产程继续进展,胎头枕骨于耻骨弓下露出,以耻骨弓下缘为支点出现仰伸,使胎头娩出,随即复位和外旋转,胎儿前肩、后肩和胎体相继娩出,并伴羊水排出。经产妇的第二产程短,有时仅需几次宫缩即可完成上述过程。

【心理社会状况】

评估产妇有无焦虑、急躁、恐惧情绪,对分娩有无信心等。

【辅助检查】

胎儿电子监护仪监测胎心率及宫缩情况,及时发现异常并报告医生处理。

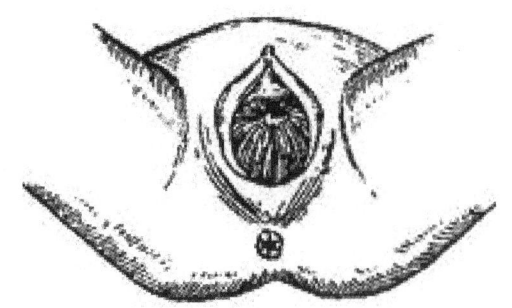
图 4-16 胎头拨露

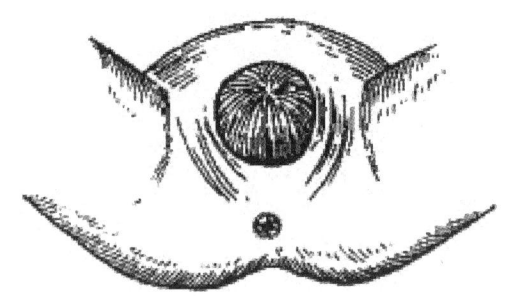
图 4-17 胎头着冠

二、护理诊断及合作性问题

1. 焦虑 与缺乏顺利分娩的信心及担心胎儿健康有关。

2. 疼痛 与宫缩及会阴部伤口有关。

3. 有受伤的危险 与行会阴切开或会阴裂伤、新生儿产伤等有关。

三、护理目标

(1)产妇情绪稳定,会正确增加腹压,积极配合分娩过程。

(2)产妇产时、产后生命体征平稳。

(3)产妇体液平衡,无衰竭、脱水、酸中毒等。

(4)产程顺利,产妇无软产道撕裂,新生儿无产伤,产妇及其家属对分娩过程满意。

四、护理措施

1. 心理护理 护士或家人应陪伴产妇,协助产妇饮水、擦汗等生活护理,及时提供产程进展信息,给予产妇安慰、支持和鼓励,以缓解其紧张和恐惧心理。

2. 观察产程进展及胎儿情况 此期宫缩频繁而强烈,应密切观察产力及胎先露下降情况,勤听胎心音,每5～10分钟听胎心音1次,必要时用胎儿电子监护仪监测胎心率及其基线变异,若发现第二产程延长或胎心音异常,应通知医生立即做阴道检查,寻找原因,尽快处理。

3. 指导产妇屏气 宫口开全后,指导产妇两腿屈曲分开,双足蹬在产床上,两手握住产床上的把手,宫缩时深吸气屏住,然后如解大便样向下用力屏气以增加腹压。宫缩间歇时,产妇放松休息,宫缩再现时重复上述动作,以加速产程进展并减少产妇体能消耗。胎头着冠后指导产妇宫缩时哈气,宫缩间歇时稍向下用力,使胎儿缓慢娩出,减少会阴撕裂伤。

4. 接产准备 产妇分娩时的体位可以采取自由体位。本节以临床最常见的分娩体位即仰卧位为例描述接产的准备及过程。

(1)时间:初产妇宫口开全、经产妇宫口开大3～4 cm且宫缩规律有力时,应送入产房准备接生。

(2)产妇准备:协助产妇上产床,取仰卧位,两腿屈曲分开,露出外阴,臀下垫一次性治疗巾,必要时臀下接便盆(视产床情况而定)。用无菌钳夹取消毒纱布蘸肥皂水擦洗外阴部,擦洗顺序是大小阴唇、阴阜、大腿内上1/3、会阴及肛门周围(图4-18)。用消毒干棉球堵住阴道口以防止冲洗液流入阴道,用温开水冲掉肥皂水,用无菌纱布擦干,再用活力碘消毒,原则是由内到外、自上而下。取下阴道口的棉球和臀下的一次性治疗巾,铺消毒巾垫于臀下。

(3)接产者准备:按无菌操作常规洗手、穿手术衣及戴手套,打开产包,铺好消毒巾准备接产。

(4)接产:主要在于正确保护会阴和协助胎儿安全娩出。接产步骤:接产者站在产妇右侧,当胎头拨露、阴唇后联合紧张时开始保护会阴。方法:在会阴部盖消毒巾,接产者右肘支在产床上,右手拇指

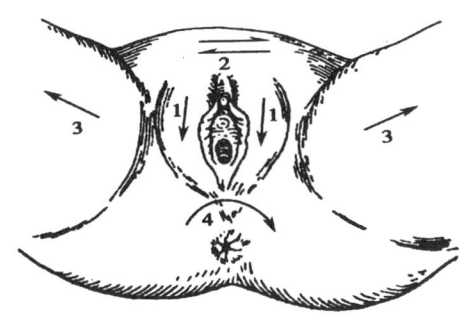

图 4-18　外阴部擦洗消毒顺序

与其余四指分开,利用手掌大鱼际肌顶住会阴部,同时左手持纱布轻压胎头枕部协助俯屈。每当宫缩时接产者右手向内上方托压,左手轻轻下压胎头枕部,协助胎头俯屈的同时使胎头缓慢下降。宫缩间歇时,稍放松保护会阴的右手,以免压迫过久引起会阴水肿。当胎头着冠,胎儿枕部在耻骨弓下方露出时,右手抵住会阴,左手协助胎头仰伸。当胎头枕部在耻骨弓下娩出时,嘱产妇张口哈气,宫缩间歇时稍向下屏气,使胎头缓慢娩出。

若胎头娩出见有脐带绕颈一周且较松时,可用手将脐带顺胎肩推下或从胎头退下。若脐带绕颈过紧或绕颈 2 周或以上,可用两把血管钳夹住一段后从中间剪断脐带(图 4-19),注意不要损伤胎儿颈部。

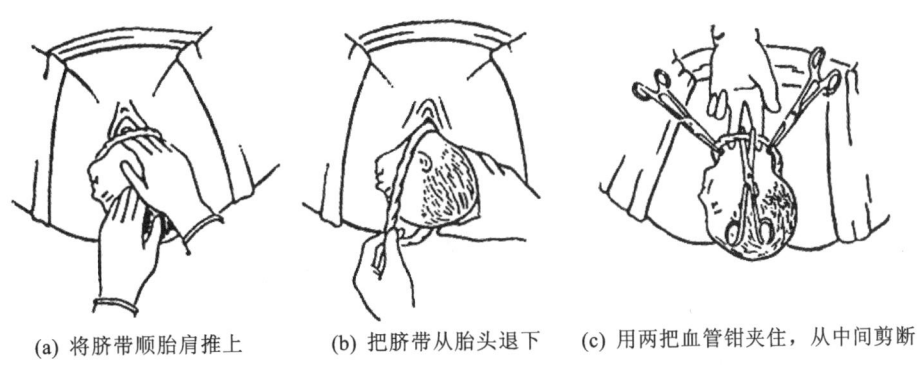

(a) 将脐带顺胎肩推上　　(b) 把脐带从胎头退下　　(c) 用两把血管钳夹住,从中间剪断

图 4-19　脐带绕颈的处理

胎头娩出后,右手继续保护会阴,左手自胎儿鼻根向下颏挤压,挤出口鼻内的黏液和羊水,然后协助胎头复位及外旋转,使胎儿双肩径与骨盆出口前后径一致。继而左手向下轻压胎儿颈部,使前肩从耻骨弓下先娩出,再上托胎颈使后肩从会阴前缘缓慢娩出。双肩娩出后,放松保护会阴的右手,然后双手协助胎体及下肢以侧位娩出(图 4-20)。

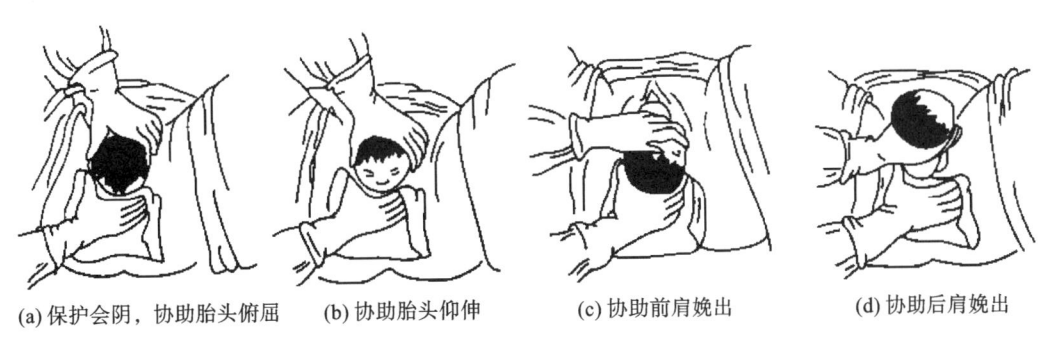

(a) 保护会阴,协助胎头俯屈　　(b) 协助胎头仰伸　　(c) 协助前肩娩出　　(d) 协助后肩娩出

图 4-20　接产步骤

胎儿娩出后记录胎儿娩出时间,立即清理呼吸道,擦干全身,注意保暖。在产妇臀下放一聚血盆接血,以测量出血量。

五、护理评价

评估新生儿及产妇情况,护理措施实施情况,护理目标是否达到,有无新的护理问题等。

第三产程的临床经过及护理

课件:第三产程的临床经过及护理

一、护理评估

【健康史】

了解第一产程、第二产程的经过及其处理。

【身体状况】

(1)宫缩:胎儿娩出后,子宫迅速缩小,宫底平脐,产妇略感轻松,数分钟后宫缩再次出现。

(2)胎盘娩出:由于宫腔容积突然明显缩小,附着于子宫壁的胎盘不能相应缩小,与子宫壁发生错位,血管断裂出血形成胎盘后血肿,而致胎盘剥离。子宫继续收缩,剥离的面积继续扩大,直至胎盘完全剥离而娩出。

胎盘剥离征象:①宫体收缩变硬呈球形,胎盘剥离后降至子宫下段,宫体被向上推,宫底升高达脐上(图4-21);②阴道少量流血;③阴道口外露的脐带自行延长;④用手掌尺侧在产妇耻骨联合上方轻压子宫下段时,宫体上升而外露的脐带不再回缩。

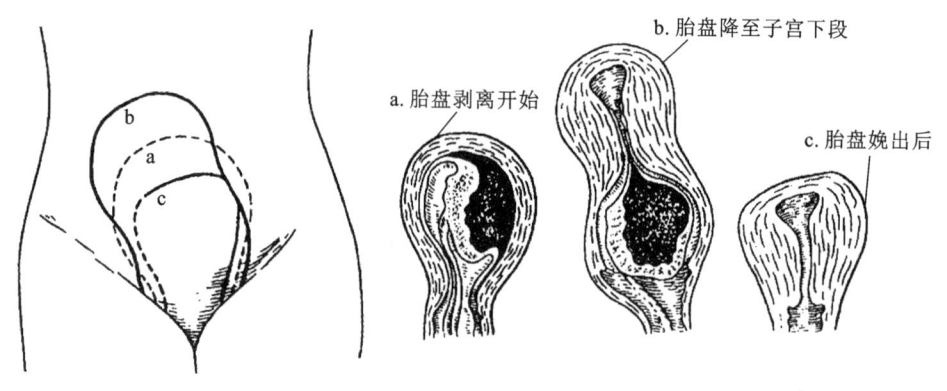

图4-21 胎盘剥离的征象

胎盘排出方式:①胎儿面娩出:胎盘从中央开始向周围剥离,其特点胎盘胎儿面先排出,后见少量阴道出血,较多见;②母体面娩出:胎盘从边缘开始剥离,血液沿剥离面流出,其特点是先有较大量阴道出血,随后胎盘母体面排出,较少见。

(3)评估阴道出血情况:评估阴道出血量、血液是否凝固,分析出血的原因。

(4)评估软产道情况:胎盘娩出后,应仔细检查会阴、小阴唇内侧、尿道口周围及阴道、宫颈有无裂伤。

【心理社会状况】

评估产妇对新生儿性别、健康及外形等的接受情况,有无进入母亲角色。

【辅助检查】

根据产妇情况选择必要的检查。

二、护理诊断及合作性问题

1.清理呼吸道无效 与清理呼吸道方法不当有关。

2. 组织灌注量不足 与产后出血有关。

3. 有父母不称职的危险 与初为父母或对新生儿性别不满意有关。

三、护理目标

(1)产妇生命体征平稳,无产后出血,无严重的产道损伤。

(2)新生儿正常,母儿适应良好。

(3)产妇开始接受并学会护理新生儿,能够进行正确的母乳喂养。

四、护理措施

1. 新生儿护理

(1)清理呼吸道:胎儿娩出后,应及时用吸球(必要时用吸痰管)吸除新生儿口鼻腔的黏液和羊水,以免发生新生儿窒息和新生儿吸入性肺炎。如呼吸道黏液和羊水已吸净而仍无啼哭时,可用手轻拍新生儿足底。新生儿大声啼哭表示呼吸道已通畅。

(2)新生儿 Apgar 评分:用以判断新生儿有无窒息及窒息的严重程度。以新生儿出生后 1 分钟时的心率、呼吸、肌张力、喉反射及皮肤颜色 5 项体征为依据,每项 0~2 分(表 4-1)。满分为 10 分,8~10 分属正常新生儿,只需进行一般处理;4~7 分为轻度窒息,又称青紫窒息,需清理呼吸道、人工呼吸、吸氧、用药等措施才能恢复;0~3 分为重度窒息,又称苍白窒息,缺氧严重,需紧急抢救,行喉镜在直视下气管内插管并给氧。对缺氧较严重的新生儿,应在出生后 5 分钟、10 分钟再评分,直到连续 2 次评分均 ≥8 分。

表 4-1 新生儿 Apgar 评分法

体征	0分	1分	2分	出生后1分钟 Apgar 评分	出生后5分钟 Apgar 评分
心率(次/分)	0	<100次	≥100次		
呼吸	0	浅、慢,不规则	佳		
肌张力	松弛	四肢稍屈曲	四肢活动好		
喉反射	无反射	有些反射	咳嗽、恶心		
皮肤颜色	口唇青紫,全身苍白	躯干红润,四肢青紫	全身红润		

新生儿出生后 1 分钟 Apgar 评分可反映胎儿在宫内的情况,出生后 5 分钟及以后 Apgar 评分可反映复苏效果,与预后密切相关。新生儿 Apgar 评分以呼吸为基础,皮肤颜色最为灵敏,心率是最终消失的指标。临床上恶化的顺序:皮肤颜色→呼吸→肌张力→喉反射→心率。复苏有效的顺序:心率→喉反射→皮肤颜色→呼吸→肌张力。肌张力恢复越快,复苏效果越好。目前临床认为新生儿 Apgar 评分与新生儿出生时缺氧严重程度不完全相关。评分低且脐动脉血气分析 pH<7.0 对预后的评价意义更大。

(3)保暖:新生儿娩出后应立即置于红外线辐射台保暖,用无菌纱布擦干全身的羊水与血迹,然后进行常规护理。保暖贯穿全过程。

(4)脐带处理:目前提倡晚断脐。当新生儿娩出后,迅速擦干身体,将其放置在母亲胸部进行皮肤接触。1 分钟后可以结扎脐带,在距脐带根部 15~20 cm 处,用两把血管钳钳夹,在两钳之间剪断脐带。用无菌纱布擦净脐根周围,在距离脐根 0.5 cm 处用粗丝线结扎第一道,再在结扎线外 0.5 cm 处结扎第二道。结扎时注意用力要适当,既要扎紧防止脐带出血,又要避免用力过猛造成脐带断裂。在第二道结扎线外 0.5 cm 处剪断脐带,挤出残余血液,用 5% 聚维酮碘消毒脐带断面。注意药液不可接触新生儿皮肤,以防灼伤。继以无菌纱布覆盖,再用脐带包包扎。目前常用气门芯、脐带夹等方法替代结扎脐带。处理脐带时,应注意新生儿保暖。

(5)常规护理:让产妇看清新生儿的性别。擦净新生儿足底胎脂,将新生儿足底及产妇拇指印于新生儿病历上,仔细进行体格检查后,系上标明产妇姓名、床号、住院号、新生儿性别、体重和出生时间的手腕带。如无禁忌证,产后半小时内进行母婴皮肤早接触、早吸吮。

2. 协助胎盘娩出 确认胎盘已完全剥离时,应及时协助胎盘娩出。接生者用左手握住宫底并轻压,右手轻拉脐带,协助胎盘娩出。当胎盘娩出至阴道口时,用双手捧住胎盘,向一个方向旋转并缓慢向外牵拉,协助胎盘胎膜完整娩出(图4-22)。若发现胎膜有部分断裂,可用血管钳夹住断裂上端的胎膜,再继续顺原方向旋转,直至胎膜完全娩出。切忌在胎盘剥离前,粗暴地揉按子宫及牵拉脐带,以免造成脐带断裂、胎盘剥离不全、胎盘胎膜残留、子宫翻出、产后出血等并发症。

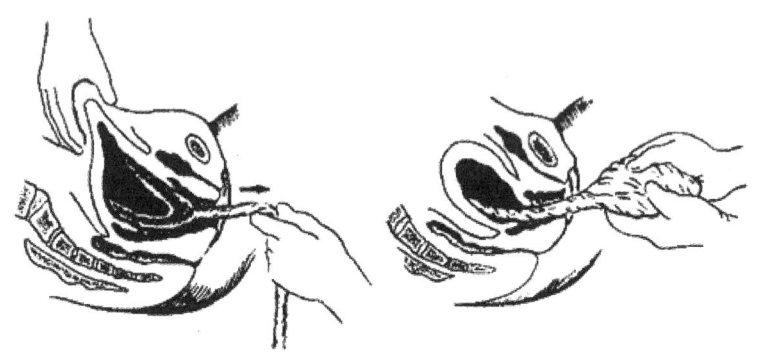

图4-22 协助胎盘胎膜娩出

3. 检查胎盘、胎膜 先检查胎盘母体面,将胎盘铺平,擦去胎盘母体面血块,观察胎盘的形状、颜色,有无钙化、梗死及小叶有无缺损。然后将脐带提起,检查胎膜是否完整,破口的高低,脐带的长短及附着的部位,再检查胎盘胎儿面边缘有无血管断裂,及时发现副胎盘。测量胎盘直径、厚度及重量。

4. 检查软产道 胎盘娩出后,应仔细检查会阴、小阴唇内侧、尿道口周围、阴道及宫颈有无裂伤。若有裂伤,应立即缝合。

5. 预防产后出血 如有产后出血高危因素存在,可在胎儿前肩娩出后静脉推注麦角新碱0.2 mg,或将缩宫素10~20 U加于20 ml 25%葡萄糖溶液中静脉注射,也可在胎儿娩出后立即将缩宫素10 U加于20 ml生理盐水内于脐静脉快速注入,促使胎盘迅速剥离以减少出血。若胎盘未完全剥离、出血量多,应行徒手取胎盘术。若胎盘娩出后出血量多,及时按摩子宫,同时可将麦角新碱0.2~0.4 mg经下腹部直接注入宫体肌壁内或肌内注射,并将缩宫素20 U加于500 ml 5%葡萄糖溶液内静脉滴注。

6. 产后2小时护理 由于产后出血多发生在产后2小时以内,因此胎盘娩出后,产妇应继续留在产房观察2小时(也有人称其为第四产程)。主要观察血压、脉搏、宫缩情况、宫高、阴道出血量、膀胱充盈及会阴切口情况。及时为产妇擦汗更衣,更换床单及会阴垫,提供清淡、易消化流质食物,帮助产妇恢复体力。

五、护理评价

评估前期产程护理措施是否到位,预期目标是否达到;评估目前产妇及其家属需要,制订下一步护理计划、出院健康指导以及随访安排等。

第五节 分娩镇痛

分娩疼痛是一种生理现象,多数产妇能耐受,但部分产妇由于恐惧、焦虑、疲惫、缺乏自信心,以及周围环境的不良刺激如其他产妇的喊叫声、医务人员服务态度不好、家人关心少等,都可增强产妇的痛感,以致轻微的疼痛便能引起强烈的反应,表现为大喊大叫、烦躁不安,增加体能消耗并影响食欲和休息,导致产妇衰竭、胎儿窘迫、宫缩乏力、产程延长、酸碱平衡失调。因此采取措施减轻疼痛是非常有必要的。

理想的分娩镇痛:对母儿安全;对产程无影响;起效快,作用可靠,方法简便;产妇清醒,能配合分娩。

一、非药物性分娩镇痛

目前有多种非药物性分娩镇痛的方法可减轻分娩疼痛。现有的方法都依据3个重要的前提:①孕妇在分娩前已获得分娩的相关知识,在妊娠晚期已进行腹式呼吸训练,可用腹式呼吸减轻分娩疼痛;②临产后宫缩时,保持腹部放松,使疼痛减轻;③通过应用分散注意力的技巧可缓解疼痛。

(一)拉梅兹分娩镇痛法

拉梅兹分娩镇痛法由法国医生拉梅兹提出,是目前使用较广泛的预防分娩疼痛的方法。首先根据巴甫洛夫条件反射的原理,在分娩过程中,训练产妇听到口令"开始收缩"或感觉收缩开始时,让自己自动放松;其次,产妇将注意力集中于自己的呼吸,专注于某一特定目标,排斥其他现象,即先占据大脑中用以识别疼痛的神经细胞,使疼痛的冲动无法被识别,从而减轻疼痛。此方法又称"精神预防法",具体应用方法如下。

1. 廓清式呼吸 所有呼吸在开始和结束前均深吸一口气后再完全吐出。目的在于减少快速呼吸而造成过度换气,从而保证胎儿的氧气供应。

2. 放松技巧 通过有意识地刻意放松某些肌肉,进而逐渐放松全身肌肉。放松的方法多样,如触摸肌肉紧张部位、想象某些美好事物或听轻松愉快的音乐等,使全身肌肉放松,在分娩过程中不致因不自觉的紧张而造成不必要的肌肉紧张和疲倦。

3. 意志控制呼吸 产妇平躺于床上,头下、膝下各置一小枕,用很轻的方式吸满气后,再用稍强于吸气的方式吐出,注意控制呼吸节奏。在宫缩早期,采用缓慢而有节奏的胸式呼吸,频率为正常呼吸的1/2;随着产程进展,宫缩的频率和强度增加,此时采用浅式呼吸,频率为正常呼吸的2倍;当宫口开大7~8 cm时,产妇的不适感最严重,此时选择喘息-吹气式呼吸,方法是先快速地呼吸4次再用力吹气1次,并维持此节奏。此比例也可提升为6∶1或8∶1,产妇视自己情况调整。注意不要造成过度换气。

(二)瑞德分娩镇痛法

瑞德分娩镇痛法由英国医生迪克·瑞德提出。其原理如下:恐惧会导致紧张,从而造成或强化疼痛,若能打破恐惧-紧张-疼痛的链环,便能减轻宫缩引起的疼痛。瑞德分娩镇痛法也包括采用放松技巧和腹式呼吸技巧。具体做法如下。

1. 放松技巧 产妇先侧卧,头下垫一小枕,让腹部的重量施于床垫上,身体的任一部位均不交叠。练习方法类似于拉梅兹分娩镇痛法。

2. 腹式呼吸技巧 产妇平躺,集中精力使腹肌提升,缓慢呼吸。在分娩末期,当腹式呼吸效果不好时,可改用快速胸式呼吸,以转移其注意力,减轻全身肌肉的紧张度;迫使腹肌提升,使子宫在收缩时轻松而不受限制;维持子宫良好的血液循环。

(三)布莱德雷法

布莱德雷法由罗伯特·布莱德雷医生提出,通常称为"丈夫教练法"。其放松和控制呼吸的技巧同前,主要强调丈夫在妊娠、分娩和新生儿出生后最初几天的重要性。在分娩过程中,丈夫可以鼓励产妇适当活动,促进产程进展,可以协助产妇用转移注意力的方法减轻疼痛。

(四)其他方法

穴位针刺镇痛分娩;导乐陪伴减痛分娩;水中分娩等。

二、药物性分娩镇痛

药物性分娩镇痛的给药途径有全身给药或局部用药等。其中硬膜外镇痛被认为是最有效的分娩镇痛方法。给药时机:一般宫口开大 3 cm 时用药,过早可能抑制不必要的疼痛反射而影响产程,太迟常不能达到满意的镇痛效果。

(一)全身性药物性镇痛分娩

1. 吸入性药物 通过吸入麻醉药以达到镇痛目的。常用药物有氧化亚氮(笑气),其浓度为 40%~50%,与 50%氧气通过急救镇痛气体供应装置,对患者进行吸入性供气,从而产生抑制中枢神经系统的局部功能,使产妇身体部分失去知觉,减轻疼痛。其优点是起效快、苏醒快。这种方式的最大缺点是产妇提前使用麻醉剂后只能躺在床上,而且不能进食,产妇易出现疲惫、缺氧,对分娩产生不良影响。

2. 镇静药 镇静药主要通过减轻焦虑和恐惧达到缓解疼痛的目的,常用安定、苯巴比妥等。

3. 麻醉镇痛药 强镇痛药包括哌替啶、吗啡、芬太尼、曲马多等,最常用的是哌替啶,但其对胎儿的呼吸有一定的抑制作用,估计胎儿在 4 小时内可娩出时应避免应用。

(二)局部用药镇痛分娩

1. 连续硬膜外镇痛 连续硬膜外镇痛是指从腰椎间隙穿刺至硬膜外腔,推入低浓度、小剂量的局部麻醉药或镇痛药,达到镇痛的目的,为目前主要的药物镇痛方式。具体方法:在硬膜外腔置入一根很细的导管,导管的一端连接电子镇痛泵,由产妇根据自己的疼痛程度按压镇痛泵的控制按钮向硬膜外腔给药,以保持满意的镇痛效果直至分娩。这种镇痛方式的特点是起效时间短,能有效阻断或减轻产程中因产道扩张、宫缩以及皮肤黏膜伤口引起的疼痛。

2. 局部麻醉 局部麻醉指宫颈旁阻滞麻醉,1%利多卡因 10 ml 宫颈旁注射。

思考题

1.乔某,25 岁,第一胎足月临产 5 小时入院,妊娠期查骨盆及胎儿均正常,平素身体健康,入院后发现每 3~4 分钟宫缩 40 秒,宫口扩张 2 cm,与产妇交谈,产妇恐惧、疼痛,非常担心,精神高度紧张。请思考:影响分娩的因素有哪些?如何判断分期?如何观察产程?

2.初产妇李某,28 岁,妊娠 39 周,因阵发性下腹痛急诊收入产房,上午 11 时护士为其做产前检查,胎先露在坐骨棘上 2 cm,宫口开大 1 cm,宫颈管已消失,宫颈软,胎心率 130 次/分。请思考:该产妇临产了吗?针对该产妇应如何进一步观察和处理?

(张明娥)

学习重点：

学习难点：

必考点：

第五章 产褥期母婴的护理

学习目标

1. 掌握产褥期女性的生理变化及护理措施。
2. 掌握新生儿的护理措施。
3. 能指导产妇进行恶露观察,具备进行整体护理的能力。

案例导入

王某,30岁,产后第一天,体格检查:体温37.8℃,脉搏70次/分,呼吸18次/分,血压120/78 mmHg。子宫平脐,阴道流出血性恶露,会阴切口缝合处水肿,疼痛,乳房胀痛但无乳汁分泌。自述尿量增多,且哺乳时出现下腹痛。产妇自感焦虑。请根据病情按护理程序提出护理诊断并写出护理措施。

第一节 产褥期女性身心特点

产妇除乳腺外的全身各器官从胎盘娩出至恢复或接近正常未妊娠状态的一段时期,称为产褥期(puerperium),一般为6周。

一、产褥期女性的生理变化

(一)生殖系统

1.子宫 产褥期变化最大的生殖器官是子宫。妊娠子宫自胎盘娩出后逐渐恢复至未妊娠状态的过程称为子宫复旧。子宫复旧包括宫体肌纤维缩复、子宫内膜再生、宫颈复原及子宫下段变化。

(1)宫体肌纤维缩复:由于宫体肌纤维不断缩复,肌细胞胞质蛋白被分解排出,肌细胞体积缩小,宫体逐渐缩小。产后1周宫体缩小至约妊娠12周大小;产后10日,在腹部摸不到宫底;产后6周,子宫恢复至正常非妊娠期大小;子宫重量也逐渐减少,分娩结束时约重1000 g,产后1周约重500 g,产后2周约重300 g,产后6周逐渐恢复到未妊娠时的50 g。产后当日,宫底平脐或脐下1横指,以后每天下降1~2 cm,产后1周在耻骨联合上方可扪及,产后10日腹部检查时摸不到宫底,子宫降回至骨盆腔内。

(2)子宫内膜再生:胎盘、胎膜娩出后,剩余蜕膜坏死脱落随恶露排出,子宫内膜的基底层逐渐再生出新的功能层,这一过程发生在产后3周左右,但胎盘附着处内膜完全修复约需6周。

(3)宫颈复原及子宫下段变化:胎盘娩出后,宫颈变松软,壁薄,形成皱襞,外口呈环状。产后2~3天,宫口仍能通过2指。产后1周,宫颈内口关闭,宫颈管外形恢复,产后4周,宫颈恢复至非妊娠时形态。由于宫口在分娩时多在宫颈3点及9点处发生轻度裂伤,初产妇的宫口由产前的圆形(未产型)变为产后的"一"字形横裂(已产型)。子宫下段收缩,逐渐恢复至未妊娠时的子宫峡部。

2.阴道 分娩后阴道腔扩大,阴道黏膜及周围组织水肿,阴道壁松弛及肌张力低下,黏膜皱襞减少甚至消失。产褥期时,阴道壁肌张力逐渐恢复,阴道腔逐渐回缩,黏膜皱襞约在产后3周恢复。但阴道一般不能完全恢复至未妊娠时的状态,阴道变宽阔,皱襞变少。

3. 外阴 分娩后的外阴轻度水肿,于2~3天可自行消退。会阴部血液循环丰富,若有轻度撕裂或会阴切开缝合,均能在3~5天内愈合。处女膜在分娩时撕裂形成残缺不全的痕迹,称处女膜痕。

4. 盆底组织 分娩可造成盆底组织过度伸展,使盆底肌及其筋膜弹性减弱,且常伴有肌纤维部分断裂。产褥期坚持做产后康复健身操,可使盆底肌逐渐恢复或接近正常未妊娠状态。如盆底组织损伤严重或过早参加重体力劳动或剧烈运动,则可导致阴道壁膨出,甚至子宫脱垂等。

(二)乳房

产后乳房的主要变化是泌乳。妊娠期体内雌、孕激素及人胎盘催乳素升高,有利于乳腺发育。当胎盘剥离娩出后,产妇血中的人胎盘催乳素、雌激素、孕激素迅速下降,解除了对垂体催乳素的抑制,垂体催乳素水平升高,开始泌乳。以后的乳汁分泌则依赖于哺乳时的吸吮刺激,当婴儿吸吮乳头时,刺激乳头和乳晕的感觉神经,使垂体催乳素呈脉冲式释放,促进乳汁分泌。同时,吸吮动作还能反射性地引起神经垂体释放缩宫素,缩宫素可使乳腺腺泡周围的肌上皮细胞收缩,喷出乳汁。因此,吸吮并不断排空乳房是保持不断泌乳的关键。此外,哺乳还有利于生殖器官及其他器官组织的快速恢复。乳汁的分泌还与产妇的营养、睡眠、情绪及健康状况密切相关。

(三)血液及其循环系统

产褥早期,因子宫复旧及子宫-胎盘循环的停止,大量血液从子宫回流到体循环,体循环血容量增加15%~25%。白细胞总数增加可达$(15~25)\times10^9/L$,中性粒细胞和血小板增多,淋巴细胞稍减少,红细胞沉降率加快,于产后3~4周降至正常。产后血液仍处于高凝状态,有利于胎盘剥离创面迅速形成血栓,减少产后出血,纤维蛋白原、凝血活酶、凝血酶原于产后2~4周恢复正常。

(四)消化系统

产后由于孕激素水平下降,胃液中胃酸分泌减少,胃动力增加,胃肠道肌张力及肠蠕动较妊娠期增强,需1~2周恢复到正常水平。产妇因卧床时间长,缺少运动,腹肌及盆底肌松弛,肠蠕动减弱,容易发生肠胀气和便秘。

(五)泌尿系统

产后子宫复旧及妊娠期体内潴留的水分进入体循环,故产后最初1周尿量明显增多。分娩过程中膀胱受压造成膀胱黏膜水肿、充血、肌张力降低,会阴伤口疼痛和不习惯床上排尿等原因,使产妇容易发生尿潴留及尿路感染。妊娠期发生的肾盂及输尿管生理性扩张,在产后4~6周恢复正常。

(六)内分泌系统

产后妊娠期增大的腺垂体、甲状腺及肾上腺逐渐恢复至未妊娠状态。雌激素和孕激素水平急剧下降,于产后1周恢复至未妊娠水平。人胎盘催乳素于产后6小时已测不出。哺乳者的垂体催乳素因哺乳于产后数日降至60 μg/L,不哺乳者则于产后2周降至非妊娠水平。产褥期恢复排卵的时间与月经复潮的时间因人而异,故哺乳期女性月经未来潮前仍有受孕可能。

(七)腹壁

妊娠期出现的下腹正中线色素沉着,在产褥期逐渐消退。腹部紫红色妊娠纹变为银白色,不消退。腹部皮肤受妊娠子宫增大影响,部分弹力纤维断裂,腹直肌呈不同程度分离,使产后腹壁明显松弛,在产后6~8周恢复。

二、产褥期女性的心理调适

(一)产褥期女性的心理变化

产后产妇的心理变化往往较大,因妊娠期、分娩期的不适应,产妇要经历高兴、满足、幸福、失望、压抑及焦虑等感受。多数产妇心情愉悦,但有些产妇由于宫缩痛、伤口疼痛等身体不适,不能熟练自如地承担做母亲的责任,易造成依赖、脆弱等负面情绪,尤其是因为母亲角色的转换、新生儿外貌及性别不满意、家庭关系的改变、家庭经济负担加重等问题而产生失望、焦虑、忧郁等心理。

(二)影响产褥期女性心理变化的因素

1. 产妇的年龄 未成年产妇由于自身心理、社会等各方面发展尚未成熟,因此在母亲角色上会碰到很多困难,影响其心理调适。而年龄较大者(大于35岁)容易产生疲劳感,需要更多的休息,在母亲角色上面临更多的冲突。

2. 社会支持 社会支持系统在提供心理支持的同时,也应提供物质资助。有良好的社会关系的产妇将会得到更多的理解和帮助,有助于产妇的心理调适。

3. 产妇对分娩经历的感受 产妇对分娩经历的感受与产妇所具有的分娩知识、对孩子性别的期望等有关,当产妇的期望值与现实不符时常常影响其心理调适。

(三)心理调适

产妇需从妊娠期和分娩期的不适、疼痛、焦虑中恢复,接纳家庭新成员,这一过程称为心理调适,其过程一般经历3个时期。

1. 依赖期 产后1~3天,产妇的很多需求要通过别人来满足,如对孩子的关心、喂奶、沐浴等,同时产妇多表现为用语言表达对孩子的关心,较多地谈论自己妊娠和分娩的感受。

2. 依赖-独立期 产后3~14天,产妇表现出较为独立的行为,开始学习和练习护理自己的孩子,亲自喂奶而不需要帮助,主动参与力所能及的活动,关注周围的人际关系。这一时期也可能因为产妇感情脆弱,妊娠和分娩的痛苦经历,产后承担太多的母亲责任,丈夫注意力转移到新生儿,糖皮质激素和甲状腺素处于低水平等因素造成情绪压抑。

3. 独立期 产后2周至1个月。此期新生儿、产妇和家人已成为一个完整的系统,新家庭形成并正常运作。产褥期心理调适的指导和支持十分重要,及时护理、指导、关心和帮助产妇护理、喂养自己的孩子,并促进其家人积极参与的同时,对产妇进行帮助,让产妇在得到家人特别是丈夫的关爱之下接纳孩子,提高自尊和自信,能使产妇重新认识自己、认识家庭,平稳地应对心理压抑和不适。否则,产妇有可能因为体内激素水平的急剧变化和精神压力过大而引发产后抑郁。

第二节 产褥期女性的护理

一、护理评估

【健康史】

了解产妇妊娠和分娩的情况,有无并发症和合并症,特别注意了解异常情况及其处理经过,如产时出血量多、会阴撕裂、新生儿窒息等。

【身心状况】

(一)症状与体征

1. 生命体征 产后产妇的体温多数在正常范围内,产程中过度疲劳、产程延长或机体脱水者则24小时内稍有升高,但一般不超过38℃,体温超过38℃应考虑感染的可能。产后3~4天因乳房血管、淋巴管极度充盈也可有37.8~39℃发热,称泌乳热,一般持续4~16小时,之后降至正常。产后脉搏略缓慢,60~70次/分,约于产后1周恢复正常,与子宫胎盘循环停止及卧床休息等因素有关。因产后腹压降低,膈肌下降,产妇由妊娠期的胸式呼吸变为胸腹式呼吸,呼吸深慢,14~16次/分,血压平稳,无明显变化。

2. 子宫复旧 宫底每天下降1~2 cm,每日应在同一时间评估产妇的宫高。评估前,嘱产妇排尿后平卧,双膝稍屈曲,腹部放松,臀下垫产垫,注意遮挡及保暖。先按摩子宫使其收缩,再测耻骨联合上缘至宫底的距离,评估子宫大小位置及硬度,正常子宫圆而硬,位于腹部中央。子宫质地软应考虑是否有产后宫缩乏力,子宫偏向一侧应考虑是否有膀胱充盈。

3. 产后宫缩痛 产褥早期因宫缩引起的下腹部阵发性剧烈疼痛,称产后宫缩痛(after-pains)。多发生于经产妇,于产后1~2天出现,持续2~3天,之后自然消失。哺乳时反射性缩宫素分泌增加可加重疼痛。

4. 恶露 产后随子宫蜕膜的脱落,血液、坏死的蜕膜组织经阴道排出,称恶露。根据恶露的颜色、性状及排出时间将恶露分为3种。

(1)血性恶露:含大量的血液、少量胎膜及坏死蜕膜组织,色鲜红,量多,前期有时有小血块,出现在产后最初3~4天,因含有较多的血液,故呈红色,又称红色恶露。

(2)浆液恶露:含少量血液,镜下见较多的坏死蜕膜组织、宫颈黏液、阴道排液及细菌等。色淡红似浆液,出现于产后4天,可持续10天左右。

(3)白色恶露:含大量白细胞、坏死蜕膜组织、表皮细胞及细菌。色泽较白,黏稠,出现于产后10天,持续约3周。

评估恶露时,要注意恶露的量、颜色及气味。正常恶露有血腥味,但无臭味,一般持续4~6周,总量为250~500 ml,个体差异较大。如阴道出血量多或血块较大,往往提示宫缩乏力或胎盘残留导致的产后出血,用聚血盆放于产妇臀下,以准确评估出血量;如阴道出血量不多,但宫缩不良、宫底上升者,应考虑宫腔内有积血;如产妇自觉肛门坠胀感,应注意阴道后壁有无血肿;宫缩好,但鲜红色恶露持续流出,提示多有软产道损伤;恶露有臭味,提示可能有宫腔感染。

5. 会阴 阴道分娩者,因会阴部撕裂或侧切缝合而有轻度水肿,一般在产后2~3天或拆线后症状自行消退。会阴部伤口如果疼痛加重,出现局部红肿、硬结及分泌物者,应考虑会阴伤口感染。

6. 排泄

(1)产后应注意评估膀胱充盈和首次排尿情况:产后2~3天产妇往往多尿,膀胱过度充盈会影响宫缩,导致产后出血。首次排尿时间晚或尿量少应再次评估膀胱充盈程度,防止出现尿潴留及尿路感染。

(2)褥汗:产褥早期皮肤排泄功能旺盛,产妇排出大量的汗液,夜间睡眠和初醒时明显,于产后1周左右自行好转。

(3)产妇因卧床休息、进食量较少,食物中缺乏纤维素以及肠蠕动减弱,在产后1~2天多不排大便,评估是否有产后便秘的症状。

7. 乳房

(1)评估产妇乳房类型:观察有无乳头平坦、内陷。

(2)评估乳汁的质和量:根据产后分泌的时间将乳汁分为3类。①初乳:产后7天内分泌的乳汁称初乳,初乳因含β-胡萝卜素而呈淡黄色,质稠,含有丰富的矿物质和蛋白质,尤其是免疫球蛋白G(IgG)和分泌型免疫球蛋白A(IgA),脂肪和乳糖含量较成熟乳少,极易被消化,是新生儿早期最理想的天然食物。②过渡乳:产后7~14天分泌的乳汁称过渡乳,蛋白质含量逐渐减少,脂肪和乳糖含量逐渐增多。③成熟乳:产后14天以后分泌的乳汁称成熟乳,呈白色,蛋白质占2%~3%,脂肪占4%,糖类占8%~9%,还有维生素。初乳及成熟乳均含有大量的免疫抗体,特别是IgA,可保护新生儿的肠胃,降低新生儿胃肠道感染的概率。如果产后不及时哺乳或吸吮乳房次数少,则易导致乳汁分泌不足甚至闭乳。

(3)乳房胀痛及乳头皲裂:产后1~3天若没有及时哺乳或排空乳房,导致乳腺管不通而形成硬结,产妇可出现乳房胀痛,触摸有坚硬感,有明显触痛。哺乳产妇尤其是初产妇,在最初几天因妊娠期乳房护理不良或哺乳方法不当,容易发生乳头皲裂,表现为乳头变红、裂开,甚至出血、哺乳时疼痛。

8. 体重减轻 产后由于胎儿、胎盘娩出,羊水流出及产时失血,产妇体重减轻 6 kg 左右。产后第 1 周,因为子宫复旧,恶露、汗液及尿液的大量排出,体重又会下降 4 kg 左右。

9. 疲乏 由于分娩过程中用力,产后医务人员频繁观察,护理新生儿及哺乳导致产妇睡眠不足等原因,产妇在产后的最初几天感到疲乏,表现为精神不振、自理能力下降以及不愿亲近孩子。

(二)心理社会状况

研究表明,产妇的年龄、健康状况、社会支持系统、经济状况、性别特征、文化背景等均可影响产妇的产后心理。评估时要注意以下几个方面。

1. 产妇对分娩经历的感受 产妇对分娩经历的感受是能承受还是感到痛苦,直接影响产后母亲角色的获得。

2. 产妇的自我形象 产妇的自我形象包括自己形体的恢复,妊娠期不适的恢复等,关系到是否接纳孩子和能否有效地护理孩子。

3. 产妇的行为 评估产妇的行为是适应性行为还是不适应性行为。适应性行为是指产妇能满足孩子的需要并表现出喜悦,积极有效地锻炼身体,学习护理孩子的知识和技能。相反,不适应性行为是指产妇不愿接触孩子,不亲自喂养孩子,不护理孩子或表现出不悦、不愿交流,食欲差等。

4. 对孩子的看法 产妇能接受孩子的性别及容貌,能正确理解孩子的行为,这有利于建立良好的母儿关系。

5. 家庭氛围 良好的家庭氛围有助于家庭各成员顺利地完成角色转变,有助于建立多种亲情关系。各种冲突不利于亲情关系的发展。

6. 产后压抑 产妇在产后 2~3 天发生轻度或中度的情绪反应称为产后压抑,表现为易哭、易激惹、不安,有时喜怒无常等,一般 2~3 天自然消失,有时可持续达 10 天甚至更久。产后压抑的发生可能与产妇体内的雌、孕激素水平的急剧下降,产后心理压力及疲劳等因素有关。

【辅助检查】

(1)血、尿常规检查。

(2)产后 24~48 小时应检查全血细胞数、血红蛋白量。

二、护理诊断及合作性问题

1. 体液不足的危险 与分娩时体液摄取减少导致血液浓缩及产时失血有关。

2. 尿潴留 与产时损伤、不习惯在床上小便等有关。

3. 母乳喂养无效 与缺乏正确喂养知识有关。

4. 焦虑 与心理调适缓慢有关。

三、护理目标

(1)产妇生命体征正常。

(2)产妇未发生尿潴留和便秘。

(3)产妇接受母乳喂养,掌握喂养技巧。

(4)产妇情绪稳定,能适应母亲角色。

四、护理措施

(一)一般护理

1. 环境与个人卫生 提供安静、舒适的休息环境,室内空气清新,室温 22~24 ℃,湿度以 55%~60% 为宜。保持床单的清洁、整齐。保证产妇足够的睡眠,护理活动时不应打扰产妇休息。产褥期应每天梳头刷牙,勤用温热水擦身,及时更换会阴垫、衣服等。

2. 生命体征观察 每天测体温、脉搏、呼吸及血压2次,如体温≥38 ℃,尿少,或脉搏、血压异常,应加强观察,查找原因,及时报告医生。

3. 饮食 产后1小时可让产妇进食流质或半流质食物,后逐渐改为普通食物。乳母较正常女性每日应增加热量、蛋白质、铁、钙、维生素及水的摄入,少吃多餐,多喝汤水,应限制辛辣、刺激食品及烟酒类,不可随意用药。

4. 大小便 产后4小时应让产妇及时排尿,对排尿困难或产后6小时仍未排尿者,可采取以下措施。

(1)解除产妇怕排尿引起疼痛的顾虑,鼓励产妇下床排尿;用温开水冲洗尿道外口周围以诱导排尿。

(2)热敷下腹正中膀胱部,按摩膀胱,刺激膀胱肌收缩。

(3)针刺关元、气海、三阴交、阴陵泉等穴位。

(4)遵医嘱肌内注射甲硫酸新斯的明 1 mg 兴奋膀胱肌以促进排尿。上述方法均无效时给予导尿,必要时留置导尿管并关闭钳夹,每3~4小时开放一次,以锻炼膀胱平滑肌的舒缩功能,并给予抗生素预防感染。鼓励产妇多饮水,多吃蔬菜和含纤维素的食物,早日下床活动及做产后操,以保持大便通畅。发生便秘者,可口服缓释剂、开塞露塞肛或肥皂水灌肠。

5. 活动 产后应尽早适当活动,以利于子宫复旧,恶露排出,大小便通畅,增强食欲,预防下肢静脉血栓形成,促进盆底肌张力的恢复。一般正常分娩者,为促进康复,鼓励产后6~12小时起床轻微活动,但起身要缓慢,并有人搀扶,防止摔倒。产妇产后盆底肌松弛,应避免负重劳动或蹲位活动,防止子宫脱垂及阴道壁膨出。

(二)子宫复旧的护理

产后2小时内容易发生因子宫复旧不良导致的产后出血,故产后应在产房严密观察。每半小时观察一次血压、脉搏、宫缩、阴道出血量、宫高及膀胱充盈度,每次观察均应按压宫底,以免血块积压影响宫缩,及时更换会阴垫,同时记录宫高、恶露的性质和量。以后每日在同一时间评估子宫复旧情况及恶露情况,产后24小时内的恶露量应准确记录,以统计产后的出血量。如发现子宫复旧不全,应及时排空膀胱、按摩子宫,遵医嘱给予宫缩剂,如恶露有异味,常提示有感染的可能,配合医生做好血及组织培养标本的收集和抗生素的应用。产后当日,禁止用热水袋外敷子宫止痛,以免子宫肌肉松弛增加出血量。

(三)会阴的护理

产后应保持外阴清洁、干燥。每日用1:2000 苯扎溴铵溶液、1:5000 稀释络合碘溶液或1:5000 高锰酸钾溶液冲洗或擦洗会阴2次,擦洗的顺序为由上到下、由内到外,会阴切口单独擦洗,大便后随时冲洗。会阴部有水肿者,可用50%硫酸镁湿热敷,每日2~3次,每次20分钟。有血肿者,较小的血肿可在产后24小时后用红外线照射外阴,以促进局部血液循环,较大的血肿应配合医生切开处理。有硬结者,用大黄、芒硝外敷或用95%酒精湿热敷。会阴部侧切者,应每天观察伤口情况,并嘱产妇取健侧卧位。一般侧切伤口在产后3~5日拆线。如有伤口感染,应提前拆线引流,并定时换药。如伤口周围有红肿、硬结及分泌物,可于分娩后的7~10日用1:5000 高锰酸钾溶液坐浴。切口疼痛剧烈或产妇有肛门坠胀感时,应及时报告医生,以排除阴道壁及会阴部血肿。

(四)乳房的护理

1. 一般护理 推荐早吸吮,产后半小时内开始哺乳,此时乳房内乳量甚小,但新生儿的吸吮能刺激乳房泌乳。应经常擦洗乳房,保持清洁、干燥。分娩后第1次哺乳前,应将双手、乳房、乳头用温开水洗净,以后每次哺乳前均用温开水擦洗乳房及乳头。勿用肥皂及酒精之类擦洗,以免引起局部皮肤干燥、皲裂。乳头处如有痂垢,应先用油脂浸软后再用温水洗净。每次哺乳前柔和地按摩乳房,刺激泌乳反射。哺乳时产妇和新生儿均应选择最舒适的体位,产妇一手扶托乳房,协助新生儿含接乳头及大部分乳晕,并防止乳房堵住新生儿鼻孔,造成窒息,应让新生儿吸空一侧乳房后,再吸吮另一侧。如吸不完时,应将剩余的乳汁挤出或吸出,以免乳汁淤积影响乳汁分泌,并预防乳腺管阻塞及两侧乳房大小不一等情况的发生。每次哺乳后,抱起新生儿轻拍背部,使其吸入胃内的空气排出以防止吐奶。如吸吮不成功,则指导产妇挤出乳汁喂养。如乳汁确实不足时,可补充配方奶,但仍需多次吸吮乳头。哺乳期使用棉质乳罩,大小应适中。

2. 平坦及凹陷乳头的护理 若产妇的乳头凹陷,新生儿则很难吸吮到奶头,可指导产妇做以下练习。

(1)乳头伸展练习:将两食指平行放在乳头两侧,由乳头向两侧外方慢慢地拉开,牵拉乳晕皮肤及皮下组织,使乳头向外突出。然后将两食指分别放在乳头上、下两侧,将乳头向上、下拉开(图5-1)。如此重复,做满15分钟,每日2次。

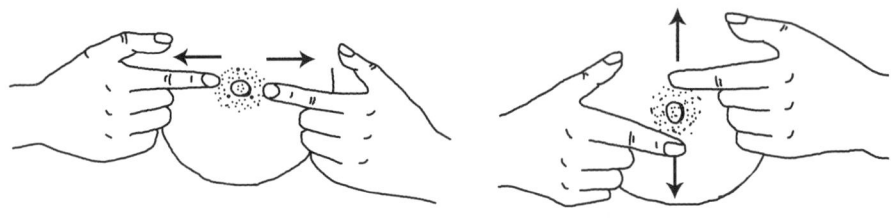

图5-1 乳头伸展练习

(2)乳头牵拉练习:一只手托住乳房,另一只手的拇指、食指、中指抓住乳头向外牵拉。每日2次,每次10~20次。

(3)佩戴乳头罩:从妊娠7个月起佩戴乳头罩,柔和的压力可使内陷的乳头外翻,乳头经中央小孔持续突起,起到稳定乳头周围组织作用。此外,还可指导产妇改变多种哺乳姿势以利于新生儿含住乳头,或利用负压吸引的作用使乳头突出,或在新生儿饥饿时先吸吮平坦一侧等。

3. 乳房胀痛的护理 正常的乳房充盈不需要任何处理,只需吸吮乳汁。若延迟母乳喂养或新生儿吸吮不够,乳房的充盈就会加重,导致乳房红、肿、胀、痛等,乳房肿胀使乳头变得扁平,导致新生儿含接困难、乳头皲裂、乳腺炎、母乳喂养中断等。

乳房胀痛时可采取以下措施。

(1)热敷乳房:哺乳前热敷乳房,可促使乳腺管通畅,在两次哺乳期间冷敷乳房,可减少局部充血、肿胀。

(2)按摩乳房:哺乳前按摩乳房,方法为从乳房边缘向乳头中心按摩,可促使乳腺管通畅,缓解疼痛。

(3)频繁哺乳:于产后半小时内开始哺乳,增加哺乳次数,促使通畅乳腺管,促进乳汁分泌。

(4)佩戴乳罩:乳房肿胀时,产妇佩戴合适的具有支托性的乳罩,可减轻乳房充盈时的沉重感。

(5)生面饼等外敷:用生面饼、芒硝或金黄散外敷乳房,可促使乳腺管通畅,缓解疼痛。

(6)服用药物:可口服维生素 B_6 或散结通乳的中药,常用柴胡(炒)、当归、木通、漏芦各 15 g,水煎服,缓解疼痛。

4. 乳汁不足的护理 乳汁分泌不足主要是因分娩后最初几天没有进行有效的吸吮或哺乳次数少,另外还与饮食、睡眠、体质及精神心理状态有关。应及时寻找原因,针对性处理,鼓励产妇树立信心,指导正确的哺乳方法,增加哺乳次数,保持充足的睡眠,多进食汤类食物。此外,可选用以下方法催乳。

(1)中药涌泉散或通乳丹加减,与猪蹄2只一同炖烂,吃肉喝汤。

(2)针刺合谷、外关、少泽、膻中等穴位。

5. 乳头皲裂的护理 多因婴儿含接乳头不正确、哺乳方法不当或过多使用清洁剂清洗乳头等引起。轻者可继续哺乳,哺乳时产妇取舒适的姿势,哺乳前先湿热敷乳房和乳头3~5分钟,挤出少量乳汁,使乳晕变软,利于婴儿含吮。先以损伤轻的一侧乳房哺乳,以减轻对另一侧乳房的吸吮力。哺乳时让全部乳头和大部分乳晕含在婴儿口中。同时增加哺乳的次数,缩短每次哺乳的时间。哺乳后,挤出少许乳汁涂在乳头和乳晕上,短暂暴露使乳头干燥,乳汁具有抑菌作用,含有丰富的蛋白质,能起到修复表皮的作用,也可在皲裂处涂敷蓖麻油、铋剂,下次哺乳前洗净。疼痛严重者,可用吸乳器吸出,喂给新生儿或用乳头罩间接哺乳。

6. 退乳的护理 产妇因疾病或其他原因不能哺乳者,应尽早退乳。可指导产妇采用以下方法:限进汤类饮食,不排空乳房,停止哺乳、挤乳,并束紧乳房;遵医嘱于分娩后第 2 日肌内注射己烯雌酚 4 mg,每日 2 次,共 3 日;生麦芽 60~90 g,水煎服,每日 1 剂,连服 3~5 日;芒硝 200 g 分装于两个布袋内,敷于两侧乳房并包扎固定,直至乳房不胀为止。

7. 乳腺炎的护理 当产妇乳房出现局部红、肿、热、痛,或有痛性结节时,提示患有乳腺炎。轻度乳腺炎时于哺乳前先湿热敷乳房 3~5 分钟,并按摩乳房,轻轻拍打和抖动乳房,先吸吮患侧乳房以利于乳腺管通畅。每次哺乳时应充分吸空乳汁,同时增加哺乳的次数,每次哺乳至少 20 分钟。哺乳后充分休息,清淡饮食。体温升高者暂停哺乳,并加用抗生素。

(五)用药护理

避免产妇使用可通过乳汁作用于新生儿的药物,以免造成药物对新生儿的毒副作用。必须用药才能控制病情时,应在医生指导下合理用药,以免耽误治疗时机,必要时考虑停止哺乳。

(六)预防并发症

1. 预防产后出血 产后 2 小时极易发生产后出血,应留在产房继续观察产妇生命体征、阴道出血量和宫缩情况。每次观察均应按压宫底以排出积血,以免影响宫缩。及时更换会阴垫,准确估计和记录出血量。

2. 预防产褥感染 重视生命体征的观察,每天测体温、脉搏、呼吸、血压 2 次。若体温超过 37.5 ℃,应每 4 小时测 1 次体温,直至正常。若脉搏增快,应注意有无出血及感染。观察宫缩和恶露的情况。若子宫复旧欠佳,子宫有压痛,恶露有臭味,常提示有感染。保持外阴清洁、干燥,做好会阴护理,防止产褥感染的发生。

(七)心理护理

1. 促进精神放松 了解产妇对新生儿及新家庭的想法,鼓励产妇倾诉,允许哭泣,随时给予安慰、鼓励,满足其需要。尊重风俗习惯,指导正确的产褥期生活方式。

2. 母婴同室 产妇获得充分休息后,让产妇多抚摸和拥抱新生儿,逐渐参与新生儿的生活护理,更多地接触自己的孩子,培养母儿感情。

3. 提供生活帮助 产后 3 日内,应主动为产妇及新生儿提供日常生活护理,避免产妇劳累,促使其内分泌平衡。同时指导和鼓励产妇丈夫及家人参与新生儿的护理。

4. 培养新家庭观念 争取产妇丈夫及家人的理解、支持和参与,建立良好的家庭氛围。

五、健康指导

(一)一般指导

告知产妇居室应清洁通风,防止受凉或中暑。继续合理饮食保证充足的营养。注意休息,合理安排家务及新生儿护理。注意个人卫生和会阴部清洁。

(二)活动指导

产后 12 小时内以卧床休息为主,若生命体征平稳,产后第 2 日可在室内走动。行会阴侧切术或剖宫产术的产妇,根据伤口情况可适当推迟活动时间。产后 2 周可开始做膝胸卧位,预防或纠正子宫后倾。以后可根据产妇的情况,在硬板床上做产褥期保健操,促进腹壁、盆底肌张力的恢复。

（三）计划生育指导

产褥期恶露未干净，不宜性生活，产后6周检查生殖器官已复原的情况下可恢复性生活。告知产妇各种避孕措施，指导其选用适当的避孕方法，一般产后42日落实避孕措施，哺乳者宜选用工具避孕，不哺乳者可选用药物避孕。

六、护理评价

评估护理措施是否到位，预期目标是否达到；评估目前产妇及其家属需要，制订下一步护理计划、出院健康指导以及随访安排等。

第三节　正常新生儿及新生儿特殊生理现象

一、定义

正常新生儿是指胎龄满37周至不满42周出生，体重＞2500 g，身长＞45 cm，无任何畸形和疾病的新生儿。新生儿期是指自胎儿娩出脐带结扎时开始至28天之间，是胎内转变为胎外的最初阶段，新生儿身体内发生显著的变化，尤其是呼吸及循环系统，但由于其适应能力不完善，发病率及病死率均较其他各年龄组高。了解新生儿的特点、监护、喂养与护理，对于防治新生儿疾病有重要意义。新生儿的生理特点具体参见儿科护理相关用书。

二、新生儿特殊生理现象

新生儿的生理特点为儿科护理中的重点内容，本节仅介绍几种常见的特殊生理现象。

（一）生理性体重下降

新生儿出生后2～4日，由于大小便、皮肤及呼吸水分的蒸发，出现体重下降，平均比出生时下降6%～9%，称为生理性体重下降。4日后开始回升，7～10日恢复到出生时体重，之后体重迅速增加。

（二）生理性黄疸

新生儿出生后2～4日，出现皮肤、巩膜黄染，黄疸程度轻重不等，第7～10日消失，其他身体情况良好，称为新生儿生理性黄疸。此现象在未成熟儿中较严重，可持续2～3周。主要是因为新生儿肝脏酶系统发育尚未成熟，胆红素代谢不完善，间接胆红素产生过多，不能及时排出体外而引起。若黄疸出现过早、持久不退或逐渐加深，应考虑为病理现象。

（三）脱水热

新生儿体温调节中枢不健全，当室温过高时，新生儿皮肤蒸发的水分增加，如母乳摄入不足，则血液浓缩，体温可突然上升达39～40 ℃，新生儿表现为烦躁，周身皮肤潮红和尿少，称为脱水热。一般发生在出生后第2～4日，多因哺乳不足或包裹太多所致，补足液体或减少包裹后，体温即可正常。

（四）"螳螂嘴"和"马牙"

在新生儿口腔上腭中线和齿龈部位，有黄白色、米粒大小的小颗粒，是由上皮细胞堆积或黏液腺分泌物积留所形成的，俗称"马牙"，数周后可自然消退；新生儿在口腔的两侧颊部各有一隆起的脂肪垫，俗称"螳螂嘴"，有利于吸吮乳汁。两者均属正常现象，不可挑破，以免发生感染。少数初生婴儿在下切齿或其他部位有早熟齿，称新生儿齿或诞生牙，多数易脱落而致吸入呼吸道，故需拔除。

（五）乳房肿胀

由于妊娠晚期母亲体内的激素进入胎儿体内，女婴出生后1周可出现乳腺肿大，一般为蚕豆至小鹌鹑蛋大小,亦可见乳晕色素加深,可有乳汁分泌,乳量自数滴至 20 ml 不等,2～3 周可自行消失,不必特殊处理。若强力挤出乳汁,可能会导致乳腺继发感染,引起化脓性乳腺炎,使乳腺功能受损,乳头扭曲退缩,影响以后的美观和做母亲时的哺乳。

(六)假月经

少数女婴出生后 5～7 日会从阴道流出少量血液,似月经,持续 1～3 日自止,无其他部位出血,无其他伴随症状,这种现象称为"假月经"。这是由于妊娠晚期母亲体内雌激素进入胎儿体内所致,可用消毒纱布轻轻拭去,不必特殊处理。

(七)新生儿红斑及新生儿粟粒疹

新生儿出生后 1～2 日,在头部、躯干及四肢常出现大小不等的多形性斑丘疹,称为新生儿红斑,1～2 日自然消失。也可因皮脂腺堆积在鼻尖、鼻翼、颜面部形成小米粒大小黄白色皮疹,称为新生儿粟粒疹,是新生儿成熟的表现,无须处理。

第四节 新生儿的护理

一、护理评估

【健康史】

(一)产时评估

(1)宫内窘迫情况。

(2)产程进展是否顺利,胎位是否正常,分娩方式如何,母亲有无使用镇静剂、无痛分娩等。

(二)出生后即时评估

(1)Apgar 评分情况。

(2)核实母亲资料是否齐全、准确,新生儿手带上的床号与母亲是否一致等。

【身心状况】

(一)一般情况

正常新生儿体重在 2500 g 以上(平均 3000 g),身长 45 cm 以上(平均 50 cm),哭声响亮,皮肤红润,四肢屈曲,肌肉有张力,足底有较深的足纹,胎毛少,耳壳软骨发育良好,乳晕清楚,乳头突起,男婴睾丸下降,女婴大阴唇覆盖小阴唇。

(二)生命体征

1. 体温 正常为 36～37.2 ℃,体温低于 36 ℃ 或高于 37.2 ℃ 应考虑保暖不当、室温过高或过低或有感染情况等。

2. 呼吸 正常呼吸较浅快,测量满 1 分钟为好。出生时 40～60 次/分,2 日后降至 20～40 次/分,可有节律不齐,以腹式呼吸为主。产妇分娩过程中使用过镇静剂、麻醉剂或新生儿有产伤者,其呼吸可能减慢,持续性呼吸过快常见于呼吸窘迫综合征等。

3. 心率 平均 120～140 次/分,易受啼哭、吸乳等影响而波动。

4. 大小便 出生后不久即排尿,若 12 小时后仍无尿,注意泌尿道有无畸形。出生后 24 小时内排出胎便,若 24 小时后无胎便,注意消化道有无畸形。

5. 肌张力及神经反射 正常新生儿反应灵敏,肌张力正常,四肢活动自如,呈屈曲状。出生时已具有原始觅食、吸吮、握持、拥抱、吞咽等非条件反射,味觉、触觉、温觉发育良好,痛觉、嗅觉(除母乳外)相对迟钝,睡眠时间长。

6. 皮肤、黏膜 正常皮肤颜色呈粉红色,若新生儿面色苍白或青紫,提示呼吸不畅或心功能不全,应评估皮肤黏膜颜色,观察有无黄疸、水肿、感染。

7. 啼哭 正常新生儿哭声响亮,啼哭为新生儿生理、心理需要的表达方式,饥饿、不适等都可引起啼哭,哺乳后啼哭不止应查找原因。

二、护理诊断及合作性问题

1. 有体温改变的危险 与新生儿的体温调节中枢发育不完善有关。
2. 有窒息的危险 与新生儿易发生呛奶、呕吐有关。
3. 有感染的危险 与新生儿免疫功能不足及皮肤黏膜屏障功能低下有关。
4. 母乳喂养无效 与母亲缺乏基本喂养知识有关。

三、护理目标

(1)新生儿体温正常。
(2)新生儿呼吸道通畅,未发生窒息。
(3)新生儿无感染。
(4)家长获得喂养新生儿及护理相关知识,新生儿体重如期增加。

四、护理措施

(一)维持新生儿的体温稳定

1. 环境 新生儿应放置在阳光充足、空气流通的朝南区域,室内最好有空调和空气净化设备,保持室内合适的温度和湿度,一般足月儿在穿衣、盖被的情况下,室温维持在20~24 ℃、相对湿度在55%~65%。床位单元(一张母亲床加一张婴儿床)所占面积不应少于6 m²。

2. 保暖 除保持适宜的室温外,出生后应立即用预热的毛巾擦干新生儿,并采取各种保暖措施,使新生儿体温维持在36~37.2 ℃之间,每日测体温,当体温≥37.2 ℃或≤36 ℃时,应每4小时测量1次。冬季注意保暖,夏季防止中暑。若环境温度过高,可减少衣服或盖被,补充足够的水分。若环境温度过低,可采取温箱、远红外辐射床等有效措施。无条件者可采取其他保暖措施,如用热水袋(应注意避免烫伤)等。

(二)保持呼吸道通畅

新生儿娩出后,立即清除口鼻内的黏液和羊水,断脐后继续清除呼吸道黏液和羊水,以免引起吸入性肺炎或窒息。保持新生儿合适的体位,仰卧时避免颈部前屈或过度后仰,俯卧时头偏向一侧,专人守护,防止窒息。避免包被、奶瓶、母亲的乳房或其他物品阻挡新生儿口鼻或压迫新生儿胸部。

(三)预防感染

1. 消毒隔离制度 每一个房间应配有洗手设备或放置消毒溶液,使医护人员或探访者在接触新生儿前洗手或消毒双手。建立消毒隔离制度,室内应湿式清洁,空气最好给予净化。工作人员应每季度做咽拭子培养,带菌者应调离接触新生儿的岗位,经治疗,3次培养阴性后才可恢复原工作。患有呼吸道、皮肤黏膜、胃肠道传染性疾病者在接触新生儿前应采取相应的措施,如戴口罩、手套等。新生儿患有传染性疾病如脓疱疮、脐部感染等时,应采取相应的消毒隔离措施。

2. 脐部护理
(1)断脐后要密切观察脐部有无渗血、出血,如有渗血,可压迫止血,如出血量较多,应重新结扎。
(2)保持脐部清洁干燥,每次沐浴后用75%酒精消毒脐带残端及脐轮周围。如脐部有分泌物,则用75%酒精消毒后涂1%甲紫使其干燥。

(3)脐带脱落时间为出生后3～7日,脐带脱落处如有红色肉芽组织增生,可用2.5%硝酸银溶液灼烧,并用生理盐水棉签擦洗局部,注意勿灼烧正常组织以免引起烧灼伤。

(4)脐部红肿,分泌物有臭味,说明脐部感染,应用抗生素抗感染。

(5)使用尿布时注意勿让其超越脐部,以免尿粪污染脐部。

3. 皮肤护理

(1)皮肤:新生儿出生后6小时内或第一次沐浴时,可用消毒植物油拭去皱褶处过多胎脂,剪去过长的指甲,防抓伤。体温稳定后每日进行一次沐浴,同时检查脐带、皮肤完整性及有无肛周脓肿等情况。

(2)衣物和尿布:宜用清洁、吸水性强的软棉制品,衣着多少视外界环境温度与季节变化而定。尿布、衣物第一次使用前,应用热开水烫或暴晒处理,以后单独手洗,避免与成人衣物一起机洗。

(3)臀部护理:防止红臀(尿布疹),应及时更换尿布,大便后洗净臀部,擦干后涂5%鞣酸软膏,不宜垫不透气橡皮垫或塑料布。

4. 合理喂养

(1)喂养:正常足月新生儿提倡早哺乳。一般出生后半小时内即可让新生儿吸吮母亲乳头,以促进乳汁分泌,鼓励按需哺乳。确系无母乳或母亲存在无法哺乳的生理性原因,先试喂10%葡萄糖溶液10 ml,吸吮及吞咽功能良好者可给予配方奶,每3小时喂一次,乳量根据所需热量和婴儿耐受情况而定,并逐渐增加,哺乳前要清洗乳头,哺乳后将新生儿竖立抱起、轻拍背部,以排出咽下的空气,防止溢奶。

(2)监测:每日定时测量体重,以了解营养状况。

5. 确保新生儿安全 将新生儿置于安全环境,避免其处于危险的环境,如可能触及热源、电源及尖锐物品。工作人员及新生儿的指甲应短而钝,工作人员手表、手链及其他用物应防止误伤新生儿。婴儿床有围栏、床垫,热水袋套毛巾套,手带上的资料准确,避免抱错。

6. 预防接种

(1)卡介苗:出生后3天接种,目前新生儿接种卡介苗有皮上划痕和皮内注射两种方法。接种后2～3周出现红肿硬结,约10 mm×10 mm,中间逐渐形成白色小脓疱,破后呈溃疡,最后结痂脱落并留下永久性圆形瘢痕。早产儿、有皮肤病变或发热等其他疾病者应暂缓接种,对怀疑有先天性免疫缺陷的新生儿,应禁忌接种卡介苗,以免发生全身感染而危及生命。

(2)乙肝疫苗:出生后第1天、1个月、6个月时应分别注射重组乙型肝炎疫苗1次,如母亲为乙肝病毒携带者或乙肝患者,新生儿出生后应立即肌内注射高价乙肝免疫球蛋白0.5 ml,同时更换部位注射重组乙型肝炎疫苗。

五、健康指导

(1)指导家属新生儿出院后的护理常识,如居室温度与湿度、空气的流通,减少探视,预防感染,冬天保暖,夏季防中暑,注意皮肤清洁,保持脐部干燥,坚持母乳喂养。

(2)宣传育儿保健常识,倡导母乳喂养。

(3)提醒家长接受新生儿访视(在1个月内接受社区卫生服务人员的访视2～3次),以了解健康、喂养和疾病情况。

思考题

1.张某,29岁,产后第3天,体格检查发现体温37.6 ℃,脉搏71次/分,呼吸18次/分,血压120/75 mmHg。子宫平脐,阴道流出血性恶露,请问此产妇子宫复旧是否正常?

2.刘某,31岁,经产妇,妊娠40周分娩一女婴,产后第1天诉下腹阵发性剧烈疼痛,哺乳时疼痛加剧,产妇感到焦虑不安。请问如何对产妇进行护理?

(张艳艳 杨 珍)

学习重点：

学习难点：

必考点：

第三篇 病理产科母婴的护理

第六章 妊娠期并发症患者的护理

学习目标

1. 掌握各种妊娠期并发症的定义、护理评估及护理措施。
2. 熟悉各种妊娠期并发症的临床表现、处理原则。
3. 具备对各种妊娠期并发症进行正确评估与护理的能力。
4. 具备对各种妊娠期并发症进行健康宣教与健康指导的能力。

第一节 流 产

案例导入

24岁已婚妇女,停经56天后出现阴道出血伴下腹痛,血量较多,有血块,自述有烂肉样组织掉出后出血量减少,腹痛减轻。今日又出现大量阴道出血,持续不止,下腹阵痛、头晕,家属急送入院。请思考:该妇女最可能的医疗诊断是什么?作为护士应采取哪些护理措施?

妊娠不足28周,胎儿体重不足1000 g而终止妊娠者,称为流产(abortion)。发生于妊娠12周以前者称为早期流产,发生于13周至不足28周者称为晚期流产。流产又分为自然流产和人工流产,本节只阐述自然流产。

一、护理评估

【健康史】

1.病因评估 询问有无下列导致流产的原因。

(1)遗传因素:早期流产的主要原因,多为染色体数目异常,其次为染色体结构异常。

(2)母体因素:①全身性疾病:孕妇某些急慢性疾病,如风疹、严重贫血、心力衰竭、慢性肾炎、高血压等;②内分泌异常:甲状腺功能减退、黄体功能不足等;③生殖器官异常:子宫畸形、子宫肿瘤、宫颈内口松弛等;④创伤刺激:子宫创伤,如手术、直接撞击、性交过频等;⑤不良习惯:过量吸烟、酗酒、使用海洛因等;⑥精神因素:过度紧张、焦虑、恐惧、忧伤等精神创伤也有引起流产的报道。

(3)免疫功能异常:母儿血型不合、母儿双方免疫不适应,导致流产。

(4)环境不良因素:接触过多有害化学物质、物理因素导致流产。

2. 病理评估 发生流产的时间不同,其病理过程也不同。早期流产多数是胚胎先死亡,后底蜕膜出血,绒毛与底蜕膜剥离,剥离后的胚胎组织刺激子宫,使之收缩导致流产。

(1)妊娠8周前:绒毛发育不成熟,与子宫蜕膜结合还不牢固,胎囊及绒毛多能完整地从子宫壁上剥离排出,多发生完全流产,出血量不多。

(2)妊娠8~12周:绒毛发育成熟,与底蜕膜结合较牢固,流产时常因剥离不全,部分胚胎组织滞留在宫腔内,导致不全流产,影响宫缩,阴道出血量较多。

(3)妊娠12周后:胎盘已完全形成,流产的过程与早产、足月分娩相似,先腹痛,后排出胎儿及其附属物。

3. 病史评估 详细询问停经史、早孕反应情况。了解孕妇在妊娠期间有无全身性疾病、生殖器官疾病、内分泌功能失调及有无受到有毒、有害物质侵袭等。

4. 临床类型评估 流产的主要临床症状是停经、阴道出血和腹痛。其具体的临床表现与流产的类型及发展过程有关。此外,流产还有稽留流产、复发性流产和感染性流产三种特殊类型。自然流产的发展过程如图6-1所示。

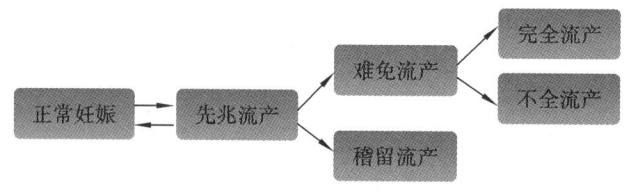

图6-1 自然流产的发展过程

【身心状况】

1. 症状与体征

(1)先兆流产(threatened abortion):停经后出现少量阴道出血,伴有轻微下腹痛。妇科检查:宫口未开,胎膜未破,子宫大小与妊娠周数相符。

(2)难免流产(inevitable abortion):流产不可避免。表现为阴道出血量增多,腹痛加剧,或出现阴道流液(胎膜破裂),无胚胎组织排出。妇科检查:宫口已开,有时可见胚胎组织或胎囊堵塞于宫口,子宫大小与妊娠周数相符或略小。

(3)不全流产(incomplete abortion):妊娠物部分排出体外,部分残留于宫腔内或堵塞于宫口处,由于残留组织影响宫缩,阴道出血不止,甚至可发生失血性休克。妇科检查:宫口扩张,宫口或阴道内可见妊娠物,子宫大小小于妊娠周数。

(4)完全流产(complete abortion):妊娠物已全部排出,阴道出血逐渐停止,腹痛逐渐消失。妇科检查:宫口已关闭,子宫接近正常大小。

(5)稽留流产(missed abortion):胚胎或胎儿已死亡较长时间(8周)尚未自然排出者,又称过期流产。胚胎组织机化,与子宫壁粘连不易分离。稽留于宫腔时间过久的坏死组织可释放凝血活酶,引起弥散性血管内凝血(DIC)。胚胎或胎儿死亡后,子宫不再增大反而缩小,早孕反应消失。妇科检查:宫口关闭,子宫明显小于妊娠周数。

(6)复发性流产(recurrent abortion,RA):连续自然流产3次或3次以上者。大多数专家认为连续发生2次流产即应引起重视。每次流产多发生于相同妊娠月份,其临床经过与一般流产相同。大多数复发性流产为早期流产,少数为晚期流产。早期流产多见于染色体异常、黄体功能不足、甲状腺功能低下等;晚期流产多见于宫颈内口松弛、子宫肌瘤、子宫畸形等。

(7)感染性流产(infected abortion):流产过程中出现感染征象。表现为阴道出血、发热、下腹痛、阴道排出物有臭味。严重者可发展为盆腔炎、腹膜炎、败血症及感染性休克等。

评估时应注意阴道出血量、持续时间、有无组织排出;腹痛的部位、性质、程度及与阴道出血的先后顺序;有无贫血或失血性休克;妇科检查宫口是否扩张,羊膜囊是否膨出,有无妊娠物堵塞于宫口,子宫大小与妊娠周数是否符合,有无压痛等,双侧附件有无压痛、增厚或包块等。

2. 心理社会状况 评估孕妇及其家属对本次妊娠的看法、心理感受和情绪反应,评估家庭成员对孕妇的心理支持。孕妇主要表现为焦虑、恐惧、伤心、郁闷、烦躁不安等。

【辅助检查】

1. B超检查 确定妊娠囊是否完整、有无胎心反射及胎动,判断胚胎或胎儿是否存活。

2. 妊娠试验 血或尿妊娠试验,可明确流产类型。

3. 血常规及凝血时间检查 了解有无贫血、感染及凝血功能异常。

二、护理诊断及合作性问题

1. 组织灌注量改变 与流产出血有关。

2. 有感染的危险 与长时间出血致机体抵抗力下降、宫腔内容物残留及宫腔手术有关。

3. 预感性悲哀 与可能失去胎儿有关。

三、护理目标

(1)孕妇出血得到控制,维持正常生命体征。

(2)孕妇无感染发生或感染被及时发现和控制,体温、血常规正常。

(3)孕妇悲伤反应减轻,积极配合治疗。

四、护理措施

1. 一般护理 卧床休息,加强营养,禁止性生活,减少刺激,保持外阴清洁。

2. 心理护理 鼓励家属给予孕妇心理支持,减轻孕妇的心理负担。

3. 病情监护 观察孕妇生命体征、阴道出血及腹痛情况及有无组织排出。

4. 治疗护理

(1)治疗原则:不同的流产类型采取不同治疗原则。①先兆流产:以保胎为原则。②难免流产:一旦确诊,迅速清宫。③不全流产:一经确诊,迅速清宫,出血量多时抗休克同时行清宫术。④完全流产:一般无须特殊处理。⑤稽留流产:一旦确诊尽早清宫,处理前应做凝血功能检查。⑥复发性流产:针对病因治疗,预防为主。⑦感染性流产:出血量少时先控制感染再清宫;出血量多,抗感染的同时夹出大块的感染组织,继续抗感染,等感染控制后彻底清宫。

(2)先兆流产保胎的孕妇:绝对卧床休息;禁止性生活和阴道检查;加强营养,保持心情舒畅;保持外阴清洁;保持大便通畅,防止腹胀和便秘;严密观察病情变化;遵医嘱给予保胎药如苯巴比妥,补充维生素E、叶酸等,对黄体功能不全者,可给予黄体酮10～20 mg肌内注射,每日或隔日1次。甲状腺功能低下者,可给小剂量甲状腺素片。

(3)大量出血者:中凹卧位或平卧位休息;监测生命体征变化;保暖,给氧;迅速建立静脉通道;做好输血输液准备和清宫前准备,配合医生完成清宫手术;术中术后密切观察生命体征变化、宫缩及阴道出血情况。刮出物送病理检查。

(4)稽留流产孕妇的护理:术前应配合医生完成血常规、凝血功能检查,并做好输血准备。有凝血功能异常时应遵医嘱尽早使用肝素、纤维蛋白原及输注鲜血,纠正凝血功能障碍。术前5天遵医嘱给予雌激素,以提高子宫平滑肌对缩宫素的敏感性,减少出血。手术过程中应注意防止子宫穿孔。术后观察宫缩及阴道出血情况。刮出物送病理检查。

5. 防治感染 保持外阴清洁,每天用消毒液擦洗外阴2次,使用消毒会阴垫。出血时间长者,遵医嘱给予抗生素。感染性流产者,嘱其取半卧位,并注意床边隔离,给予足量的抗生素,待感染控制后再行清宫。

五、健康指导

(1)加强卫生宣教,使孕妇和家属对流产有正确认识,指导再次妊娠。妊娠早期应避免性生活、重体力劳动,避免不良环境因素的影响。

(2)保胎孕妇应绝对卧床休息,保持外阴清洁,禁止性生活,减少各种刺激,保持良好心情,阴道出血量多及腹痛加重时应到医院就诊。

(3)术后的孕妇应保持外阴清洁、禁止盆浴2周、禁止性生活1月,以防逆行感染;增加营养、纠正贫血、增强机体抵抗力;注意阴道出血情况。采取避孕措施,无子女者至少避孕半年以上才能再次妊娠。

(4)复发性流产的孕妇,在下次妊娠前应明确流产的原因。妊娠后应卧床休息,加强营养,禁止性生活。子宫畸形者需在妊娠前先行矫治手术。宫颈内口松弛者,应在妊娠前行宫颈内口松弛修补术;如已妊娠,则可在妊娠14~16周时,行宫颈内口环扎术。

六、护理评价

评估护理计划是否科学、合理及个体化,护理措施是否到位,目标是否达到,有无新的护理问题等。

第二节 异位妊娠

课件:异位妊娠的临床表现及护理

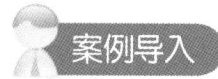

案例导入

宋女士,27岁,停经43天,今中午突感左下腹撕裂样疼痛伴晕厥而急诊入院。检查:失血性面容,血压80/50 mmHg,脉搏110次/分,腹部有压痛、反跳痛,阴道后穹窿饱满,宫颈举痛(+),左侧附件可触及4 cm×3 cm×2 cm大小的包块。阴道后穹窿穿刺抽出暗红色不凝固血液。请思考:宋女士可能患了什么疾病?应采取哪些护理措施?

正常妊娠时,受精卵着床于宫腔内膜。如果受精卵于宫腔以外着床发育,称为异位妊娠(ectopic pregnancy),俗称宫外孕。异位妊娠可发生在输卵管、卵巢、腹腔、宫颈及阔韧带等部位,其中以输卵管妊娠最为常见,占异位妊娠的95%,是妇产科常见的急腹症之一。输卵管妊娠因其发生的部位不同又可分为间质部、峡部、壶腹部和伞部妊娠,以壶腹部妊娠最多见,约占输卵管妊娠的60%。本节主要阐述输卵管妊娠。

一、护理评估

【健康史】

1.病因评估 任何妨碍受精卵正常进入宫腔的原因均可能引起输卵管妊娠。慢性输卵管炎是输卵管妊娠最常见的病因。此外输卵管发育不良或功能异常、输卵管结扎后再通、盆腔肿瘤压迫输卵管、受精卵游走等均可影响受精卵的运送而在输卵管中着床发育。

2.病理评估

(1)输卵管妊娠的转归:输卵管妊娠发展到一定程度,可发生以下结局。

①输卵管妊娠流产:输卵管妊娠时蜕膜形成不完整,发育中的囊胚常突向管腔,最终突破包膜而出血,囊胚与管壁分离落入管腔经输卵管逆蠕动排到腹腔,即形成输卵管妊娠流产(图6-2)。

②输卵管妊娠破裂:由于绒毛侵袭输卵管肌层及浆膜层,以致穿破浆膜,形成输卵管妊娠破裂(图6-3)。输卵管肌层血管丰富,输卵管妊娠破裂所致的出血远比输卵管妊娠流产严重,可发生大量腹腔内出血,出现休克。

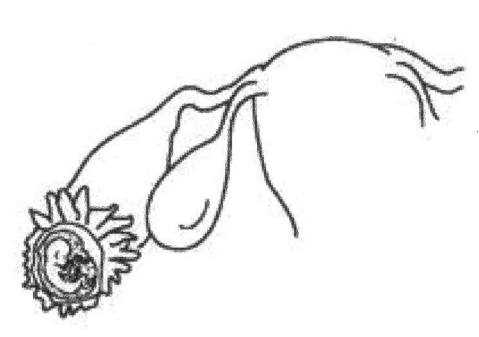

图 6-2 输卵管妊娠流产

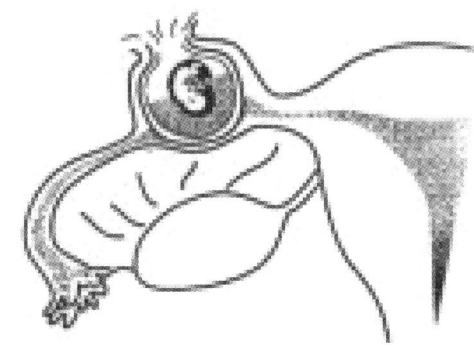

图 6-3 输卵管妊娠破裂

③陈旧性宫外孕:输卵管妊娠流产或破裂后未及时诊治,反复出血所形成的盆腔血肿机化变硬并与周围组织粘连形成包块。

④继发性腹腔妊娠:输卵管妊娠流产或破裂后,若胚胎存活,绒毛组织附着于腹腔脏器及大网膜上,继续生长发育形成继发性腹腔妊娠。

(2)子宫的变化:输卵管妊娠时,体内甾体激素分泌增加,子宫增大变软,子宫内膜也可出现蜕膜反应。若胚胎受损或死亡,体内激素水平下降,蜕膜自宫壁剥离而发生阴道出血,蜕膜呈碎片状排出。如蜕膜完整剥离,呈三角形从阴道排出,称蜕膜管型。

3.病史评估 询问月经史,推算停经时间。重视发生异位妊娠的高危因素,如有无慢性盆腔炎病史、输卵管手术史、异位妊娠史,是否放置宫内节育器等。

【身心状况】

输卵管妊娠的临床表现,与受精卵着床部位、病理结局、出血量多少以及时间长短等有关。典型的症状为腹痛与阴道出血。

1.症状

(1)停经:多有6~8周停经史,少数患者无明显停经史。评估时应注意是否存在假月经。

(2)腹痛:输卵管妊娠孕妇就诊的主要症状。未破裂或流产前部分孕妇可感一侧下腹部隐痛或酸胀感。流产或破裂时,患者突感一侧下腹部撕裂样疼痛,伴有恶心、呕吐、肛门坠胀、全腹疼痛。评估腹痛时应注意疼痛的部位、性质、持续时间,注意腹痛有无变化等特点。

(3)阴道出血:胚胎死亡后,常有不规则阴道出血,色暗红或深褐色,量少,一般不超过月经量。评估时应注意阴道出血量的多少、持续时间。

(4)晕厥与休克:腹腔内急性大出血及剧烈腹痛,导致晕厥或休克。注意评估晕厥与休克发生发展过程。注意失血程度与阴道出血量不成正比。

2.体征

(1)一般情况:腹腔内出血较多时,有休克表现。

(2)腹部检查:腹膜刺激征阳性,叩诊有移动性浊音,有包块。

(3)妇科检查:阴道少量出血。输卵管妊娠流产或破裂者,阴道后穹隆饱满,有触痛。宫颈有举痛或摇摆痛,是输卵管妊娠的主要体征之一。子宫稍大而软,内出血多时,检查子宫可有漂浮感。一侧附件可触及边界不清、压痛明显的包块。

3.心理社会状况

因大量内出血、剧烈腹痛,以及可能切除输卵管的现实使孕妇及其家属出现焦虑、不安、无助甚至恐惧、悲伤、抑郁等情绪反应。

【辅助检查】

1. 妊娠试验 放射免疫法测定血 β-HCG,是早期诊断异位妊娠的重要方法。

2. B 超检查 停经 5~6 周时一侧附件区可见妊娠囊。如输卵管妊娠流产或破裂,腹腔内、子宫直肠陷凹有液性暗区。

3. 阴道后穹隆穿刺 阴道后穹隆穿刺是一种简单可靠的诊断方法,适用于疑有腹腔内出血的患者。如抽出暗红色、不凝固血液,说明腹腔有内出血。

4. 腹腔镜检查 腹腔镜检查是异位妊娠诊断的金标准,适用于输卵管妊娠尚未破裂或流产的早期。大量腹腔内出血或伴有休克者,禁做腹腔镜检查。

5. 子宫内膜病检 宫腔刮出物或排出物应做病理检查,如果仅见蜕膜未见绒毛,有助于诊断异位妊娠。如果可见绒毛,则考虑宫内妊娠。

二、护理诊断及合作性问题

1. 组织灌注量不足 与腹腔内出血过多有关。
2. 有感染的危险 与大量出血引起机体抵抗力下降及手术操作有关。
3. 预感性悲哀 与失去胎儿及担心将来的生育能力有关。
4. 潜在并发症 出血性休克。

三、护理目标

(1)孕妇出血得到控制,维持正常生命体征。
(2)孕妇无感染发生或感染被及时发现和控制,体温、血常规正常。
(3)孕妇悲伤反应减轻,能积极配合治疗。
(4)孕妇生命体征平稳,无并发症发生。

四、护理措施

1. 一般护理 卧床休息,避免腹部压力,保持大便通畅,加强营养,保持外阴清洁。
2. 心理护理 鼓励孕妇说出内心感受,帮助孕妇以正常心态接受此次妊娠失败的现实,介绍异位妊娠的有关知识,消除孕妇焦虑、恐惧、悲伤心理。
3. 病情观察 严密监测孕妇的生命体征、腹痛及阴道出血情况。
4. 治疗配合及特殊专科护理
(1)治疗要点:以手术治疗为主,其次是药物治疗及期待治疗。
①手术治疗:手术治疗的方式有保守手术、根治手术、腹腔镜手术。
②药物治疗:a. 化疗:主要适用于早期输卵管妊娠,要求保存生育能力的年轻孕妇。常用的化学药物是甲氨喋呤、胸苷酸合成酶抑制药(5-FU)、米非司酮。b. 中药治疗:以活血化瘀、消癥为主。
③期待治疗:少数输卵管妊娠可能发生自然流产,症状较轻而无须手术或药物治疗。在期待治疗的过程中应注意生命体征、腹痛的变化,并进行 B 超和血 β-HCG 监测。
(2)非手术孕妇护理:嘱孕妇绝对卧床休息,减少活动;给予高营养、富含维生素和铁剂的食物,以提高孕妇的抵抗力;保持大便通畅,避免用力咳嗽、排便等,以免使腹压增加,诱发活动性出血;保持外阴清洁,预防感染;如有阴道排出物,必须送病理检查;遵医嘱用药;严密观察病情变化,如腹痛加剧、血压下降应报告医生及时处理。
(3)手术孕妇护理:应严密监测孕妇生命体征,每 10~15 分钟测量 1 次血压、脉搏、呼吸并记录。注意孕妇尿量,以协助判断组织灌注量。对于严重内出血并发休克者,应按休克孕妇护理,并迅速做好术前准备。术后按腹部手术常规护理。

五、健康指导

(1)指导育龄妇女做好保健工作,防止发生盆腔感染,发生盆腔感染后须及时彻底治疗。

(2)指导患者出院后增加营养,纠正贫血,增强机体抵抗力。

(3)输卵管妊娠的孕妇中约有10%的再发生率和50%~60%的不孕率,因此,须告知患者下次妊娠时要及时就医。

六、护理评价

评估护理计划是否科学、合理及个体化,护理措施是否到位,目标是否达到,有无新的护理问题等。

第三节 妊娠期高血压疾病

课件:妊娠期
高血压疾病的
护理

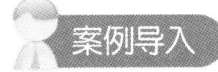

孕妇王某,27岁,现一胎妊娠33周,近2日感头晕眼花来医院就诊。体格检查:血压160/110 mmg,下肢水肿(++),心肺正常,胎心140次/分,胎先露未入盆。B超:BPD(双顶径)8.7 cm,股骨6.7 cm,羊水深度5.0 cm,胎盘Ⅱ级。化验:HCT(血细胞比容)0.35,Hb(血红蛋白)123 g/L,尿蛋白(++),BUN(尿素氮)5.6 mmol/L(正常值3.7~7.0 mmol/L),Cr 78 mmol/L(正常值88~117 μmol/L)。既往无高血压及肾病史。请思考:王某最可能的临床诊断是什么?应该如何护理?

妊娠期高血压疾病属妊娠期特有的疾病。多数病例在妊娠期出现一过性高血压、蛋白尿等症状,分娩后随即消失。严重者出现头昏、眼花,甚至抽搐、昏迷、心肾功能衰竭,严重影响母婴健康,是孕产妇及围产儿死亡的主要原因之一。该病多发生在妊娠20周以后至产后24小时以内。

一、护理评估

【健康史】

1.病因评估 本病病因尚未明了,可能的高危因素如下:①初孕妇;②孕妇年龄小于18岁或大于35岁的初产妇;③子宫张力过高者(如多胎妊娠、羊水过多、巨大胎儿及葡萄胎等);④有慢性高血压、慢性肾炎、糖尿病病史或家族史;⑤严重营养不良;⑥精神过度紧张;⑦寒冷季节或气温变化过大。

2.病史评估 询问是否有妊娠期高血压疾病的高危因素存在。本次妊娠有无高血压、蛋白尿甚至抽搐、昏迷等。

3.病理评估

(1)基本病理生理变化:本病的基本病理生理变化是全身小动脉痉挛、内皮损伤及局部缺血。由于小动脉痉挛致外周阻力增大引起高血压;肾血管内皮细胞受损、通透性增加,蛋白质渗漏而产生蛋白尿;低蛋白血症、肾小管重吸收增加使得水钠潴留导致水肿。全身各器官组织因缺血、缺氧而受到损害,产生相应的变化。

(2)主要器官的病理生理变化如下。

①脑:脑部小动脉痉挛,脑组织缺血缺氧,造成脑水肿、脑血栓形成;脑血管破裂时发生脑出血、颅内压升高,甚至发生脑疝而死亡。孕妇出现头晕、头痛、呕吐,甚至抽搐、昏迷等症状。

②肾脏:肾小动脉痉挛,使肾小球缺血,血管壁通透性增加,肾血流量及肾小球滤过率下降,导致肾功能损害,严重时可致少尿、无尿及肾功能衰竭。血浆蛋白自肾小球漏出形成蛋白尿,蛋白尿的多少与疾病的严重程度相关。血浆肌酐常明显增高。

③心脏:冠状动脉痉挛,引起心肌缺血、间质水肿、心肌点状出血或坏死,心脏负担加重,导致左心衰竭、肺水肿。

④肝脏:肝内小动脉痉挛,肝组织缺血、坏死、出血;肝细胞坏死可导致黄疸;肝损坏严重时可出现门静脉周围组织出血、坏死及肝包膜下血肿等。肝功能异常表现为各种转氨酶水平升高、血清碱性磷酸酶升高。

⑤眼:眼底小动脉痉挛,局部组织缺血、水肿,导致眼花、视物模糊,眼底出血引起视网膜剥离,突然失明。

⑥胎盘:底蜕膜小动脉痉挛使胎盘血流量减少,胎盘缺血导致胎盘功能不全,出现胎儿生长受限、胎儿窘迫甚至死胎;严重时小动脉痉挛致使血管破裂,蜕膜坏死出血,形成胎盘后血肿导致胎盘早剥;子宫胎盘缺血,胎盘组织坏死后可释放组织凝血活酶,引起弥散性血管内凝血(DIC)。

⑦血液:全身小动脉痉挛,血管壁通透性增加,血液浓缩,血浆黏稠度增加,影响微循环灌注,导致DIC。

【身心状况】

1. 分类及临床表现

(1)妊娠期高血压:血压≥130/80 mmHg或较基础血压升高30/15 mmHg以上,妊娠期首次出现,产后12周内恢复正常;尿蛋白(一);可伴上腹部不适或血小板减少。

(2)子痫前期:孕妇在高血压和蛋白尿的基础上,出现头晕、眼花、恶心呕吐及胃区疼痛等症状。

①轻度:血压≥130/80 mmHg,妊娠20周后出现,尿蛋白(+)或尿蛋白定量≥0.3 g/24 h,可伴有上腹部不适、头痛等症状。

②重度:血压≥160/110 mmHg,随机蛋白尿(+++)或尿蛋白定量≥5.0 g/24 h,血肌酐>106 μmol/L;肾功能异常;血小板<100×10^9/L;血清谷丙转氨酶或谷草转氨酶升高;持续头痛或其他脑神经或视觉障碍;持续性上腹部不适。

(3)子痫:子痫前期的孕妇发生的不能用其他原因解释的抽搐。子痫多发生在妊娠晚期和临产前,称产前子痫;少数发生在分娩过程中,称产时子痫;偶有在产后24小时内发生者,称产后子痫。子痫发作时表现为眼球固定、瞳孔散大、面部充血、口吐白沫、牙关紧闭,继而口角及面部肌肉颤动,深昏迷,进而全身肌肉强直痉挛性收缩。抽搐时呼吸暂停,面色青紫,持续1~1.5分钟,之后抽搐停止,呼吸恢复,但仍昏迷,最后意识恢复,但困惑、易激惹、烦躁。

(4)慢性高血压并发子痫前期:特征为慢性高血压孕妇妊娠前无蛋白尿,妊娠后出现尿蛋白定量≥0.3 g/24 h;或妊娠前有蛋白尿,妊娠后尿蛋白明显增加或血压进一步升高或血小板减少(<100×10^9/L)。

(5)妊娠合并慢性高血压:妊娠20周前血压≥130/80 mmHg;妊娠期无明显加重;或妊娠20周后首次诊断高血压并持续到产后12周后。

根据上述临床表现应重点评估患者的血压、蛋白尿、体重、水肿、自觉症状以及有无抽搐、昏迷等症状。在评估过程中应注意:①初测血压有升高者,需休息1小时后再测;②询问有无自觉症状;③观察抽搐发作状态、持续时间、间隔时间,有无唇舌咬伤、摔伤,甚至骨折、窒息或吸入性肺炎等。

知识链接

水 肿 判 断

如果孕妇仅膝下或踝部水肿,经休息后消退,属正常的生理现象。病理性水肿根据水肿范围分为四级。+:踝部及小腿出现凹陷性水肿;++:水肿延及大腿;+++:水肿延及外阴及腹部;++++:全身水肿或伴有腹水者。对水肿不明显,但体重每周增加超过0.5 kg的隐性水肿应重视。妊娠期高血压疾病的水肿无特异性,因此不能作为妊娠期高血压疾病的诊断标准及分类依据。

2. 心理社会状况 病情轻时,孕妇及其家属表现出淡漠、不重视。当病情加重时孕妇担心自己及胎儿的健康,表现出紧张、焦虑、恐惧的心理。

【辅助检查】

1. 血液检查 血常规、血细胞比容、血浆黏度、全血黏度可帮助了解有无血液浓缩;重症者查凝血时间、凝血酶原时间、血小板计数,了解凝血功能;血电解质、二氧化碳结合力的测定,可帮助及时了解有无电解质紊乱及酸中毒。

2. 尿液检查 尿蛋白定量、定性检查,尿比重检查可判断肾功能受损情况。

3. 眼底检查 正常的眼底动静脉比例为2∶3,妊娠期高血压疾病时动静脉比例变为1∶2,甚至变为1∶4。严重者出现视网膜水肿、渗出、出血,甚至视网膜剥离、一过性失明。

4. 肝肾功能测定 如谷丙转氨酶、血尿素氮、肌酐及尿酸等测定。

5. 其他检查 心电图、超声心动图、胎盘功能和胎儿成熟度检查等。

二、护理诊断及合作性问题

1. 体液过多 与水钠潴留、低蛋白血症有关。

2. 有母儿受伤的危险 与子痫发生抽搐、昏迷及胎盘供血不足有关。

3. 潜在并发症 心、肝、肾功能衰竭,脑出血,胎盘早剥,DIC等。

4. 焦虑 与疾病可能危害母儿生命安全有关。

三、护理目标

(1)孕妇水肿减轻或消失。
(2)孕妇病情得到控制,母儿受伤的危险性降低或得到控制。
(3)孕妇不出现并发症或并发症得到及时发现和处理。
(4)孕妇焦虑减轻,情绪稳定,积极配合治疗和护理。

四、护理措施

1. 一般护理 注意休息,每日保证10小时的睡眠,取左侧卧位。必要时可给予镇静药。调整饮食,需摄入足够的蛋白质(每日100 g以上),多吃蔬菜,补充维生素、铁、钙及锌等。全身水肿者应限制食盐摄入量。加强产前检查。

2. 心理护理 向孕妇及其家属讲解妊娠期高血压疾病的相关知识,说明本病是可逆的,在产后多能恢复正常。鼓励孕妇说出内心感受,并对其表示理解。向孕妇解释治疗方法及护理措施,增强其信心,使其积极配合治疗和护理。

3. 病情观察 观察血压、孕妇自觉症状、胎心音情况。注意有无并发症的发生。定时送检各种化验单,了解各器官受损程度。每日或隔日测体重。定时检查眼底,了解小动脉的痉挛程度。

4. 治疗护理

(1)治疗原则。

①妊娠期高血压:可住院也可门诊治疗。嘱孕妇保证充足的睡眠,取左侧卧位,间断吸氧;加强营养,保证充足的蛋白质、维生素、铁、钙的摄入,非全身水肿者不限制盐的摄入;可适当使用镇静药。

②子痫前期:应住院治疗,治疗原则为解痉、镇静、降压,合理扩容和必要时利尿,适时终止妊娠。a. 解痉药:首选药物为硫酸镁。b. 镇静药:主要有地西泮和冬眠合剂,具有镇静、催眠和松弛肌肉的作

用。但临近分娩时应慎用,以免药物通过胎盘抑制胎儿的呼吸。c.降压药:适用于血压≥160/110 mmHg 或舒张压≥110 mmHg 或平均动脉压≥130 mmHg 者(平均动脉压=(收缩压+2×舒张压)÷3);原发性高血压、妊娠前高血压已用降压药者。选用药物的原则:对胎儿无毒副作用,不影响心搏出量、肾血流量及子宫胎盘灌注量,不引起血压急剧下降。常用药物有肼屈嗪、硝苯地平、甲基多巴、硝普钠等。d.扩容:仅用于严重的低蛋白血症、贫血者。常用的扩容剂有人血白蛋白、血浆、全血等。e.利尿:仅用于全身水肿、急性心力衰竭、肺水肿、脑水肿的孕妇。常用的药物有呋塞米、甘露醇等。f.适时终止妊娠:子痫前期孕妇经积极治疗24～48小时无明显好转;子痫前期孕妇妊娠周数已超过34周,或胎龄未满34周,但胎盘功能减退而胎儿成熟度检查提示胎儿成熟者。

③子痫处理原则:控制抽搐,纠正缺氧和酸中毒,控制血压,密切观察病情变化,控制抽搐后终止妊娠。

(2)子痫前期孕妇的护理:①住院后保持病室安静,避免刺激;②护士应准备好下列急救物品和药品:呼叫器、急救车、吸引器、氧气、开口器、产包、硫酸镁、10%葡萄糖酸钙溶液等;③严格执行医嘱,各种检查单及时送检;④阴道分娩方式的护理,在第一产程中,应密切监测病情、胎心及宫缩情况和产程进展情况;在第二产程中,尽量缩短第二产程,宫口开全后行阴道手术助产;在第三产程中,应预防产后出血和产后感染,胎儿前肩娩出后立即静脉推注催产素,禁用麦角新碱,及时娩出胎盘并按摩宫底,观察血压;⑤产后24～48小时仍应注意防止发生产后子痫,尽可能安排安静的休息环境,每4小时测量一次血压。注意观察宫缩和阴道出血情况,加强会阴护理,防止感染发生。

(3)子痫孕妇的护理:①避免刺激:子痫孕妇应安排单间暗室,避免声、光刺激,所有诊治和护理应相对集中,以减少对孕妇的刺激。②保持呼吸道通畅:孕妇昏迷或未完全清醒时应禁食、禁水,将头偏向一侧,以防呕吐物进入呼吸道导致窒息或吸入性肺炎,备好气管插管、吸引器、氧气及舌钳,以便及时吸出呕吐物及呼吸道分泌物、给氧和防止舌根后坠。③防止受伤:备好开口器,以便及时置于上下磨牙之间,防止抽搐时咬伤舌头。在床边加用床栏,以防坠地摔伤。取出义齿,防止脱落、吞入。④专人守护:密切观察病情,每2小时测量血压、脉搏和呼吸并记录。⑤留置导尿管:记录24小时液体出入量。⑥遵医嘱用药:抽搐发生时,首选硫酸镁静脉注射或滴注,必要时加用镇静剂。⑦及时送检各种化验单和特检单。⑧注意临产的先兆,做好终止妊娠准备。子痫孕妇往往在发作后自然临产。经治疗后病情控制仍未临产者,应在孕妇清醒后24～48小时内引产。

5. 用药配合

(1)硫酸镁:①用药方法:硫酸镁可采用肌内注射或静脉给药,每日总量为25～30 g。通常静脉给药,首次负荷剂量为25%硫酸镁20 ml加于10%葡萄糖溶液20 ml内静脉缓慢推注(5～10分钟),继而25%硫酸镁60 ml加于5%葡萄糖溶液1000 ml内静脉滴注,注意控制滴速。肌内注射:25%硫酸镁20 ml加2%利多卡因2 ml,臀肌深部注射,每日1～2次。②毒性反应:硫酸镁过量可发生中毒症状。中毒时首先表现为膝反射减弱或消失,还可出现全身肌张力减退及呼吸抑制,严重者心搏骤停。③注意事项:在用药前及用药过程中应监测以下内容:膝反射是否存在;呼吸每分钟不少于16次;尿量每24小时不少于600 ml 或每小时不少于25 ml。应用硫酸镁时应备好10%葡萄糖酸钙注射液10 ml,以便出现毒性作用时予以解毒,推注时间应在3分钟以上。

(2)镇静剂:应用冬眠药物时,嘱孕妇绝对卧床休息,以防直立性低血压而突然跌倒。

(3)降压药:应用降压药时须严密监测血压,以免引起脑出血或胎盘早剥。

(4)利尿药:大量利尿可导致电解质丢失和血液浓缩,因此,必要时应做血电解质检查和心电图检查。

五、健康指导

1. 加强产前检查　早期发现异常,及时治疗妊娠期高血压疾病。

2. 保持充足睡眠和心情愉快　保证每天睡眠10小时,取左侧卧位。

3. 加强营养 指导孕妇合理饮食,增加摄入高蛋白质、富含维生素及铁、钙、锌的食物,减少过量脂肪及钠盐的摄入。

4. 加强自我监测 指导孕妇监测胎动计数和妊娠期高血压疾病的自觉症状。

5. 加强产褥期卫生宣教 产后注意个人卫生,防止感染;对血压高者,定期随访,坚持用药,防止病情发展。

六、护理评价

评估护理计划是否科学、合理及个体化,护理措施是否到位,目标是否达到,有无新的护理问题等。

第四节 前置胎盘

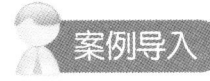

案例导入

初产妇田女士,25岁,停经31周,因无痛性阴道出血1天入院。1天前无明显诱因出现阴道出血,量较多无腹痛。入院检查:一般状态好,血压70/40 mmHg,脉搏80次/分,胎心率142次/分。请思考:该孕妇可能的诊断是什么?为明确诊断,应做什么检查?

胎盘正常附着在宫体的前壁、后壁或侧壁。妊娠28周后,胎盘附着于子宫下段,甚至胎盘下缘达到或覆盖宫颈内口,其位置低于胎先露,称为前置胎盘(placenta previa)。前置胎盘是妊娠晚期严重的出血性疾病,如处理不当时可危及母儿的生命。

一、护理评估

【健康史】

1. 病因评估 前置胎盘的病因目前还不是很清楚,可能与以下因素有关。

(1)子宫内膜病变与损伤:多次刮宫、多产、剖宫产、产褥感染等因素,皆可损伤子宫内膜,使子宫蜕膜血管生长不良,胎盘为摄取营养而扩大面积延伸到子宫下段形成前置胎盘。

(2)胎盘面积过大或胎盘异常:双胎妊娠或多胎妊娠胎盘面积大,膜状胎盘大而薄使副胎盘延至子宫下段或遮盖宫颈内口导致前置胎盘。

(3)受精卵滋养层发育迟缓:受精卵到达宫腔后,还没发育到能着床的阶段继续下移植入子宫下段。

(4)宫腔形态异常:子宫畸形或子宫黏膜下肌瘤等使宫腔形态改变而导致胎盘附着于子宫下段。

2. 病史评估 询问有无子宫内膜炎症、子宫内膜受损,有无多次刮宫史、多产史。

3. 病理评估 妊娠晚期或临产后,子宫下段逐渐延长,附着在子宫下段或覆盖宫颈内口的胎盘不能相应伸展,导致前置部分的胎盘从附着处剥离而出血。

4. 类型评估 前置胎盘分为三种类型(图6-4)。

(1)完全性前置胎盘:又称中央性前置胎盘,宫颈内口完全被胎盘组织覆盖。

(2)部分性前置胎盘:胎盘组织部分覆盖宫颈内口。

(3)边缘性前置胎盘:胎盘附着于子宫下段,边缘到达宫颈内口,未覆盖宫颈内口。

5. 对母婴影响评估

(1)产后出血:子宫下段肌组织菲薄,收缩力较差。

(2)植入性胎盘:因子宫蜕膜发育不良等原因,胎盘绒毛可植入子宫肌层,使胎盘剥离不全而发生大出血。

(3)产褥感染:前置胎盘的剥离面接近宫口,细菌易侵入,加上产妇贫血、虚弱,易发生感染。

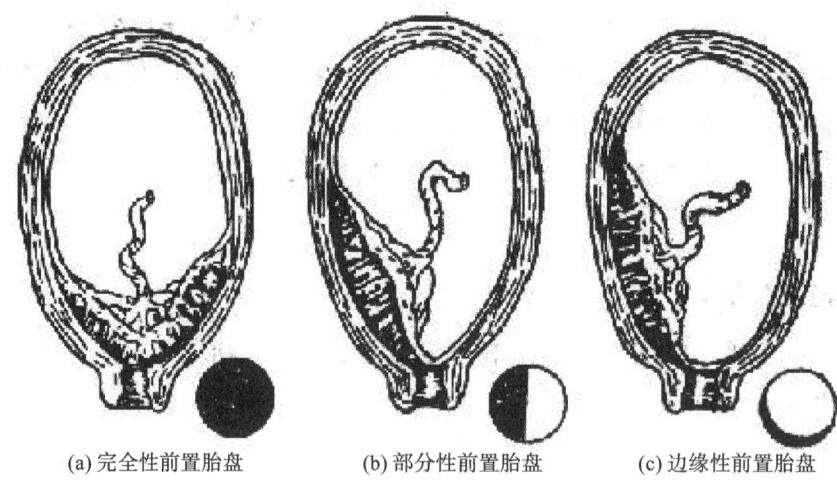

(a) 完全性前置胎盘　　(b) 部分性前置胎盘　　(c) 边缘性前置胎盘

图 6-4　前置胎盘类型

（4）羊水栓塞：前置胎盘是其诱因之一。

（5）早产儿及围生儿死亡率高：前置胎盘出血多发生于妊娠晚期，被迫早产，加之产前出血及产妇休克可致胎儿窘迫，严重者胎死宫内，出生后的早产儿也可能因生活能力差而死亡。

【身心状况】

1. 症状　前置胎盘的典型症状是妊娠晚期或临产时发生无诱因、无痛性、反复阴道出血。阴道出血发生时间、发生次数、出血量多少与前置胎盘类型有关。完全性前置胎盘多在妊娠 28 周左右出血，次数频繁，量多，甚至一次出血就能导致休克；边缘性前置胎盘初次出血发生较晚，多在妊娠足月或临产后，出血量较少；部分性前置胎盘的出血时间及情况介于两者之间。由于反复多次或大量阴道出血，孕妇呈现面色苍白、脉搏细速、血压下降，甚至休克。

知识链接

凶险性前置胎盘

既往有剖宫产史者，再次妊娠如发生前置胎盘，胎盘可能附着在原子宫切口瘢痕处，并常伴有胎盘植入，这种情况称为凶险性前置胎盘，是导致产前、产时及产后大出血的主要原因之一，出血凶险，常并发休克和弥散性血管内凝血（DIC）等严重并发症。

2. 体征　腹部检查：子宫大小与妊娠周数相符、质软，无压痛。由于胎盘附着于子宫下段，影响胎先露入盆，故胎先露高浮，易并发胎位异常。反复出血或一次出血量过多可使胎儿宫内缺氧，严重者胎死宫内。如果前置胎盘附着于子宫前壁，可在耻骨联合上方听到胎盘杂音。

3. 心理社会状况　孕妇及其家属因突然阴道出血而感到焦虑、恐惧，既担心孕妇的健康，更担心胎儿的安危，可能显得恐慌、紧张、手足无措等。

【辅助检查】

1. 超声波检查　B 超是目前最安全、有效的首选检查方法，可清楚看到宫壁、胎头、宫颈和胎盘位置，胎盘定位准确率达 95% 以上，可反复检查。

2. 产后检查胎盘　如为前置胎盘者，分娩后检查胎盘母体面可见陈旧性黑紫色血块附着，胎膜破口距胎盘边缘不足 7 cm。

二、护理诊断及合作性问题

1. 组织灌注量改变 与前置胎盘所致的出血有关。

2. 有感染的危险 与孕妇失血导致贫血,机体抵抗力下降,胎盘剥离面接近宫口细菌容易侵入有关。

3. 潜在并发症 早产、胎儿窘迫、产后出血。

三、护理目标

(1)孕妇出血得到控制,生命体征平稳。

(2)孕妇无感染发生或感染被及时发现和控制,体温、血常规正常。

(3)孕妇无并发症发生,或并发症得到及时发现和控制。

四、护理措施

1. 一般护理 出血期间住院观察,绝对卧床休息,取左侧卧位;应禁止性生活和肛门检查;加强营养,纠正贫血;保持会阴清洁、干燥。

2. 心理护理 建立良好的护患关系,护理人员应解释本病的基本情况,提供心理安慰,给予情绪支持。鼓励孕妇表达焦虑与恐惧,并允许家属陪伴。

3. 病情观察 监测生命体征;观察阴道出血的量、色、时间;监测有无感染;监测胎儿宫内安危,发现异常及时通知医生给予处理。

4. 治疗护理

(1)治疗原则:抑制宫缩、止血、纠正贫血和预防感染。

①期待疗法:在保证孕妇安全的前提下尽可能延长妊娠周期,以提高围生儿存活率。适用于妊娠<34周、胎儿体重<2000 g、胎儿存活、阴道出血量不多、孕妇一般情况良好。应绝对卧床休息,孕妇取左侧卧位;定时间断吸氧;必要时给予镇静剂或宫缩抑制剂;禁止灌肠、阴道检查、肛门检查;做阴道B超时操作应轻柔。

②终止妊娠。

终止妊娠指征:孕妇反复发生大量出血甚至休克者,无论胎儿成熟与否,为了母亲安全应终止妊娠;胎龄达36周以上;胎儿成熟度检查提示胎儿肺成熟者;胎龄未达36周,出现胎儿窘迫征象或胎儿电子监护发现胎心异常者。

终止妊娠的方式如下。

a.剖宫产:处理前置胎盘的主要手段。适用于完全性前置胎盘,持续大量阴道出血;部分性和边缘性前置胎盘出血量较多,胎先露高浮,短时间内不能结束分娩;胎心异常的患者。b.阴道分娩:边缘性前置胎盘、枕先露、阴道出血量不多、估计在短时间内能结束分娩者可以试产。人工破膜后,胎头下降压迫胎盘前置部位而止血,并可促进宫缩加快产程。若破膜后产程进展不顺利,或出血不止,应立即改行剖宫产术。

(2)期待疗法期间的护理:①绝对卧床休息,采取左侧卧位,应提供一切生活护理。②定时间断吸氧,每日3次,每次半小时。③加强营养,进食高蛋白、含铁丰富的食物。④严密观察生命体征、阴道出血情况,配血备用。⑤遵医嘱用药,如补血药、宫缩抑制剂(硫酸镁、沙丁胺醇等)、镇静剂等。⑥减少刺激,禁止性生活、肛门检查、阴道检查、灌肠,腹部检查要轻。⑦加强胎儿宫内情况的监测。⑧预防感染,保持外阴清洁。⑨若有大量出血,尽快使孕妇取平卧位或中凹卧位,保持静脉通畅,在短期内补足血容量,同时遵医嘱做好抢救准备。

(3)终止妊娠的护理:若为阴道分娩,应在输血、输液的情况下,协助人工破膜,腹带包扎腹部,同时静脉滴注缩宫素以加强宫缩。产后应仔细检查宫颈有无裂伤,观察宫缩情况,防止产后出血,指导产妇加强营养,补充铁剂,纠正贫血,必要时遵医嘱输血,加强会阴护理,观察恶露的性状、气味,必要时遵医嘱使用抗生素,预防感染。若需行剖宫产术,应做好术前准备。

五、健康指导

(1)加强孕妇管理及宣教,对妊娠期出血,做到及时诊断,正确处理。
(2)嘱期待疗法的孕妇,避免剧烈活动,禁止性生活,注意监测胎动。
(3)指导孕产妇出院后注意休息,加强营养,纠正贫血,增强抵抗力,继续防止产后出血和感染。
(4)做好计划生育的指导工作,产后42日来院复查。指导采取合适的避孕措施,避免多产、多次刮宫导致子宫内膜的损伤或子宫内膜炎发生。

六、护理评价

评估护理计划是否科学、合理及个体化,护理措施是否到位,目标是否达到,有无新的护理问题等。

第五节 胎盘早剥

课件:胎盘早剥

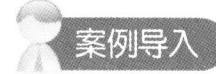

李女士,30岁,现妊娠33周,无诱因突然阴道出血2小时,量多,伴持续性腹痛。急诊来院。近一周常有头痛、头晕症状。体格检查:体温37 ℃,呼吸110次/分,血压160/120 mmHg,心肺未见异常,宫高34 cm,胎位触不清,胎心音未闻及,双下肢水肿(+++)。实验室检查:血红蛋白90 g/L,尿蛋白(++)。请思考:该孕妇诊断为何种疾病,其依据是什么?应该怎样正确护理?

妊娠20周以后或分娩期,正常位置的胎盘在胎儿娩出前,部分或全部从子宫壁剥离称胎盘早剥(placental abruption)。胎盘早剥是导致妊娠晚期出血的主要原因之一,其特点为起病急、发展快,若处理不及时,可危及母儿生命。

一、护理评估

【健康史】

1. 病因评估 可能与以下因素有关:①血管病变:最常见的原因,如妊娠期高血压疾病、慢性高血压、慢性肾脏疾病等。②机械性因素:如腹部受到撞击或挤压,外倒转术纠正胎位等。③脐带过短或脐带缠绕。④宫腔内压力骤减:如双胎妊娠第一胎儿娩出过速、羊水过多时人工破膜后羊水流出过快等。⑤子宫静脉压突然升高。

2. 病史评估 询问孕妇有无妊娠期高血压疾病、慢性高血压、慢性肾脏病或血管性疾病,有无外伤等病史,了解孕产史及本次妊娠情况。

3. 病理评估 主要病理变化是底蜕膜出血,形成血肿,使胎盘从附着处分离。按出血的方式,可将胎盘早剥分为以下三种类型:①隐性剥离或内出血;②显性剥离或外出血;③混合性剥离或混合性出血(图6-5)。

4. 并发症评估 胎盘早剥内出血严重时,血液积聚于胎盘与宫壁之间,并浸入子宫肌层,引起肌纤维分离、断裂甚至变性,当血液浸润至子宫浆膜层时,子宫表面呈现紫蓝色淤斑,以胎盘附着处明显,称为子宫胎盘卒中。同时,剥离处的胎盘和蜕膜释放大量的组织凝血活酶,能激活母体凝血系统,导致弥散性血管内凝血(DIC)。子宫胎盘卒中使宫缩减弱,容易造成产后出血,合并DIC时,可出现难以纠正的产后出血和急性肾功能衰竭。当胎盘剥离面积超过胎盘面积的1/2时,胎儿缺氧严重,易胎死宫内。

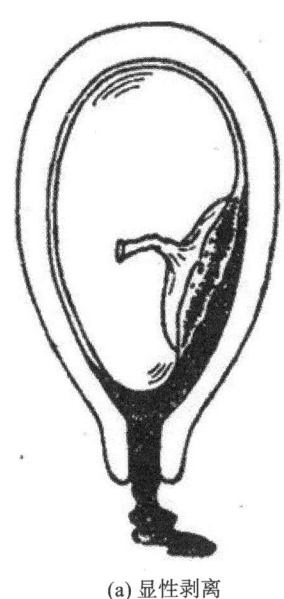 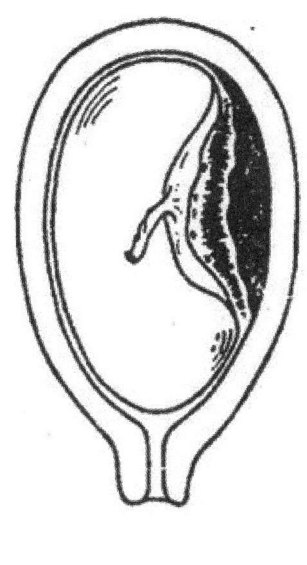 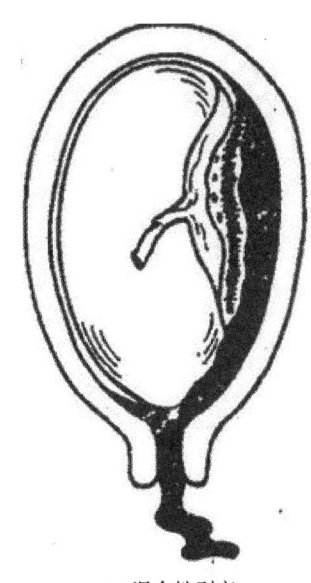

(a) 显性剥离　　　　　　　　(b) 隐性剥离　　　　　　　　(c) 混合性剥离

图 6-5　胎盘早剥类型

胎盘早剥时羊水经剥离面开放的子宫血管进入母体血液循环而致羊水栓塞。上述并发症凶险,危及母儿生命。

【身心状况】

1. 症状、体征　胎盘早剥的主要症状是妊娠晚期或分娩期突然发生持续性腹痛,伴有或不伴有阴道出血。根据病情的严重程度,可将胎盘早剥分为 3 度。

Ⅰ度:胎盘剥离面积小,以外出血为主。主要症状为阴道出血,色暗红,孕妇常无腹痛或腹痛轻微。腹部检查:子宫软,大小与妊娠周数相符,胎位清楚,胎心率正常。产后检查见胎盘母体面有凝血块及压迹。多见于分娩期。

Ⅱ度:胎盘剥离面达胎盘面积 1/3 左右。主要症状为孕妇突然发生持续性腹痛、腰酸或腰背痛,疼痛程度与胎盘后积血量成正比。无阴道出血或出血量不多,贫血程度与阴道出血量不相符。腹部检查可见子宫大于妊娠周数,宫底随胎盘后血肿增大而升高。胎盘附着处压痛明显(如胎盘位于后壁则不明显),宫缩有间歇,胎位可触清,胎儿大多存活。

Ⅲ度:胎盘剥离面超过胎盘面积 1/2。临床表现较Ⅱ度重。孕妇出现恶心、呕吐、面色苍白、四肢湿冷、脉搏细数、血压下降等休克症状,休克程度多与阴道出血量不成正比。腹部检查:子宫硬如板状,于宫缩间歇时不能松弛,胎位扪不清,胎心音消失。孕妇无凝血功能障碍属Ⅲa,有凝血功能障碍属Ⅲb。

并发症如下。

(1) 凝血功能障碍:表现为皮下、黏膜或注射部位出血,子宫出血不凝,甚至发生尿血、咯血及呕血。

(2) 产后出血:胎盘早剥发生子宫胎盘卒中时可影响子宫肌层收缩致产后出血,若并发 DIC 则产后出血的可能性更大,且难以纠正。

(3) 急性肾功能衰竭:大量出血使肾灌注量受损,导致肾皮质或肾小管缺血坏死,表现为少尿或无尿。

2. 心理社会状况　应了解孕妇及其家属的心理状态,对大出血的情绪反应,有无恐惧心理,支持系统是否有力等。

【辅助检查】

1. B 超检查　显示胎盘与宫壁之间有无液性暗区及宫内胎儿情况。

2. 血液检查　全血细胞计数、血常规、血细胞比容及血型、肝肾功能、二氧化碳结合力等。

3. 凝血功能检查　血小板计数、凝血酶原时间、纤维蛋白原测定等。

二、护理诊断及合作性问题

1. 组织灌注量改变 与胎盘早剥所致的出血有关。
2. 恐惧 与病情急、病情重、危及母儿生命有关。
3. 潜在并发症 产后出血、凝血功能障碍。

三、护理目标

(1) 孕妇出血得到控制,生命体征平稳。
(2) 孕妇恐惧及悲伤情绪减轻,积极配合治疗和护理。
(3) 孕妇无并发症发生,或并发症得到及时发现和控制。

四、护理措施

1. 一般护理 绝对卧床休息,协助孕妇取左侧卧位,提供一切生活护理;加强营养,纠正贫血;定期间断吸氧,以改善胎儿宫内供氧;加强会阴护理,保持会阴清洁卫生。

2. 心理护理 建立良好的护患关系,鼓励孕妇及其家属表达心理感受,并给予心理方面支持。尤其是产妇因病情严重失去孩子,或产妇因产后出血各种处理无效而行子宫切除者,护士要多安慰,使其接受现实。

3. 病情观察 严密监测孕妇血压、脉搏、体温、心率、尿量并记录;观察阴道出血的量、颜色、性状、有无凝血块、出血与失血程度是否相符;注意腹痛的部位、性质、程度,有无伴随症状;注意宫底的高度与妊娠月份是否相符、有无压痛、宫壁的紧张度及在宫缩间歇期能否松弛;监测胎心、胎动情况,观察产程进展。

4. 治疗护理
(1) 治疗要点:纠正休克,及时终止妊娠,防治并发症。
①纠正休克:对处于休克状态的危重孕妇,应吸氧、开放静脉通道,迅速补充血容量。
②及时终止妊娠:确诊胎盘早剥后,无论剥离面积的大小,应及时终止妊娠。
③终止妊娠的方式:根据孕妇病情轻重、胎儿宫内状况、产程进展、胎产式等决定。a. 阴道分娩:孕妇一般情况良好,出血量少,宫口已扩张,估计短时间内能结束分娩者,可行人工破膜后经阴道分娩。b. 剖宫产:适用于产妇情况恶化,估计短时间内不能从阴道分娩、胎儿窘迫等。
(2) 急救护理:①确诊为胎盘早剥,立即做好阴道分娩或剖宫产的手术准备及抢救新生儿准备。②取中凹卧位、给氧、保暖,迅速建立静脉通道,遵医嘱输血、输液、补充血容量,维持生命体征的平稳。③为防止 DIC 发生,遵医嘱及时输入足量新鲜血,补充血容量和凝血因子。④当出现少尿或无尿症状时,应考虑肾功能衰竭的可能。遵医嘱用 20% 甘露醇 250 ml 静脉滴注或速尿 40 mg 静脉推注,必要时重复使用。⑤分娩过程中及胎盘娩出后,遵医嘱立即肌内注射宫缩剂,加强宫缩,防止产后出血。⑥胎死宫内或死产者遵医嘱给予退乳。

五、健康指导

(1) 指导出院后继续注意休息,加强营养,纠正贫血,增强抵抗力。
(2) 提供母乳喂养指导。死产者及时给予退乳措施。
(3) 指导采取合适的避孕措施。
(4) 鼓励家属多陪伴、关心体贴孕妇,以缓解焦虑和悲伤的情绪。

六、护理评价

(1) 孕妇生命体征是否平稳。
(2) 孕妇有无并发症出现。
(3) 孕妇情绪是否稳定,是否能积极配合治疗和护理。

第六节 其他异常妊娠孕妇的护理

早 产

早产(premature delivery)是指妊娠满 28 周至不满 37 周之间分娩。此时娩出的新生儿称早产儿。早产儿体重多小于 2500 g,各器官发育尚不成熟,生活能力差,抵抗力低,是围生儿死亡的主要原因之一。

一、护理评估

【健康史】

评估有无可致早产的高危因素,如合并急慢性疾病、生殖器官异常、外伤史、过度疲劳、严重的精神创伤等。询问孕妇以往有无流产、早产史,再次核实预产期。了解本次妊娠有无异常如前置胎盘、胎盘早剥、羊水过多、胎膜早破、胎儿窘迫、多胎妊娠等,孕妇有无吸烟、酗酒不良嗜好等。

【身体状况】

早产的临床表现和足月分娩相似,最初为不规则宫缩,伴少量阴道出血或血性分泌物称先兆早产。继之发展为规律性宫缩,宫颈管消失和宫口开大,如宫颈管消失 75%,宫口开大 2 cm 以上,胎膜破裂应考虑为早产临产。

【心理社会状况】

由于提前临产,孕产妇及其家属没有思想准备,并担心妊娠的结果,而感到焦虑不安和恐惧。

【辅助检查】

B 超确定胎儿大小,了解胎盘成熟度、羊水量;胎心监护仪可监测宫缩、胎心、胎盘功能及胎儿宫内情况。

二、护理诊断及合作性问题

1. 有受伤的危险(新生儿) 与早产儿发育不成熟有关。

2. 焦虑 与担心早产儿预后有关。

三、护理目标

(1)新生儿无危险发生,生命体征平稳。
(2)孕妇情绪稳定,积极配合治疗与护理。

四、护理措施

1. 一般护理 嘱孕妇取左侧卧位卧床休息,以增加子宫胎盘的血液灌流量;给氧;加强营养,补充高蛋白质,富含维生素、铁和钙的食物。

2. 心理护理 多陪伴孕妇,与孕妇多交流,介绍早产的相关知识,减轻其焦虑、恐惧心理,使其了解早产并非孕妇的过错,减轻孕妇的内疚感。由于早产往往出乎意料,孕妇多无精神和物质准备,产程中容易产生孤独感、无助感,家人和护士应提供支持。

3. 病情观察 严密观察并记录宫缩、宫口扩张、阴道出血、胎膜破裂等情况,发现先兆早产及时报告医生处理。

4.配合治疗及特殊专科护理

(1)治疗要点:如果胎儿存活,无胎儿窘迫,胎膜未破,应注意卧床休息,取左侧卧位,选用硫酸镁等药物治疗,抑制宫缩,尽可能延长妊娠周数;如果胎膜已破,早产已不可避免,则给予地塞米松,促进胎肺成熟,避免早产儿发生呼吸窘迫综合征,提高早产儿的存活率。

(2)先兆早产保胎治疗的护理:①绝对卧床休息,尽量取左侧卧位,禁止性生活,勿刺激乳头及腹部,慎做肛门检查和阴道检查,以免诱发宫缩;②遵医嘱给予宫缩抑制剂,常用的有利托君、沙丁胺醇、硫酸镁等,注意观察药物的效果和副作用;③精神高度紧张者遵医嘱给予苯巴比妥、地西泮等镇静药;④严密观察和记录宫缩、阴道出血、胎膜破裂、胎心音等情况,发现异常及时报告医生并配合处理;⑤遵医嘱给予地塞米松,以促进胎肺成熟,避免早产儿发生呼吸窘迫综合征。

(3)早产临产的护理:①常规给予孕妇吸氧,慎用镇静剂;②协助做好会阴切开及助产的准备,以缩短第二产程,预防新生儿颅内出血;③做好早产儿保暖和复苏的准备;④加强早产儿护理。

五、健康指导

(1)加强孕期保健和监护,预防早产;积极治疗妊娠合并症和并发症;注意休息避免疲劳,加强营养;妊娠晚期禁止性生活及重体力劳动,预防生殖系统炎症。

(2)对宫颈内口松弛者,应指导于妊娠14～20周行宫颈内口环扎术,防止早产发生。

(3)指导产妇及其家属掌握护理早产儿的技能。

六、护理评价

评估护理计划是否科学、合理及个体化,护理措施是否到位,目标是否达到,有无新的护理问题等。

过期妊娠

凡平时月经规则,妊娠达到或超过42周尚未分娩者,称过期妊娠(postterm pregnancy)。发病率占妊娠总数的3%～15%。过期妊娠可导致胎儿窘迫、胎粪吸入综合征、难产等,是围生儿死亡的重要原因之一。

过期妊娠的原因目前尚不清楚,可能与内分泌异常、家族遗传、头盆不称及胎儿畸形等因素有关。诊断过期妊娠,应首先核实预产期,确定妊娠是否真正过期,并判断胎盘的功能,以决定处理方案。过期妊娠可导致巨大儿增多,低体重儿、胎儿窘迫及新生儿窒息,使围生儿的患病率和死亡率增加。另外手术机会增多,对母儿造成不良影响。

一、护理评估

【健康史】

应详细询问孕妇平时月经是否规律,核实末次月经,了解早孕反应及胎动出现的时间,进一步核实妊娠周数;了解孕妇家族或本人有无过期妊娠史或有无引起过期妊娠的因素存在。

【身体状况】

测体重、宫高和腹围,评估与妊娠周数是否相符。了解胎先露是否衔接,听胎心音、数胎动了解胎儿宫内安危情况;如子宫符合足月妊娠,体重不再增加或稍减轻,胎先露已衔接,羊水量逐渐减少,应视为过期妊娠。

【心理社会状况】

因超过预产期仍迟迟不发动分娩,担心胎儿安全,孕妇往往会出现烦躁、焦虑心理。少数孕妇及其家属因有"瓜熟蒂落"的传统观念,对医生提出的引产建议不配合。

【辅助检查】

孕妇尿雌三醇及雌激素与肌酐比值(E/C)检查,有助于判断胎盘功能;B超检查可了解胎儿发育及胎盘成熟度;胎儿电子监护仪可了解胎儿宫内安危。

二、护理诊断及合作性问题

1.有受伤的危险(胎儿) 与胎盘功能减退或产伤有关。

2.组织完整性受损 与胎儿巨大需手术而致创伤有关。

3.知识缺乏 与缺乏正常分娩知识有关。

三、护理目标

(1)无受伤发生,母儿生命体征平稳。

(2)无创伤发生,新生儿安全,生理状态良好。

(3)产妇能说出疾病相关知识,并能积极配合治疗与护理。

四、护理措施

1.一般护理 嘱孕妇取左侧卧位休息,定时吸氧。合理搭配食物,以免营养过剩,造成巨大胎儿。注意外阴清洁卫生,防止感染。

2.心理护理 向孕妇及其家属介绍过期妊娠对母儿的不良影响,纠正其"瓜熟蒂落"的传统观念,说明适时终止妊娠的必要性及方法,减轻他们焦虑、顾虑、矛盾的心理,取得孕妇的合作。

3.病情观察 准确核实预产期,指导孕妇自我胎动计数,12小时内胎动累计少于10次者,提示胎儿缺氧,应立即给孕妇吸氧并及时通知医生。临产后密切监测胎心音变化,可用胎心监护仪监测胎心率。

4.治疗护理

(1)治疗要点:核实妊娠周数,如有胎盘功能减退、巨大胎儿或体重不再增加且有减少、宫颈已成熟者立即终止妊娠。

(2)经阴道分娩者:取左侧卧位,常规吸氧;协助医生人工破膜,静脉滴注缩宫素引产;避免使用对胎儿呼吸中枢有抑制作用的药物,如哌替啶、吗啡等;遵医嘱静脉滴注葡萄糖加维生素C,提高胎儿对缺氧的耐受力;临产后严密观察产程进展和胎心率变化,发现胎心异常或羊水粪染及时报告医生并配合处理;指导产妇正确使用腹压,第二产程如胎头双顶径已达坐骨棘水平或坐骨棘水平以下,可行阴道手术助产结束分娩;做好抢救新生儿窒息的准备。

(3)不能及时经阴道分娩者,应做好剖宫产手术准备,并做好抢救新生儿的准备工作。

5.预防并发症 新生儿容易发生新生儿窒息、脱水、低血容量和代谢性酸中毒等,应按高危儿加强护理,严密观察,并遵医嘱给药。

五、健康指导

(1)加强产前检查,准确核实预产期,避免过期妊娠。教会孕妇自我监护胎儿的方法。

(2)加强对新生儿的护理。

(3)指导避孕措施,至少半年后再妊娠。

六、护理评价

评估护理计划是否科学、合理及个体化,护理措施是否到位,目标是否达到,有无新的护理问题等。

多胎妊娠

一次妊娠有两个或两个以上胎儿时称为多胎妊娠(multiple pregnancy)。多胎妊娠的发生率为 $1:89^{n-1}$(n 代表一次妊娠的胎儿数),其中两个胎儿称双胎妊娠(twin pregnancy),是多胎妊娠中最为常见的一种。近年来由于促排卵药物的应用及辅助生殖技术的广泛应用,双胎妊娠的发生率明显升高。双胎妊娠发生率与遗传也有关系。双胎妊娠分为双卵双胎和单卵双胎。双卵双胎由两个卵子分别受精而形成,约占双胎妊娠的 2/3。由于两个胎儿的基因不相同,其性别、血型可相同或不同,但容貌、指纹等不同。单卵双胎由一个卵子受精后分裂而形成,约占双胎妊娠的 1/3,两个胎儿的基因相同,其性别、血型相同,容貌也相似。

一、护理评估

【健康史】

了解孕妇及其丈夫的家族中有无多胎妊娠史、孕妇的年龄、胎次及是否使用促排卵药。

【身体状况】

双胎妊娠时早孕反应较重,妊娠中晚期子宫迅速长大。妊娠晚期因子宫过大可致行动不便、腰酸背痛、呼吸困难、胃部饱满等压迫症状。易出现贫血、妊娠期高血压疾病、羊水过多、前置胎盘、胎盘早剥、早产等并发症。产科检查:子宫大于妊娠周数,触及多个小肢体;胎头较小,与子宫大小不成比例;在不同部位听到两个速率相差 10 次/分以上的胎心音,或两胎心音之间隔有无音区;双胎妊娠时胎位多为纵产式,先露以两个头或一头一臀常见,两个均为臀先露者少见。

【心理社会状况】

孕妇及其家属既为双胎妊娠感到高兴,同时又因担心母儿的健康而感到焦虑。

【辅助检查】

B 超检查显示两个胚胎或胎儿,同时有利于了解胎儿发育、胎盘位置、羊水以及胎位等。

二、护理诊断及合作性问题

1. 知识缺乏 缺乏与双胎妊娠相关妊娠期、分娩期及产褥期的保健知识。

2. 舒适改变 与子宫增大导致压迫症状有关。

3. 潜在并发症 贫血、早产、胎膜早破、宫缩乏力、产后出血、双胎输血综合征等。

4. 焦虑 与担心妊娠及分娩时母儿的安危有关。

三、护理目标

(1)孕妇能说出双胎妊娠的相关知识与护理,积极配合治疗。

(2)孕妇不适得到控制。

(3)孕妇无并发症发生,或并发症得到及时发现和控制。

(4)孕妇情绪稳定,积极配合治疗与护理。

四、护理措施

1. 一般护理 注意休息,每天保证 10 小时的睡眠,取左侧卧位,抬高下肢,必要时取半卧位缓解呼吸困难;加强营养,进食高蛋白质、高热量、富含维生素的食物,增加铁、叶酸的摄入,对早孕反应重或持续时间长的孕妇,因摄入不足未能满足机体需要者,可考虑选用静脉输液、给予营养药物治疗等方法,以满足胎儿生长发育需要;指导孕妇穿弹力袜,减轻下肢水肿;腰背痛时可局部热敷缓解症状。

2. 心理护理　多与孕妇、家属沟通,耐心解答疑惑,提供双胎妊娠的相关保健知识,增强孕妇对妊娠、分娩的信心。

3. 病情观察　加强产前检查,预防和及时发现贫血、妊娠期高血压疾病、胎膜早破、早产等并发症。临产后观察产程进展和胎儿安危情况。产后观察宫缩、阴道出血情况。

4. 治疗护理

(1)妊娠期护理:①定期产前检查,监测并发症;②配合医生筛查双胎妊娠常见的并发症;③妊娠晚期减少活动,禁止性生活,预防胎膜早破及早产;④提前入院。

(2)分娩期护理:①第一产程:应密切观察产程进展及胎儿宫内安危情况,出现异常及时报告医生并配合处理。②第二产程:第一个胎儿不要娩出太快,娩出后应立即断脐,将第二个胎儿固定为纵产式,并密切观察胎心音、宫缩及阴道出血,发现胎盘早期剥离及脐带脱垂应及时处理。约20分钟后协助第二个胎儿娩出,如15分钟后无宫缩,遵医嘱静脉滴注缩宫素促进宫缩。第二个胎儿前肩娩出后,遵医嘱注射缩宫素,加强宫缩,预防产后出血。③第三产程:当第二个胎儿娩出后,腹部放置沙袋或用腹带裹紧腹部,预防腹压下降引起休克。④产后注意观察宫缩、阴道出血情况。

五、健康指导

(1)加强孕期营养,注意补充铁、钙、叶酸、维生素等物质,以满足两个胎儿生长发育的需要。

(2)孕妇注意休息,取左侧卧位,抬高下肢,减轻下肢水肿。

(3)指导母乳喂养及新生儿护理。

六、护理评价

评估护理计划是否科学、合理及个体化,护理措施是否到位,目标是否达到,有无新的护理问题等。

羊水量异常——羊水过多

妊娠期间羊水量超过2000 ml称羊水过多(polyhydramnios)。羊水量在数周内缓慢增多,称为慢性羊水过多;羊水量在数日内急剧增多,称为急性羊水过多。

羊水量异常的原因不明。明显的羊水过多常伴有胎儿畸形,以神经系统或消化系统畸形最为常见。神经系统畸形主要是无脑儿、脊柱裂等神经管缺陷;消化系统畸形以食管和小肠闭锁较为常见。羊水过多也可见于双胎妊娠、母儿血型不合、糖尿病孕妇等。

一、护理评估

【健康史】

详细询问病史,了解孕妇有无糖尿病、母儿血型不合、妊娠期高血压疾病等;是否为多胎妊娠;是否有胎儿疾病。

【身体状况】

1. 急性羊水过多　急性羊水过多多发生在妊娠20~24周,数日内子宫急剧增大,似双胎妊娠或足月妊娠大小,并产生一系列压迫症状,腹腔脏器向上推移,横膈上举,孕妇出现呼吸困难,甚至发绀。子宫压迫影响静脉回流,可出现下肢及外阴部水肿及静脉曲张,孕妇不能平卧仅能端坐,表情痛苦。检查宫高、腹围大于妊娠周数。腹壁皮肤张力大,胎位不清,胎体有浮球感,胎心音遥远或听不清。

2. 慢性羊水过多　慢性羊水过多较多见,发生在妊娠晚期,数周内羊水缓慢增多,压迫症状较轻,多数孕妇无自觉不适,仅在产前检查时,见腹部膨隆,测量宫高及腹围大于同期孕妇,体征基本同急性羊水过多。

【心理社会状况】

患者及其家属因担心胎儿可能会有畸形而感到紧张、焦虑不安,甚至产生恐惧心理。

【辅助检查】

1. B超检查 测量羊水最大暗区垂直深度(AFV)≥8 cm 或羊水指数(AFI)≥25 cm 提示羊水过多。

2. 甲胎蛋白(AFP)测定 胎儿有开放性神经管畸形者,羊水中 AFP 含量明显增高,有助于诊断。

知识链接

羊 水 指 数

羊水指数(AFI):以脐水平和腹白线为标志将子宫直角分成四个象限,测量各象限最大羊水池的垂直径线,四者之和即为羊水指数;AFI 正常值范围是 5～25 cm。

二、护理诊断及合作性问题

1. 有围生儿受伤的危险 与羊水过多易致胎膜早破、脐带脱垂有关。

2. 恐惧 与担心母儿安危、新生儿可能畸形有关。

三、护理目标

(1)无受伤发生,母儿生命体征平稳。

(2)孕妇情绪稳定,积极配合治疗与护理。

四、护理措施

1. 一般护理 注意休息,取左侧卧位,如压迫症状明显者可取半卧位,改善呼吸状态,如破膜后嘱孕妇平卧,抬高臀部,防止脐带脱垂;低盐饮食,保持大便通畅,减少增加腹压的活动以防胎膜破裂;间断吸氧,以改善胎儿缺氧症状;勿刺激乳头及腹部,禁止性生活,以免诱发宫缩导致早产。

2. 心理护理 允许产妇发泄内心的痛苦,帮助产妇分析羊水过多致畸的原因。

3. 病情观察 观察孕妇的生命体征,定期测量宫高、腹围和体重,判断病情进展。密切观察并及时发现并发症。观察胎心、胎动及宫缩,及早发现胎儿窘迫及早产的征象。产后应密切观察宫缩及阴道出血情况,防止产后出血。胎儿娩出后仔细观察一般情况、有无畸形,有异常及时报告医生予以处理。

4. 治疗护理

(1)处理要点:取决于胎儿有无畸形、妊娠周数及症状轻重。胎儿畸形,一旦确诊应立即终止妊娠;无胎儿畸形,妊娠<37 周,症状轻者应尽量延长妊娠时间;自觉症状重者,应经羊膜腔穿刺放羊水以缓解症状,延长妊娠周数,待胎儿成熟后,行人工破膜,终止妊娠。

(2)羊膜腔穿刺术护理配合:①向孕妇和家属介绍穿刺的目的、过程,取得同意;②术前测生命体征,做好输液、输血准备及术前准备;③孕妇排空膀胱,取平卧位或半卧位,协助做 B 超检查、确定穿刺部位;④腹腔穿刺放羊水时应严格执行无菌操作过程,经腹部固定胎儿为纵产式,防止羊水流出速度过快、流出量过多,一次放羊水量不超过 1500 ml,放羊水后腹部放置沙袋或加腹带包扎以防腹压骤降发生休克;⑤放水过程中注意询问孕妇自觉症状,观察孕妇生命体征、宫高、胎心音等,及时发现胎盘早剥、早产异常等情况;⑥遵医嘱用镇静剂、宫缩抑制剂防止早产,使用抗生素预防感染。

(3)人工破膜引产术护理配合:胎儿畸形者,协助医生进行经阴道高位破膜引产。①做好输液、输血准备；②严格无菌操作；③使羊水缓慢流出,边放羊水边在腹部放置沙袋或加腹带包扎,并注意从腹部固定胎儿为纵产式；④监测孕妇血压、脉搏、阴道出血情况；⑤胎儿娩出后立即按摩子宫并用宫缩剂,以预防产后出血,畸形胎儿送病理检查以明确诊断。

五、健康指导

(1)教育家属多陪伴孕妇,生活上多给予关心、照料,使其感到家庭的温暖。
(2)如有遗传性疾病,劝告孕妇接受遗传咨询,评估再次妊娠获得正常胎儿的机会。
(3)指导下次妊娠的注意事项。

六、护理评价

评估护理计划是否科学、合理及个体化,护理措施是否到位,目标是否达到,有无新的护理问题等。

羊水量异常——羊水过少

妊娠晚期羊水量少于300 ml者称羊水过少(oligohydramnios)。

羊水过少的病因尚不清楚,临床上多见于胎儿泌尿系统畸形、过期妊娠、胎儿慢性缺氧、羊膜病变等情况。

羊水过少孕妇胎动时感腹痛,宫高少于妊娠周数,子宫较敏感,分娩时腹痛剧烈、产程延长,可以使剖宫产率增加。易发生胎儿畸形、胎儿窘迫和新生儿畸形,围生儿死亡率增高。

一、护理评估

【健康史】

了解孕妇是否合并妊娠期高血压疾病、慢性肾炎、胎儿宫内生长受限、过期妊娠或胎儿畸形。胎儿畸形中以胎儿泌尿系统畸形为主。

【身体状况】

胎动时是否感腹痛或不适,宫高、腹围与正常同期妊娠相比是否偏小；触诊时有无液体震荡感；临产后产程进展情况,产程有无延长。

【心理社会状况】

评估孕妇紧张、焦虑的程度。

【辅助检查】

B超检查:最重要的辅助检查方法。妊娠晚期羊水最大暗区垂直深度(AFV)≤2 cm为羊水过少；AFV≤1 cm为严重羊水过少。羊水指数(AFI)≤5 cm为羊水过少,≤8 cm为羊水偏少。B超检查还能及时发现胎儿生长受限和胎儿畸形等。

二、护理诊断及合作性问题

1. 有受伤的危险(胎儿) 与羊水过少有关。
2. 舒适的改变 与胎动后腹痛有关。
3. 焦虑 与担心胎儿畸形、安危有关。

三、护理目标

(1)母儿病情得到改善,无受伤,生命体征平稳。
(2)孕妇不适得到改善。

(3)孕妇情绪稳定,积极配合治疗与护理。

四、护理措施

1. 一般护理 孕妇取左侧卧位,以改善胎盘血液供应。加强营养,保证孕妇及胎儿发育需要,每日吸氧1~2次,每次30分钟,以改善胎儿缺氧情况。

2. 心理护理 主动与产妇交谈,允许产妇发泄内心的痛苦,帮助产妇分析胎儿畸形及新生儿易窒息、死亡的原因。

3. 病情观察 监测宫高、腹围、体重、胎动、胎心及产程进展。

4. 治疗护理
(1)协助做好胎盘功能及胎儿储备功能的检查。
(2)若妊娠已足月,配合医生尽早终止妊娠,行人工破膜引产术。破膜后观察羊水情况,及时报告医生。发现胎儿窘迫,短时间内不能结束分娩者,应积极配合医生行剖宫产术。做好新生儿抢救工作。
(3)有胎儿畸形时应引产。
(4)羊膜腔输液可防治妊娠中晚期羊水过少,但多次输液有发生感染的可能,应注意无菌操作。将37 ℃的生理盐水以每分钟15~20 ml的速度灌注羊膜腔,使羊水指数达到8 cm。

五、健康指导

(1)嘱产妇产后注意休息,加强营养,保持情绪的稳定,保持外阴清洁,防止产后出血及感染。
(2)指导选择合适避孕措施,嘱其再次妊娠后应进行遗传咨询,加强产前检查,及时发现胎儿畸形。

六、护理评价

(1)孕妇的病情是否得到有效的控制。
(2)母儿生命体征是否稳定,是否发生受伤、感染等并发症。

思考题

1.占某,女,23岁。停经42日,阴道少量出血2日。今晨6时突发下腹部撕裂样疼痛,伴恶心、呕吐及一过性晕厥。体格检查:面色苍白,血压80/50 mmHg,脉搏110次/分。妇科检查:阴道通畅,有少量血液,宫颈举痛明显,后穹隆触痛(+)。请思考:该患者最有可能的诊断是什么?应采取哪些护理措施?

2.林某,女,35岁,现妊娠33周,突然出现全身抽搐,持续约1分钟,家人将其送往医院。体格检查:血压160/110 mmHg,尿蛋白(+++),头先露,胎心率130次/分。请思考:该患者最有可能的诊断是什么?治疗原则是什么?用药护理如何保证孕妇的安全?

(张明娥)

学习重点：

学习难点：

必考点：

第七章 妊娠期合并症患者的护理

学习目标

1. 掌握妊娠合并心脏病、妊娠合并贫血孕妇的护理评估和护理措施。
2. 熟悉妊娠期合并症与妊娠的相互影响。
3. 能够运用所学知识对妊娠期合并症孕妇实施整体护理。
4. 能配合医生做好各种妊娠期合并症的产前宣教、关爱母婴健康。

第一节 妊娠合并心脏病

孕妇,28岁,现妊娠35周,因咳嗽、气促1天来诊。近2天轻微活动后感不适,心悸,休息后无不适。检查:血压120/80 mmHg,脉搏120次/分,口唇发绀,双肺湿啰音。宫底剑突下3指,胎心150次/分。请思考:该孕妇最可能的诊断是什么?确诊后如何做好护理措施?

妊娠合并心脏病是妊娠期严重的合并症,据国内资料报道,其发生率约为1.06%,是孕产妇死亡的重要原因之一,占我国孕产妇死因的第二位,为非直接产科死亡原因的首位。其主要死亡原因是心力衰竭与严重感染。因此,加强孕产期保健工作,防止心力衰竭和感染的发生,对减少孕产妇及胎儿的死亡率极为重要。

【妊娠、分娩对心脏病的影响】

1. 妊娠期 孕妇的血容量于妊娠6周开始逐渐增加,至妊娠32~34周时达最高峰,加重了心脏负担;每分钟心排血量及心率增加,使心脏负荷进一步加重。妊娠晚期子宫增大,膈肌上升,使心脏向左、向上发生移位,大血管轻度扭曲,也会加重心脏负担。若孕妇心脏发生器质性病变不堪重负时,易发生心力衰竭。

2. 分娩期 分娩期是孕产妇血流动力学变化最显著的阶段,是心脏负担最重的时期。

(1)第一产程:每次宫缩有250~500 ml血液被挤入体循环,使回心血量增加,右心房压力增高。每次宫缩时心排血量增加20%左右,同时血压增高加重了心脏的负担。

(2)第二产程:在宫缩加强的同时,腹肌和膈肌收缩,使周围循环阻力增加;产妇用力屏气致肺循环压力升高;同时产妇腹压增加使内脏血液涌向心脏,心脏的前、后负荷显著加重,极易发生心力衰竭。

(3)第三产程:胎儿娩出后,子宫突然缩小,腹压骤降,大量血液流向内脏,回心血量急剧减少,可导致周围循环衰竭。胎盘娩出后,胎盘血液循环停止,子宫血窦中的大量血液进入体循环,使回心血量急剧增加。这两种血流动力学的急剧变化,使心脏负担增加,易发生心力衰竭。

3. 产褥期 产后3日内仍是心脏负担较重的时期。除宫缩使大量血液进入体循环以外,产妇身体组织间潴留的液体也开始回到体循环中,血容量再度增加,使心脏负担也相应增加。故心脏病产妇此期应警惕心力衰竭的发生。

综上所述,妊娠 32～34 周、分娩期(特别是第二产程)及产褥期最初 3 日内,由于心脏负担较重,是发生心力衰竭的危险时期,应严密监护,避免心力衰竭的发生。

【心脏病对妊娠、分娩的影响】

一般来说,心功能Ⅰ～Ⅱ级,无心力衰竭病史,且无其他并发症者,在密切监护下可以妊娠,母儿相对安全,多以剖宫产终止妊娠。心功能Ⅲ～Ⅳ级、既往有心力衰竭病史、严重心律失常者,因其在妊娠期极易诱发心力衰竭,故不宜妊娠。一旦受孕或妊娠后心功能状态不良者,则流产、早产、死胎、胎儿生长受限、胎儿窘迫及新生儿窒息的发生率明显增加,围生儿死亡率增高。如已妊娠应在妊娠早期终止。

一、护理评估

【健康史】

1. 病史评估 详细询问有无心脏病史、心力衰竭史、风湿热病史、既往心功能状态及诊疗经过等。评估日常活动、睡眠与休息、营养与排泄等情况。

2. 诱因评估 评估妊娠期有无呼吸道感染、重度贫血、妊娠期高血压疾病等诱发心力衰竭的因素。

3. 生育史评估 了解有无不良孕产史,对妊娠的适应状况及产前检查情况,动态了解本次妊娠经过。

【身心状况】

1. 心功能分级 依据孕产妇对一般体力活动的耐受程度,分为 4 级。

心功能Ⅰ级:一般体力活动不受限制。

心功能Ⅱ级:一般体力活动轻度受限,活动后有心悸、轻度气短,休息时无症状。

心功能Ⅲ级:一般体力活动明显受限,休息时无不适,轻微日常活动即感不适、心悸、呼吸困难,或既往有心力衰竭病史者。

心功能Ⅳ级:一般体力活动严重受限,不能进行任何体力活动,休息时仍有心悸、呼吸困难等心力衰竭表现。

2. 早期心力衰竭表现评估 ①轻微活动后即出现胸闷、心悸、气短;②休息时心率每分钟超过 110 次,呼吸每分钟超过 20 次;③夜间常因胸闷而坐起呼吸,或需到窗口呼吸新鲜空气;④肺底部出现少量持续性湿啰音,咳嗽后不消失。

3. 心力衰竭表现评估 有气急、发绀、端坐呼吸、咳嗽或痰中带血,检查发现肺底有持续性啰音,颈静脉充盈,肝大伴有压痛等。左心衰竭以肺淤血及心排血量降低为主要表现。右心衰竭的临床表现以体循环静脉淤血为主。

4. 产科检查 妊娠期评估孕产妇宫高、腹围及体重的增长是否与妊娠月份相符等;评估胎儿宫内健康状况,做胎心、胎动计数。分娩期评估产程进展情况及胎心音变化;产褥期评估有无产后出血、产褥感染等并发症的相关症状发生。

5. 心理社会状况 孕产妇因自身患病影响胎儿健康而有自责、自卑感。因担心不能承受妊娠及分娩的压力,担心自身和胎儿的生命安全而焦虑。评估孕产妇及其家属对相关知识的掌握情况,评估孕产妇是否存在焦虑、恐惧等心理。

【辅助检查】

1. 心电图检查 提示各种严重的心律失常。如心房颤动、心房扑动、三度房室传导阻滞、ST 段及 T 波异常改变等。

2. X 线检查 显示心脏显著扩大,尤其个别心腔的扩大。

3. 超声心动图 反映各心腔大小的变化,显示心腔扩大、心肌肥厚、瓣膜运动异常、心脏结构畸形等。

4. 胎儿电子监护仪 预测宫内胎儿储备能力,评估胎儿健康。

二、护理诊断及合作性问题

1. 焦虑 与担心自身及胎儿的安全有关。

2. 活动无耐力 与因妊娠增加的心脏负担有关。

3. 潜在并发症 心力衰竭、感染、胎儿窘迫。

三、护理目标

(1)孕产妇情绪稳定,积极配合治疗与护理。

(2)孕产妇病情得到改善,生命体征平稳。

(3)孕产妇无并发症发生,或并发症得到及时发现和控制。

四、护理措施

1. 一般护理

(1)休息:保证充足睡眠,孕妇每天睡眠时间10小时,餐后休息半小时,休息时应采取左侧卧位或半卧位。避免过度劳累和情绪激动以防诱发心力衰竭。室内保持安静、整洁、空气清新、温湿度适宜。

(2)合理营养:摄取高蛋白质、富含维生素、低盐、低脂饮食,且摄入多种微量元素如铁、锌、钙等,少食多餐,多食蔬菜水果,防止便秘。防止体重增加过多。自妊娠16周起,每日摄入的食盐量不超过4 g。

2. 心理护理 向孕妇及其家属详细解释妊娠合并心脏病的相关知识,使其能够识别早期心力衰竭的常见症状及体征。耐心听取孕妇的主诉,缓解或消除其焦虑、恐惧等心理,使孕妇保持心情愉悦、情绪稳定。

3. 治疗要点及护理

(1)非妊娠期:妊娠前应咨询确定能否妊娠。①心功能Ⅰ~Ⅱ级、既往无心力衰竭史,且无其他并发症者,在严密监护下可以妊娠。②心功能Ⅲ~Ⅳ级、既往有心力衰竭病史者不宜妊娠,应指导其采取有效措施严格避孕。如已妊娠应终止妊娠。

(2)妊娠期:确定能否继续妊娠。①终止妊娠:对不宜妊娠者,控制心力衰竭后在妊娠12周前终止妊娠。妊娠超过12周者密切监护,积极预防心力衰竭至妊娠晚期。对于顽固性心力衰竭者,必要时行剖宫取胎术。②继续妊娠:加强产前检查,积极预防和治疗心力衰竭及感染。

(3)分娩期:选择适宜的分娩方式。①阴道分娩:心功能Ⅰ~Ⅱ级、无产科剖宫指征者,在严密监护下可经阴道分娩。宫口开全后适时行阴道助产,避免产妇用力,缩短第二产程。②剖宫产:产道条件不理想、胎儿较大、心功能Ⅲ~Ⅳ级、合并其他并发症、不能经阴道分娩者等选择剖宫产。

(4)产褥期:防心力衰竭、防感染。产后3日内有心力衰竭的可能,应严密观察和预防。保持外阴清洁,给予消毒的会阴垫,使用抗感染药物,产后1周左右无感染征象时停药。

4. 加强监护防止并发症

(1)妊娠期:①加强产前检查:妊娠20周前每2周检查1次,妊娠20周后每周检查1次,并根据病情需要增加检查次数。正确评估孕妇和胎儿情况,动态观察心脏功能。②饮食指导:加强营养,给予高维生素、高蛋白质、低盐、低脂饮食,妊娠4个月后每日摄入的食盐量不超过4 g。控制孕妇体重,增加不超过10 kg。多食蔬菜,预防便秘,避免用力排便。③避免诱因:保证充分休息和睡眠,避免劳累和情绪激动。增加产检次数,定期测体重和血压,注意有无水肿,预防高血压。保暖,预防上呼吸道感染,防止贫血等。④自我监护:如每天测心率、呼吸,称体重,记录出入量以及胎动计数等。若出现异常症状应立即住院治疗。

(2)分娩期。

①经阴道分娩:介绍如下。

第一产程:鼓励和安慰产妇,消除其紧张情绪,估计6小时以内胎儿不会娩出时,酌情选用地西泮、哌替啶等;实施心电监护,每15分钟测量一次生命体征,动态评估产妇心功能;产妇取左侧卧位,略抬高头部,并给予氧气吸入;严密观察产程进展和监测胎心率及宫缩情况,每30分钟听1次胎心音。

第二产程:做好新生儿窒息的抢救准备,每5分钟听1次胎心音;避免产妇用力屏气增加腹压,行阴道助产术,缩短第二产程,严格无菌操作。

第三产程:胎儿娩出后,于产妇腹部放置 1 kg 重的沙袋 24 小时,防止腹压骤然降低诱发心力衰竭;产后出血较多时可考虑用缩宫素,禁用麦角新碱及垂体后叶素(升高静脉压)。

②行剖宫产术:严密监护产妇生命体征、心功能状况及胎心音变化,及时做好术前准备及急救物品。

(3)产褥期:①预防心力衰竭发生:产后 3 天内尤其 24 小时内需绝对卧床休息;严密观察体温、脉搏、呼吸、血压变化,监测心率、血氧饱和度;根据医嘱持续心电监护以评估心功能状态,间断低流量吸氧;清淡饮食,防止便秘。②预防产后出血和感染:观察宫缩及阴道出血情况,注意体温和恶露变化,保持外阴清洁,遵医嘱应用缩宫素和抗生素。③指导喂养:心功能Ⅰ~Ⅱ级的产妇建议母乳喂养,但应避免劳累;心功能Ⅲ级或以上者,不宜哺乳,指导退乳及人工喂养方法,新生儿按高危儿护理。④避孕指导:不宜再妊娠者应在产后 1 周做绝育术,未做绝育术者,应指导产妇选择有效的避孕措施,严格避孕。⑤出院:产后宜观察 2 周后再出院,产后定期复查。

5.用药护理 急性心力衰竭者,遵医嘱用药,洋地黄类药物可增强心肌收缩力,氨茶碱可以解除支气管痉挛,缓解呼吸困难,用药后注意观察药物疗效与不良反应。

五、健康指导

帮助孕产妇及其家庭成员掌握妊娠合并心脏病的相关知识,积极治疗心脏病。合理饮食及休息,避免便秘、劳累、情绪激动,预防感冒,以免诱发心力衰竭。不宜妊娠者,嘱其严格避孕或采取绝育措施,并指导避孕方法;可以妊娠者,告知其加强产前检查的必要性及检查时间,教会孕产妇自我监测心功能和胎儿的方法,若出现心力衰竭或胎儿窘迫征象应及时就诊。

六、护理评价

(1)孕产妇焦虑是否减轻或消失。
(2)孕产妇能否积极配合治疗,情绪是否稳定。
(3)孕产妇平稳度过妊娠期、分娩期及产褥早期,未发生心力衰竭、胎儿窘迫等并发症。

第二节 妊娠合并贫血

贫血是妊娠期最常见的合并症,是由多种病因引起,通过不同的病理过程,使人体外周血红细胞减少,低于正常范围下限的一种常见的临床症状。贫血常以血红蛋白(Hb)浓度作为诊断标准。世界卫生组织(WHO)对于妊娠合并贫血的诊断标准为血红蛋白浓度低于 110 g/L,按程度可分为:轻度贫血(100~109 g/L)、中度贫血(70~99 g/L)、重度贫血(<70 g/L)。

我国多年沿用的标准如下:当血红蛋白浓度低于 100 g/L 或红细胞计数在 3.5×10^{12}/L 以下,或血细胞比容低于 0.3 时,便可诊断为妊娠合并贫血。妊娠合并贫血的程度一般可分为 4 度,见表 7-1。

表 7-1 妊娠合并贫血的分度

贫血程度	血红蛋白浓度/(g/L)
轻度贫血	100~81
中度贫血	80~61
重度贫血	60~31
极重度贫血	≤30

缺铁性贫血(iron deficiency anemia)是妊娠期最常见的贫血,占妊娠合并贫血的 95%。由于妊娠

期胎儿的生长发育及血容量的增加,孕妇对铁的需要量增加,尤其在妊娠晚期,孕妇对铁摄取不足或吸收不良,均可引起缺铁性贫血。此节主要介绍缺铁性贫血。

一、护理评估

【健康史】

1. 病因评估 由于妊娠期血容量增加和胎儿生长发育导致机体对铁的需要量增加,尤其在妊娠后半期,孕妇对铁摄取不足或吸收不良,均可引起贫血。在整个妊娠期需增加铁的总量约为1000 mg,若为多胎妊娠,铁的需求量更大。食物中铁的摄入不足或不能满足需求时,体内储存铁耗尽,可导致缺铁性贫血。

2. 病史评估 评估有无慢性失血性疾病,如月经过多、寄生虫病或消化道疾病史,有无长期偏食、胃肠功能紊乱导致的营养不良病史。

【身心状况】

1. 症状 轻者无明显症状。严重贫血者可有乏力、头晕、心悸、气短、食欲不振、腹胀、水肿等表现。

2. 体征 检查可见皮肤黏膜苍白,毛发干燥无光泽,脱发,指(趾)甲扁干、脆薄易裂或反甲(指甲呈勺状),可伴发口腔炎、舌炎、脾脏轻度肿大等。

3. 对母儿的影响

(1)对孕妇的影响:贫血孕妇的抵抗力低下,对分娩、手术和麻醉的耐受力降低,即使是轻度或中度贫血,孕妇在妊娠期和分娩期的风险也会增加。重度贫血可导致贫血性心脏病、妊娠期高血压疾病性心脏病、产后出血、失血性休克、产褥感染等并发症,危及生命。

(2)对胎儿影响:孕妇轻度缺铁时,胎儿缺铁程度一般不会太严重。孕妇严重缺铁时,胎儿骨髓造血功能降低,导致重度贫血,胎儿生长发育所需的氧及营养物质供应不足,容易造成胎儿生长受限、胎儿窘迫、早产或死胎等不良后果,围产儿死亡率增高。

4. 心理、社会状况 贫血可对母儿造成不利影响,孕妇及其家属多有焦虑不安等心理。评估孕妇对妊娠合并贫血知识的了解程度,有无因长期疲倦或知识缺乏而引起的倦怠心理,注意家人对缺铁性贫血的认知情况及支持系统是否完善。

【辅助检查】

1. 血常规 血红蛋白浓度<100 g/L,血细胞比容<0.3或红细胞计数<3.5×10^{12}/L,而白细胞计数及血小板计数均在正常范围。

2. 血清铁测定 血清铁浓度能灵敏地反映缺铁的状况,正常成年妇女血清铁正常值为7~27 μmol/L。若孕妇血清铁<6.5 μmol/L(35 μg/dL),可诊断为缺铁性贫血。

3. 骨髓细胞学检查 骨髓铁染色可见细胞内、外铁均减少,而细胞外铁减少最明显。

4. 胎儿监护 可通过产科检查、B超、羊水检查及胎儿电子监护仪等了解胎儿发育情况。

二、护理诊断及合作性问题

1. 活动无耐力 与供氧不足有关。

2. 有感染的危险 与贫血导致机体抵抗力低下有关。

3. 有胎儿受伤的危险 与孕产妇贫血、早产有关。

三、护理目标

(1)孕产妇病情得到控制,生命体征平稳。

(2)孕产妇无感染发生或感染被及时发现和控制,体温、血常规正常。

(3)孕产妇无并发症发生,或并发症得到及时发现和控制。

四、护理措施

1. 一般护理

(1) 妊娠前应积极治疗慢性失血性疾病。妊娠期定期进行产前检查。

(2) 活动与休息:保证充足睡眠,取左侧卧位,根据身体状况进行适当的体力活动,避免劳累;严重贫血者充分休息并注意安全,避免因头晕、乏力晕倒而发生意外;指导母乳喂养,但要避免疲劳,重度贫血不宜哺乳者,指导孕产妇及其家属人工喂养的方法。

(3) 饮食:指导孕产妇加强营养,摄取高铁、高蛋白质及富含维生素C的食物,含铁丰富的食物包括动物肝脏、瘦肉、蛋类、豆类等。纠正长期偏食等不良饮食习惯。

2. 心理护理 向孕产妇及其家属介绍妊娠合并贫血的相关知识,以解除焦虑心理。对重度贫血不宜哺乳者,应详细讲解原因,并指导孕产妇及其家属掌握人工喂养的方法。提供家庭支持,加强亲子互动,避免产后抑郁。

3. 病情观察 ①妊娠期:加强母儿监护,注意胎儿宫内生长发育状况,以防贫血性心脏病、胎儿生长受限、胎儿窘迫等并发症发生。常规行血常规检测。②分娩期:严密观察产程,第二产程酌情给予阴道助产,减少产妇体力消耗,避免疲劳。③产褥期:密切观察宫缩及阴道出血情况。

4. 治疗护理

(1) 指导正确补充铁剂以纠正贫血:以口服铁剂为主,妊娠4个月后,可给予硫酸亚铁0.3 g,每日3次,同时服用维生素C 300 mg或10%稀盐酸0.5~2 ml,以促进铁的吸收;铁剂宜饭后服用,以减少对胃黏膜的刺激;服用铁剂后,由于铁与肠内硫化氢作用而形成黑便,应予以解释。如口服效果较差,重度贫血,出现严重胃肠道反应不能口服铁剂者,可给予右旋糖酐铁或山梨醇铁深部肌内注射。

(2) 输血:血红蛋白浓度<60 g/L,接近预产期或短期内行剖宫产术者,宜少量多次输血,最好补充浓缩红细胞。

5. 预防并发症

(1) 预防感染:预防上呼吸道感染及尿路感染。接产过程严格执行无菌操作规程,产后做好会阴护理,保持外阴清洁干燥,按医嘱给予抗生素,严密观察有无感染征象。

(2) 贫血产妇宜发生因宫缩乏力所致的产后出血,且贫血产妇对失血的耐受力差,密切观察宫缩情况及阴道出血量(按摩子宫,监测宫高和质地),警惕宫缩乏力导致产后出血。出血量多时及时给予输血,注意速度和量,避免引起急性心力衰竭。

五、健康指导

妊娠前应积极治疗慢性失血性疾病,如月经过多等。加强妊娠期营养,摄取高铁、高蛋白质、富含维生素C的食物,纠正偏食、挑食等不良习惯。妊娠4个月起应常规补充铁剂,预防妊娠合并贫血;定期进行产前检查,及早发现贫血并纠正,指导正确服用铁剂的方法及注意事项。

六、护理评价

(1) 孕产妇活动耐力增加,气促、虚弱和疲惫是否改善。

(2) 妊娠、分娩经过是否顺利,母婴是否健康。

思考题

1. 万某,27岁,患有先天性心脏病。无心力衰竭史。现第一胎妊娠20周,一般情况较好,体格检查:心率100次/分,呼吸20次/分,心尖区可闻及Ⅱ级收缩期杂音。请思考:该患者的心功能为几级?能否继续妊娠?如果能继续妊娠,在妊娠过程中应注意些什么?

2.二胎孕妇李某,现妊娠32周,诉乏力、头晕3天。体格检查:体温36.4 ℃,呼吸90次/分,血压120/80 mmHg,心肺听诊无异常,皮肤黏膜苍白、毛发干燥、口腔炎,宫高30 cm,腹围88 cm,胎心率136次/分,先露头,浮。请思考:该孕妇可能出现什么情况?如何处理?

(张艳艳　徐　敏)

学习重点：

学习难点：

必考点：

第八章 高危妊娠及管理

学习目标

1. 掌握高危妊娠、高危儿的概念及范畴。
2. 掌握胎儿宫内情况的监护。
3. 能根据监护结果判断胎儿宫内情况。
4. 具有良好的职业道德,关爱母婴健康。

高危妊娠(high risk pregnancy)是指妊娠期因个人或社会不良因素及某种并发症或合并症等,可能危害孕妇、胎儿和新生儿或导致难产者。具有高危妊娠因素的孕妇称为高危孕妇。高危妊娠并不是单一的疾病,基本包括所有病理产科。

高危妊娠的范畴如下:①年龄<18 岁或≥35 岁;②有异常孕产史,如自然流产、异位妊娠、早产、死产、死胎、新生儿死亡、难产、新生儿先天性畸形或遗传性疾病;③各种妊娠的并发症,如妊娠期高血压疾病、前置胎盘、胎盘早剥、羊水过多或过少、过期妊娠、胎儿生长受限、母儿血型不合等;④各种合并症,如合并心脏病、糖尿病、高血压、肾脏病、肝炎、贫血、甲状腺功能亢进、血液病、性病、恶性肿瘤、生殖器官良性肿瘤、生殖器官发育异常、智力低下、明显精神异常等;⑤可能发生分娩异常者,如胎位异常、骨盆异常、软产道异常、巨大胎儿、多胎妊娠等;⑥妊娠早期接触大量放射线或化学毒物,或服用过对胎儿有影响的药物;曾感染风疹病毒、巨细胞病毒等;⑦胎盘功能不全;⑧不孕症经治疗受孕者;⑨曾有过盆腔手术史者。

具有下列情况之一的围生儿,称为高危儿。包括:①胎龄<37 周或≥42 周;②出生时体重<2500 g或≥4000 g;③小于正常孕龄儿或大于正常孕龄儿;④新生儿出生后 1 分钟 Apgar 评分 0~3 分;脐动脉血气 pH<7.1,新生儿出生后 5 分钟 Apgar 评分<7 者;⑤手术产儿,双胎或多胎儿;⑥产时感染;⑦高危妊娠产妇的新生儿;⑧新生儿兄姐有严重的新生儿病史、新生儿期死亡或胎儿死亡史。

第一节 高危妊娠的监护措施

完整的高危妊娠监护包括婚前、妊娠前的保健咨询工作,对不宜结婚或不宜生育者做好说服教育工作;妊娠前及妊娠早期做好优生咨询及产前诊断工作;妊娠中期注意筛查妊娠并发症或合并症;妊娠晚期监护及评估胎儿生长发育及安危情况,监测胎盘功能并评估胎儿成熟度。

一、胎儿宫内情况的监护

(一)妊娠早期

行妇科检查确定子宫大小及是否与妊娠周数相符;B 型超声(B 超)检查最早在妊娠第 5 周即可见到妊娠囊;超声多普勒法最早在妊娠第 6 周可见胚芽和原始心管搏动;妊娠 9~13^{+6} 周通过 B 超测量胎儿颈项透明层和胎儿发育情况。

(二)妊娠中期

借助手测宫高或尺测耻上子宫长度以及腹围,协助判断胎儿大小及是否与妊娠周数相符;筛查胎儿有无畸形,通过B型超声监测胎头双顶径值估计胎儿大小,核对妊娠周数,并进行胎心率的监测。

(三)妊娠晚期

定期进行产前检查,手测宫高或尺测耻上子宫长度和腹围,通常每一次产前检查都要监测这两个指标。根据宫高及腹围数值可估算胎儿大小,简易的估算方法:胎儿体重(g)=宫高(cm)×腹围(cm)+200。另外监测胎动计数,做胎心监测,B超检查不仅能测得胎头双顶径值,且能判断胎位、胎盘位置及胎盘成熟度,因此应做好定期产检。妊娠期可通过以下方法监测胎儿宫内情况。

1. 胎动计数 胎动监测是评价胎儿宫内安危情况最简便有效的方法。通过孕妇自测胎动或用胎儿电子监护仪了解12小时胎动情况。于妊娠28周起,孕妇进行自我计数胎动。计数胎动的方法:每日早、中、晚各1小时,孕妇取坐位或卧位,记录1小时内胎动的次数(连续胎动记作1次),将3小时胎动次数的总和乘以4,所得值则为12小时胎动次数。12小时的胎动计数>30次或3~5次/时为正常,表示胎儿宫内存活良好;在排除药物影响后,若孕妇自觉胎动次数减少,12小时的胎动<10次或逐日下降次数超过50%,说明子宫胎盘功能不足,提示胎儿宫内缺氧。胎动消失是胎儿垂危的信号,一般认为胎动消失后的1~2天胎儿可能死亡。

2. 胎心音听诊 从妊娠18周开始,可通过胎心听诊发现胎心音的异常变化,从而了解胎儿宫内安危。正常胎心音为110~160次/分,如胎心音>160次/分或<110次/分提示胎儿宫内缺氧,应及时治疗。

3. 超声检查 B超检查能显示胎儿数目、胎位、有无胎心搏动以及胎盘位置;能通过测量胎头双顶径、胎儿胸径、股骨长度等估计胎儿的孕龄及预产期;还可估计胎儿体重、有无胎儿体表畸形、胎盘成熟度等。

4. 羊膜镜检查 在妊娠晚期或分娩期用羊膜镜观察羊水的性状、量及颜色,可早期发现胎儿缺氧。头位胎儿如有窘迫,羊水呈浅绿色(Ⅰ度污染)、深绿色或黄绿色(Ⅱ度污染)、棕黄色(Ⅲ度污染)。

5. 胎儿心电图监测 临床多采用经腹壁外监测法,根据胎儿心电图波形,了解胎儿发育、胎盘功能、有无缺氧等情况。

6. 胎儿头皮血pH测定 一般于临产后,宫颈扩张≥1.5 cm时,取胎儿头皮血做pH测定,pH在7.25~7.35之间为正常;如在7.20~7.24之间提示胎儿可能有轻度酸中毒;pH<7.20则说明胎儿有严重酸中毒存在。

7. 胎儿电子监护 胎儿电子监护仪可以连续记录胎心率的动态变化,同时观察胎动、宫缩对胎心率的影响。目前在临床上已广泛应用,凡妊娠期有胎动异常及高危妊娠者于妊娠晚期及临产前,均应做胎儿电子监护。

(1)胎心率监测:用胎儿电子监护仪记录胎心率(FHR)。可有两种基本变化:胎心率基线(BFHR)及胎心率一过性变化。

①胎心率基线:在无胎动、无宫缩影响时,持续10分钟以上的胎心率的平均值。从每分钟心搏次数(beats per minute,bpm)及FHR变异两方面估计胎心率基线。正常的FHR维持在110~160次/分;若胎心率持续<110次/分或>160次/分,历时10分钟称为心动过缓或心动过速。胎心率基线变异又称胎心率基线摆动,即在胎心率基线基础上的上下周期性波动,包括胎心率的波动幅度和波动频率。胎心率的波动幅度是指胎心率上下波动的高度,正常为6~25次/分。胎心率的波动频率是指1分钟内胎心率波动的次数,正常≥6次/分,胎心率基线变异说明胎儿有一定的储备能力,是胎儿健康的表现。胎心率基线变平,即胎心率基线摆动消失,提示胎儿储备能力丧失。

②胎心率一过性变化:与宫缩有关的胎心率变化。受胎动、宫缩、触诊及声响刺激,胎心率发生暂时性加速或减慢,持续十余秒或数十秒后又恢复到基线水平,称为胎心率一过性变化。胎心率一过性变化是判断胎儿宫内安危的重要指标之一,包括加速和减速两种类型。

a. 加速:宫缩后胎心率暂时增加,约为15次/分,持续15秒,是胎儿宫内情况良好的表现,可能是因胎儿躯干局部或脐静脉暂时受压所致,散发的、短暂的胎心率加速是无害的。若脐静脉持续受压,则可发展为减速。

b. 减速:随宫缩出现的短暂性胎心率减慢,可分为三种。

胎心率早期减速:图形特点是胎心率减速与宫缩几乎同时开始,宫缩消失后即恢复正常(图8-1)。胎心率下降幅度<50次/分。与宫缩时胎头受压、脑血流量一时性减少有关,不因改变体位或吸氧而改变。

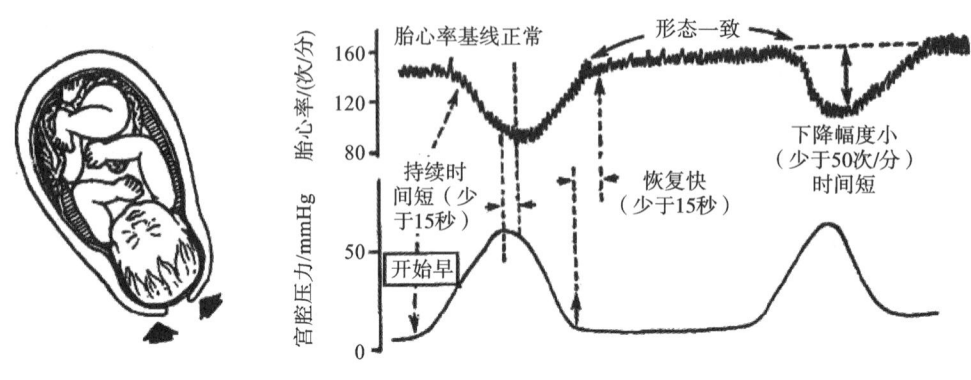

图8-1 胎心率早期减速

胎心率变异减速:宫缩开始后胎心率不一定减慢。胎心率的减速与宫缩无恒定关系,但减速出现后胎心率下降迅速且幅度大(>70次/分),持续时间长短不一,恢复也迅速(图8-2)。与宫缩时脐带受压兴奋迷走神经有关。变异减速对胎儿的影响取决于脐带受压的程度和时间,减速时间越长,振幅变化越大,对胎儿造成的危害就越大。

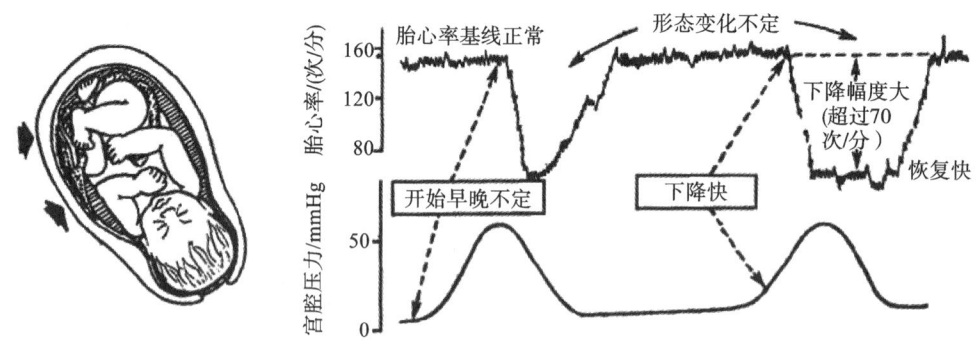

图8-2 胎心率变异减速

胎心率晚期减速:宫缩开始一段时间后(一般在高峰后)才出现胎心率减慢,且下降缓慢,下降幅度<50次/分,持续时间长,恢复缓慢(图8-3)。常伴胎心率基线变异减少或消失。一般认为是子宫胎盘功能不良、胎儿缺氧的表现,应紧急处理。

(2)预测胎儿宫内储备能力:包括无应激试验和催产素激惹试验。

①无应激试验(NST):在无宫缩、无外界负荷刺激下,观察和记录胎动和胎心率,以了解胎儿储备能力。开始时,孕妇取半卧位,宫底和胎背部各放一个多普勒探头,同时计数胎动,至少连续记录20分钟。正常情况下,20分钟内(足月胎儿)至少有2次以上胎动伴胎心率加速>15次/分,持续15秒以上者为NST有反应,提示胎儿储备能力良好。如少于1次或胎心率加速<15次/分或持续时间<15秒者为NST无反应,提示胎儿储备能力差,可再做催产素激惹试验。

②催产素激惹试验(OCT)又称宫缩应激试验(CST):先用缩宫素诱导宫缩,再用胎儿电子监护仪记录宫缩与胎心率变化的关系,了解胎儿储备能力。连续描记20分钟胎心率作为基数,给予稀释催产

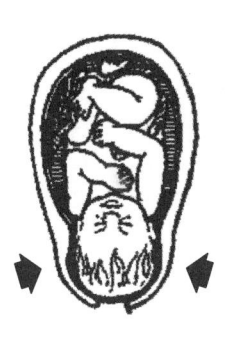
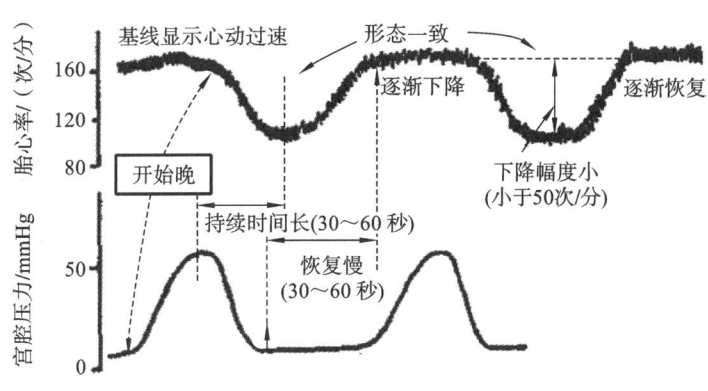

图 8-3 胎心率晚期减速

素(1:2000)静脉点滴。滴速自 8 滴/分开始,逐渐增加,调至有效宫缩每 10 分钟 3 次,每次收缩 30 秒后监测胎心率与宫缩的关系。

OCT 阳性:≥50%的宫缩出现晚期减速,若宫缩频率未达到每 10 分钟 3 次,即有晚期减速,提示胎盘功能减退,胎儿出现不能耐受的缺氧状态。

OCT 阴性:胎心率无晚期减速和明显的变异减速,胎动后胎心率加快,提示胎盘功能良好,胎儿目前情况还好。

二、胎盘功能检查

可以采用孕妇尿雌三醇测定、孕妇血清人胎盘催乳素(HPL)测定、孕妇血清妊娠特异性 β 糖蛋白测定、阴道脱落细胞检查等方法进行判断。

1. 孕妇尿雌三醇(E_3)测定 妊娠期 E_3 主要由孕妇、胎儿及胎盘共同合成。一般测 24 小时尿 E_3 含量,正常值为 15 mg/24 h,10~15 mg/24 h 为警戒值,<10 mg/24 h 为危险值。如妊娠晚期连续多次测得此值均<10 mg/24 h,表示胎盘功能减退。也可用孕妇随意尿测得 E/C,评价胎盘功能。尿 E/C ≥15 为正常值,10~15 为警戒值,<10 为危险值。

2. 孕妇血清游离雌三醇测定 采用放射免疫法测定。妊娠足月时,该值<40 nmol/L 或突然下降 50%以上,提示胎儿、胎盘功能减退。

3. 孕妇血清人胎盘催乳素(HPL)测定 足月妊娠时 HPL 应为 4~11 mg/L,若足月妊娠时该值< 4 mg/L,或突然降低 50%,表示胎盘功能减退。

4. 孕妇血清妊娠特异性 β 糖蛋白测定 若该值于足月妊娠时<170 mg/L,提示胎盘功能障碍。

5. 阴道脱落细胞检查 若舟状细胞成堆、无表层细胞、嗜伊红细胞指数(EI)<10%、致密核少者,提示胎盘功能良好;舟状细胞极少或消失、有外底层细胞、嗜伊红细胞指数>10%、致密核多者,提示胎盘功能减退。

6. 催产素激惹试验(OCT) OCT 阳性者为胎盘功能减退。

三、胎儿成熟度检查

可通过胎龄及胎儿大小估计胎儿是否成熟,还可抽取羊水进行分析或根据 B 超来判断。

1. 正确计算胎龄 根据末次月经推算时,问清末次月经第一天的确切日期,并了解月经周期是否正常,有无延长或缩短。否则,还要结合早孕反应出现的时间、胎动开始的时间等推算。胎龄<37 周为早产儿;胎龄满 37 周至不满 42 周为足月儿;胎龄≥42 周为过期儿。

2. 胎儿大小 根据宫高及腹围数值可估算胎儿大小,简易的估算方法:胎儿体重(g)=宫高(cm)× 腹围(cm)+200。体重<2500 g 为低体重儿;体重≥4000 g 为巨大儿。

3. B 超检查 胎头双顶径(BPD)≥8.5 cm,胎盘成熟度达到Ⅱ级时,提示胎儿存活机会大。

4.羊水分析

(1)卵磷脂与鞘磷脂比值(L/S):评估胎儿肺成熟度的常用方法,L/S>2提示胎儿肺成熟。

(2)肌酐含量:肌酐值≥176.8 μmol/L,提示胎儿肾成熟。

(3)胆红素类物质含量:胆红素类物质含量<0.02,提示胎儿肝成熟。

(4)淀粉酶含量:淀粉酶含量≥450 IU/L,提示胎儿唾液腺成熟。

(5)脂肪细胞出现率:脂肪细胞出现率达20%,提示胎儿皮肤已成熟。

四、胎儿先天性畸形及遗传学疾病的宫内诊断

1.胎儿遗传学检查 于妊娠早期取绒毛或于妊娠16～20周抽取羊水,行染色体核型分析,了解染色体数目与结构改变。

2.B超检查 观察有无脑积水、无脑儿等。

3.测定羊水中的酶 诊断代谢缺陷病。

4.测定羊水中的甲胎蛋白(AFP) 诊断开放性神经管缺陷。

第二节 高危妊娠孕妇的护理

一、护理评估

【健康史】

了解孕妇的年龄、职业、生育史、既往史、手术史以及本次妊娠后的经过。了解早孕反应出现的时间,初次感觉胎动的时间,有无妊娠并发症、合并症。了解孕妇是否用过对胎儿有害的药物或接触过对胎儿有影响的物质,是否患过病毒感染性疾病。

【身体状况】

1.全身检查 ①了解营养状况、身高、体重;②测量生命体征:血压≥130/80 mmHg或较基础血压上升30/15 mmHg;③观察步态有无异常;④检查有无水肿;⑤心肺听诊以评估心脏杂音及心功能的级别。

2.产科检查 测量宫高、腹围,判断子宫大小是否与妊娠周数相符,大于或小于正常值3 cm为异常。产科四步触诊判断胎位。听诊胎心音,了解胎心率、节律及强弱。骨盆外测量检查,了解骨盆大小有无异常。

3.绘制妊娠图 妊娠图是反映妊娠期孕妇健康状况及胎儿宫内发育情况的动态曲线图。将每次产前检查所得的血压、体重、宫高、腹围、水肿、尿蛋白等数据绘制成曲线,观察其动态变化,可及时发现异常及时处理。

4.评估产程的进展情况 临产后监测宫缩、宫口扩张、胎先露下降及胎心情况,观察胎膜是否破裂、羊水的量及性状等。

【心理社会状况】

各种高危因素,均可危及母儿的健康。孕妇常因缺乏相关的知识而担心自身及胎儿的安危,因自身的健康与维持妊娠相矛盾而表现出焦虑、无助、恐惧情绪;孕妇也可因胎儿畸形、死亡或切除子宫等而表现出悲伤、自责情绪。

【辅助检查】

1.实验室检查 血液及尿液常规、血红蛋白、凝血时间、血小板计数、肝肾功能、血糖及糖耐量等。

2.B超 了解胎儿大小、数目、胎位、体表有否畸形,监测胎心音及胎盘成熟度等。

3. 胎儿电子监护 既可连续记录胎心率的变化,又可同时观察胎动、宫缩对胎心率的影响。

4. 羊膜镜检查 当头先露胎儿缺氧时,胎粪排入羊水中可导致羊水粪染。羊水粪染分为三度。Ⅰ度:羊水呈淡绿色,提示胎儿慢性或轻度急性缺氧。Ⅱ度:羊水呈深绿色,较稠,提示胎儿急性缺氧。Ⅲ度:羊水呈棕绿色,稠厚,提示胎儿严重缺氧。

二、护理诊断及合作性问题

1. 知识缺乏 缺乏有关高危妊娠的预防、监护的知识。

2. 焦虑 与担心自身的健康状况及胎儿的安危有关。

3. 潜在并发症 胎儿发育迟缓、胎儿窘迫、产后出血等。

三、护理目标

(1)孕妇的焦虑减轻或消失,对妊娠分娩有信心。

(2)孕妇能说出高危妊娠的相关知识,定期进行产前检查,学会识别常见的异常征象,积极配合处理。

(3)孕妇的并发症能被及时发现和正确处理。

四、护理措施

1. 一般护理 保证充足的睡眠时间,每天午休1~2小时,宜采取左侧卧位。嘱孕妇加强营养,尤其是有胎盘功能减退、胎儿生长受限的孕妇应摄入高蛋白质、高能量食物,并补充足够的维生素和铁、钙等矿物质,预防贫血。

2. 心理护理 提供关于高危妊娠的相关信息,及时了解孕妇的心理状态,鼓励其说出内心的担忧和不悦,共同分析产生心理矛盾的原因,指导正确的应对方式,为孕妇提供良好的心理支持。

3. 加强监护,防治并发症,促进母儿健康

(1)严密监测:①加强产前检查;②监测生命体征;③教会孕妇自我监测胎动,如有异常及时与医护人员联系;④临产后严密观察产程进展情况,注意胎心变化及羊水情况,做好母儿监护。发现异常及时报告医生。

(2)做好检查和治疗的配合:①按时保证血、尿、羊水标本的采集和送检;②协助进行各项特殊检查,做好用物的准备和检查的配合;③遵医嘱用药并观察药物的疗效和不良反应;④对出血性疾病的孕妇,应做好输液、输血及手术的准备;⑤对危重孕妇、新生儿窒息等,应做好抢救的准备及配合;⑥加强高危儿护理。

(3)胎儿监护:监测胎儿宫内情况、胎盘功能情况、胎儿成熟度。

五、健康指导

(1)指导孕妇摄入高蛋白质、高能量的食物,补充足够的维生素和铁、钙等矿物质,也可静脉滴注葡萄糖及多种氨基酸,给孕妇制订合理的饮食计划。

(2)指导孕妇合理安排休息,取左侧卧位,每天保证10小时的睡眠。

(3)保持外阴清洁,如已破膜或阴道出血者,每天擦洗外阴2次,使用消毒会阴垫。

(4)指导孕妇进行孕期保健,针对孕妇的高危因素给予相应的健康指导。若发现异常或出现生产征兆应及时就诊。

六、护理评价

评估护理计划是否科学、合理及个体化,护理措施是否到位,目标是否达到,有无新的护理问题等。

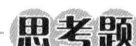

思考题

1. 何为胎心率基线？何为胎心率一过性变化？
2. 胎心率晚期减速有哪些特点？其有什么临床意义？
3. 何为无应激试验？无应激试验的操作步骤是什么，有何临床意义？

(张明娥)

学习重点：

学习难点：

必考点：

第九章 异常分娩患者的护理

学习目标

1. 掌握产力异常、产道异常的临床特点和护理措施。
2. 学会观察和识别异常分娩,能配合医生进行处理。
3. 具有爱心、耐心,能细心地观察产程进展,有效沟通,协助产妇安全度过分娩期。

影响分娩的主要因素包括产力、产道、胎儿和精神心理因素,其中任何一个或一个以上的因素发生异常,或这四个因素之间不能相互适应而使分娩进展受阻,称为异常分娩(abnormal labor),俗称难产(dystocia)。分娩过程中,顺产与难产可以相互转化,若处理不当,可使顺产转变为难产;若处理得当,可使难产转为顺产。因此,严密观察产程进展、及时识别异常分娩征象,综合分析和判断,并做出正确的处理,对保证母婴安全度过分娩期至关重要。

第一节 产力异常

案例导入

万女士,一胎妊娠40周,临产已18小时。现宫口扩张停止已达6小时,宫缩持续20~25秒,间歇6~7分钟,胎心率130次/分。外阴消毒后阴道检查宫口开大6 cm,小囟门位于5点处,胎先露S+1,坐骨大切迹较窄。请思考:该产妇的产程是否正常?其原因是什么?该如何护理?

子宫收缩力(简称宫缩)贯穿于整个分娩过程中,是分娩的主要产力。产力异常即子宫收缩力异常,在分娩过程中,子宫收缩力的节律性、对称性、极性不正常或频率、强度发生改变,称子宫收缩力异常,简称产力异常。产力异常包括子宫收缩乏力(简称宫缩乏力)和子宫收缩过强(简称宫缩过强)两大类,每类又分为协调性和不协调性,具体分类如图9-1所示。

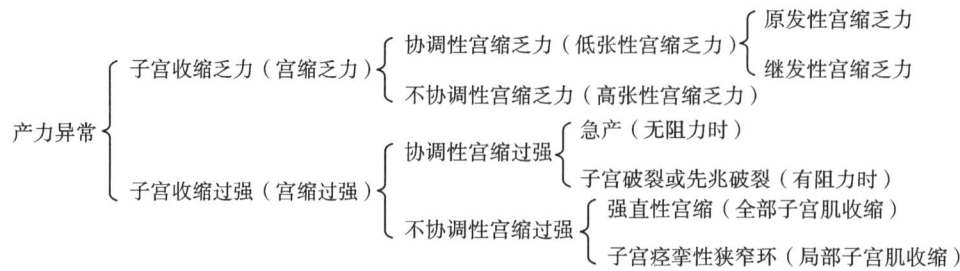

图9-1 子宫收缩力异常的分类

产力异常——宫缩乏力

课件:子宫
收缩乏力

一、护理评估

【健康史】

1. 病因评估 宫缩乏力是产科最常见的产力异常,常由多种因素所致。常见原因如下。

(1)头盆不称或胎位异常:胎先露下降受阻,不能紧贴子宫下段和压迫宫颈,因而不能反射性引起有效宫缩。头盆不称或胎位异常是导致继发性宫缩乏力的最常见原因。

(2)子宫局部因素:子宫壁过度伸展(双胎、羊水过多、巨大胎儿、多产妇等),可使子宫肌纤维变性;子宫肌瘤、子宫发育不良或畸形,均会影响宫缩导致宫缩乏力。

(3)精神及全身因素:初产妇多见(尤其是 35 岁以上高龄初产妇),产妇精神紧张、恐惧使大脑皮质功能紊乱;临产后产妇进食不足、大声喊叫、过度疲劳、贫血等,均可导致宫缩乏力。

(4)内分泌失调:妊娠晚期和临产后,产妇体内雌激素、缩宫素、前列腺素、乙酰胆碱等分泌不足,孕激素下降缓慢,电解质(钾、钠、钙、镁)异常,子宫对乙酰胆碱的敏感性降低等,均可影响子宫肌纤维的收缩能力。

(5)药物影响:妊娠晚期和临产后,应用过多的镇静剂或麻醉剂,如吗啡、氯丙嗪、哌替啶、巴比妥等,可抑制宫缩,引起继发性宫缩乏力。

(6)其他:过早使用腹压,或膀胱充盈影响胎先露下降,均可导致继发性宫缩乏力。

2. 产前检查评估 了解产妇的身体发育状况、身高与骨盆测量值、胎儿大小与头盆关系。了解产妇既往妊娠、分娩病史。了解本次妊娠有无妊娠合并症等。

【身心状况】

1. 症状与体征 宫缩乏力分为协调性宫缩乏力和不协调性宫缩乏力两种类型,临床表现也不同。

(1)协调性宫缩乏力(又称低张性宫缩乏力):宫缩具有正常节律性、对称性和极性,但收缩力弱,宫腔内压力低,常低于 15 mmHg,表现为宫缩持续时间短,间歇期长且不规律,每 10 分钟宫缩<2 次。宫缩达高峰时,宫体不隆起、不变硬,用手指压宫底部肌壁仍可出现凹陷。

协调性宫缩乏力根据发生时期又分为原发性宫缩乏力和继发性宫缩乏力两种。原发性宫缩乏力是指产程一开始就出现宫缩乏力,初产妇多见,常表现为潜伏期延长。继发性宫缩乏力是指产程开始时宫缩正常,只是在产程较晚阶段(多在活跃期或第二产程)宫缩转弱,产程进展缓慢甚至停滞。常见于骨盆狭窄或持续性胎位异常。

(2)不协调性宫缩乏力(又称高张性宫缩乏力):宫缩的极性倒置,宫缩的兴奋点不是起自宫角部两侧,而是来自子宫下段的一处或多处冲动,宫缩波由下向上扩散,收缩波小而不规律,频率高,节律不协调;宫腔内压力虽高,但宫缩时宫底部收缩不强烈,而是子宫下段收缩强烈,宫缩间歇期子宫壁也不完全松弛,表现为宫缩不协调,这种宫缩不能使宫口扩张及胎先露下降,属无效宫缩。产妇自觉下腹部持续性疼痛,拒按,精神紧张,烦躁不安。

(3)产程曲线异常:产程曲线异常有以下几种情况。

①潜伏期延长:从临产规律性宫缩开始至宫口扩张 6 cm 称为潜伏期。初产妇的潜伏期≥20 小时,经产妇的潜伏期≥14 小时,称为潜伏期延长(图 9-2)。

②活跃期停滞:当破膜且宫口扩张≥6 cm 后,宫缩正常,宫口停止扩张≥4 小时;或宫缩欠佳,宫口停止扩张≥6 小时,称为活跃期停滞(图 9-2)。

③第二产程延长:第二产程无进展,初产妇>3 小时,经产妇>2 小时;行硬膜外麻醉镇痛分娩者,初产妇≥4 小时,经产妇≥3 小时,称为第二产程延长(图 9-2)。

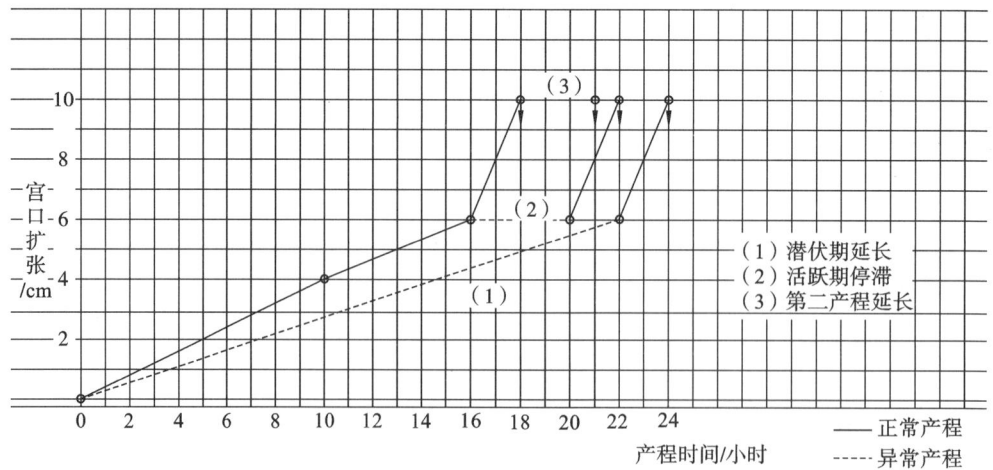

图9-2 异常的宫口扩张曲线

2. 对母儿的影响

(1)对产妇的影响。

①体力损耗:由于产程延长,产妇休息不好,进食少,体力消耗大,精神疲惫,可出现肠胀气、尿潴留等,进而加重宫缩乏力,严重时可引起脱水、酸中毒、低钾血症等。

②产道损伤:由于第二产程延长,膀胱较长时间压迫于胎先露(特别是胎头)与耻骨联合之间,可导致局部组织缺血、水肿和坏死,形成膀胱阴道瘘或尿道阴道瘘。

③产后出血:产后宫缩乏力,影响胎盘剥离、娩出和子宫壁血窦的关闭,容易引起产后出血。

④产后感染:产程延长导致肛门检查或阴道检查次数增加、胎膜早破、产后出血等均可使感染机会增加。

(2)对胎儿、新生儿的影响。

①胎儿窘迫或死亡:产程延长,不协调性宫缩乏力不能使子宫壁完全放松,使胎儿-胎盘血液循环受阻,胎儿在宫内缺氧。若合并胎膜早破更易造成脐带受压或脱垂,导致胎儿窘迫或死亡。

②新生儿窒息:胎儿窘迫未及时处理所致。

③新生儿产伤:协调性宫缩乏力容易造成胎头在盆腔内旋转异常,使产程延长,增加手术机会,胎儿产伤增多,引起新生儿颅内出血、头颅血肿、骨折、神经损伤等。

④新生儿感染:产程延长、胎膜早破及手术产引起。

3. 心理、社会状况 由于产程长,产妇及其家属表现出过度焦虑、恐惧,担心母儿安危,对经阴道分娩失去信心,请求医护人员帮助,想尽快结束分娩。

【辅助检查】

1. 监测宫缩 用胎儿电子监护仪监测宫缩的节律性、强度和频率,了解胎心率改变与宫缩的关系。

2. 实验室检查 可出现尿酮体阳性、电解质紊乱、二氧化碳结合力降低等。

二、护理诊断及合作性问题

1. 疼痛 与不协调性宫缩有关。

2. 有感染的危险 与产程延长、多次肛门检查和阴道检查有关。

3. 疲乏 与宫缩乏力、产程延长、产妇体力消耗有关。

4. 潜在并发症 产后出血。

三、护理目标

(1)产妇病情得到控制,疼痛缓解。

(2)产妇无感染发生或感染被及时发现和控制,体温、血常规正常。
(3)产妇无并发症发生,或并发症得到及时发现和控制。

四、护理措施

1. 一般护理

(1)休息:指导产妇安静休息,消除精神紧张,保存体力;鼓励产妇深呼吸,可背部按摩,使用产时按摩球,必要时遵医嘱缓慢静脉注射地西泮 10 mg 或肌内注射哌替啶 100 mg。

(2)饮食:鼓励产妇多摄入易消化、高热量的食物,补充营养、水分、电解质,摄入量不足者应静脉补充液体和能量,并保持酸碱平衡。

2. 心理护理 临产后允许家属陪伴,给予心理上的支持。关心安慰产妇,提倡一对一导乐陪伴分娩,给予持续的全方位的支持,指导舒适的体位,加强沟通,鼓励产妇及其家属表达他们的担心和不适,使其能理解并配合医护工作,增强产妇和家属经阴道分娩的信心,安全度过分娩期。

3. 病情监护 严密观察宫缩、胎心率、产妇的生命体征、宫口扩张及胎先露下降的情况,了解产程进展。发现异常宫缩及时确定其类型并给予纠正。

4. 治疗护理 治疗护理原则为纠正异常宫缩,严密监测。

(1)协调性宫缩乏力:排除头盆不称或胎位异常,能经阴道分娩者,加强宫缩。

①改善全身情况:保证休息,鼓励产妇进食易消化、高热量的食物,注意补充营养与水分,必要时静脉补充营养,补充电解质及注意纠正酸中毒。过度疲劳或烦躁不安者,静脉推注地西泮,常用剂量为 10 mg,间隔 4～6 小时可重复使用,与缩宫素联合应用效果更好。地西泮还能起到松弛宫颈平滑肌,软化宫颈,促进宫口扩张的作用。

②排空膀胱和直肠:保持膀胱和直肠的空虚状态,以免影响宫缩和胎先露下降。排尿困难者,给予诱导排尿或导尿。直肠充盈者,初产妇宫口开大不足 3 cm、胎膜未破者,可给予温肥皂水灌肠,促进肠蠕动,排出粪便和积气,刺激宫缩。

③其他加强宫缩的方法:针刺合谷、三阴交、关元、太冲等穴位,用强刺激手法治疗 30 分钟;刺激乳头。

④人工破膜:宫口扩张≥6 cm,4 小时产程无进展,无头盆不称,胎头已衔接者,排除脐带先露后,可在宫缩间歇期行人工破膜,使胎先露紧贴子宫下段及宫颈内口,反射性加强宫缩。

⑤前列腺素的应用:地诺前列酮有促进宫缩的作用,给药途径为静脉滴注及局部用药(放置于阴道后穹隆)。

⑥缩宫素静脉滴注:适用于协调性宫缩乏力,破膜后宫缩仍不理想、胎心良好、胎位正常且头盆相称者。使用方法:先用 5% 葡萄糖溶液 500 ml 静脉滴注,滴速为 4～5 滴/分,然后加入缩宫素 2.5 IU 摇匀,根据宫缩强弱调整滴速,通常不超过 40 滴/分,维持宫缩为间歇时间 2～3 分钟,持续时间 40～60 秒。对于宫缩仍弱者,应考虑酌情增加缩宫素剂量。注意事项:使用缩宫素时,必须有专人守护,严密观察,注意观察产程进展,监测宫缩,听胎心音及测量血压。若 10 分钟内宫缩超过 5 次,宫缩持续 1 分钟以上,间歇时间小于 2 分钟,或胎心率有变化时,应立即停止滴注。如有血压升高,应减慢滴速。胎儿前肩娩出前禁止肌内注射缩宫素。

经上述处理,若产程仍无进展或出现胎儿窘迫征象、产妇体力衰竭等时,应做好行剖宫产术的术前准备。

(2)不协调性宫缩乏力:处理原则是调节宫缩,恢复其极性。给予强镇静剂哌替啶 100 mg 肌内注射或地西泮 10 mg 静脉推注,不协调性宫缩乏力多能恢复为协调性宫缩。在不协调性宫缩乏力恢复为协调性宫缩之前,严禁使用缩宫素。经上述处理,若不协调性宫缩乏力未能纠正,或伴胎儿窘迫,或头盆不称,均应行剖宫产术,并做好抢救新生儿的准备。若不协调性宫缩乏力已被控制,但宫缩仍弱时,处理方法同协调性宫缩乏力。

5. 预防并发症

(1) 防治产后出血：对有异常分娩的产妇，产前应遵医嘱查血型、备血，做好输血输液准备，协助医生积极处理宫缩乏力，避免产程延长；胎儿娩出后及时注射宫缩剂；仔细检查胎盘胎膜是否完整、软产道有无损伤等；产后2～4小时密切观察宫缩、阴道出血、血压、脉搏等情况，督促产妇及时排尿，教会产妇及其家属按摩子宫，协助新生儿吸吮乳头。

(2) 预防胎儿窘迫：若胎心率异常，停用缩宫素，给予产妇吸氧，左侧卧位，做好新生儿窒息抢救准备，尽快结束分娩。

(3) 预防产褥感染：严格无菌操作，减少不必要的检查，产后保持外阴清洁，加强产后子宫复旧及恶露、会阴伤口、体温的观察，遵医嘱使用抗生素。

五、健康指导

应对孕妇进行产前健康教育，使孕妇了解分娩的生理知识，认识到过多使用镇静剂会影响宫缩。临产后，指导产妇休息、饮食、排尿及排便。产后，嘱产妇注意观察宫缩、阴道出血情况。加强营养，保持外阴清洁，注意恶露的量、颜色及气味。指导母乳喂养。

六、护理评价

评估护理计划是否科学、合理及个体化，护理措施是否落实到位，目标是否达到，健康指导是否执行，有无新的护理问题出现，产妇及其家属是否满意等。

产力异常——宫缩过强

一、护理评估

【健康史】

1. 病因评估　评估临产后产妇有无精神紧张、过度疲劳、分娩过程中有无阻力、有无胎盘早剥血液浸润子宫肌层以及不适当地应用宫缩剂或粗暴地进行阴道内操作等诱发因素。

2. 产科评估　详细询问阵痛开始的时间、程度以及胎动的情况。认真查看产前检查的各项记录，了解经产妇既往有无急产史。

【身心状况】

1. 症状与体征　宫缩过强分为协调性宫缩过强与不协调性宫缩过强两种。

(1) 协调性宫缩过强：表现为宫缩有节律性、对称性和极性，仅宫缩过强、过频。宫腔内压力＞50mmHg。若产道无阻力，宫口迅速开全，分娩可在短时间内结束。总产程不足3小时，称为急产，多见于经产妇，产妇往往有痛苦面容，不断喊叫。

(2) 不协调性宫缩过强：有两种表现。

①强直性宫缩：多是由于外界因素造成的宫口以上肌纤维普遍发生强直性痉挛性收缩，宫缩间歇期短或无明显间歇所致。表现为产妇烦躁不安，腹部剧痛难忍，拒按。胎位触不清，胎心音听不清。有时可出现病理性缩复环、血尿等先兆子宫破裂征象。

②子宫痉挛性狭窄环：子宫壁局部肌肉呈痉挛性不协调性收缩所形成的环状狭窄，持续不放松。子宫痉挛性狭窄环多发生在子宫上下段交界处，也可发生在胎体某一狭窄部，以胎颈、胎腰处常见（图9-3）。表现为产妇出现持续性腹痛、烦躁不安，宫颈扩张缓慢，胎先露下降停滞，胎心率不规则，时快时慢。阴道检查可在宫腔内触及子宫痉挛性狭窄环，此环与病理性缩复环不同，特点是不随宫缩上升。多见于产妇精神紧张、过度疲劳，不恰当地应用宫缩剂及粗暴的宫腔操作等。

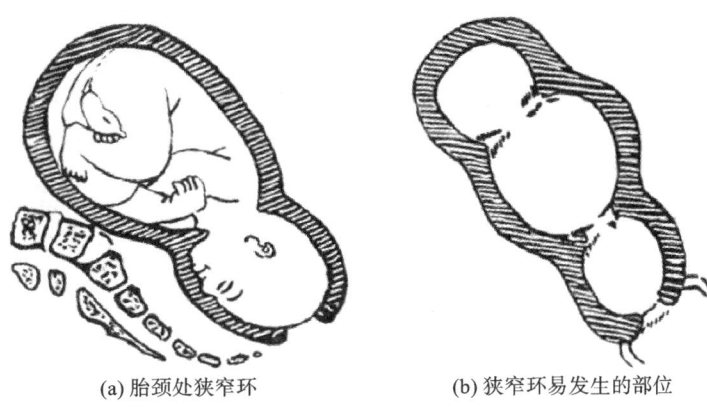

(a) 胎颈处狭窄环　　　　(b) 狭窄环易发生的部位

图 9-3　子宫痉挛性狭窄环

2. 对母儿影响

(1) 对产妇的影响：宫缩过强、过频，产程过快，易造成急产，致初产妇宫颈、阴道、会阴撕裂；接产时来不及消毒可导致产褥感染；若有梗阻可发生子宫破裂；产程延长易致产妇衰竭，增加手术产的机会；胎儿娩出后子宫肌纤维缩复不良，易发生胎盘滞留或产后出血。

(2) 对胎儿及新生儿的影响：宫缩过强、过频可影响胎盘血液循环，使胎儿在宫内缺氧，易发生胎儿窘迫、新生儿窒息甚至死亡；胎儿娩出过快，胎头在产道内受到的压力突然解除，可致新生儿颅内出血；接产时来不及消毒，新生儿易发生感染；若新生儿坠地易致骨折、外伤。

3. 心理-社会状况

产妇疼痛难忍，担心自身及胎儿安危，常表现出烦躁不安、恐惧。

【辅助检查】

胎儿电子监护仪监测宫缩及胎心音的变化。

二、护理诊断及合作性问题

1. 疼痛　与过强、过频的宫缩有关。
2. 有母儿受伤的危险　与产程过快造成产妇软产道损伤、新生儿外伤有关。
3. 潜在并发症　子宫破裂、产后出血、产褥感染。

三、护理目标

(1) 产妇病情得到控制，疼痛减轻或消失。
(2) 母儿无受伤发生，产妇无软产道损伤，新生儿无外伤。
(3) 产妇无并发症发生，或并发症得到及时发现和控制。

四、护理措施

1. 缓解疼痛　提供缓解疼痛的措施，如深呼吸、变换体位、腹部按摩、及时更换汗湿的衣服及床单、保持安静环境等。必要时遵医嘱给予镇静剂或宫缩抑制剂。

2. 心理护理　提供陪伴分娩，多给予产妇关心和指导，消除其紧张焦虑心理。及时向产妇和家属提供产妇的信息，说明产程中可能出现的问题及采取的措施，以减轻他们的焦虑，取得他们的理解和配合。

3. 防止受伤，保护母儿健康

(1) 产前详细了解孕产史，凡有急产史的孕妇，嘱其在预产期前 1～2 周不宜外出，应提前 2 周入院待产。临产后不应灌肠，提前做好接产及抢救新生儿窒息的准备工作。

（2）临产期：若产程进展过快，嘱产妇勿向下屏气，可指导产妇于每次宫缩时张嘴哈气，减缓分娩速度，为消毒会阴、做好接生准备赢得时间。确诊为强直性宫缩后，应及时给予宫缩抑制剂，可将25%硫酸镁20 ml加至25%葡萄糖溶液20 ml内缓慢静脉推注（不少于5分钟）。若仍不能缓解强直性宫缩或属梗阻性原因，均应行剖宫产术。若发生子宫痉挛性狭窄环，应认真寻找原因，及时纠正，停止一切刺激，如禁止阴道内操作、停用缩宫素等。若无胎儿窘迫征象，给予镇静剂或宫缩抑制剂，多可消除异常宫缩。经上述处理，子宫痉挛性狭窄环若不能缓解，宫口未开全，胎先露高，或伴有胎儿窘迫征象，均应立即行剖宫产术。若胎死宫内，宫口已开全，可行乙醚麻醉，经阴道分娩。

（3）分娩期：分娩时尽可能做会阴侧切术，防止会阴撕裂。软产道有裂伤者应及时缝合。若急产来不及消毒及新生儿坠地者，新生儿应肌内注射维生素K_1 10 mg以预防颅内出血，并尽早肌内注射精制破伤风抗毒素1500 U。产后仔细检查软产道，若有撕裂应及时缝合。若属未消毒的接产，应给予抗生素预防感染。

（4）产后护理：观察产妇子宫复旧、会阴伤口、阴道出血、生命体征等。

4. 预防并发症

（1）预防子宫破裂：宫缩乏力静脉滴注缩宫素时，注意小剂量、低浓度、滴数慢、勤观察，及时发现子宫破裂先兆，防止子宫破裂发生。严密观察宫缩，若有宫缩过强，立即停止一切刺激，如阴道内操作、缩宫素静滴等，及时通知医生进行处理。

（2）预防产后出血：胎儿娩出后及时注射宫缩剂，仔细检查胎盘胎膜是否完整、软产道有无损伤等。产后密切观察宫缩、阴道出血、血压、脉搏等情况，督促产妇及时排尿，教会产妇及其家属按摩子宫，协助新生儿吸吮乳头。

（3）预防产褥感染：有急产史的产妇，应提前做好接产准备工作，若属未消毒的接产，应给予抗生素预防感染。产后常规外阴擦洗，每天2次，保持会阴清洁，给予消毒的卫生垫以预防感染。

五、健康指导

观察子宫复旧、会阴伤口、阴道出血、生命体征等情况，进行产褥期健康教育及出院指导。如新生儿发生意外，协助产妇及其家属平稳度过悲伤期，为产妇提供出院后的避孕和生育指导。

六、护理评价

评估护理计划是否科学、合理及个体化，护理措施是否落实到位，目标是否达到，健康指导是否执行，有无新的护理问题出现，产妇及其家属是否满意等。

第二节 产道异常

产道是胎儿经阴道娩出时必经的通道，包括骨产道（骨盆腔）及软产道（子宫下段、宫颈、阴道、外阴）。临床上以骨产道异常多见。

产道异常——骨产道异常

骨产道异常是指骨盆的径线过短或形态异常，阻碍胎先露下降，影响产程顺利进展，又称狭窄骨盆。

【临床分类】

狭窄骨盆的种类较多，较常见的有四类。

1. 骨盆入口平面狭窄 根据骶耻外径、骶耻内径（对角径）、骨盆入口前后径（真结合径）的长度，分为3级（表9-1）。

表 9-1　骨盆入口平面各径线正常与异常值

级别	程度	骶耻外径/cm	骶耻内径(对角径)/cm	骨盆入口前后径(真结合径)/cm
—	正常值	18～20	12.5～13	10～11
Ⅰ级	临界性狭窄	18	11.5	10.0
Ⅱ级	相对性狭窄	16.5～17.5	10～11	8.5～9.5
Ⅲ级	绝对性狭窄	≤16	≤9.5	≤8.0

注：Ⅰ级：正常体重胎儿绝大多数可以自然分娩；Ⅱ级：必须经过充分试产后，才能确定能否经阴道分娩；Ⅲ级：必须行剖宫产术结束分娩。绝对性狭窄少见，多为临界性狭窄或相对性狭窄。

我国女性狭窄骨盆常见以下两种类型。

(1) 单纯性扁平骨盆：骨盆入口呈横扁圆形，骶骨向前下突出，骨盆入口前后径缩短而横径正常(图 9-4)。

(2) 佝偻病性扁平骨盆：多为儿童期患佝偻病的结果。骶岬向前突入骨盆入口，使骨盆入口前后径明显缩短，骶骨下段后移失去骶骨正常弯度，变直而后翘。骨盆出口横径宽大(图 9-5)。

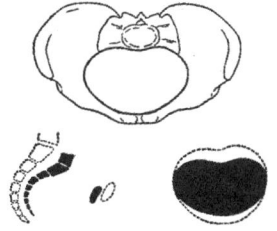

图 9-4　单纯性扁平骨盆

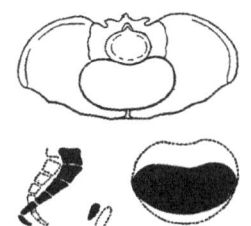

图 9-5　佝偻病性扁平骨盆

2. 中骨盆及骨盆出口平面狭窄　中骨盆狭窄常同时伴有骨盆出口平面狭窄，根据坐骨棘间径和坐骨结节间径的长度，可分为 3 级(表 9-2)。

表 9-2　中骨盆及骨盆出口平面各径线正常与异常值

级别	程度	坐骨棘间径/cm	坐骨结节间径/cm
—	正常值	10	8.5～9.5
Ⅰ级	临界性狭窄	10	8
Ⅱ级	相对性狭窄	8.5～9.5	6～7.5
Ⅲ级	绝对性狭窄	≤8	≤5.5

我国女性常见漏斗型骨盆和横径狭窄骨盆两种类型。

(1) 漏斗型骨盆：骨盆入口平面各径线正常，骨盆壁向内倾斜，中骨盆和骨盆出口平面明显狭窄，坐骨棘间径<10 cm，坐骨结节间径<7.5 cm，耻骨弓角度<90°，坐骨结节与骨盆出口后矢状径之和<15 cm，骨盆呈漏斗状，常见于男型骨盆(图 9-6)。

(2) 横径狭窄骨盆：与类人猿型骨盆类似。骨盆入口、中骨盆及骨盆出口平面横径均缩短，前后径稍长，坐骨大切迹宽。测量骶耻外径值正常，但髂棘间径及髂嵴间径均缩短。

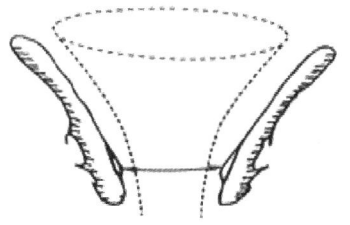

图 9-6　漏斗型骨盆

3. 骨盆三个平面狭窄　骨盆形状正常，但骨盆入口、中骨盆及骨盆出口平面均狭窄，各径线均小于正常值 2 cm 或以上，称为均小骨盆(图 9-7)。多见于身材矮小、体型匀称妇女。

4. 畸形骨盆　骨盆变形，左右不对称，失去正常形态者称畸形骨盆，包括现已罕见的骨软化症骨盆

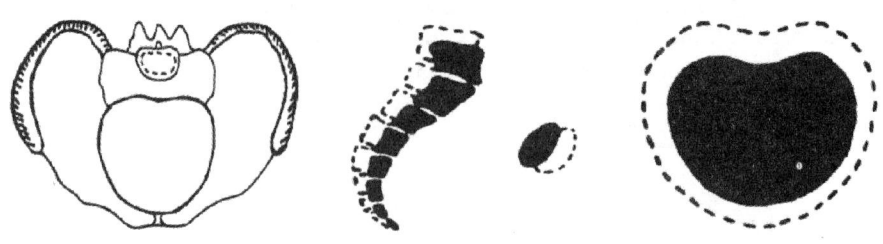

图9-7 均小骨盆

与偏斜骨盆。见于小儿麻痹症后遗症、先天性畸形、长期缺钙、外伤以及脊柱与骨盆关节结核病等。

一、护理评估

【健康史】

1. 病史评估 询问有无影响骨盆变形的疾病，如佝偻病、结核病、脊髓灰质炎、骨软化症以及外伤史。

2. 孕产史评估 若为经产妇应了解有无难产及其发生原因，新生儿有无产伤等异常分娩史。

【身心状况】

1. 症状与体征

（1）骨盆入口平面狭窄。

①胎先露及胎位异常：胎头衔接受阻，胎位异常，如臀先露、面先露或肩先露的发生率是正常骨盆的3倍。如为头先露，已临产而胎头仍不能入盆，腹部检查跨耻征阳性。有的产妇在骨盆上方可触及胎头双顶径，而产瘤已达盆底，常见于单纯性扁平骨盆骨盆腔较浅时。

②产程进展异常：因胎头衔接不良，易发生继发性宫缩乏力，临床表现为宫口扩张至5～6 cm时即停滞。相对性头盆不称经充分试产，胎头衔接后，产程可顺利进展。绝对性头盆不称常表现为产程停滞。

③其他：因胎先露对前羊膜囊压力不均或胎先露高浮，容易引发胎膜早破和脐带脱垂，其发生率是正常产妇的4倍以上。若伴有宫缩过强，因产道梗阻，产妇出现腹痛难忍、腹部拒按、排尿困难，甚至出现病理性缩复环、肉眼血尿等先兆子宫破裂征象。

（2）中骨盆平面狭窄。

①胎位异常：中骨盆平面狭窄主要影响胎头俯屈与内旋转，当胎头下降至中骨盆时，由于内旋转受阻，常出现持续性枕横位或枕后位等异常胎位，产妇表现为过早出现便意，不自主向下屏气，应及时行阴道检查。

②产程异常：胎头能正常衔接，潜伏期及活跃期早期进展顺利，但活跃期晚期及第二产程延长或停滞，胎头下降延缓或停滞。

③其他：胎头下降受阻，胎头极度变形，颅骨严重重叠，软组织水肿，形成较大产瘤。中骨盆平面狭窄常导致继发性宫缩乏力，使胎头在产道内滞留过久，易发生胎儿颅内出血；胎头长时间压迫尿道及直肠，引起排尿困难，甚至发生生殖道瘘。若骨盆狭窄严重，而产力较强，可发生先兆子宫破裂及子宫破裂。

（3）骨盆出口平面狭窄：骨盆出口平面狭窄与中骨盆平面狭窄常同时存在。若仅为骨盆出口平面狭窄，则第一产程进展顺利，胎头达盆底受阻，胎头双顶径不能通过骨盆出口横径，若强行阴道助产，可导致软产道、盆底肌及会阴严重损伤，新生儿严重产伤，对母儿危害极大。

2. 全身检查 测量身高，若孕妇身高在145 cm以下警惕均小骨盆；观察孕妇有无跛足、脊柱及髋关节畸形、米氏菱形窝不对称等。

3. 腹部检查

(1) 观察腹型：是否为尖腹或悬垂腹(图9-8)。测量宫高、腹围，预测胎儿大小，明确胎位。

(2) 胎位异常：骨盆入口平面狭窄往往因头盆不称、胎头不易入盆导致，如臀先露、肩先露。

(3) 估计头盆关系：正常情况下，部分初产妇在预产期前2周胎头入盆；经产妇于临产后胎头入盆。如已临产，胎头仍未入盆，应充分估计头盆是否相称，行跨耻征检查(图9-9)。

检查方法：孕妇排空膀胱，仰卧，两腿伸直。检查者将手放在耻骨联合上方，将浮动的胎头向骨盆腔方向推压。若胎头低于耻骨联合表面，表示胎头可以入盆，说明头盆相称，称跨耻征阴性；若胎头与耻骨联合表面在同一平面，表示头盆可能不称，称跨耻征可疑阳性；若胎头高于耻骨联合表面，表示头盆明显不称，称跨耻征阳性。初产妇预产期前两周或经产妇临产后胎头尚未入盆时做此项检查有一定的临床意义。

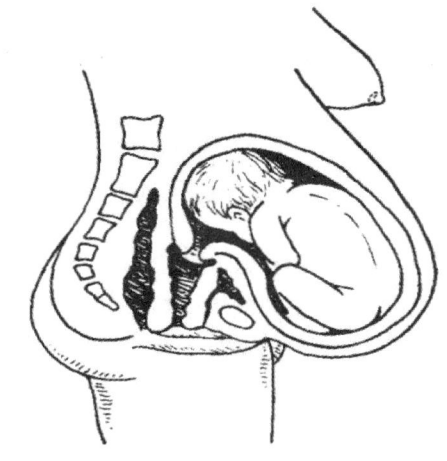

图9-8 悬垂腹

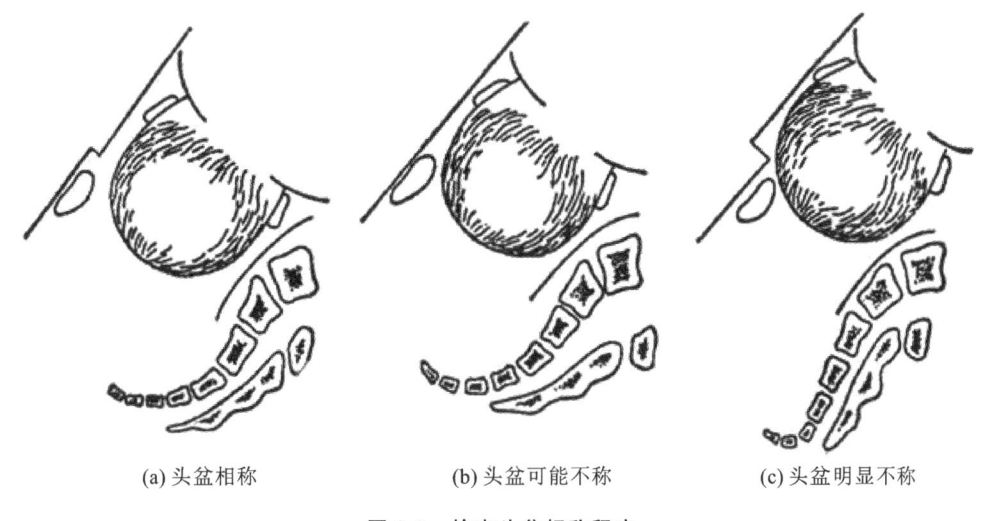

(a) 头盆相称　　(b) 头盆可能不称　　(c) 头盆明显不称

图9-9 检查头盆相称程度

4. 骨盆测量

(1) 骨盆外测量：骶耻外径<18 cm为扁平骨盆；坐骨结节间径<8 cm，耻骨弓角度<90°为漏斗型骨盆；骨盆外测量各径线小于正常值2 cm或以上为均小骨盆；骨盆两侧径(一侧髂前上棘至对侧髂后上棘间的距离)及同侧(髂前上棘至同侧髂后上棘间的距离)直径相差大于1 cm为偏斜骨盆。

(2) 骨盆内测量：骨盆外测量发现异常后，应进行骨盆内测量。对角径<11.5 cm，骶岬突出为骨盆入口平面狭窄，属扁平骨盆；中骨盆平面狭窄及骨盆出口平面狭窄往往同时存在，若坐骨棘间径<10 cm，坐骨大切迹宽度小于2横指，为中骨盆平面狭窄；若坐骨结节间径<8 cm，应测量骨盆出口后矢状径及检查骶尾关节活动度，估计骨盆出口平面的狭窄程度，若坐骨结节间径与骨盆出口后矢状径之和<15 cm，为骨盆出口狭窄。

5. 对母儿的影响

母体骨盆各平面的狭窄，均会影响胎先露的衔接、胎头内旋转，引起胎位异常、宫缩乏力，导致产程延长或停滞，甚至子宫破裂；膀胱等局部软组织因受压过久易形成生殖道瘘；易发生胎膜早破、脐带脱垂导致胎儿窘迫；因胎头受压过久或手术助产使胎儿颅内出血、产伤及感染的风险增加。

6. 心理、社会状况

产前检查确诊为产道明显异常,被告知需行剖宫产术的产妇多表现出对手术的恐惧和紧张。必须经试产才能确定的产道异常的产妇及其家属常因不能预知分娩结果而焦虑不安。

【辅助检查】

超声检查:可测量胎头双顶径及估计胎儿大小,判断胎儿能否通过骨产道。阴道超声可测量骨盆内径,可取代 X 线摄片。

二、护理诊断及合作性问题

1. 有产妇受伤的危险　与分娩困难造成软产道损伤、生殖道瘘,甚至子宫破裂有关。
2. 有围生儿受伤的危险　与胎膜早破、脐带脱垂、新生儿产伤有关。
3. 有感染的危险　与胎膜早破、产程延长、手术操作有关。
4. 潜在并发症　子宫破裂、胎儿窘迫、新生儿窒息。

三、护理目标

(1)产妇无受伤,病情得到及时有效控制。
(2)围生儿无受伤发生。
(3)产妇无感染发生或感染被及时发现和控制,体温、血常规正常。
(4)无并发症发生,或并发症得到及时发现和控制。

四、护理措施

1. 一般护理　在分娩过程中,注意休息,保证营养及水分的摄入,必要时补液。
2. 心理护理　安慰产妇,调整其精神状态,向产妇及其家属讲明产道异常对母儿的影响,及时反馈产程进展情况,增强信心,缓解其紧张焦虑的情绪。解除产妇及其家属的思想顾虑,积极配合治疗及护理。
3. 病情监护　应勤听胎心音,监测宫缩强弱,检查胎先露下降及宫口扩张程度。发现产程进展缓慢或宫缩过强时,及时报告医生并协助处理。
4. 治疗护理　明确狭窄骨盆类别和程度,了解胎位、胎儿大小、宫缩强弱、宫口扩张程度、破膜与否,结合年龄、产次、既往分娩史进行综合判断,决定分娩方式。

(1)骨盆入口平面狭窄:明显头盆不称即绝对性狭窄,足月活胎不能经阴道分娩者,宜行剖宫产术。轻度头盆不称(相对性骨盆狭窄)、跨耻征可疑阳性,预计胎儿体重<3000 g,胎心率正常,产妇一般状况及产力良好,可在严密监护下试产。

①产妇体位纠正:让产妇取半卧位,两腿弯曲,或取平卧位,将两腿屈曲尽量贴近腹壁,以减小骨盆的倾斜度,利于胎头入盆(图 9-10)。

②破膜后宫口扩张≥6 cm 后,试产时间以 4～6 小时为宜。如胎头下降入盆,产程有进展,可经阴道分娩,为试产成功;相反,如产力正常,胎头不能入盆,宫颈扩张缓慢,产程无进展,为试产失败,应考虑行剖宫产术。

试产中注意事项:a. 必须住院分娩,有专人守护,注意监护宫缩强弱、胎心音变化及胎头下降情况。②调动产妇的积极性,消除其恐惧心理,并注意营养和休息以保持良好产力,必要时补充水、电解质、维生素 C 等,防止衰竭。③严密观察产程,若发现宫缩过强、产程进展不顺利或有先兆子宫破裂征象、胎儿窘迫出现,应立即停止试产,行剖宫产术。④胎膜已破者,应采取预防感染措施,并适当缩短试产时间。⑤胎位异常,估计胎儿较大,存在明显头盆不称以及合并子宫瘢痕者禁止试产。⑥试产不宜使用止痛镇静剂,尤其不可使用对胎儿呼吸有抑制作用的药物,因在试产中随时都有改行剖宫产术的可能。

(2)中骨盆及骨盆出口平面狭窄:明显头盆不称者(绝对性骨盆狭窄)应行剖宫产术结束分娩。中

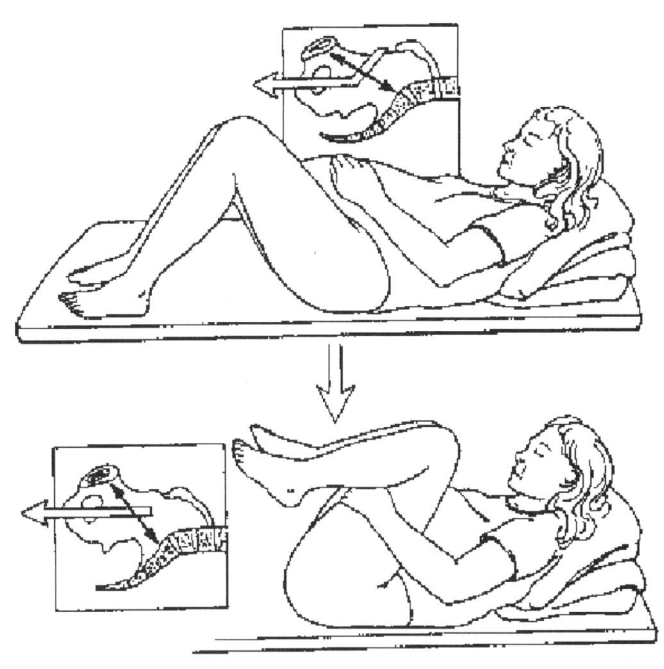

图 9-10 减小骨盆倾斜度示意图

骨盆狭窄者,若宫口已开全,胎头双顶径下降至坐骨棘水平以下时,可采用手法或用胎头吸引器将胎头位置转正,再行胎头吸引术或产钳术助产;若胎头双顶径阻滞在坐骨棘水平以上时,应行剖宫产术。骨盆出口平面狭窄多伴有中骨盆狭窄。骨盆出口是骨产道最低部位,应做好行剖宫产术的准备。

(3)骨盆三个平面狭窄:若估计胎儿不大、头盆相称、宫缩好,可以试产。若估计胎儿较大、有明显头盆不称,胎儿不能通过产道,应尽早行剖宫产术。

(4)畸形骨盆:根据畸形骨盆种类、狭窄程度、胎儿大小、产力等情况具体分析。若畸形严重,明显头盆不称者,应及时行剖宫产术。

5.预防并发症 严密观察宫缩、胎心、羊水及产程进展情况,若发现胎儿窘迫征象,及时给予吸氧,嘱产妇取左侧卧位,通知医生并配合处理。预防胎膜早破、脐带脱垂和子宫破裂。

五、健康指导

定期产前检查,及时发现骨盆异常,于产前向产妇及其家属进行骨盆异常对母儿的影响等相关知识宣教,提前入院待产。指导产妇喂养及护理手术儿的知识,并告知产后检查的必要性和时间。

六、护理评价

评估护理计划是否科学、合理及个体化,护理措施是否落实到位,目标是否达到,健康指导是否执行,有无新的护理问题出现,产妇及其家属是否满意等。

产道异常——软产道异常

软产道包括子宫下段、宫颈、阴道及外阴。软产道异常所致的难产少见,容易被忽视。于妊娠早期常规行妇科检查,了解软产道有无异常具有重要临床意义。

1.外阴异常

(1)会阴坚韧:会阴组织坚韧,缺乏弹性,伸展性差,使阴道口狭窄。多见于年龄较大初产妇。分娩时不易扩张,第二产程延长,可造成严重会阴撕裂,需行会阴切开术。

(2)外阴水肿:分娩时妨碍胎先露下降,造成组织损伤。临产前用50%硫酸镁湿热敷;临产后若水肿仍十分严重,可在严格消毒后行多点穿刺放液;分娩时可行会阴切开术。产后加强会阴护理,预防感染。

(3)外阴瘢痕:瘢痕可使外阴及阴道口狭小,影响胎先露下降,若瘢痕范围不大,分娩时可行会阴切开术。若瘢痕过大,应行剖宫产术。

2. 阴道异常

(1)阴道纵隔和阴道横隔:较薄的纵隔在分娩时可被撕裂,较厚的需手术切除。先天性阴道横隔可在分娩时包住胎先露,中间小孔可被误认为扩张的宫口。阴道横隔薄者,分娩时可渐被扩张或撕裂,较厚者不能扩张,须做"十"字形切口,在分娩结束时切除剩余部分后缝合。过厚者有时需行剖宫产术。

(2)阴道狭窄:如位置低、狭窄轻,可做较大的会阴侧切后经阴道分娩。如位置高、狭窄重、范围广,应行剖宫产术结束分娩。

(3)阴道尖锐湿疣:妊娠期阴道尖锐湿疣生长迅速,早期可治疗。体积大、范围广的阴道尖锐湿疣可阻碍分娩,发生裂伤、血肿,造成新生儿感染,故宜行剖宫产术。

(4)阴道囊肿或肿瘤:如肿瘤较大,可能妨碍分娩者,特别是有恶性肿瘤可能者,应行剖宫产术。待产后再处理原有病灶。若为单纯性阴道囊肿,可经阴道穿刺抽出囊液,使之体积缩小,以利于娩出胎儿。

3. 宫颈异常

(1)宫口粘连:多在分娩受阻时发现。当宫颈管消失而宫口迟迟不扩张时,可行阴道检查并用手指轻轻扩张宫口,使粘连分离,宫口往往可迅速扩张。

(2)宫颈水肿:多见于持续性枕后位或前不均倾位。宫口未开全前,由于胎先露压迫直肠,产妇过早出现便意感而使腹压升高,使宫颈前唇长时间地受压于胎头和耻骨联合之间,血液回流受阻,而引起宫颈水肿。水肿常发生于宫颈前唇。处理时可先用手法旋转异常胎位,解除胎头对宫颈的压迫。如宫颈扩张尚小,可用1%普鲁卡因10 ml或0.5%利多卡因10 ml于宫颈两侧注射。如宫口近开全,可用手法扩张宫颈并上推宫颈,使胎头越过宫颈,上推后以加强宫缩使胎头降低,防止宫颈再度滑下。上推宫颈时避免使用暴力,以防宫颈裂伤和出血。如经上述处理后宫口扩张缓慢或停滞,应行剖宫产术。

(3)宫颈坚韧:常见于高龄初产妇或精神过度紧张的初产妇,或宫颈手术后瘢痕形成,宫颈坚韧不易扩张者,可用1%普鲁卡因或0.5%利多卡因宫颈封闭,或地西泮(安定)10 mg缓慢静脉推注,若仍不能缓解,可改行剖宫产术。

(4)宫颈肿瘤:常见的有子宫颈肌瘤和宫颈癌。较大的子宫下段或宫颈肌瘤可占据盆腔,妨碍胎头入盆,应行剖宫产术。若肌瘤在胎头以上不阻碍胎先露下降,可经阴道分娩,产后再处理肌瘤。宫颈癌合并妊娠不常见,但宫颈癌患者宫颈质地脆硬,缺乏伸展性,如从阴道分娩,有导致宫颈撕裂、出血、感染和癌细胞扩散的危险,应行剖宫产术。产后根据癌肿的期别、大小、有无扩散等进一步处理。

4. 盆腔肿瘤 子宫肌瘤或卵巢肿瘤可影响分娩。子宫壁间肌瘤或黏膜下肌瘤位于子宫下段及宫颈者,如果占据盆腔或阻碍于骨盆入口时,影响胎先露进入骨盆入口,可使分娩受阻或引起胎位异常,如引起分娩梗阻者应行剖宫产术结束分娩,并酌情行肌瘤剔除或子宫切除术。如肌瘤在骨盆入口以上不阻碍产道则可经阴道分娩,产后再处理肌瘤。卵巢囊肿在分娩时可能会阻塞产道或使其破裂,应行剖宫产术,并切除肿瘤;如不阻塞产道亦可自阴道试产。

第三节 胎位异常

胎位异常是造成难产的常见因素之一。正常胎位为枕前位,约占90%,其余均为异常胎位,约占10%。其中以胎头位置异常居多,包括持续性枕横位、枕后位、面先露、胎头高直位、前不均倾位等,占6%~7%,属头位难产。臀位占3%~4%,横位及复合先露极少见。本节介绍持续性枕横位、持续性枕后位、臀先露、肩先露。

持续性枕横位或持续性枕后位

在分娩过程中,胎头以枕后位或枕横位衔接,随后在下降过程中,在强有力的宫缩压力下,至中骨盆及盆底时胎头枕骨仍然位于母体骨盆后方或侧方,使分娩发生困难者,称持续性枕后位或持续性枕横位(图9-11)。

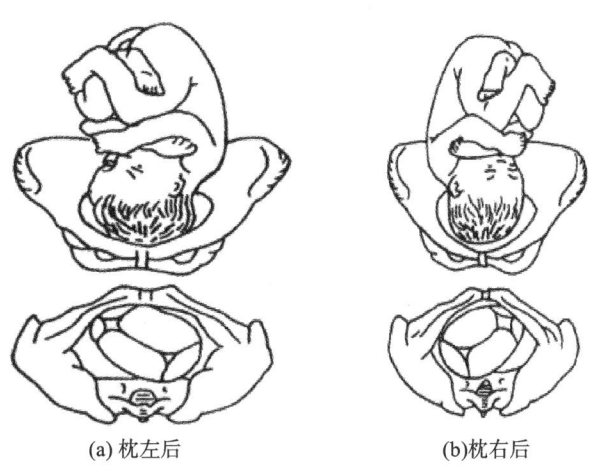

(a)枕左后　　　　　　(b)枕右后

图 9-11　持续性枕后位

一、护理评估

【健康史】

评估产妇的骨盆形态、大小,有无胎头俯屈不良、宫缩乏力、头盆不称、膀胱充盈、前置胎盘、宫颈肌瘤等影响胎头下降、俯屈及内旋转的因素存在。骨盆形态、大小异常是发生持续性枕后位或持续性枕横位的重要原因。

【身心状况】

1. 症状

(1)产程进展缓慢:临产后胎头衔接较晚及俯屈不良,常导致协调性宫缩乏力及宫口扩张缓慢。

(2)产妇过早使用腹压:因胎头枕骨持续位于骨盆后方压迫直肠,产妇自觉肛门坠胀及排便感,致使宫口尚未开全时过早使用腹压,导致产妇疲劳,出现宫颈前唇水肿及胎头水肿,影响产程。

(3)特点:常常导致活跃期晚期或第二产程延长。若在阴道口已见胎发,但经多次宫缩时屏气却不见胎头继续下降。

2. 体征

(1)腹部检查:在宫底部可触及胎臀,胎背偏向母体后方或侧方,不易触及,在对侧可明显触及胎儿肢体。若胎头已衔接,有时可在耻骨联合上方扪到胎儿颏部。枕横位时在脐下一侧偏外方听胎心音最为响亮,枕后位时因胎背伸直,前胸贴近母体腹壁,在胎儿肢体侧的胎胸部位也能听到胎心音。

(2)阴道检查:当宫颈部分扩张或开全时,如为枕后位,盆腔后部空虚,胎头矢状缝位于骨盆斜径上,前囟在骨盆右前方,后囟(枕部)在骨盆左后方则为枕左后位,反之为枕右后位;若胎头矢状缝位于骨盆横径上,后囟在骨盆左侧方,则为枕左横位,反之为枕右横位。当出现胎头水肿,颅骨重叠,囟门触不清时,可借助胎儿耳屏位置及耳廓的朝向判定胎位,若耳廓朝向骨盆后方,诊断为枕后位;若耳廓朝向骨盆侧方,诊断为枕横位。

3. 对母儿影响

(1)对产妇的影响:胎位异常导致继发性宫缩乏力,使产程延长,常需手术助产,手术助产易发生软产道损伤,增加产后出血及感染风险。若胎头长时间压迫软产道,可发生缺血性坏死,形成生殖道瘘。

(2)对胎儿的影响:第二产程延长和手术助产机会增多,常出现胎儿窘迫和新生儿窒息,提高了围产儿死亡率。

4. 心理社会状况 持续性枕后位或持续性枕横位导致继发性宫缩乏力、产程延长,使产妇体力消耗,产妇及其家属常因不能尽快分娩而焦虑不安。同时又担心手术助产可能对母儿造成不利影响。

【辅助检查】

B超检查可以准确探清胎头位置以明确诊断。

二、护理诊断及合作性问题

1. 疲乏 与产程延长、过早屏气用力有关。

2. 有受伤的危险 与产程延长、手术产有关。

三、护理目标

(1)产妇的病情得到有效的控制,无疲乏,体力良好。

(2)产妇无受伤,情绪稳定,生命体征平稳。

四、护理措施

1. 一般护理 保证产妇充分营养与休息。若产妇情绪紧张,睡眠不好,可给予哌替啶或地西泮。鼓励产妇每2小时排空膀胱一次,避免因膀胱充盈阻碍胎头下降。按摩背部或取侧卧位,可减轻腰骶部疼痛。

2. 心理护理 向产妇及其家属详细解释异常分娩的原因及处理措施,使产妇知道手术助产或剖宫产的必要性,分娩过程中全程陪伴分娩,关心、体贴产妇,缓解其焦虑和紧张心理,以取得产妇的配合。

3. 病情监护 严密观察产程与胎心率情况,注意胎头下降程度、宫颈扩张程度、宫缩强弱,及早发现宫缩乏力。

4. 治疗护理 持续性枕后位或持续性枕横位在骨盆无异常及胎儿不大时可以试产。试产时应严密观察产程,注意胎头下降程度、宫口扩张程度、宫缩强弱及胎心率有无改变。

(1)第一产程:保持产妇充沛的体力和精力,大多数可转成枕前位。指导产妇卧向胎背的对侧,可以促进胎位旋转,也可减轻背部压痛。宫口开大6cm,产程停滞(排除头盆不称),可行人工破膜;若产力欠佳,可静脉滴注缩宫素。在试产过程中,若产程无明显进展,胎头较高或出现胎儿窘迫征象,应考虑行剖宫产术结束分娩。

(2)第二产程:若第二产程进展缓慢,应行阴道检查。当胎头双顶径已达坐骨棘平面或更低时,可徒手将胎头枕部转向前方;若转成枕前位有困难时,也可向后转成正枕后位,再以产钳助产。若以枕后位娩出时,需做较大的会阴切开。若胎头位置较高,疑有头盆不称,则需行剖宫产术结束分娩。

(3)第三产程:因产程延长,容易发生产后宫缩乏力,故胎儿娩出后应立即静脉注射或肌内注射缩宫素,以防产后出血。有软产道裂伤者,应及时修补。新生儿应重点监护,按手术产新生儿护理。凡行手术助产及有软产道损伤者,产后应给予抗生素预防感染。

五、健康指导

向产妇及其家属详细介绍异常分娩的相关知识,使产妇知道手术助产或剖宫产的必要性,为产妇提供新生儿护理指导。

六、护理评价

评估护理计划是否科学、合理及个体化,护理措施是否落实到位,目标是否达到,健康指导是否执行,有无新的护理问题出现,产妇及其家属是否满意等。

臀 先 露

臀先露(breech presentation)即臀位,也是常见的异常胎位,占妊娠足月分娩总数的 3%～4%,多见于经产妇。分娩时后出胎头无明显变形,往往娩出困难,且脐带脱垂较多见,围生儿死亡率是枕先露的 3～8 倍。臀位以骶骨为指示点,有骶左前(LSA)、骶左横(LST)、骶左后(LSP)、骶右前(RSA)、骶右横(RST)、骶右后(RSP)6 种胎位。

一、护理评估

【健康史】

妊娠 30 周以前,臀先露较多见,妊娠 30 周以后多能自然转成头先露。持续性臀先露需评估产妇的骨盆形态、大小、腹壁松弛程度,了解产妇的生育史,有无狭窄骨盆、盆腔肿瘤、前置胎盘、羊水过多、子宫畸形、胎儿畸形等易导致胎位异常的因素存在。

【临床分类】

根据臀位时胎儿下肢所取的姿势,可分为以下 3 种类型。

1. 单臀先露 单臀先露又称腿直臀先露。胎儿的两髋关节屈曲,双膝关节伸直,以臀为先露。临床上最常见。

2. 完全臀先露 完全臀先露又称为混合臀先露。胎儿双髋关节和双膝关节均屈曲,如盘膝而坐,以臀和双足为先露。临床上较常见。

3. 不完全臀先露 以一足或双足先露,有时是一侧或双侧膝先露。但膝先露是暂时的,多数在分娩时转成足先露。临床上较少见。

【身心状况】

1. 症状 产妇常感肋下有圆而硬的胎头。由于胎臀不能紧贴子宫下段和宫口,常导致宫缩乏力,宫口扩张缓慢,产程延长。

2. 腹部检查 子宫呈纵椭圆形,在宫底部可触到圆而硬、按压时有浮球感的胎头,在耻骨联合上方可触到不规则、软而宽的胎臀;胎心在脐左(或右)上方听得最清楚。

3. 肛门检查及阴道检查 触及软而不规则的胎臀或胎足、胎膝。

4. 对母儿影响

(1)对产妇的影响:容易发生胎膜早破或继发性宫缩乏力及产程延长,使产后出血与产褥感染的机会增多;因后娩胎头困难,容易造成宫颈和子宫下段撕裂。

(2)对胎儿及新生儿的影响:胎臀高低不平,前羊膜囊受压不均,常致胎膜早破,发生脐带脱垂的可能性是头先露的 10 倍,使早产儿及低体重儿增多;脐带受压可致胎儿窘迫甚至死亡。因后娩胎头牵出困难,可造成新生儿窒息及颅内出血;此外,新生儿产伤发生率也较高,如臂丛损伤、关节脱位、骨折等。

5. 心理社会状况 产前检查为臀先露,产妇及其家属因缺乏臀先露的相关知识,在妊娠期不能很好地配合医护人员纠正胎位。临产时担心难产及手术对自身和新生儿带来危险,常表现出恐惧、焦虑等心理。

【辅助检查】

B 超检查可明确诊断,能准确探清臀先露的类型以及胎儿大小、胎儿姿势等。

二、护理诊断及合作性问题

1. 恐惧、焦虑 与担心母儿安全有关。

2. 有胎儿受伤的危险 与臀位助产、后娩胎头困难有关。

三、护理目标

(1)产妇情绪稳定,积极配合治疗与护理。
(2)胎儿无受伤,母儿生命体征平稳。

四、护理措施

1. 一般护理 临产过程中,让产妇充分休息,保持良好的心情,鼓励产妇进食、进水,必要时经静脉补充液体,维持水、电解质平衡,保持良好的营养状态。

2. 心理护理 向产妇及其家属详细解释臀先露分娩时对母儿的影响,并让其明确矫正臀先露的方法及必要性。分娩过程中全程陪伴分娩,关心、体贴产妇,缓解其焦虑和紧张心理,以取得产妇的配合。

3. 病情监护 临产过程中,密切观察宫缩、胎心率及产程进展,观察有无分娩异常及胎儿窘迫。胎膜破裂时,注意是否出现胎心变化,及时发现脐带脱垂并及时处理。

4. 治疗护理

(1)妊娠期:妊娠30周前,臀先露多能自行转为头先露,可不予处理。若妊娠30周后仍为臀先露者,应设法矫正。常用的矫正方法有以下几种。

①膝胸卧位:让孕妇排空膀胱,松解裤带,双膝跪于床上,身体前俯,胸部尽量贴近床面,大腿与床面垂直(图9-12)。每次15分钟,每日2次,坚持1周后复查。这种姿势可使胎臀退出骨盆腔,借助重心改变胎位,使胎头与胎背所形成的弧形顺着宫底弧面滑动而完成胎位矫正。取膝胸卧位前半小时口服沙丁胺醇(舒喘灵片)4.8 mg或利托君10 mg,使子宫处于松弛状态,则胎位矫正成功率更高。

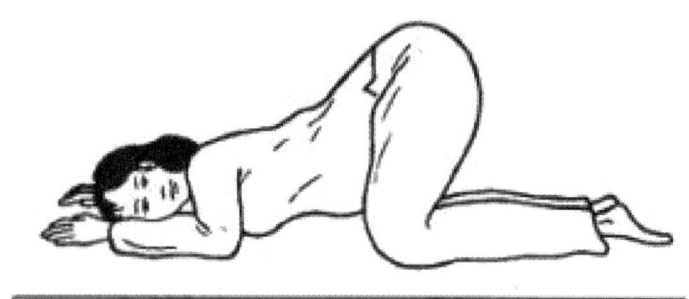

图9-12 膝胸卧位

②艾灸或激光照射至阴穴:至阴穴位于足小趾甲根部外侧角旁0.1寸。激光照射至阴穴,左右两侧各照射15~20分钟,每日1次,5日为一疗程,有良好效果。也可用艾条灸至阴穴,每日1次,每次15~20分钟,5日为一疗程。

③外转胎位术:应用上述矫正方法无效、腹壁较松、子宫壁不太敏感者,可于妊娠32~34周试行外转胎位术,将臀位转为头位。操作时切勿用力过猛,不宜勉强进行,以免造成胎盘早剥。操作前后均应仔细听胎心音。

(2)分娩期:应根据产妇的年龄、胎产次、骨盆类型、胎儿大小、胎儿是否存活、臀先露类型以及有无合并症,于临产前作出正确判断,决定分娩方式。

①择期剖宫产的指征:狭窄骨盆、软产道异常、估计胎儿体重>3500 g、胎儿窘迫、脐带脱垂、高龄初产妇、有难产史、不完全臀先露等,应行剖宫产术结束分娩。

②经阴道分娩:

第一产程:嘱产妇侧卧,不宜站立走动,少做肛门检查,禁止灌肠,避免胎膜破裂。一旦胎膜破裂,应立即听胎心音,协助产妇抬高臀部,预防脐带脱垂。若无脐带脱垂,可严密观察产程进展。当宫口开大 4～5 cm,胎臀或胎足出现于阴道口时,消毒外阴,用消毒巾盖住,于宫缩时用手掌"堵"住阴道口,目的是使产道充分扩张,以利于娩出胎头。在"堵"的过程中,应注意胎心音变化,每 10～15 分钟听 1 次胎心音,待胎臀全部下降(形成完全臀位)使会阴膨隆,接生者于阵缩时感到手掌有较大冲击力,提示宫口已开全,应做好接产和新生儿抢救的准备。宫口开全时不应再"堵",以免脐带受压,引起胎儿窘迫或子宫破裂(图 9-13)。

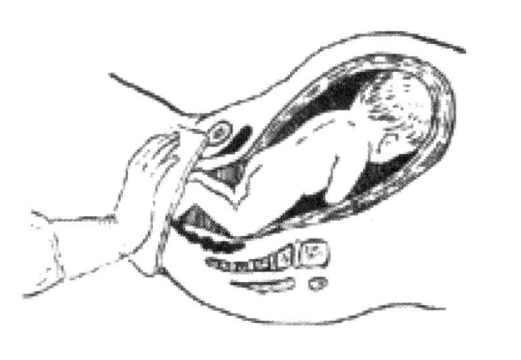 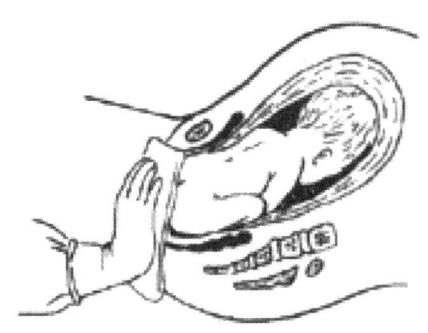

(a) 胎足露于外阴,胎臀尚未下降　　　　　　(b) 胎臀已下降

图 9-13　用手堵外阴

第二产程:助产前,应先导尿排空膀胱,行双侧阴部神经阻滞麻醉以松弛产道。初产妇应行会阴侧切术。

臀位分娩有 3 种方法。a. 自然分娩:胎儿不需任何牵拉而自然娩出。自然分娩极为少见,仅见于经产妇,骨盆宽大而胎儿较小、产力好的情况下。b. 臀位助娩术:当胎臀自然娩出至脐部后,由助产者协助娩出胎儿肩部以上部分。臀位助娩术是最常见的臀位分娩方式。一般在胎儿脐部娩出后,将脐带向下牵出 5～10 cm,用消毒巾包裹胎儿躯干,按臀牵引法助脐带以上部位娩出,要求最好在 2～3 分钟内娩出胎儿,最长不超过 8 分钟。c. 臀位牵引术:胎儿全部由助产人员牵拉娩出。此种手术对胎儿损伤大,容易造成后出胎头困难及产伤,现已被剖宫产术所取代,一般情况下禁用臀位牵引术,只有在宫口开全母儿出现紧急情况如急性胎儿窘迫、脐带脱垂时才允许使用。

第三产程:应积极抢救新生儿窒息及预防产后出血。胎儿娩出后立即肌内注射缩宫素,以促使胎盘娩出,防止产后出血。胎盘娩出后,及时检查软产道有无损伤并缝合,同时给予抗生素预防感染。

五、健康指导

(1)加强产前检查,妊娠 30 周后发现臀位后应及时给予矫正。
(2)明确矫正臀位的方法及必要性。
(3)若臀位未能矫正者应提前入院待产,选择适当的分娩方式。

六、护理评价

评估护理计划是否科学、合理及个体化,护理措施是否落实到位,目标是否达到,健康指导是否执行,有无新的护理问题出现,产妇及其家属是否满意等。

肩　先　露

胎体纵轴与母体纵轴相垂直,胎体横卧于骨盆入口之上,以肩为先露,称肩先露(shoulder presentation),又称横位,占妊娠足月分娩总数的 0.25%,是一种对母儿最不利的胎位。当胎膜破裂后,羊水流出,胎体紧贴宫壁,宫缩转强,胎肩被挤入盆腔,胎臂可脱出于阴道口外,而胎头和胎体则被阻于骨盆入口之上,称为忽略性或嵌顿性肩先露(图 9-14)。如不及时处理,宫缩继续加强,宫体越来越厚,而子宫下段由于被动扩张越来越薄,由于子宫上下段肌壁厚薄相差悬殊,形成环状凹陷,并随宫缩逐渐升高,甚至可达脐上,形成病理性缩复环,是子宫破裂的先兆,不及时处理,将发生子宫破裂,威胁母儿生命。妊娠期发现肩先露应给予矫正,矫正方法、时间同臀先露。若胎位矫正无效,应提前住院,于临产前行择期剖宫产术结束分娩。若出现先兆子宫破裂或子宫破裂征象,无论胎儿死活,均应立即行剖宫产术。如宫腔感染严重,应同时切除子宫。如胎儿死亡,无先兆子宫破裂征象,且宫口近开全,在全麻下行断头术或碎胎术。

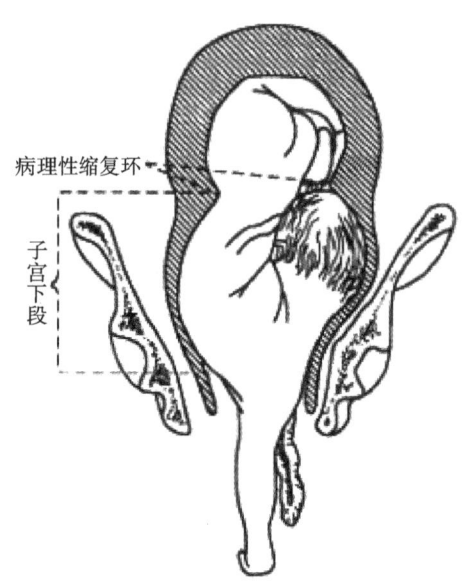

图 9-14　忽略性肩先露

第四节　胎儿发育异常

巨 大 胎 儿

胎儿体重达到或超过 4000 g 者,称巨大胎儿。近年来因产妇营养过度而致巨大胎儿的案例有增多的趋势。

一、护理评估

【健康史】

评估产妇有无家族遗传史、巨大胎儿分娩史、糖尿病等病史。巨大胎儿常见于父母身材高大,经产妇、孕妇患轻型糖尿病、过期妊娠胎盘功能正常,胎儿吸收营养过度等。

【身心状况】

1. 症状、体征　子宫增大较快,妊娠晚期可出现呼吸困难,孕妇自觉腹部沉重及两肋部胀痛。

2. 腹部检查　腹部明显膨隆,测宫高、腹围大于正常妊娠月份;胎体大、胎先露高浮;胎心音位置较正常稍高。

3. 对母儿的影响　巨大胎儿可引起头盆不称、难产、产后出血及感染,造成母儿损伤。

4. 心理社会状况　通过产前检查发现巨大胎儿,产妇及其家属对巨大胎儿造成难产的知识缺乏,临产后巨大胎儿常使产程异常,产妇表现出焦虑不安。

【辅助检查】
1. B超检查 胎儿双顶径(BPD)、头围(HC)、腹围(AC)等了解胎儿生长发育情况。
2. 其他检查 检查孕妇血糖情况。

二、护理诊断及合作性问题

1. 焦虑 与发生难产、担心母儿安全有关。
2. 潜在的并发症 产后出血、新生儿产伤。

三、护理目标

(1)患者情绪稳定,积极配合治疗与护理。
(2)无并发症发生,或并发症得到及时发现和控制。

四、护理措施

1. 心理护理 向产妇及其家属解释巨大胎儿对母儿影响的相关知识,让产妇明确巨大胎儿易导致难产及应对措施。临产时家属应多陪产妇,关心、体贴产妇,以缓解其焦虑情绪,取得配合。

2. 病情监护 密切监测胎心率、宫缩及产程进展,及早发现产程异常及胎儿窘迫。随时做好行剖宫产术的准备。

3. 治疗护理 若妊娠期内患糖尿病应积极治疗。妊娠36周后,根据胎儿成熟度、胎盘功能及疾病控制情况,择期引产或剖宫产。若有头盆不称、胎位异常、高龄初产,或在试产中胎头停滞于中骨盆、胎儿窘迫等,均宜行剖宫产术结束分娩。若胎头已达坐骨棘平面下3 cm,第二产程时间延长,必要时应会阴侧切加胎头吸引器或产钳助产。若胎儿已死,行穿颅术或碎胎术。

4. 预防并发症
(1)胎肩娩出后立即肌注缩宫素20 U,加强宫缩,防止产后出血。产后持续监测产妇的生命体征、宫缩、宫高、恶露量,及早发现产后出血。
(2)分娩后检查新生儿有无分娩时的产伤,如脑部和神经受损、锁骨骨折等。糖尿病母亲所生的新生儿须注意有无低血糖的表现。

五、健康指导

(1)加强产前检查,若发现巨大胎儿倾向者,应指导孕妇适当节制饮食。
(2)腹部明显膨隆,胎儿体重明显偏大者应警惕妊娠合并糖尿病的发生。
(3)巨大胎儿可能存在头盆不称者,应嘱孕妇提前入院待产。

六、护理评价

(1)产妇情绪是否稳定,焦虑是否缓解。
(2)产妇和新生儿并发症是否发生或是否被及时发现和处理。

胎 儿 畸 形

一、脑积水

胎儿颅内脑室潴留过量脑脊液(500～3000 ml或更多),胎头体积增大,颅缝增宽,囟门增大,称脑积水。分娩时胎头不能入盆,如不处理,可造成子宫破裂。一旦确诊应及早引产,胎儿多不能存活,也无成长可能。当宫口扩张2～3 cm时,若为头先露,可穿刺囟门或颅缝放出积水后自然娩出;若为臀先露,后出胎头也可穿刺颅缝放出积水后牵出。

二、无脑儿

无脑儿是先天畸形胎儿中最常见的一种。女胎比男胎多4倍,胎儿由于缺少头盖骨,双眼突出,颈短,脑部发育极原始,脑髓暴露(图9-15(a)),不可能存活。故一旦确诊应立即终止妊娠。

三、脊柱裂

脊柱裂属脊椎管部分未完全闭合的状态。脊柱在妊娠8~9周开始骨化,如两半椎体不融合则形成脊柱裂(图9-15(b)),多发生在胸骨段。妊娠18~20周是发现的最佳时机,B超探及某段脊柱两行强回声的间距变宽,或形成角度呈"V"或"W"形,脊柱短小、不完整、不规则弯曲,或伴有不规则的囊性膨出物(图9-15(c)),严重者应终止妊娠。

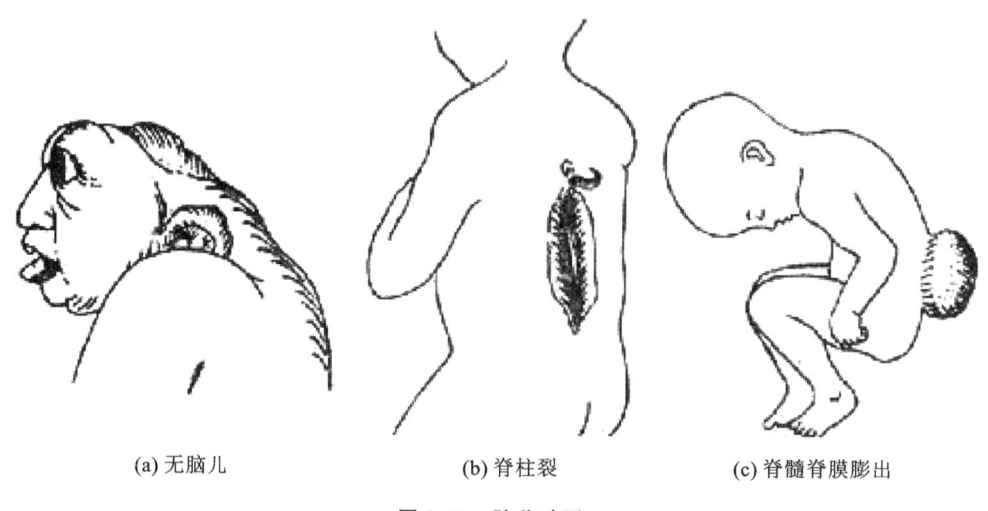

(a) 无脑儿　　　　　(b) 脊柱裂　　　　　(c) 脊髓脊膜膨出

图 9-15　胎儿畸形

四、联体儿

联体儿极少见,是由于单卵双胎在妊娠早期发育过程中未能分离,或分离不完全所致,多数性别相同。联体儿分为相等联体儿和不等联体儿。腹部检查不易与双胎妊娠相区别。通过B超检查不难诊断。一旦确诊为联体儿,应尽早终止妊娠。足月妊娠者应行剖宫产术。

思考题

1. 骨盆入口平面狭窄时,什么情况下可以在严密监护下试产?试产时怎样处理?
2. 跨耻征检查的具体方法是怎样的?
3. 李女士,22岁,孕$_1$产$_0$,39^{+4}周。昨日22时因下腹阵发性疼痛入院。入院检查:宫缩持续30秒,间歇4~5分钟。骨盆测量:髂棘间径25 cm,髂嵴间径28 cm,骶耻外径18 cm,坐骨结节间径8.5 cm。估计胎儿重3500 g。今上午6时检查:宫缩持续50~60秒,间歇2~3分钟;宫口开大6 cm。10:30查宫口开大6 cm,胎头在坐骨棘上0.5 cm。请思考:李女士的产程是否正常?若不正常,属于哪种情况?可能的原因是什么?

(张明娥)

学习重点：

学习难点：

必考点：

第十章 分娩期并发症患者的护理

> **学习目标**
> 1. 掌握产后出血的概念、症状、体征和护理措施。
> 2. 掌握胎膜早破、脐带脱垂、羊水栓塞及子宫破裂的概念和护理措施。
> 3. 具备初步判断产后出血、胎膜早破、脐带脱垂、羊水栓塞及子宫破裂的能力。
> 4. 能对分娩期并发症患者做出正确判断与应急,能配合医生进行急救护理。

第一节 胎膜早破

案例导入

王女士,28岁,孕$_3$产$_0$,停经39周。自述1小时前突感有较多液体自阴道流出,继而少量间断性排出,当站立、咳嗽时即有大量液体流出,无腹痛及阴道出血。入院体格检查:孕妇神情紧张,血压100/70 mmHg,宫高40 cm,腹围105 cm,胎心率144次/分,规律有力,在脐左下方听得最清楚,未扪及宫缩,下肢水肿(+),骨盆外测量正常。请思考:此孕妇可能出现什么情况?为进一步确诊,还需做什么检查?

胎膜早破(premature rupture of membranes,PROM)是指临产前胎膜自然破裂。胎膜早破的发生率占分娩总数的2.7%~17%,妊娠满37周后发生率为10%左右。胎膜早破可引起早产、脐带脱垂、围生儿死亡及母儿感染等。

一、护理评估

【健康史】

评估有无胎位不正、胎先露高浮、头盆不称、胎膜炎或胎膜发育不良、多胎妊娠、羊水过多、妊娠晚期性生活、创伤、维生素及微量元素缺乏及宫颈内口松弛等易诱发胎膜早破的因素。确定胎膜破裂的时间,是否有宫缩和感染征象。

【身心状况】

1. 症状 产妇突感有液体自阴道流出,不能控制,量时多时少。当增加腹压如咳嗽、打喷嚏时,液体流出增加。无腹痛等其他产兆。

2. 体征 肛门检查或阴道检查触不到前羊膜囊,上推胎先露后阴道流液量增多。如脐带受压可出现胎心异常。注意和尿失禁、阴道炎溢液鉴别。

3. 对母儿的影响

(1)对产妇的影响:胎膜早破时难产、宫内感染及产褥感染的可能明显增加。

(2)对胎儿及新生儿的影响:胎膜早破易诱发早产、脐带脱垂、胎儿窘迫等,使围生儿死亡率增加。

4. 心理社会状况 突然发生的胎膜早破使得产妇及其家属惊惶失措,因为缺乏相关知识而表现出焦虑,担心产妇和胎儿的安危。

【辅助检查】

1.阴道液酸碱度检查 正常阴道 pH 为 4.5～5.5；尿液 pH 为 5.5～6.5；羊水 pH 为 7.0～7.5。用石蕊试纸测定阴道流液，若流出液 pH≥6.5 为阳性，提示胎膜早破可能性极大。

2.阴道液涂片检查 阴道液干燥片检查见羊齿植物叶状结晶；亚甲蓝涂片见淡蓝色或不着色胎儿皮肤上皮及毳毛；用苏丹Ⅲ染色见橘黄色脂肪小粒，可确定为胎膜早破。

3.羊膜镜检查 可以直视胎先露，看不到前羊膜囊，可确诊。

二、护理诊断及合作性问题

1.有感染的危险 与胎膜早破后病原体上行感染有关。

2.有受伤(胎儿)的危险 与脐带受压和早产儿各器官发育不成熟有关。

三、护理目标

(1)产妇无感染发生或感染被及时发现和控制，体温、血常规正常。

(2)胎儿无受伤，各项指标正常。

四、护理措施

1.一般护理 嘱产妇提早住院待产，应绝对卧床休息，抬高臀部，保持外阴清洁，防止上行感染。

2.心理护理 多陪伴产妇，鼓励产妇说出心中的感受和焦虑，及时解答疑问，给予精神安慰，以减轻产妇紧张、恐惧心理，告知产妇及其家属在分娩中可能发生的问题、处理措施和注意事项，取得他们的理解和配合。

3.病情监护 密切观察胎心率的变化，监测胎动，定时观察羊水的颜色、气味及量，注意有无脐带脱垂和胎儿窘迫。避免不必要的肛门检查与阴道检查；密切观察产妇的体温、心率、宫缩、白细胞计数。按医嘱定期查血常规，了解有无感染征象。

4.治疗护理

(1)期待疗法：适当延长妊娠周数，用于妊娠 28～35 周无感染的孕产妇。

①绝对卧床：取左侧卧位，抬高臀部，防止脐带脱垂造成胎儿窘迫。

②应用宫缩抑制剂：常选用硫酸镁、利托君、沙丁胺醇等药物。

③密切观察：观察产妇的体温、心率、宫缩、白细胞计数与胎心变化。

④促胎肺成熟：肌内注射地塞米松 5 mg，每日 2 次，连用 3 日。

⑤预防感染：保持外阴清洁，避免不必要的肛门检查与阴道检查；破膜时间超过 12 小时以上者，应预防性使用抗生素。

⑥脐带脱垂处理：若宫口开全，胎先露已达坐骨棘下，应立即协助接产；若宫口未开全，应立即让产妇取头低臀高位，做好剖宫产及抢救新生儿的准备。

(2)终止妊娠：妊娠周数达 35 周，胎先露已衔接，胎肺成熟者，如未临产，无感染征象，可待其自然分娩；若破膜超过 12 小时未临产，且宫颈成熟者应引产。如有胎位异常、头盆不称、胎儿窘迫等情况，行剖宫产术结束分娩。

五、健康指导

加强产前检查，及时纠正胎位异常；向孕产妇讲解相关疾病知识，了解胎膜早破的后果，重视妊娠期卫生保健，妊娠晚期禁止性生活；注意营养平衡，补充维生素及钙、锌、铜等微量元素。避免负重、腹部外伤及腹压突然增加；宫颈内口松弛者，应卧床休息，并于妊娠 14～16 周行宫颈环扎术；积极预防和治疗下生殖道感染；指导头盆不称、胎位异常的孕产妇提前住院待产；告知孕产妇一旦胎膜早破应立即平卧，并抬高臀部，禁止直立行走，尽快送往医院。

六、护理评价

(1)孕产妇体温、白细胞正常,无感染发生。
(2)未发生围生儿并发症,母儿安全。

第二节 产后出血

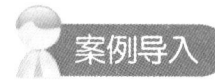

刘女士,25岁,妊娠39周,临产4小时入院。因第二产程延长行胎头吸引术助产娩出一活男婴,重3500 g。8分钟后胎盘娩出,随之阴道出血增多,出血量约600 ml伴有血凝块。体格检查:子宫软,宫底脐上2横指;软产道无裂伤,胎盘胎膜娩出完整。请思考:产后出血的原因是什么?处理原则和护理措施是什么?产后出血是否可以避免?将如何避免?

胎儿娩出后24小时内阴道出血量超过500 ml,剖宫产时超过1000 ml者称产后出血(postpartum hemorrhage)。产后出血是分娩期常见的严重并发症之一,发生率占分娩总数的2%~3%,多发生在产后2小时内。产后出血目前是我国孕产妇死亡的首位原因,若短时间内大量失血可发生失血性休克,休克时间长可引起脑垂体缺血坏死,继发严重的腺垂体功能减退,称希恩综合征,应予以高度重视。

一、护理评估

【健康史】

1.病因评估 引起产后出血的原因主要有宫缩乏力、胎盘因素、软产道裂伤和凝血功能障碍。

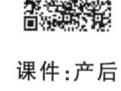
课件:产后出血的病因与临床表现

(1)宫缩乏力:产后出血的最主要原因,占产后出血总数的70%~80%。正常情况下,胎儿娩出后,宫缩压迫胎盘剥离面开放的血窦,可起到有效的止血作用。凡影响产后宫缩的因素均可引起宫缩乏力性产后出血。

①全身因素:产妇精神过度紧张或产程延长,使产妇过度疲劳,体力衰竭;分娩过程中使用过多的镇静剂、麻醉剂或宫缩抑制剂;产妇本身合并有全身急慢性疾病如心脏病等,均可引起宫缩乏力。

②局部因素:多胎妊娠、羊水过多、巨大胎儿等致子宫过度膨胀,使子宫肌纤维过度伸展失去弹性;妊娠期高血压疾病、重度贫血、子宫胎盘卒中等病理现象造成子宫肌壁水肿、渗血;子宫畸形、子宫肌瘤、子宫发育不良、子宫瘢痕、膀胱充盈;多次刮宫、多产、产褥感染所致的子宫炎症或损伤等均可影响产后宫缩。

(2)胎盘因素:胎儿娩出30分钟,胎盘尚未娩出者为胎盘滞留。包括:①胎盘剥离不全;②胎盘剥离后滞留;③胎盘嵌顿;④胎盘粘连;⑤胎盘部分残留;⑥胎盘植入。

(3)软产道裂伤:急产、巨大胎儿、宫缩过强、软组织弹性差、宫口未开全时过早使用腹压、接产时未保护好会阴或阴道助产术操作不当等,造成会阴、阴道、宫颈甚至子宫下段裂伤,发生产后出血。

课件:软产道裂伤

(4)凝血功能障碍:临床较少见。产妇合并全身出血倾向性疾病如血小板减少症、白血病、再生障碍性贫血、重症肝炎等,产科原因如重度胎盘早剥、重度妊娠期高血压疾病、羊水栓塞、稽留流产等影响产妇凝血功能,均可发生弥散性血管内凝血,引起产后大出血。

2.病史评估 详细询问产妇既往有无出血性疾病、重症肝炎,多次人工流产史及产后出血史等。评估此次妊娠是否合并高血压疾病、前置胎盘、胎盘早剥、双胎等;评估分娩期产妇精神状态,是否使用过多的镇静剂、麻醉剂,产程是否延长等。

【身心状况】

1. 症状 产妇可出现眩晕、口渴、打哈欠、呕吐、烦躁不安等表现,如不及时抢救则迅速出现休克表现,如面色苍白、头晕心慌、出冷汗、脉搏细弱、血压下降等。

2. 体征 因大量出血,产妇出现贫血与休克征象。观察出血表现可判断出血原因。

(1) 宫缩乏力性产后出血:出血量与宫缩的关系密切,出血常呈间歇性,暗红色,有血凝块,宫缩加强后出血量减少。腹部检查时子宫软,轮廓不清,触不到宫底。

(2) 软产道裂伤性产后出血:一般发生在胎儿娩出后、胎盘剥离前,阴道流出鲜红色血液,持续不断,血液能自凝。检查可发现子宫下段、宫颈、阴道及会阴等有破裂伤口或血肿,宫缩良好。会阴及阴道壁裂伤的程度一般分为4度(图10-1)。

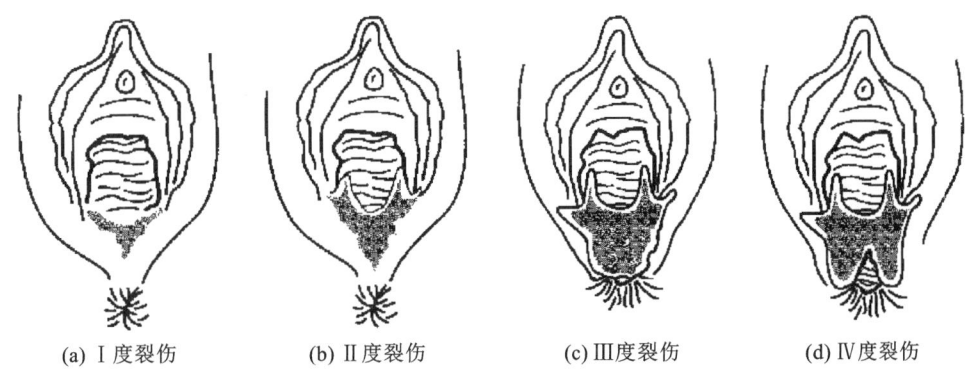

(a) Ⅰ度裂伤　　(b) Ⅱ度裂伤　　(c) Ⅲ度裂伤　　(d) Ⅳ度裂伤

图 10-1 会阴及阴道壁裂伤

Ⅰ度裂伤:会阴皮肤、阴唇系带、前庭黏膜及阴道黏膜撕裂,未达肌层。

Ⅱ度裂伤:裂伤已累及盆底肌层及筋膜,甚至累及阴道后壁及两侧黏膜,出血量较多。

Ⅲ度裂伤:裂伤向会阴深部扩展,肛门外括约肌已断裂,直肠黏膜尚完整。

Ⅳ度裂伤:裂伤导致肛门、直肠和阴道完全贯通,直肠肠腔外露,组织损伤严重,出血量可不多。

(3) 胎盘因素:常表现为在胎儿娩出后胎盘娩出前,阴道大量出血,伴宫缩乏力。色暗红,间断性流出,有血凝块。

(4) 凝血功能障碍:出现活动性持续性阴道出血,血液不能自凝,或血凝块很快溶解,有全身出血倾向。

3. 准确评估产后出血量

(1) 称重法:失血量(g)≈(分娩后有血敷料重－分娩前干敷料重)÷1.05(血液比重为 1.05 g/ml)。

(2) 容积法:用量杯测量弯盘和专用产后接血容器中的血液量确定失血量。

(3) 面积法:血液浸湿纱布的面积 10 cm×10 cm 约 10 ml,15 cm×15 cm 约 15 ml(4 层纱布)。

(4) 休克指数:根据休克指数(脉率/收缩压)估计失血量。①休克指数=0.5,血容量正常;②休克指数=1,估计失血量占血容量的比例为 20%,失血量约 1000 ml;③休克指数=1.5,估计失血量占血容量的比例为 30%,失血容量约 1500 ml;④休克指数≥2,估计失血量占血容量的比例≥50%,失血容量≥2500 ml。

4. 心理社会状况 随着出血量越来越多,产妇及其家属多感到紧张、恐惧和焦虑,担心产妇的安危和身体康复等问题。

【辅助检查】

1. 实验室检查 检查血常规、血型、凝血时间、凝血酶原时间及纤维蛋白原测定等。

2. 产科检查 检查宫缩情况、胎盘胎膜是否完整及软产道是否有损伤。

二、护理诊断及合作性问题

1. 有组织灌注量改变的危险 与阴道大量出血有关。

2. 有感染的危险 与失血过多、抵抗力下降、反复检查操作有关。

3. 潜在并发症 失血性休克。

三、护理目标

(1)产妇病情得到有效及时的控制与改善,生命体征平稳。

(2)产妇无感染发生或感染被及时发现和控制,体温、血常规正常。

(3)产妇无并发症发生,或并发症得到及时发现和控制。

四、护理措施

1. 一般护理

(1)饮食:增加营养,多进富含铁、蛋白质、维生素等易消化的食物,如瘦肉、鸡蛋、牛奶、新鲜绿叶蔬菜、水果等,注意少量多餐。

(2)休息:为产妇提供安静的环境,注意休息,取平卧位,下肢略抬高。

(3)卫生:保持会阴清洁,每日用0.5%碘伏棉球擦洗外阴两次,并垫上消毒巾,操作中严格遵守无菌技术操作原则,防止感染。

课件:产后出血的治疗与护理

2. 心理护理 医护人员应保持镇静,抢救过程中应紧张有序。多给予产妇及其家属安慰解释、关心照顾,增加信任及安全感。向产妇及其家属进行产后出血的知识宣教,耐心听取产妇内心的感受,适时进行开导和劝慰,教会产妇放松的方法,消除产妇恐惧心理,积极主动配合救护工作。

3. 病情观察 分娩过程中严密观察产程进展及宫缩情况,发现异常及时通知医生及时处理;产后2小时留产房内严密观察产妇生命体征、宫缩、宫高及子宫硬度、膀胱充盈度、阴道出血量及会阴、阴道伤口情况。

4. 治疗护理 治疗原则为针对病因迅速止血,抢救休克,防止感染。

(1)抢救休克:产妇取平卧位或中凹卧位,保暖,给予氧气吸入,立即建立静脉通道,补充血容量,改善微循环,快速输入平衡盐液或低分子右旋糖酐及代血浆,输血,注意纠正酸中毒。

(2)协助医生迅速止血:配合医生查找出血原因,争分夺秒进行抢救,挽救产妇生命。

①宫缩乏力:加强宫缩为最迅速、最有效的应对宫缩乏力的方法。去除病因,改善全身状态,若膀胱过度充盈应导尿。

a.按摩子宫是加强宫缩最快捷、简单、有效的方法(图10-2)。

经腹单手按摩法:术者站在产妇的一侧,一手拇指置于宫底部前壁,其余四指放在后壁,均匀有节律地按摩宫底(图10-2(a))。

经腹双手按摩法:双手在腹部按摩子宫,一手放在耻骨联合上方按压下腹部,将子宫向上推起,另一手放于宫底,拇指在前壁,其余四指在后壁握住宫底进行有节律地按摩,同时间断用力挤压子宫,压出宫腔内的血凝块(图10-2(b))。经以上两法按摩无效,可改用经腹部-阴道双手按摩法。

经腹部-阴道双手按摩法:产妇取膀胱截石位,术者站在产妇的一侧,一手戴消毒手套握拳置于阴道前穹隆,顶住子宫前壁,另一手于腹壁按压子宫后壁,使宫体前屈,两手相对紧压子宫并进行按摩,持续5~10分钟即可止血(图10-2(c))。

b.遵医嘱应用宫缩剂:缩宫素(oxytocin)肌内注射或静脉缓慢推注10~20 U,随之将缩宫素10~30 U加入500 ml 10%葡萄糖溶液内静脉滴注,以维持子宫处于良好收缩状态;亦可直接经腹部宫底注射或经阴道宫颈注射。麦角新碱0.2~0.4 mg肌内或宫体直接注射(心脏病、高血压患者慎用)。

c.宫腔填塞纱布条法:紧急状态或上述处理效果不理想时及病情危重转院时使用。该方法可刺激宫缩达到压迫止血的作用。方法为助手或术者一手在腹部固定子宫,另一手持卵圆钳将无菌纱布条送

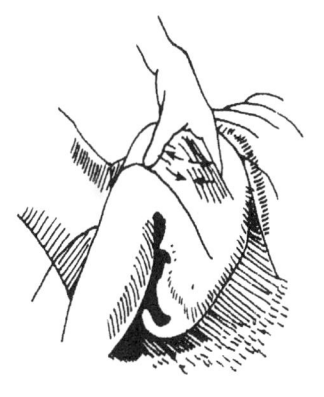 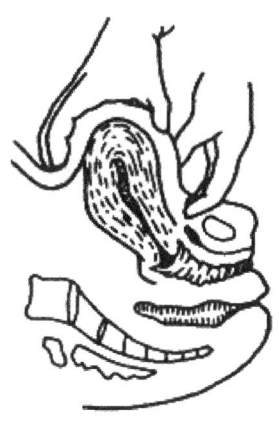 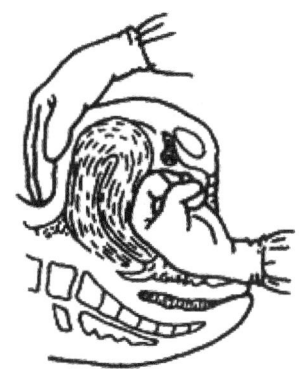

(a) 经腹单手按摩法　　　　(b) 经腹双手按摩法　　　　(c) 经腹部-阴道双手按摩法

图 10-2　按摩子宫方法

入宫腔内,自宫底部由内向外逐层填紧。填塞纱布条时注意严格遵守无菌操作原则,纱布条必须填塞紧密不留空隙,填塞后一般不再出血,应密切观察生命体征及宫高和子宫大小,警惕因填塞不紧而出现宫腔内继续出血而阴道不出血的止血假象。24 小时后取出纱布条,取出前静脉滴注催产素 20 U,并给予抗生素预防感染(图 10-3)。

d.手术止血:上述方法无效,产妇出血不止,为抢救产妇的生命,行手术止血,主要有结扎子宫动脉或髂内动脉、子宫动脉或髂内动脉栓塞术(介入放疗)及子宫切除术。

②胎盘因素:迅速娩出胎盘并加强宫缩是止血的关键。

a.胎盘剥离后滞留:膀胱充盈者导尿排空膀胱,术者一手在腹壁按摩子宫刺激其收缩并轻推宫底,嘱产妇屏气用力,另一手轻轻牵拉脐带协助胎盘娩出。

b.胎盘剥离不全或粘连:若出血量少,可肌内注射缩宫素 10 U 促使宫缩,或经腹部挤压宫底,使胎盘排出;如无效应行人工徒手剥离胎盘术取出。注意遵守无菌技术操作原则,防止感染。

c.胎盘嵌顿:停止产科操作,可注射阿托品 0.5 mg 或哌替啶 100 mg 或静脉全身麻醉,待子宫痉挛性狭窄环松解后取出胎盘。

d.胎盘部分残留:可用大号刮匙清除残留组织。

e.胎盘植入:徒手剥离胎盘困难时,考虑胎盘植入,应立即停止剥离,若出血量多,行子宫切除术。若出血量不多,需保留子宫者,可用甲氨蝶呤等药物保守治疗。

③软产道裂伤:仔细检查,找到出血部位,按解剖关系及时缝合出血(图 10-4)。

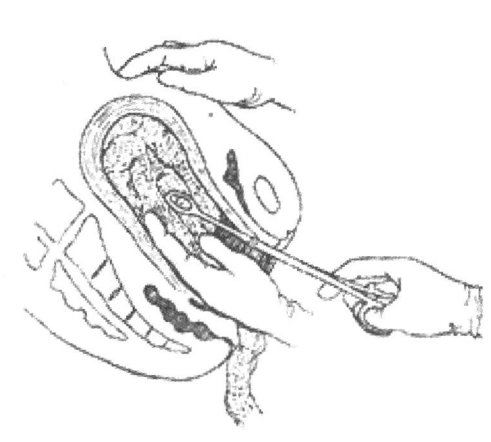 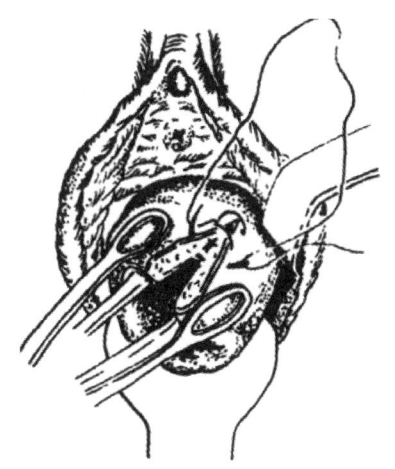

图 10-3　宫腔填塞纱布条法　　　　　　　　图 10-4　宫颈裂伤缝合术

疑为宫颈裂伤时应在消毒下用阴道拉钩拉开阴道壁,暴露宫颈,用两把卵圆钳并排钳夹宫颈前唇并向阴道口方向牵拉,沿顺时针方向逐步移动卵圆钳,直视下观察宫颈情况。若裂伤浅且无明显出血,可不予缝合并不做宫颈裂伤诊断,若裂伤深且出血量多需用0号铬制肠线或可吸收缝线缝合。缝合时第一针应从裂口顶端稍上方0.5 cm开始,最后一针应距宫颈外侧端0.5 cm,以减少日后发生宫口狭窄的可能性。若裂伤累及子宫下段经阴道难以修补时,可开腹行裂伤修补术。

④凝血功能障碍:一经确诊应大量输新鲜全血或成分血,补充血小板、纤维蛋白原、凝血因子等,控制出血。积极做好抗休克,必要时行子宫切除术。

(3)防止感染:严格遵守无菌技术操作原则,以防感染;遵医嘱给予抗生素预防感染;严密观察产妇体温及恶露情况,有无感染现象;保持外阴清洁干燥,每日擦洗两次。

五、健康指导

(1)做好孕前及孕期保健工作,加强产前检查,及早发现和处理高危妊娠。有产后出血高危因素的孕产妇应提前住院,查血型、备血。

(2)应重视产后观察,80%的产后出血发生在产后2小时,故胎盘娩出后应在产房内密切观察2小时,注意产妇心率、血压、宫缩、宫高、阴道出血及膀胱充盈情况。

(3)提倡早期哺乳,刺激宫缩,预防产后出血。

(4)做好出院指导,教会产妇自我保健技巧,继续观察子宫复旧及恶露情况。

(5)部分产妇于产褥期内发生晚期产后出血,多于产后1~2周发生,也可推迟至6~8周发生,应密切注意。

六、护理评价

评估护理计划是否科学、合理及个体化,护理措施是否到位,目标是否达到,有无新的护理问题等。

第三节 子宫破裂

课件:子宫破裂

子宫破裂是指在妊娠晚期或分娩期,子宫体部或子宫下段发生破裂。子宫破裂是产科极严重的并发症,若不能及时诊断处理,将威胁母儿生命。子宫破裂按破裂发生的原因分为自发性子宫破裂与创伤性子宫破裂;按破裂发生的时间分为妊娠期子宫破裂与分娩期子宫破裂;按破裂程度分为完全性子宫破裂与不完全性子宫破裂;按破裂部位分为子宫体部破裂与子宫下段破裂;按破裂阶段分为先兆子宫破裂与子宫破裂。

一、护理评估

【健康史】

1.病因评估

(1)胎先露下降受阻:子宫破裂的主要原因。多见于骨盆狭窄、胎位异常、头盆不称、巨大胎儿等导致的梗阻性难产。

(2)手术损伤或外伤:阴道助产术操作粗暴,外伤尤其是腹部撞击。

(3)子宫因素:如曾行子宫肌瘤剔除术或剖宫产术后子宫瘢痕、子宫畸形、子宫发育不良等。

(4)宫缩剂使用不当:未掌握宫缩剂适应证或宫缩剂给药方法不当、剂量过大、给药速度过快,使用宫缩剂时无专人监护等。

2.病史评估　询问产妇生育史,有无剖宫产史、子宫肌瘤剔除术史及阴道助产术史等。

【身心状况】

子宫破裂大多发生于分娩过程中,可分为先兆子宫破裂和子宫破裂两个阶段。如为手术损伤及子宫因素引起的子宫破裂可无先兆子宫破裂阶段,一旦发生就是子宫破裂阶段。

1. 先兆子宫破裂　多见梗阻性难产、产程延长的产妇。

(1)症状:产妇下腹剧痛难忍,烦躁不安、下腹拒按,大声呼叫、排尿困难,甚至出现血尿。

(2)体征:子宫强直性收缩,产妇呼吸脉搏加快;由于宫缩频繁,胎儿供血受阻,胎心率改变或听不清;当胎先露下降受阻时,宫体越来越厚,而子宫下段由于被动扩张越来越薄,子宫上下段肌壁厚薄相差悬殊,形成环状凹陷,称为病理性缩复环(图10-5)。此凹陷呈葫芦状并随宫缩逐渐上升达脐部甚至脐上,子宫下段压痛明显。这种状况若不迅速解除,子宫将在病理性缩复环处及其下方发生破裂。

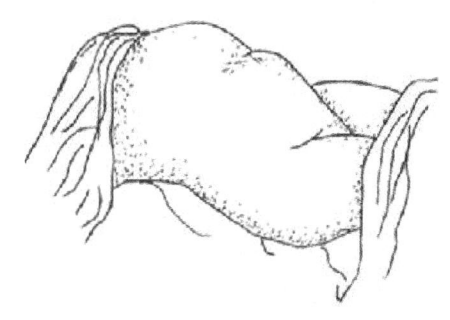

图 10-5　病理性缩复环腹部外观

2. 子宫破裂　根据破裂程度,子宫破裂可分为完全性子宫破裂与不完全性子宫破裂两种。

(1)完全性子宫破裂:宫壁全层破裂使宫腔与腹腔相通。

①症状:子宫破裂的瞬间,产妇突感下腹部撕裂样剧痛,破裂后宫缩停止,产妇顿觉腹痛骤减,不久又呈持续性腹痛,很快进入休克状态,产妇面色苍白、出冷汗、呼吸表浅。

②体征:产妇面色苍白,脉搏细微,血压下降;全腹压痛、反跳痛、肌紧张,移动性浊音(+)。在腹壁下可清楚扪及胎体,在胎体侧方可触及缩小的宫体,胎动胎心音消失。阴道检查见已扩张的宫口回缩,胎先露上升,阴道可有血液流出,量可多可少。若已确诊为子宫破裂,则不必再行阴道检查。

(2)不完全性子宫破裂:子宫肌层全部或部分破裂,浆膜层尚未穿破,宫腔与腹腔未相通。胎儿及其附属物仍在宫腔内。腹部检查子宫轮廓清楚,破裂处有明显压痛,若形成阔韧带血肿,可于子宫一侧触及边界不清的压痛性包块,且包块逐渐增大。胎心音不规则或消失。休克表现较轻,如破裂累及两侧子宫血管可形成阔韧带血肿或引起急性大出血。

3. 心理社会状况　产妇因剧烈腹痛而焦躁不安,担心自身及胎儿安危,随着休克的发生,渐有不祥预兆。家属亦感到恐慌,尤其是出现胎儿死亡、切除子宫时,会有悲伤、失望,甚至抱怨、愤怒的情绪。

【辅助检查】

1. B超检查　用于可疑子宫破裂的检查。可显示胎儿与子宫的关系,确定子宫破裂部位。

2. 实验室检查　血、尿常规检查,血红蛋白值下降,肉眼血尿或镜下血尿。

二、护理诊断及合作性问题

1. 疼痛　与强直性宫缩或子宫破裂后血液刺激腹膜有关。

2. 组织灌注量改变　与子宫破裂后大量出血有关。

3. 有感染的危险　与多次阴道检查、大量出血导致抵抗力下降有关。

三、护理目标

(1)产妇病情及时控制无子宫破裂发生。

(2)产妇产时、产后生命体征平稳。

(3)产妇无感染发生。

四、护理措施

1. 抑制宫缩,尽早手术　严密监测宫缩、胎心率变化及先兆子宫破裂的征象,对宫缩过强、产妇异常腹痛者要高度警惕;发现有先兆子宫破裂的征象,立即停止缩宫素的使用,报告医生。遵医嘱立即给予宫缩抑制剂抑制宫缩,可静脉全身麻醉或肌内注射哌替啶 100 mg 等缓解宫缩,同时应尽快行剖宫产术,防止子宫破裂。一旦确诊为子宫破裂,应在积极纠正休克抢救产妇生命的同时,行剖腹探查术手术止血。护理人员应及时做好术前准备。

2.抢救休克,维持生命体征
(1)协助产妇采取中凹卧位或平卧位,保暖,给予氧气吸入。
(2)迅速建立静脉通道,补充血容量,改善微循环,快速输入平衡盐溶液或低分子右旋糖酐及血浆代用品,输血,纠正酸中毒。
(3)严密观察生命体征,及时评估失血量,配合治疗做好各项护理工作。
(4)尽快做好术前准备,安慰产妇并护送至手术室,移动产妇时力求平稳,减少刺激。

3.预防感染 子宫破裂后大量出血使产妇抵抗力下降,多次的手术操作增加了感染的机会。在抢救过程中应严格遵守无菌技术操作原则,以防感染。加强营养,增强机体抵抗力。严密观察产妇体温及恶露情况,定时监测白细胞计数,注意有无感染征象出现。保持外阴清洁,每日擦洗外阴两次,预防上行感染。遵医嘱给予抗生素预防感染。

4.心理护理 对产妇及其家属因子宫切除、胎儿死亡所表现出的负面情绪给予同情和理解,耐心倾听产妇的感受,提供帮助促使他们接受现实,尽快从悲哀中解脱出来。

五、健康指导

(1)重视围生期保健:健全三级妇幼保健网,大力开展妊娠期保健知识宣传。定期产前检查,及时纠正胎位异常,存在骨盆狭窄、头盆不称、曾行剖宫产术或子宫肌瘤剔除术等高危因素的孕妇应在预产期前2周住院待产。减少分娩、流产的次数。

(2)加强计划生育工作:宣传计划生育,防止多育、多产与多次刮宫,提高人工流产手术质量。对行子宫修补术的患者,指导其2年后再孕,可选用药物或使用避孕套避孕。

(3)产后注意休息,加强营养,增强机体抵抗力,促进身体早日康复。

六、护理评价

评估护理计划是否科学、合理及个体化,护理措施是否落实到位,目标是否达到,健康指导是否执行,有无新的护理问题出现,产妇及其家属是否满意等。

第四节 羊水栓塞

羊水栓塞(amniotic fluid embolism)是指在分娩过程中羊水进入母体血液循环后引起急性肺栓塞、休克、弥散性血管内凝血(DIC)、肾功能衰竭等一系列病理改变,是极其严重的分娩期并发症。发病急,病情凶险,多发生在足月分娩,死亡率高达70%~80%。妊娠10~14周行钳刮术或妊娠中期行引产术时也可发生,但病情较轻,少见死亡。近年来有研究认为过敏是羊水栓塞的核心问题,建议将其改名为妊娠过敏反应综合征。

一、护理评估

【健康史】

1.病因评估 羊水内有形成分如胎儿毳毛、胎脂、角化上皮细胞等直接形成栓子。
(1)羊水进入母体血流循环的条件:①胎膜破裂;②母体子宫壁血窦开放,见于前置胎盘、胎盘早剥、子宫破裂、妊娠中期行引产或钳刮术、剖宫产;③强直性宫缩(见于宫缩过强或强直性收缩),催产素使用不当。
(2)羊水进入母体血液循环的三个途径:①经宫颈内静脉;②经胎盘附着处血窦;③经病理情况下开放的子宫血窦。

2. 病理评估

(1)肺动脉高压:栓子进入母体血液循环后阻塞肺小血管引起肺动脉高压;同时羊水中含有大量促凝物质,启动母体凝血系统,在血管内形成大量血栓阻塞肺小血管,反射性引起迷走神经兴奋,引起支气管痉挛,支气管内分泌物增多,致使肺通气量、肺换气量减少。肺小血管阻塞引起的肺动脉高压使右心排血受阻,引起急性右心衰竭,随后出现呼吸循环功能衰竭、休克,甚至死亡。

(2)弥散性血管内凝血(DIC):妊娠时母体血液呈高凝状态,羊水中含有大量促凝物质,这些物质进入母体血液循环后,在血管内产生大量的微血栓,消耗大量凝血因子及纤维蛋白原,发生 DIC。由于大量凝血物质的消耗和纤溶系统的激活,产妇血液由高凝状态迅速转变为纤溶亢进,血液不凝固,极易发生严重的产后出血及失血性休克。

(3)过敏性休克:羊水中有形成分作为过敏原,引起母体产生Ⅰ型变态反应,多在羊水栓塞后立即出现过敏性休克,继而出现心肺功能衰竭。

(4)急性肾功能衰竭:由于休克和 DIC,肾脏血液灌注量减少,肾脏急性缺血、缺氧,导致肾功能障碍和急性肾功能衰竭。

【身心状况】

1. 症状、体征 病情严重程度与妊娠月份、羊水进入母体血液循环的量及速度有关,典型临床经过可分为三个阶段:呼吸循环衰竭及休克、出血和急性肾功能衰竭。

(1)呼吸循环衰竭及休克:羊水栓塞起病急,多发生于分娩过程中,尤其是在第一产程末、第二产程宫缩较强时,少数在胎儿娩出后短时间内出现。胎膜破裂后产妇突然出现烦躁不安、寒战、恶心、呕吐、气急等先兆症状,继之出现呛咳、呼吸困难、发绀、肺底部出现湿啰音、心率增快、面色苍白、四肢厥冷、血压下降等。严重者起病急骤,甚至没有任何先兆症状,仅惊叫一声或打一哈欠,血压就迅速下降或消失,产妇多于数分钟内死亡。

(2)出血:继之发生难以控制的全身广泛性出血,表现为大量阴道出血、全身皮肤黏膜出血、手术切口渗血、注射针孔出血甚至出现呕血、咯血、血尿。

(3)急性肾功能衰竭:羊水栓塞后期患者出现少尿或无尿及尿毒症的表现。

典型病例者这三个阶段多按顺序出现,不典型者有时仅有大量阴道出血和休克。钳刮术中出现羊水栓塞表现为一过性呼吸急促、胸闷后出现阴道出血,但病情较轻。

2. 心理社会状况 产妇突然危在旦夕,家属无法接受现实,表现出恐惧、情绪激动、愤怒,如果抢救无效可能还会出现过激行为。

【辅助检查】

1. 床边胸部 X 线平片 见双肺有弥散性点、片状浸润阴影,沿肺门周围分布,伴右心扩大。

2. 床边心电图 提示右心房、右心室扩大。

3. 实验室检查 诊断 DIC 的各项实验室指标阳性。

4. 其他检查 痰液涂片和下腔静脉取血均可查到羊水中的有形物质。

二、护理诊断及合作性问题

1. 气体交换受损 与肺动脉高压、肺水肿有关。

2. 潜在并发症 休克、DIC、肾功能衰竭。

三、护理目标

(1)产妇病情得到控制,生命体征平稳。

(2)无并发症发生,或并发症得到及时发现和控制。

四、护理措施

1. 心理护理 向家属解释产妇的情况,介绍羊水栓塞相关知识和可能发生意外的原因,对于家属的愤怒表示理解并给予安慰,减轻或消除其恐惧心理,取得家属的理解和配合。如产妇神志清醒,应鼓励产妇,使其有信心,相信病情会得到控制。

2. 治疗要点

(1)纠正缺氧:产妇取半卧位,保持呼吸道通畅,加压给氧,必要时行气管切开术;预防及减轻肺水肿;并可改善心、脑、肾等重要脏器的缺氧状况。

(2)解除肺动脉高压:应用解痉药物,缓解肺动脉高压,改善肺血流灌注,预防右心衰竭所致的呼吸循环衰竭。①盐酸罂粟碱:为首选药,30~90 mg加入10%或25%葡萄糖溶液20 ml中缓慢静脉推注,每日剂量不超过300 mg。②阿托品:1 mg加入10%或25%葡萄糖溶液10 ml中,每15~30分钟静脉推注一次,直至面色潮红、症状缓解为止。心率大于120次/分者慎用。③氨茶碱:250 mg加入25%葡萄糖溶液20 ml中缓慢静脉推注。

(3)抗过敏:在改善缺氧的同时,早期使用大剂量肾上腺皮质激素,抗过敏,解痉。

(4)防治DIC。

(5)纠正心力衰竭:常选用毛花苷C 0.2~0.4 mg或毒毛花苷K 0.125~0.25 mg加入25%葡萄糖溶液20 ml中缓慢静脉注射,必要时4~6小时重复一次。

(6)抗休克、纠正酸中毒:低分子右旋糖酐500 ml静脉滴注,并应尽快输新鲜血液和血浆。遵医嘱使用升压药,多巴胺10~20 mg加入5%~10%葡萄糖溶液250 ml中静脉滴注。用5%的碳酸氢钠溶液250 ml静脉滴注纠正酸中毒。

(7)预防肾功能衰竭,严密观察尿量。

(8)预防感染:选用对肾脏毒性较小的广谱抗生素预防感染。

(9)产科处理:原则上应先改善产妇的呼吸衰竭,待病情好转再处理分娩。若在第一产程发病,立即行剖宫产术。若在第二产程发病,应在抢救产妇生命的同时,行阴道助产术结束分娩。

五、健康指导

(1)加强产前检查,发现诱发因素及时治疗。

(2)对幸存的产妇进行产后康复指导。

(3)如丧失胎儿,应帮助产妇和家属消除思想顾虑,指导避孕方法和再孕时间。

六、护理评价

评估护理计划是否科学、合理及个体化,护理措施是否到位,目标是否达到,有无新的护理问题等。

第五节 脐带异常

脐带异常包括脐带脱垂、脐带先露、脐带缠绕、脐带过长、脐带过短、脐带打结、脐带扭转、脐带帆状附着。其中脐带脱垂、脐带先露较为常见。

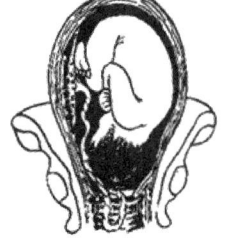

图10-6 脐带脱垂、脐带先露

(a)脐带脱垂　(b)脐带先露

1. 脐带脱垂　脐带在胎膜破裂后脱出于阴道或外阴,称脐带脱垂(图10-6(a))。

2. 脐带先露　胎膜未破时脐带位于胎先露前方或一侧称为脐带先露(图10-6(b)),又称隐性脐带脱垂。

3. 脐带缠绕　脐带绕颈最多,其次为绕躯干及肢体部,缠绕的周数、松紧与脐带的长短有关。

4. 脐带过长、脐带过短　足月妊娠时的脐带长度平均为50~60 cm。若脐带≥100 cm称脐带过长;脐带≤30 cm称脐带过短。

5. 脐带打结、脐带扭转 脐带打结分真结、假结两种。

(1)真结:多由于脐带过长引起,对胎儿有危害。

(2)假结:多因脐静脉较脐动脉长而迂曲形似结,临床上对胎儿一般无危害。

6. 脐带帆状附着 脐带帆状附着指脐带附着于胎膜上,脐带血管从羊膜与绒毛膜之间进入胎盘内。

一、护理评估

【健康史】

评估有无胎膜早破及胎先露衔接不良如骨盆狭窄、头盆不称、胎位异常、羊水过多等因素。

【身心状况】

1. 症状、体征 若胎膜未破,胎心率突然改变,变换体位、上推胎先露或抬高臀部后可迅速恢复者,应考虑脐带先露的可能,临产后应行胎心监护。胎膜已破者一旦出现胎心率异常,应立即行阴道检查,了解有无脐带脱垂和脐带血管有无搏动。在胎先露旁或胎先露下方以及阴道内触及脐带者,或脐带脱出于外阴者,即可确诊。

2. 对母儿的影响 对产妇无直接影响,但可使剖宫产的发生率、感染率均增加;对胎儿危害极大,可引起胎儿窘迫,若脐带受压使血液循环中断8分钟,即可导致胎儿死亡。

3. 心理社会状况 脐带异常对产妇影响不大,但对胎儿危害极大,故产妇及其家属担心胎儿的安危而表现出焦虑不安。

【辅助检查】

1. B超检查 可确定脐带的位置。

2. 胎儿电子监护 可了解胎儿在宫内有无缺氧。

2. 阴道检查 了解有无脐带脱垂和脐带血管有无搏动。在胎先露旁或胎先露下方以及阴道内触及脐带者,或脐带脱出于外阴者,即可确诊。

二、护理诊断及合作性问题

1. 有胎儿受伤的危险 与脐带脱垂血流中断有关。

2. 有感染的危险 与阴道检查次数有关。

三、护理目标

(1)胎儿无受伤,无缺氧,各项指标正常。

(2)产妇无感染发生或感染被及时发现和控制,体温、血常规正常。

四、护理措施

1. 一般护理 嘱产妇绝对卧床,取侧俯卧位或平卧,抬高臀部以防脐带脱垂造成胎儿窘迫。并遵医嘱给予氧气吸入。

2. 心理护理 向产妇及其家属进行知识宣教,告之脐带脱垂对胎儿的危害,以取得产妇及其家属的理解和配合。鼓励产妇表达出自己的感受和担忧,给予支持,减轻恐惧。

3. 病情监护 严密观察宫缩情况,勤听胎心音,注意胎膜已破后宫缩时胎心音的变化及羊水的量、颜色,正确判断是否脐带脱垂。

4. 治疗护理 一旦发现脐带脱垂,胎心音尚好,表示胎儿存活者,应在数分钟内娩出胎儿。

(1)宫口开全,胎头已入盆,应立即行阴道助产术和胎头吸引术;有困难者,尤其是初产妇应行剖宫产术。

(2)若宫口未开全,应立即行剖宫产术。

(3)若宫口未开全,胎心好,无剖宫产条件或产妇及其家属不同意剖宫产者,可试用脐带还纳术。但脐带还纳术的成功率不高,术前应向产妇及其家属说明。在还纳脐带的同时,做好剖宫产准备,争取时间抢救胎儿。

(4)若确定胎死宫内,可经阴道自然分娩。

(5)隐性脐带脱垂者,若为经产妇、胎膜未破裂、产力尚可,取头低臀高位,严密监测胎心率,待胎头衔接后经阴道分娩;若为初产妇,胎位异常者立即行剖宫产术。

5.预防感染 在进行阴道检查及脐带还纳术等操作时严格遵守无菌技术操作原则;保持外阴清洁;遵医嘱给予抗生素预防感染。

五、健康指导

(1)加强产前检查,及时发现脐带异常及时就诊。

(2)向孕妇及其家属进行脐带脱垂相关知识宣教。

(3)告知孕妇一旦发生胎膜破裂,应立即平卧,抬高臀部,护送入院并及时处理,防止脐带脱垂。

六、护理评价

评估护理计划是否科学、合理及个体化,护理措施是否到位,目标是否达到,有无新的护理问题等。

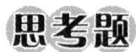

1.产妇田某产后2小时,阴道出血量突然增多,伴血凝块。产妇心慌、头晕、出冷汗。体格检查:体温37.2 ℃,血压90/60 mmHg,呼吸110次/分,心率20次/分,面色苍白,检查宫底脐上1横指,子宫软,轮廓不清,阴道出血量约750 ml,胎盘胎膜完整娩出,阴道及宫颈无裂伤。请思考:产妇出血的原因是什么?如何处理?

2.李某,30岁,孕$_3$产$_0$,妊娠39周临产,因产程进展缓慢,当地医生给予缩宫素5 U,以每分钟50滴的速度滴注。半个小时后,患者出现腹痛加剧,疼痛难忍,接着大喊大叫,烦躁不安,呼吸急促。检查发现:脐下1横指处明显凹陷,下腹部压痛明显,胎位不清,胎心音微弱。请思考:产妇发生了什么情况?此时应采取哪些护理措施?

(张明娥)

第十章 分娩期并发症患者的护理

学习重点：

学习难点：

必考点：

第十一章 异常产褥母婴的护理

学习目标

1. 掌握产褥感染、晚期产后出血的概念、护理措施。
2. 掌握胎儿窘迫、新生儿窒息的定义和护理措施。
3. 熟悉产褥感染、晚期产后出血、胎儿窘迫、新生儿窒息的临床表现。
4. 具备对产褥感染和晚期产后出血患者、胎儿窘迫、新生儿窒息开展整体护理的能力。

第一节 产褥感染

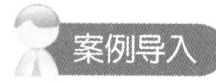
案例导入

张某,25岁,3日前会阴切开助产一男婴,体重3.8 kg。产后3日突然畏寒,高热,体温达41 ℃,呼吸24次/分,血压110/82 mmHg,恶心、呕吐,下腹疼痛,有压痛及反跳痛、腹肌紧张感。妇科检查:子宫压痛,触摸软,恶露血性有臭味。请思考:产妇的临床诊断是什么?如何制订护理措施?

产褥感染(puerperal infection)是指分娩时及产褥期生殖道受病原体感染,引起局部或全身的炎症变化。发病率约为6%,是产妇死亡的主要原因之一。产褥病率(puerperal morbidity)是指分娩24小时后的10日内,产妇口温有2次≥38 ℃者。产褥病率包括生殖道以外的其他感染与发热,如尿路感染、急性乳腺炎、上呼吸道感染等。

一、护理评估

【健康史】

(一)病因评估

1. 病原体 产褥感染可为单一的病原体感染,也可为多种病原体的混合感染,以混合感染多见。病原体有需氧菌、厌氧菌、真菌、衣原体及支原体等,以厌氧菌为主。常见的病原体有链球菌、大肠杆菌、葡萄球菌等。许多非致病菌在特定的环境下也可以致病。

2. 诱因

(1)分娩降低或破坏了女性生殖系统的自然防御能力,导致机体抵抗力下降,机体在病原体感染后易致病。

(2)产妇若伴有贫血、产程延长、胎膜早破、产道损伤、产后出血、胎盘残留、产科手术操作等情况,其抵抗力下降,为细菌入侵繁殖创造了条件。

(二)感染途径

1. 外源性感染 外源性感染是指由被污染的衣物、用具、各种手术器械、物品等接触患者,病原体被带入生殖器官引起感染。妊娠晚期性交、阴道异物等将病原体带入阴道并繁殖,产褥期不注意卫生,如不洁的会阴垫、内裤、床单、便盆等都可能是感染的来源。

2. 内源性感染 内源性感染是指正常孕产妇生殖道或其他部位寄生的病原体，在机体抵抗力降低时致病引起的感染。

(三)病史评估

评估有无产褥感染的诱因存在，如有无贫血、营养不良、慢性疾病、妊娠晚期性生活，有无产前产后出血，分娩情况、产道损伤等情况。

【身心状况】

(一)症状

主要症状有发热、疼痛和恶露异常，其次还有外阴烧灼感、下坠感、疼痛、头痛、腹泻、里急后重、排尿困难等。因感染部位和类型不同，临床表现也各异。

1. 急性外阴、阴道、宫颈炎 急性外阴、阴道、宫颈炎由分娩时会阴损伤或手术产导致。急性外阴炎患者表现为外阴烧灼感、疼痛、下坠感、切口边缘发硬、红肿并有脓性分泌物。若切口感染，则见缝线陷入肿胀的组织内，针孔有脓性分泌物溢出。阴道、宫颈感染表现为黏膜充血、溃疡、分泌物增多并呈脓性，宫颈分泌物细菌培养阳性。严重者可致阴道粘连甚至阴道闭锁。急性阴道炎、宫颈炎可向深部蔓延引起盆腔结缔组织炎。

2. 急性子宫内膜炎、子宫肌炎 病原体经胎盘剥离面侵入，扩散到子宫内膜时称急性子宫内膜炎，表现为子宫内膜充血、水肿、坏死、有脓性渗出物。侵及子宫肌层则称急性子宫肌炎，表现为子宫肌层肥厚、白细胞浸润，轻者可有下腹疼痛及压痛，低热、恶露增多伴有臭味及子宫复旧不良，重者有头痛、高热、寒战、心率加快、白细胞增多，下腹部压痛轻重不一，恶露可多可少，宫腔分泌物细菌培养阳性。

3. 急性盆腔结缔组织炎、急性输卵管炎 局部的感染可通过淋巴或血液扩散到子宫周围组织如直肠周围、膀胱周围或子宫骶骨韧带周围，引起急性盆腔结缔组织炎，可波及输卵管，导致急性输卵管炎。患者表现为高热、寒战、厌食，下腹疼痛坠胀感，阴道检查或肛门检查发现子宫复旧不良，压痛明显。宫旁结缔组织充血水肿、增厚或形成肿块。严重者侵及整个盆腔形成"冰冻骨盆"。

4. 急性盆腔腹膜炎及弥漫性腹膜炎 炎症继续发展，扩散至子宫浆膜，形成急性盆腔腹膜炎，继而可发展成急性弥漫性腹膜炎，出现全身中毒症状，如高热、恶心、呕吐、腹胀，检查下腹部可有明显的压痛、反跳痛。因为产妇腹壁松弛，故腹肌紧张多不明显。直肠子宫陷凹形成局限性脓肿。若脓肿波及肛管及膀胱可有腹泻、里急后重及排尿困难。急性期治疗不彻底可发展成慢性盆腔炎而致不孕。

5. 血栓性静脉炎 胎盘剥离面的病原体在多种因素的作用下形成感染血栓，引起盆腔血栓性静脉炎，可累及卵巢静脉、子宫静脉等。病变常为单侧性，多发生于产后1~2周，继子宫内膜炎之后出现寒战、弛张热并反复发作。如为下肢血栓性静脉炎，病变多在股静脉、腘静脉及大隐静脉，表现为弛张热、下肢持续性疼痛，局部静脉硬如条索状且压痛明显，血液回流受阻引起下肢水肿，致皮肤发白，称"股白肿"。阳性体征不明显时可用彩色超声多普勒检查协助诊断。

6. 脓毒血症及败血症 当感染血栓脱落进入血液循环可引起脓毒血症，出现肺、脑、肾脓肿或肺梗死。若细菌大量进入血液循环并繁殖形成败血症时危及生命。

(二)体征

会阴切口红、肿、疼痛，脓性分泌物渗出；阴道、宫颈黏膜充血水肿；恶露的颜色及量的改变；子宫复旧异常，压痛明显等。

(三)心理社会状况

因为起病急，产妇没有心理准备，易产生焦虑、恐惧等心理。严重感染时，产妇可因母儿分离及不能亲自照顾自己的孩子而产生失落感、内疚感。

【辅助检查】

1. 常规检查 严重感染或全身感染时,白细胞计数增高。

2. 宫颈、宫腔分泌物培养 阳性可帮助诊断子宫内膜炎。

3. 后穹隆穿刺 急性盆腔腹膜炎时,直肠子宫陷凹脓肿形成,后穹隆穿刺有脓液。后穹隆脓液培养可帮助诊断盆腔炎、腹膜炎。

二、护理诊断及合作性问题

1. 体温过高 与产褥感染有关。

2. 疼痛 与产褥感染有关。

三、护理目标

(1)产妇体温得到控制,体温恢复正常,生命体征平稳。

(2)产妇无感染发生或感染被及时发现和控制,疼痛缓解或消失。

四、护理措施

(一)一般护理

保证充足睡眠,严重感染如腹膜炎时,要卧床休息,以半卧位为宜,有利于炎症局限及促进恶露排出。给予高蛋白质、高热量、富含维生素饮食,并保证足够的液体摄入。保持外阴、床单及衣物清洁,帮助产妇做好会阴的护理,及时更换会阴垫。

(二)心理护理

出血量过多,易引起紧张、焦虑等不良情绪,应耐心倾听,告诉产妇及其家属疾病的症状、体征及可能的处理方法,并做好解释及安抚工作。鼓励产妇参与社会活动,指导自我护理,帮助产妇及其家属护理好新生儿,提供亲子机会,以减轻焦虑。

(三)病情观察

严密观察体温、恶露及疼痛等,做好观察纪录。

(四)治疗护理

1. 支持疗法 增加蛋白质摄入,增强机体抵抗力,纠正贫血及电解质紊乱。

2. 清除宫腔残留物 在有效抗生素使用基础上清除宫腔内残留胎盘、胎膜组织。产妇高热者,应待感染控制体温下降后再清宫,术后取半卧位以利于引流。

3. 切开引流 若会阴切口或腹部切口感染,及时切开引流。盆腔脓肿者,可经腹或后穹隆切开引流。

4. 抗生素应用 按医嘱正确使用抗生素,维持血液有效浓度并观察药物的副作用。感染严重者,首选广谱高效抗生素并进行综合治疗,使用前须做药物敏感试验。

5. 有血栓性静脉炎时 应用大量抗生素的同时加用肝素,并口服双香豆素、双嘧达莫等药物。同时可用活血化瘀的中药进行治疗。

6. 若为中毒性休克、肾功能衰竭 应积极抢救。

(五)对症护理及专科护理

1. 正确处理各产程 严格遵守无菌技术操作原则,减少肛门检查次数,掌握阴道检查适应证。

2. 做好特殊操作的配合 如后穹隆穿刺、脓肿引流、清宫等。

3. 促进身体舒适 外阴伤口可用红外线灯照射。

4. 及时物理降温 高热产妇应及时行物理降温,并注意保持水、电解质平衡。

5. 对其他症状的护理 做好疼痛及呕吐的护理。

五、健康指导

(1)提供有关产后休息、饮食、活动、服药及产后复查的指导。
(2)嘱产妇养成良好的卫生习惯,大小便后及时清洗会阴,注意内衣及床单的清洁。
(3)教会产妇如何识别产褥感染的征象,如腹痛、发热、恶露有异味等,嘱产妇及其家属发现异常及时就诊。

六、护理评价

(1)产妇体温维持在正常范围。
(2)产妇主诉疼痛减轻及消失。

第二节 晚期产后出血

分娩24小时以后,在产褥期内发生的子宫大量出血,称晚期产后出血(late postpartum hemorrhage)。一般产后1~2周发病最多,也有推迟至产后6周发病者。阴道出血可为少量或中等量,持续或间断性;亦有表现为急剧大量出血,同时有血凝块排出。产妇多伴有寒战、低热,且常因失血过多导致严重贫血或休克。

一、护理评估

【健康史】

(一)病因、病理评估

1. 胎盘、胎膜残留 胎盘、胎膜残留多发生于产后10日左右,残留的胎盘组织发生变性、坏死、机化,形成胎盘息肉,当坏死组织脱落时,暴露基底部血管,引起大量出血。

2. 蜕膜残留 正常蜕膜多在产后1周内脱落,并随恶露排出。若蜕膜剥离不全而长时间残留,可影响子宫复旧,继发子宫内膜炎,引起晚期产后出血。

3. 胎盘附着部位感染或子宫复旧不全 分娩后胎盘附着部位血管即有血栓形成,继而血栓机化出现玻璃样变,血管上皮增厚,管腔变窄、堵塞。随后胎盘附着面边缘内膜向内生长,底蜕膜深层的残留腺体和内膜亦重新生长,使子宫内膜得以修复,此过程需6~8周。若是胎盘附着面感染、子宫复旧不全引起的出血,多发生在产后2周左右。

4. 剖宫产术后子宫切口裂开 多见于子宫下段剖宫产横切口两侧。多发生于术后2周左右。引起切口愈合不良进而导致出血的主要原因如下。
(1)切口感染。
(2)切口选择位置过低或过高。
(3)缝合技术不佳。
(4)其他:产后子宫滋养细胞肿瘤、子宫黏膜下肌瘤等均可引起晚期产后出血。

(二)病史评估

了解患者分娩中有无胎盘或胎膜残留,是否行剖宫产术,产后有无生殖器官的感染等。

【身心状况】

(一)症状

产妇产后恶露持续不净,有异味,或产后突然大量阴道出血,多伴有贫血,甚至出现面色苍白、出冷汗、脉搏细快、血压下降等休克征象。子宫增大且轮廓不清、复旧不良,宫口松弛,可见血凝块内有残留的胎盘、胎膜组织。产妇可因出血时间长或大量出血,表现为焦虑不安或恐慌。

(二)体征

1. 胎盘、胎膜残留者 产后10日左右检查见子宫复旧不全、宫口松弛。

2. 蜕膜残留者 临床表现与胎盘残留不易鉴别,宫腔刮出物病理检查可见坏死蜕膜,混以纤维素、玻璃样变的蜕膜细胞和红细胞,但不见绒毛。

3. 胎盘附着部位感染或子宫复旧不全者 检查可发现子宫增大而软,宫口松弛,阴道及宫口有血凝块堵塞。

4. 剖宫产术后子宫切口裂开者 可见切口红、肿及异常分泌物;或横切口位置选择过低或过高;或组织对合不齐、缝合组织过多过密等。

(三)心理社会状况

反复阴道出血、发热使产妇及其家属产生焦虑情绪,大量出血时又可引起产妇恐慌的心理反应。

【辅助检查】

1. 血、尿常规检查 了解感染与贫血情况。

2. 其他检查 宫腔分泌物培养或涂片检查。

3. B超检查 了解宫腔内有无残留物、子宫切口愈合情况等。若有宫腔刮出物或切除子宫标本,应送病理检查以明确诊断。

二、护理诊断及合作性问题

1. 体温过高 与炎症反应有关。

2. 疼痛 与感染和子宫复旧有关。

三、护理目标

(1)产妇体温得到控制,体温恢复正常,生命体征平稳。
(2)产妇疼痛缓解或消失。

四、护理措施

(一)一般护理

应保持外阴清洁,使用消毒会阴垫。加强营养,给予高蛋白质、富含维生素及铁的食物,注意休息,增强机体抵抗力。

(二)心理护理

做好心理疏导,耐心听取产妇诉说,主动关心、安慰产妇。允许家属陪伴,帮助照顾婴儿,提高产妇战胜疾病的信心。

(三)病情观察

观察产后恶露的量及颜色、子宫复旧的情况,出血量多者应注意血压、脉搏及呼吸的变化。

(四)治疗护理

1. 药物治疗 少量或中等阴道出血,应给予足量广谱抗生素、缩宫素,进行支持疗法及中药治疗。

2. 手术治疗 疑有胎盘、胎膜、蜕膜组织残留或胎盘附着部位感染或子宫复旧不全者,清宫多能奏效,操作力求轻柔,术前备血并做好开腹手术的准备。刮出物送病理检查,以明确诊断。术后给予抗生素及缩宫素。

3. 有效预防 剖宫产时合理选择切口,避免子宫下段横切口两侧角部撕裂。晚期产后出血的产妇往往有第三产程和产后2小时阴道出血量较多或怀疑胎盘、胎膜残留的病史。因此,产后应仔细检查胎盘、胎膜的完整性,如有残缺,应及时取出;在不能排除胎盘、胎膜残留时,应进行宫腔探查。术后应用抗生素预防感染。

五、健康指导

(1)教会产妇自行观察子宫复旧情况、恶露变化情况,正确施行会阴及伤口护理。
(2)产褥期禁止盆浴及性生活。鼓励早期活动,避免长期仰卧位,指导产后健身操。
(3)做好围生期保健,尤其是第三产程的处理与产褥期保健。对有高危妊娠史、异常分娩史及产褥病率史的产褥期女性应增加产后访视次数。

六、护理评价

(1)产妇是否发生失血性休克,有无感染发生,体温是否正常。
(2)产妇疼痛是否缓解或消失。

第三节 胎儿窘迫的护理

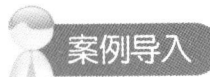

张某,孕$_1$产$_0$,妊娠 42^{+2} 周,自觉胎动明显减少 4 天,体格检查:体温、呼吸、脉搏均正常,血压 128/80 mmHg。产科检查:LOA,胎头未入盆,胎心率 168 次/分,B 超测双顶径 8.3 cm,见胎儿颈部有脐带回声,胎盘 3 级呈老化胎盘图像,最大羊水池深度 2.3 cm。请分析胎儿出现了什么问题?是什么原因造成的?并按护理程序提出整体护理方案。

胎儿、新生儿异常是由于各种原因引起的常见紧急状态,不仅影响孕产妇的身心,而且严重影响胎儿及新生儿的生命安全。

胎儿窘迫(fetal distress)是指胎儿在子宫内因缺氧和代谢性酸中毒而危及健康和生命的综合症状。胎儿窘迫主要发生在临产过程中,称急性胎儿窘迫;也可发生在妊娠晚期,多为慢性胎儿窘迫。胎儿窘迫不是一种疾病,而是一种综合症状,发病率为 2.7%~38.5%,是目前行剖宫产术的主要指征之一。

一、护理评估

【健康史】

(一)病因评估

1.母体因素 如妊娠合并心脏病、孕产妇精神过度紧张、过量应用镇静剂、重度贫血、产程延长、不协调性宫缩等。

2.脐带、胎盘因素 前置胎盘、胎盘早剥、脐带绕颈、脐带扭转等引起血液循环受阻等。

3.胎儿因素 胎儿畸形、胎儿贫血、胎儿宫内感染、颅脑损伤、颅内出血等。

(二)病理评估

胎儿窘迫的基本病理变化是缺血缺氧引起的一系列变化。首先是交感神经兴奋,使血压上升,心率加快。若继续缺氧,则迷走神经兴奋,胎儿心率减慢,无氧酵解使丙酮酸、乳酸等增加,胎儿血 pH 下降,肠蠕动增加,肛门括约肌松弛,使胎粪排出,易发生吸入性肺炎。妊娠期慢性缺氧,可出现胎儿发育及营养不良,形成胎儿宫内发育迟缓,导致临产后进一步缺氧。

(三)病史评估

评估孕妇是否为高危妊娠对象,了解孕妇的年龄、生育史,内科病史如有无高血压、慢性肾炎、心脏病等;有无妊娠期高血压疾病、胎膜早破、前置胎盘等。

【身心状况】

(一)症状、体征

1. 急性胎儿窘迫 多发生于分娩期。

(1)胎心率改变:胎儿窘迫最早的重要表现,早期胎心率加快,达160~180次/分,以后减慢至100~120次/分,且不规则。胎心率若低于100次/分,提示胎儿严重缺氧,可随时死于宫内。

(2)胎动异常:胎儿窘迫时,孕妇自感胎动次数增加或停止,早期胎动过频,若缺氧未纠正或加重,胎动减少,继之可消失。

(3)羊水胎粪污染:胎儿缺氧导致肠蠕动增加和肛门括约肌松弛,使胎粪排出污染羊水。根据缺氧程度不同,羊水胎粪污染分为3度:Ⅰ度为浅绿色,质薄;Ⅱ度为黄绿色,质较厚;Ⅲ度为浑浊黏稠棕黄色,质稠厚,可污染胎膜、胎盘和胎儿皮肤。

(4)代谢性酸中毒:采集胎儿头皮血做血气分析,pH<7.2,PO_2<10 mmHg,PCO_2>60 mmHg。

2. 慢性胎儿窘迫 多发生于妊娠晚期,往往延续至临产并加重,主要症状及体征如下。

(1)胎动减少或消失,12小时胎动少于10次为胎动减少。

(2)持续性慢性胎儿缺氧,胎儿宫内发育受阻,胎儿小于同期妊娠水平。

(3)羊水胎粪污染。

(二)心理社会状况

评估孕产妇及其家属是否因为胎儿可能有生命危险而出现焦虑情绪,对是否需要提前手术结束分娩而踌躇。评估面对胎儿死亡的孕产妇与其丈夫的感情创伤严重程度。

【辅助检查】

1. 胎盘功能检查 胎儿窘迫的孕妇于妊娠末期连续多次测定尿E_3在10 mg/24 h以下,提示胎盘功能减退。

2. 胎心电子监测 出现以下情况,提示胎儿缺氧严重。

(1)基线变异频率<5次/分。

(2)在无胎动与宫缩时,胎心率>180次/分或<120次/分,持续10分钟以上。

(3)NST无反应型。

(4)OCT频繁出现晚期减速、变异减速。

3. 胎膜已破后采集胎儿头皮血做血气分析 pH<7.2(正常值7.25~7.35),PO_2<10 mmHg(正常值15~30 mmHg),PCO_2>60 mmHg(正常值35~55 mmHg),提示代谢性酸中毒。

4. 羊膜镜检查 羊水浑浊,呈浅绿色、黄绿色甚至棕黄色,提示胎儿宫内缺氧。

二、护理诊断及合作性问题

1. 气体交换受损(胎儿) 与胎盘子宫的血流改变、中断、速度减慢有关。

2. 焦虑 与担心胎儿宫内安危有关。

三、护理目标

(1)孕产妇病情缓解或好转,生命体征平稳。

(2)孕产妇情绪稳定,积极配合治疗与护理。

四、护理措施

(一)一般护理

嘱孕产妇取左侧卧位,保证足够睡眠,鼓励多样化进食。指导孕妇自测胎动,有异常及时就医。保持会阴清洁,每日用消毒液擦洗两次会阴。

(二)病情观察

观察孕产妇生命体征的变化,严密监测胎心音、胎动及羊水情况,一般每15分钟听胎心音1次,慢性胎儿窘迫可行胎盘功能检查和胎心电子监护,必要时破膜后取胎儿头皮血行血气分析。

(三)治疗原则

1. 急性胎儿窘迫 寻找原因,及时纠正,提高母体血氧含量,改善胎儿缺氧状态,尽快终止妊娠。轻者给予吸氧,孕产妇取左侧卧位,静脉滴注葡萄糖和维生素C治疗。对病情紧急处理未见好转者,宜酌情结束分娩。

2. 慢性胎儿窘迫 应针对不同疾病进行预防,并结合妊娠周数、胎儿成熟度和胎儿窘迫程度等情况进行处理。胎儿未足月者,应改善胎盘供血,争取延长妊娠周数;如果已接近足月,胎儿生存机会极大,应考虑行剖宫产术。

(四)用药护理

如胎儿代谢性酸中毒,遵医嘱给予5%碳酸氢钠100~200 ml静脉滴注以纠正代谢性酸中毒;50%葡萄糖溶液80~100 ml,维生素C 0.5~1.0 g静脉滴注以增加胎儿组织对缺氧的耐受力。若缩宫素使用不当造成宫缩过强而致胎心率异常,应停止滴注,并继续观察胎心率是否转为正常。

(五)心理护理

给予心理安慰和信息支持,将胎儿的真实情况告诉孕产妇及其家属,提供所采取医疗措施的目的和预期结果及孕产妇需要的配合等相关信息,使孕产妇情绪稳定,以帮助其减轻焦虑,面对现实,适时做出正确抉择。如胎儿不幸死亡,让家属陪伴,鼓励他们诉说悲伤,接纳其哭泣表现及抑郁情绪,做好心理疏导,提供支持与关怀。

五、健康指导

(1)指导孕妇定期做产前检查,高危妊娠者应增加产前检查次数,酌情提前住院。

(2)指导孕产妇多休息,多到空气新鲜的户外活动,尽量避免密闭环境。保证充足的睡眠,增强营养,预防感染。

(3)教会孕妇自我监护胎动计数,每日早中晚固定时间各测1小时胎动,所测3次胎动数相加乘4即为12小时胎动数,正常≥30次/12小时,发现异常及时到医院做进一步检查。

六、护理评价

(1)宫内胎儿情况是否改善,胎心率是否在110~160次/分。

(2)孕产妇是否能有效地应对焦虑,心理和生理上的舒适感是否有所增加。

第四节 新生儿窒息的护理

案例导入

陈某,30岁,孕$_1$产$_0$。妊娠42周末,检查骨盆无异常,胎心率130次/分,行缩宫素静脉滴注予以引产。新生儿出生后1分钟,呼吸表浅,心率110次/分,肌张力稍松弛,对刺激无反应,喉反射减弱。结合病例讨论该新生儿Apgar评分为多少分?如何进行抢救?

新生儿窒息是指胎儿娩出后1分钟,仅有心跳而无呼吸,或未建立规律呼吸的缺氧状态。若新生儿出生时无窒息,但数分钟后出现呼吸抑制状态也称为新生儿窒息。发病率为5%～10%,是胎儿出生后常见的一种紧急情况,也是导致新生儿脑瘫、死亡和智力障碍的重要原因之一。

一、护理评估

【健康史】

评估有无新生儿窒息的诱因,了解分娩的过程中有无滞产、胎儿窘迫、阴道助产、镇静剂或麻醉剂用药史、脐带脱垂、呼吸道阻塞等。评估有无胎儿窘迫的诱因,如各种妊娠并发症:妊娠期高血压疾病、前置胎盘、胎盘早剥等;各种妊娠合并症,如妊娠合并高血压、心脏病、重度贫血等。

【身心状况】

1. 症状与体征 根据新生儿出生后1分钟Apgar评分结果,将新生儿窒息分为轻度窒息和重度窒息,轻度窒息,Apgar评分4～7分;重度窒息,Apgar评分0～3分。新生儿窒息的分度及临床表现见表11-1。

表11-1 新生儿窒息的分度及临床表现

项目	青紫(轻度)窒息	苍白(重度)窒息
心率	规则,强,80～120次/分	不规则,弱,<80次/分
呼吸	表浅或不规则	无或微弱叹息样呼吸
肌张力	好,有反应	消失,无反应
喉反射	存在	消失
皮肤颜色	青紫	苍白

新生儿出生后5分钟Apgar评分可判断预后,评分越低,酸中毒和低氧血症越严重,如新生儿出生后5分钟Apgar评分<3分,则新生儿死亡率及日后发生脑部后遗症的概率明显增加。

2. 心理社会状况 因为担心新生儿的安危,产妇往往产生焦虑、悲伤心理,表现为分娩疼痛、切口疼痛暂时消失,神志不清等。

【辅助检查】

血气分析:$PCO_2>60$ mmHg,$PO_2<10$ mmHg,pH<7.2,以了解缺氧和酸中毒的情况。

二、护理诊断及合作性问题

1. 有气体交换受损的危险 与呼吸道存在羊水、黏液有关。
2. 有受伤的危险 与抢救操作、脑缺氧有关。

三、护理目标

(1)新生儿无受伤,各项指标正常。
(2)新生儿缺氧改善,生命体征平稳。

四、护理措施

(一)一般护理

对复苏后新生儿加强观察和护理,保证呼吸道通畅,预防感染,做好重症护理。做好新生儿保暖。

(二)病情监护

严密观察新生儿面色、肤色、呼吸、肌张力、心率、哭声、大小便等,给氧至新生儿皮肤红润、呼吸平稳为止。

(三)配合医生有序进行新生儿复苏

分娩前做好抢救新生儿的准备,包括人员、设备、器械、药物等,积极配合医生按以下程序进行复苏。

1. 清理呼吸道 新生儿娩出时用挤压法清除其口鼻咽部黏液和羊水,断脐后将新生儿仰卧放在温暖的复苏台上,用吸痰管吸出口鼻咽部的黏液和羊水。注意动作轻柔,避免损伤口鼻咽部黏膜。若新生儿为重度窒息应协助医生在喉镜下进行气管插管,吸净羊水、黏液。

2. 建立呼吸 清理呼吸道后新生儿如仍无呼吸,可采用轻拍或轻弹足底,或针刺人中、人工呼吸(托背、口对口人工呼吸)的方法帮助其建立呼吸。此外应及时给氧。轻度窒息时可以直接将氧气导管开口靠近新生儿鼻孔,或将氧气面罩扣在鼻上,氧气流速调整为2升/分,气泡每秒5~10个;重度窒息时协助医生做气管插管加压给氧,以30次/分为宜,压力不可过大,避免发生气胸。

3. 维持正常循环 为维持循环,可协助医生行体外胸廓按压。使新生儿仰卧,用食、中指有节奏地按压胸骨中段,每分钟按压100次,按压深度为胸廓被按下1~2 cm。每次按压后立即放松,每按压3次间断吸氧1次。

4. 药物治疗 遵医嘱给予1:10000肾上腺素静脉或脐静脉注射以刺激心搏,给予5%碳酸氢钠脐静脉缓慢滴注以纠正酸中毒情况。低血容量者使用扩容剂。产妇用麻醉药致新生儿呼吸抑制者给予纳洛酮肌内或静脉注射。

5. 评价 复苏过程中协助及时评价患儿情况,按Apgar评分标准继续评分,以确定进一步采取的抢救方法。

6. 复苏后护理 保暖,新生儿呼吸道清理后及时擦干全身的羊水,减少蒸发、散热,保暖;保持呼吸道畅通,取交替侧卧位,适当延迟哺乳,以防呕吐;预防感染和颅内出血,保持新生儿安静,各种护理和治疗操作须轻柔,暂不沐浴,遵医嘱给药。

7. 心理护理 抢救时避免大声喧闹,以免加重产妇担忧与不安。让产妇了解新生儿情况,给予及时疏导和安慰。若新生儿已经死亡,应选择适当的时间和机会用恰当的语言告知产妇或家属,使其情绪稳定,能接受现实。

五、健康指导

指导产妇母乳喂养和一般护理知识,窒息的新生儿应延迟哺乳,静脉补液维持营养。教会产妇及其家属观察新生儿,发现异常及时就诊,对重度窒息者嘱家属观察远期表现,预防远期后遗症,对有后遗症患儿,指导家属学会康复护理方法。

六、护理评价

(1)新生儿出生后5分钟Apgar评分提高,呼吸道通畅,抢救成功。
(2)新生儿没有受伤和感染征兆。

思考题

1. 产褥感染和产褥病率的概念是什么?
2. 简述产褥感染的临床表现和类型。
3. 王某,29岁,因产程延长行阴道助产术分娩一活女婴,分娩后阴道持续出血,于产后第7日突然大量出血。体格检查:面色苍白,体温38.5 ℃,脉搏110次/分,呼吸24次/分,血压80/56 mmHg,妇科检查:子宫较大而质软,宫口松弛,并有血凝块和组织堵塞。血常规检查:血红蛋白80 g/L,红细胞2.8×10^{12}/L。尿常规正常。B超提示:宫腔内有残留物。请思考可能的临床诊断和主要的护理诊断,如何制订护理措施?

(张艳艳 杨 珍)

学习重点：

学习难点：

必考点：

第十二章 常用产科手术及护理配合

学习目标

1. 掌握会阴切开缝合术、胎头吸引术、产钳术的操作前准备。
2. 熟练掌握会阴切开缝合术、胎头吸引术、产钳术的操作步骤和注意事项。
3. 了解常用会阴切开缝合术、胎头吸引术、产钳术的适应证和禁忌证。

第一节 会阴切开缝合术

会阴切开缝合术是产科常用手术之一,其目的是减轻产妇分娩时的阻力,在胎儿娩出前切开产妇会阴以避免分娩造成会阴严重裂伤。常用术式有会阴侧斜切开术和会阴正中切开术(图12-1)。

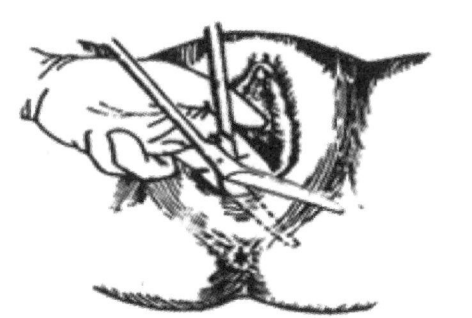
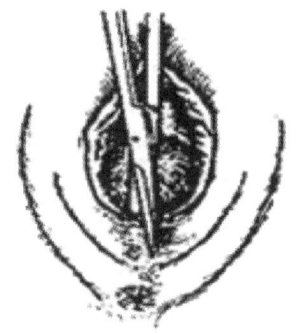

(a) 会阴侧斜切开术　　(b) 会阴正中切开术

图12-1　会阴侧斜切开术与会阴正中切开术

【适应证】
(1)宫缩乏力,胎儿较大致第二产程延长等需尽快结束分娩者。
(2)初产妇会阴过紧或会阴坚韧,需行胎头吸引术、产钳术及臀位助产术者。
(3)需缩短第二产程者,如重度子痫前期、胎儿窘迫。

【禁忌证】
(1)估计不能经阴道分娩者,如梗阻性难产;不宜经阴道分娩者,如生殖器疱疹等。
(2)前一次阴道分娩会阴完整且本次胎儿较小的经产妇。

产时外阴消毒操作视频

【操作前准备】
1. 用物准备　无菌会阴切开包,内有会阴侧切剪刀1把,持针器1把,有齿镊1把,无齿镊1把,线剪1把,20 ml注射器1个,长穿刺针头1个,弯止血钳4把,三角针1个,圆针1个,1号丝线、2-0号或3-0可吸收线各1根,治疗巾4块,纱布10块,带尾纱布1块,2%利多卡因10 ml,生理盐水,治疗碗等。

2. 心理准备　向产妇说明会阴切开缝合术的目的,取得产妇的积极配合。

会阴铺无菌产单操作视频

【操作步骤】

1. 体位 产妇排空膀胱后取膀胱截石位,外阴消毒、铺巾。

2. 麻醉 多采用阴部神经阻滞和局部浸润麻醉(图12-2)。阴部神经阻滞麻醉具有止痛和松弛盆底肌的作用。操作步骤:术者将一手食、中两指伸入阴道内触及坐骨棘并将其作为指引,另一手持带长针头的注射器装有0.5%～1%普鲁卡因20 ml,或0.5%利多卡因20 ml(用准备好的2%利多卡因进行配制),在肛门与坐骨结节之连线中点处进针,将针头刺向坐骨棘尖端的内侧约1厘米处注射药液1/2,再将针头抽回至皮下,沿切开侧的大小阴唇、会阴体皮下做扇形注射,以松弛盆底肌。如拟行会阴正中切开术,则在会阴局部行浸润麻醉。不可将药液注入血管内。

3. 切开、缝合

(1)会阴侧斜切开术。

①会阴切开:多选用会阴左侧侧斜切开术。术者左手食、中两指伸入阴道内,置于胎先露和阴道侧后壁之间,用于保护胎儿并指示切口位置,右手持会阴侧切剪刀置于会阴后联合中线左侧成45°角处,宫缩使会阴高度膨隆时可扩大至60°～70°,于宫缩时一次剪开皮肤及阴道黏膜,切口长4～5 cm(图12-3)。局部纱布压迫或结扎止血。

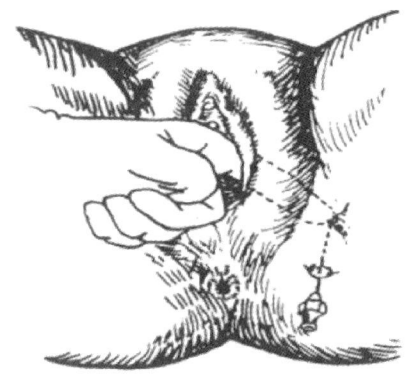

图12-2 阴部神经阻滞麻醉

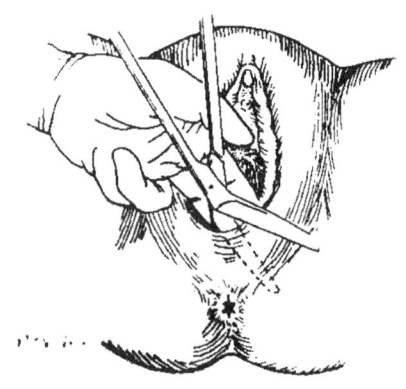

图12-3 会阴左侧侧斜切开

②会阴缝合:胎盘娩出后,检查软产道有无其他裂伤,阴道内置带尾纱布团至宫口,防止宫腔血液外流影响手术视野。距切口顶端上0.5 cm处开始用2-0号可吸收线连续缝合阴道黏膜、间断缝合肌层和皮下组织,1号丝线间断缝合皮肤,也可用3-0号可吸收线皮内连续缝合皮肤(即美容缝合)。注意按解剖关系缝合,对合整齐,不留无效腔(图12-4、图12-5、图12-6)。

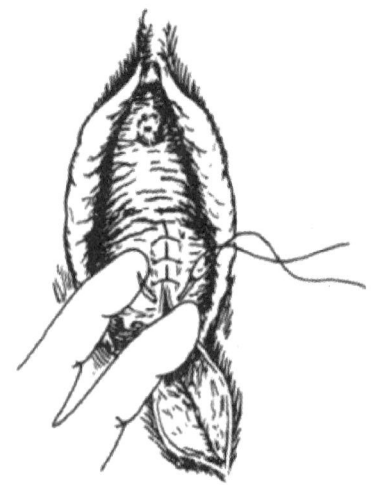

图12-4 缝合阴道黏膜

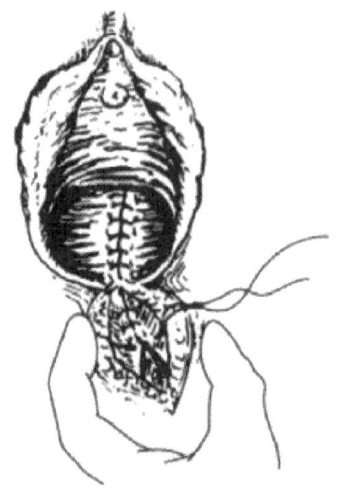

图12-5 缝合肌层

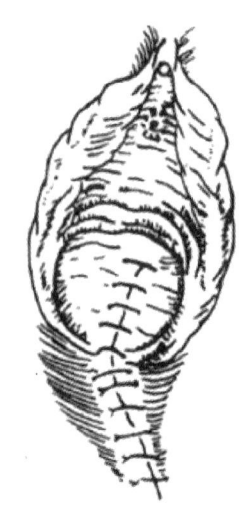

图12-6 缝合阴道皮肤

(2)会阴正中切开术。

①会阴切开:沿会阴后联合中间垂直向下切开,通常根据产妇会阴后联合的长短,一般切开2~3 cm。

②会阴缝合:缝合方法同会阴侧斜切开术。目前临床多采用可吸收线皮内连续缝合会阴。一般用2-0号可吸收线缝合阴道黏膜和肌层、皮下组织,用3-0号可吸收线皮内连续缝合皮肤。这样既可减少缝线反应,又可去除拆线疼痛,缩短住院时间。

4. 检查 缝合完毕取出阴道内带尾纱布团,常规进行肛门检查,了解有无缝线穿过直肠黏膜,如有缝线穿过应立即拆除,重新消毒缝合。记录缝合针数。

【护理配合】

1. 术前护理

(1)向产妇解释会阴切开的目的及方法,给予产妇安慰和关心,消除其恐惧、紧张心理。

(2)指导产妇屏气用力,学会在宫缩间歇期休息。严密观察产程,掌握会阴切开时机。

2. 术中配合 及时提供会阴切开所需要的各种器械、药物等。

3. 术后护理

(1)指导产妇卧床休息,一般取切口对侧卧位,以免恶露浸渍切口影响切口愈合。每日用0.5%碘伏溶液或1:5000高锰酸钾溶液擦洗外阴及切口两次,保持外阴清洁。加强营养。

(2)产后定时观察宫缩及阴道出血情况,2小时后无异常则将产妇送回母婴同室。

(3)每日观察切口情况,如有水肿或硬结可按医嘱用50%硫酸镁溶液湿热敷。

(4)会阴切口一般3~5日拆线。

【注意事项】

(1)切开时机不宜过早,一般预计胎儿娩出前5~10分钟施行。

(2)侧斜切开时剪刀刀刃应于皮肤垂直方向用力。

(3)预先放置好切开角度,待宫缩渐强致会阴紧绷时一次全层切开皮肤黏膜,会阴黏膜、肌层与皮肤切口大小应一致。

(4)阴道助产术前需先导尿,排空膀胱。

(5)切开后应立即用纱布压迫出血点止血,如有小动脉出血应钳夹结扎止血。

知识链接

会阴侧斜切开术与会阴正中切开术优缺点的比较

会阴侧斜切开术可充分扩大阴道口,不易出现会阴及盆底的严重裂伤,临床多采用此法。缺点是切开组织多,缝合技术要求高,术后疼痛感重。会阴正中切开术组织损伤少,出血量少,易缝合,术后瘢痕不明显。但缺点是切口易顺延至肛门,造成会阴Ⅲ度裂伤,需要严格掌握手术指征和熟练的操作技能。

第二节 胎头吸引术

胎头吸引术是将胎头吸引器置于胎头上,形成一定负压后吸住胎头,按分娩机制,通过牵引协助胎头娩出的方法。目前常用的胎头吸引器有直筒形、牛角形或扁圆形的胎头吸引器(图12-7)。

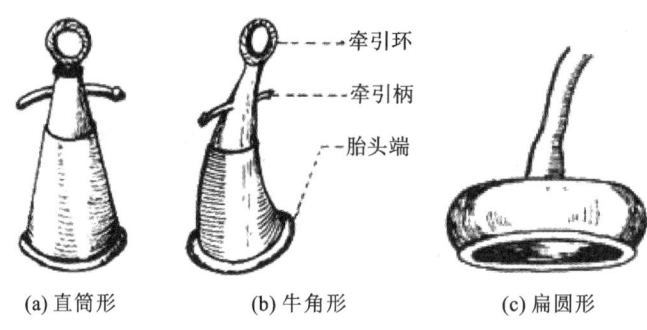

(a) 直筒形　　(b) 牛角形　　(c) 扁圆形

图12-7　胎头吸引器种类

【适应证】

(1)宫缩乏力、持续性枕后位、持续性枕横位等致第二产程延长；或胎儿窘迫需要缩短第二产程者。

(2)妊娠期高血压疾病、妊娠合并心脏病等不宜分娩时用力者。

【禁忌证】

(1)不宜或不能经阴道分娩者，如严重头盆不称、产道梗阻、阴道畸形、尿瘘修补术后等；除头顶先露以外的其他异常头位，如面先露、额先露等。

(2)宫口未开全或胎膜未破者。

(3)头先露位置高，未达阴道口者。

【操作前准备】

1.用物准备　胎头吸引器1个，50 ml注射器1个，血管钳1把，橡皮管1根，吸氧面罩1个，供氧设备，新生儿抢救药品，会阴切开缝合术物品等。

2.心理准备　向产妇说明胎头吸引术的目的和方法，可能发生的并发症，取得产妇及其家属的理解和配合。

【操作步骤】

1.检查和准备　检查胎头吸引器有无损坏、漏气，并将橡皮管接在胎头吸引器空心管柄上。产妇取膀胱截石位，导尿排空膀胱，常规消毒铺巾。阴道检查了解宫口开大程度、胎头双顶径位置，胎膜未破者应先破胎膜。初产妇或会阴紧者应先行会阴侧斜切开术。

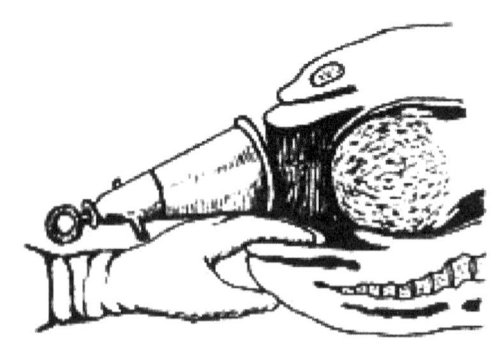

图12-8　放置胎头吸引器

2.放置胎头吸引器　在胎头吸引器周围涂润滑油，术者以左手食、中指撑开阴道后壁，右手持胎头吸引器沿阴道后壁放入阴道内，再以左手食、中指依次撑开阴道右侧壁、前壁、左侧壁，使胎头吸引器头端完全滑入阴道内，边缘与胎头顶骨后部贴紧。右手食指检查胎头吸引器四周，确定胎头吸引器与胎头之间无阴道壁及宫颈组织后调整胎头吸引器横柄，使之与胎头矢状缝方向一致，作为旋转胎头的标记(图12-8)。

3.抽吸空气形成负压　用50 ml注射器抽出胎头吸引器内空气150～200 ml，使胎头吸引器内形成200～300 mmHg负压，硅胶喇叭形胎头吸引器抽出空气60～80 ml即可。用血管钳夹住橡皮管，取下注射器，等待2～3分钟，使胎头吸引器与胎头吸牢。

4.牵引　待宫缩时，沿骨盆轴方向，按正常胎头娩出机制向外牵引，胎头娩出过程中注意保护好会阴。宫缩间歇期暂停牵引。

5.取下胎头吸引器　当胎头娩出阴道口时松开血管钳即可解除负压，取下胎头吸引器，继续按正常分娩机制助产。

【护理配合】

(1)介绍胎头吸引术助产的目的、方法及简要手术经过,消除产妇紧张心理,鼓励产妇配合手术。

(2)胎头吸引器位置放置正确,避开胎儿囟门,形成适当负压(200~300 mmHg),注意检查胎头吸引器有无漏气。牵引时防止胎头吸引器滑脱,若滑脱可重新放置,一般不超过2次,否则改行产钳术或剖宫产术。

(3)牵引时用力要均匀,牵引时间不宜过长,一般不应超过20分钟。

(4)术后常规检查软产道,若有裂伤及时缝合。注意宫缩、阴道出血及排尿情况。

(5)新生儿护理。

①观察新生儿产瘤位置、大小及有无头皮血肿、头皮损伤、颅内出血征象。

②观察新生儿面色、呼吸、反应、肌张力等情况,做好新生儿抢救准备。

③新生儿静卧24小时,避免搬动,延迟哺乳和沐浴。3日内禁止洗头。

④遵医嘱给予维生素 K_1 10 mg 肌内注射,防止新生儿颅内出血。

【注意事项】

(1)胎头吸引器放置位置正确,避开胎头囟门。

(2)负压抽吸后需待产瘤形成再开始牵引。

(3)牵引力要均匀,切忌左右摇晃胎头。

(4)若胎头吸引器滑脱2次,牵引时间超过10分钟仍未娩出者需改用其他方式助产。

(5)术后仔细检查软产道,有裂伤者应及时缝合。

第三节 产 钳 术

产钳术是用产钳牵引胎头帮助胎儿娩出的手术。常用的产钳有短弯型产钳和臀位后出头产钳,分为左、右两叶,每叶由钳叶、钳颈、钳锁、钳柄4部分组成(图12-9)。根据放置产钳时胎头在盆腔内位置高低将产钳术分为四种:①出口产钳术,指不用分开小阴唇即能看到胎头;②低位产钳术,指胎头骨质部分已达骨盆底,矢状缝在骨盆出口前后径上;③中位产钳术,胎头双顶径已过骨盆入口,但未达到骨盆底;④高位产钳术,指胎头尚未衔接,即双顶径未过骨盆入口。目前临床上仅行低位产钳术和出口产钳术。

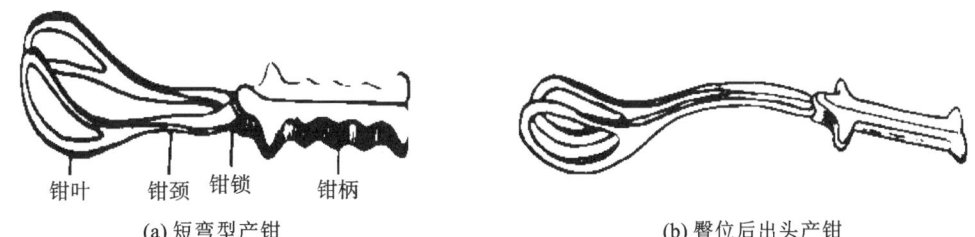

(a) 短弯型产钳　　　　　　　　(b) 臀位后出头产钳

图12-9　常用产钳构造

【适应证】

(1)同胎头吸引术。

(2)胎头吸引术失败者。

(3)臀位分娩后出胎头困难或面先露娩出困难者。

【禁忌证】

(1)同胎头吸引术。

(2)胎头骨质部分最低点在坐骨棘水平或以上,有明显头盆不称时。

(3)确定死胎、胎儿畸形者,尽可能行穿颅术,以免损伤产道。

【操作前准备】

1. 用物准备 无菌会阴切开包1个,产钳1副,吸氧面罩1个,供氧设备,麻醉药,新生儿抢救药品等。

2. 心理准备 向产妇及其家属交代病情,讲解产钳术的目的及可能出现的并发症及预后,取得产妇及其家属的积极配合,术前签字。

【操作步骤】

1. 体位 产妇排空膀胱后取膀胱截石位。

2. 麻醉 多采用阴部神经阻滞麻醉和局部浸润麻醉。方法同会阴侧斜切开术。

3. 放置产钳 术者先以右手掌面四指伸入阴道后壁和胎头之间,左手持左叶钳柄,使左叶沿手掌面伸入手掌与胎头之间,将产钳左叶置于胎头左侧,由助手固定。再以右手持右叶钳柄,左手四指伸入阴道后壁与胎头之间,引导产钳右叶至胎头右侧,达产钳左叶对应位置(图 12-10、图 12-11)。

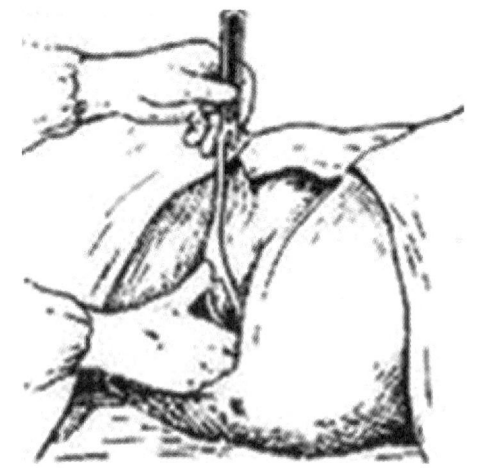

图 12-10 放置产钳左叶

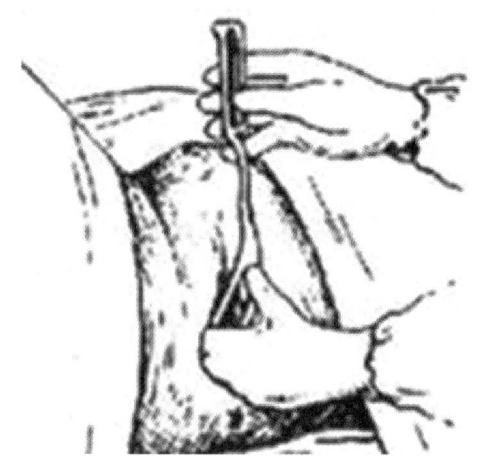

图 12-11 放置产钳右叶

4. 合拢产钳、检查钳叶位置 产钳按右叶上,左叶下,钳柄平行交叉对合锁住。检查钳叶与胎头之间有无产道软组织或脐带夹入;两钳叶是否分别置于胎儿面颊部位,胎头矢状缝是否位于两钳叶正中。

5. 试牵产钳 术者左手握住钳柄,右手掌固定在左手背上,并将右手中指指尖抵于胎先露,向外向下缓慢牵引。如中指尖远离胎头,则表示产钳已从胎头上滑脱,须重新放置;如中指尖随产钳下降未离开胎头,则表明位置正确,可正式牵引。

6. 牵引 宫缩时术者握住钳柄先向外、向下缓慢牵引,再平行牵引。当胎头枕骨达耻骨联合下缘时逐渐将钳柄上提,使胎头仰伸娩出。牵引过程中注意保护会阴(图 12-12)。

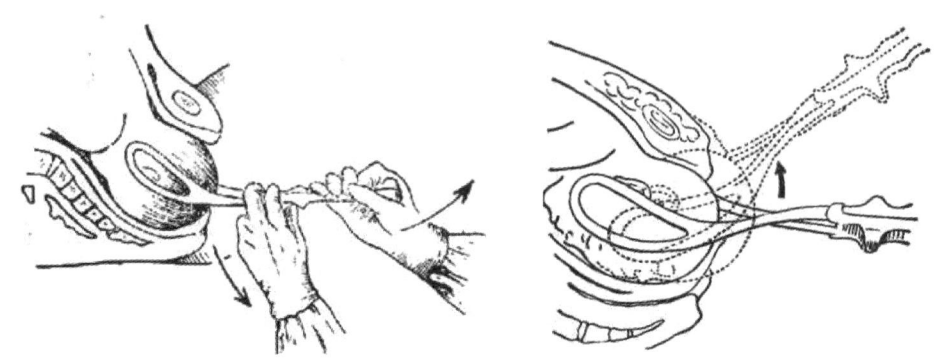

图 12-12 牵引产钳

7. 取下产钳 当胎头额部娩出后,即松解产钳。先取下产钳右叶,再取下产钳左叶,注意应顺胎头缓缓滑出。接着按分娩机制助产。

【护理配合】

除按胎头吸引术的护理配合外,还应特别注意预防产后出血,因为行产钳术助产的产妇常常发生产后出血。除此之外,还要做好新生儿的护理。

【注意事项】

(1)严格掌握产钳术的适应证,动作轻柔,用力均匀。

(2)放置稳妥之后不能在阴道内左右摇摆钳柄,若牵拉困难则须查明原因后再行牵引。

(3)正确判断胎先露下降情况,若胎头双顶径在坐骨棘平面以上,不宜行产钳术。

思考题

1. 阴部神经阻滞麻醉的具体操作步骤是什么?会阴左侧侧斜切开术的注意事项有哪些?
2. 胎头吸引术和产钳术的具体操作步骤有哪些?

(张明娥)

学习重点：

学习难点：

必考点：

第四篇 妇科疾病患者的护理

第十三章 妇科病史采集及检查护理

 学习目标

1. 掌握盆腔检查的目的、记录方法和注意事项。
2. 掌握双合诊、三合诊、肛-腹诊的目的和方法。
3. 熟练妇科检查的物品准备、能配合进行妇科检查。
4. 能针对妇科患者按整体护理观念书写完整的护理计划。
5. 具备针对妇科常见病、多发病患者开展健康宣教的能力。

第一节 妇科病史采集及护理计划制订

一、护理评估

护士在书写妇科护理病历时,需先全面采集病史、正确进行身体评估、心理社会评估等,再运用护理程序有针对性地制订护理计划并实施,通过评价反馈信息,满足护理对象的需求,提高护理质量。

【健康史】

(一)病史采集方法

病史采集是护理评估的重要内容,主要是通过观察、交谈对患者进行身体检查、相关实验室及其他检查、心理测试等,以获得患者生理、心理、社会等各方面的资料。基于女性的生理和心理特点,在采集病史时,应尊重患者,态度和蔼,语言亲切,关心体贴患者,耐心询问病情,注重保护患者的隐私。

(二)病史评估

1. 一般项目 一般项目包括患者的姓名、性别、年龄、籍贯、职业、民族、婚姻、文化程度、有效联系地址及方式(电话号码)、入院日期、入院方式、入院诊断。若非患者本人陈述(为其他陈述者代为陈述),则应考虑其信息的可靠程度并了解陈述者与患者的关系。

2. 主诉 主诉是指促使患者就诊的主要症状(或体征)及持续时间。主诉力求简明扼要。妇科临床常见症状有阴道出血、白带异常、闭经、腹痛、腹部包块以及不孕等。若患者同时具有多种症状时则要按其发生时间的先后顺序书写,如停经××日后,阴道出血××日,腹痛×日。也有本人无任何自觉不适,经体检发现妇科问题的患者。

3. 现病史 现病史是指患者本次疾病发生、发展、诊疗的全过程,为病史的主要组成部分。除主要症状外还应描述其他伴随症状及相互关系,对患者的一般情况,如睡眠、体重、大小便、活动能力、睡眠等也应详细记录。

4. 既往史 既往史是指患者过去的健康和疾病情况。重点询问与现病史有关的既往史、手术史及药物过敏史,如生殖道炎症、肿瘤、损伤等。

5. 月经史 月经史包括初潮年龄、月经周期及经期持续时间、经量、经期伴随症状,有无其他不适,并注明末次月经(last menstrual period,LMP),绝经年龄。如13岁初潮,月经周期28~30日,每次持续6日,48岁绝经(可简写为 $13\dfrac{6}{28-30}48$)。并询问患者有无痛经、每次月经时卫生巾的用量、有无乳房胀痛及经期有无情绪变化等。

6. 婚育史 婚育史包括婚次、每次结婚年龄、配偶的年龄及健康状况、性生活情况、是否近亲结婚(直系血亲及三代旁系血亲)。孕产史按顺序应为足月产、早产及流产次数以及现存子女数,如足月产2次,无早产,流产3次,现存子女2人(可记录为2-0-3-2,或仅用孕$_5$产$_2$或G_5P_2表示)。

7. 个人史 个人史包括生活和居住情况,出生地和曾居住地区,有无特殊嗜好等。

8. 家族史 家族史指父母、兄弟、姐妹及子女健康情况。家族成员有无遗传性疾病(如血友病、白化病等)、可能与遗传有关的疾病(如糖尿病、高血压、癌肿等)以及传染病(如结核等)。

【身体评估】

身体评估常在采集病史之后进行,包括全身体格检查、腹部检查和盆腔检查。盆腔检查为妇科检查特有,也称为妇科检查,简称妇检。

(一)全身体格检查

常规测量体温、脉搏、呼吸及血压。其他检查项目包括患者神志、精神状态、面容、全身发育及毛发分布情况、皮肤、浅表淋巴结(特别是左锁骨上淋巴结和腹股沟淋巴结)、头部器官、甲状腺、乳房(注意乳房发育,乳房皮肤有无凹陷,乳房有无包块,有无异常乳头溢液)、心、肺、脊柱及四肢等。

(二)腹部检查

腹部检查为身体评估的重要组成部分,应在妇科检查前进行,分为视、触、叩、听诊。视诊观察腹部的形态、腹壁瘢痕、妊娠纹等。触诊腹壁厚度,肝、脾、肾有无增大及压痛,腹部有无压痛、反跳痛和腹肌紧张,如果触到包块,应描述包块部位、大小、形状、质地、活动度、表面光滑度以及有无压痛等。叩诊时注意鼓音和浊音的分布范围,有无移动性浊音。必要时听诊了解肠鸣音情况。若合并妊娠,应检查腹围、宫高、胎位、胎心及胎儿大小等。

(三)盆腔检查

盆腔检查包括外阴、阴道、宫颈、宫体以及双侧附件的检查。

1. 检查器械及用物准备

(1)检查设备:妇科检查台、诊查床。

(2)检查器材:消毒阴道扩张器(或一次性阴道扩张器)、无菌手套、宫颈钳、长镊子、子宫探针、宫颈活体取样钳、小刮匙、刮板、试管、标本瓶、器械盘、干燥玻片等。

(3)备用药品:0.1%苯扎溴铵、0.25%碘伏、75%乙醇、95%乙醇、生理盐水、10%甲醛、无菌肥皂液等。

(4)敷料:长棉签、带线大棉球、消毒纸垫(或一次性臀垫)、治疗巾等。

(5)其他:立灯、污物桶、洗手设备等。

2. 检查中的护理配合及注意事项

(1)检查前应取得患者的知情同意,检查时关心患者的心理需求,态度严肃、语言亲切,检查仔细,动作轻柔。注意遮挡患者。

(2) 检查前嘱患者排空膀胱,对排尿困难者应给予导尿。

(3) 为避免感染或交叉感染,每次检查时应做到一人一手套、一阴道扩张器、一臀垫。

(4) 协助患者脱去一侧裤腿后取膀胱截石位。臀部置于台缘,头部略抬高,两手平放于身旁,可使腹肌松弛。

(5) 经期或阴道出血时应尽量避免阴道检查。若为必要检查时,应严格遵守无菌技术操作原则。

(6) 对无性生活史患者,确有盆腔检查必要时,应先征得患者及其家属同意后,行直肠-腹部诊。

(7) 腹壁肥厚、未婚女性或高度紧张不合作者,怀疑有盆腔内病变,妇科检查不满意时,可在麻醉下进行盆腔检查以正确判断病情。

3. 检查方法及步骤

检查前嘱患者排空膀胱,取膀胱截石位(图13-1)。协助患者脱去一侧裤腿,两手平放于身旁,腹部放松。经期或异常阴道出血者必须行阴道检查时,应配合医生做好外阴阴道消毒。

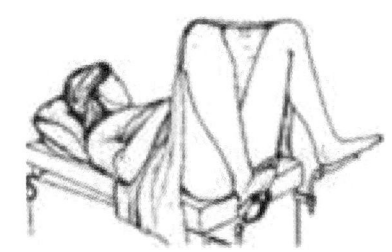

图 13-1 膀胱截石位(盆腔检查体位)

(1) 外阴检查:观察外阴发育及阴毛多少和分布情况,有无畸形、皮炎、溃疡、赘生物或肿块,注意皮肤和黏膜色泽及质地变化,检查者用右手拇指和食指分开小阴唇,暴露阴道前庭,观察尿道口和阴道口。查看尿道口周围黏膜色泽及有无赘生物及处女膜形态。

(2) 阴道扩张器检查:临床常用鸭嘴式阴道扩张器,可以固定,便于阴道内治疗操作。阴道扩张器有大小之分,应根据患者实际情况适当选择。放置阴道扩张器时,应先润滑以减轻患者不适,拟作宫颈细胞学检查或取阴道分泌物进行涂片检查时则不用润滑剂,以免影响检查结果。

① 放置阴道扩张器:检查者用左手拇、食指将两侧小阴唇分开,右手将阴道扩张器避开敏感的尿道周围区,斜行沿阴道侧后壁缓慢插入阴道内,边推进边将阴道扩张器两叶转正并逐渐张开两叶,暴露宫颈、阴道壁及穹隆部,然后旋转阴道扩张器,充分暴露阴道各壁(图13-2)。

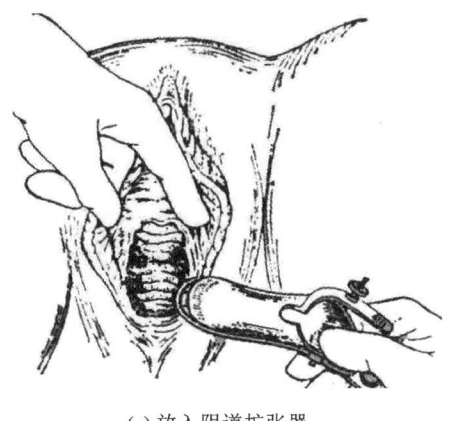   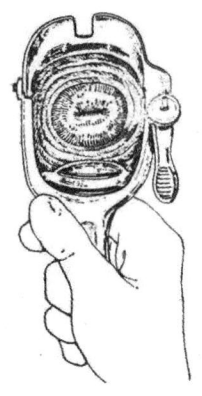

(a) 放入阴道扩张器　　　　　　　(b) 暴露宫颈

图 13-2 阴道扩张器检查

② 视诊:检查宫颈:暴露宫颈后,观察宫颈大小、颜色、外口形状,有无糜烂、息肉、赘生物以及有无接触性出血。需要宫颈取材时,可在此时进行。然后缓慢转动阴道扩张器,观察阴道壁黏膜的色泽,有无红肿、结节、溃疡、赘生物、分泌物的量及性状。需要检查白带时,应在此时取材。

③ 取出阴道扩张器:检查完毕,合拢阴道扩张器双叶,沿阴道纵行方向取出。

(3) 双合诊:盆腔检查中最重要的项目。检查者一手食、中指或一指放入阴道内,另一手在腹部耻骨联合上配合检查。

①目的:检查阴道、宫颈、宫体、输卵管、卵巢、宫旁结缔组织以及盆腔内壁有无异常。

②方法:检查者戴无菌手套,右手(或左手)食、中两指蘸润滑剂,顺阴道后壁轻轻插入,先检查阴道通畅度、深度、弹性,有无畸形、瘢痕、肿块及阴道穹隆情况。再扪触宫颈大小、形状、硬度及外口情况,了解有无接触性出血和宫颈举痛,然后两手指置于宫颈下唇处将其上推,另一手按压腹壁。两手互相配合,将子宫扪于两手之间,以了解子宫的位置及形态。摸清子宫后,两手再配合了解两侧附件及宫旁组织情况(图 13-3)。

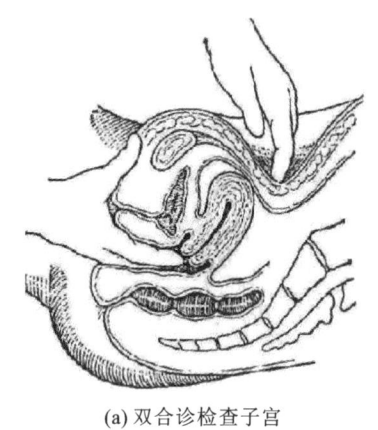

(a) 双合诊检查子宫　　　　　　　(b) 双合诊检查子宫附件

图 13-3　双合诊检查

(4)三合诊:经直肠、阴道、腹部联合检查。方法是一手食指伸入阴道,中指插入直肠,其余检查步骤与双合诊时相同(图 13-4)。三合诊是对双合诊检查不足的重要弥补。通过三合诊能扪清后倾或后屈位置的子宫大小,发现子宫后壁、宫颈旁、直肠子宫陷凹、宫骶韧带和盆腔后部病变。

(5)肛-腹诊:检查者一手食指伸入直肠,另一手在腹部配合检查,又称为直肠-腹部诊。适用于无性生活史、阴道闭锁或有其他原因不宜行双合诊的患者(图 13-5)。

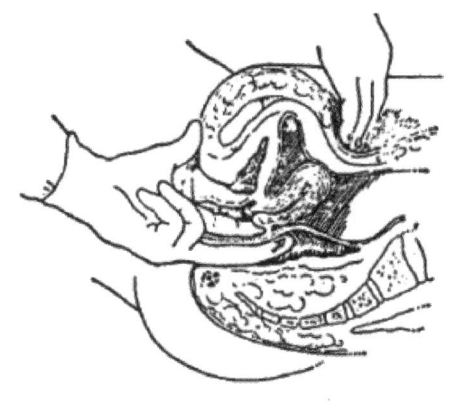 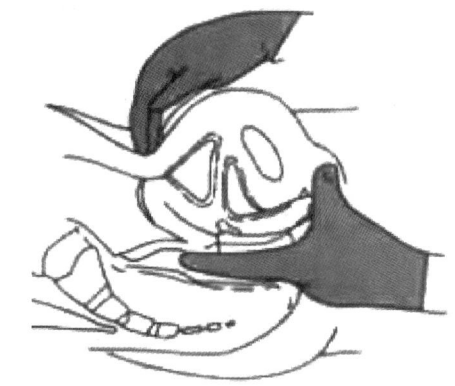

图 13-4　三合诊检查　　　　　　　图 13-5　肛-腹诊检查

4. 结果记录　盆腔检查后,应将检查结果按解剖部位先后顺序记录,格式如下。

外阴:发育情况及婚产式(未婚、已婚未产或经产)。有异常发现时,应详细描述。

阴道:是否通畅,黏膜情况,分泌物的量、色以及有无臭味。

宫颈:大小、色泽、硬度,有无柱状上皮异位、裂伤、息肉、腺囊肿,有无接触性出血、宫颈举痛及摇摆痛等。

宫体:位置、大小、硬度、活动度,有无压痛等。

附件:有无块状物、增厚或压痛。若扪及块状物,记录其位置、大小、硬度,表面光滑与否,活动度,有无压痛以及与子宫及盆壁的关系。左右两侧情况分别记录。

【心理社会评估】

诊治的过程可能会改变妇科患者原有的生理结构,涉及性生活、生育等方面的问题,患者害怕因此而引发家庭纠纷,所以思想包袱大,顾虑多。对她们进行心理评估是不容忽视的。

1. 精神状态　了解患者对健康问题的感受,对自己所患疾病的认识程度。在患病以后特别是在一些重大疾病面前,注意评估患者的仪表、情绪、沟通能力、思维记忆和判断力有无改变,评估患者对疾病是否能正确认识并且积极配合治疗。

2. 患者对疾病的认识和态度　患者对疾病的认识和态度反映其对健康问题的理解。一般取决于患者的文化程度和病程的长短,多数患者缺乏相关疾病的知识,产生不同的表现。有的患者对疾病进展和预后漠不关心,有的仅知道手术方案,对治疗和护理配合知之甚少;还有的患者过度紧张,产生恐惧心理。应评估患者对疾病的态度、接受手术治疗的态度、对治疗和护理的期望和感受。

3. 评估患者的人格类型　评估患者是属于依赖、独立型,紧张、松弛型,主动、被动型还是内向、外向型。在成千上万的患者当中,每个人的人格都是不同的,要依据患者的人格类型制订出相应的护理措施。

二、护理诊断及合作性问题

我国目前使用的是北美护理诊断协会(NANDA)认可的护理诊断。护士在确认护理诊断后按照重要性和紧迫性先后实施护理措施。妇科疾病较为常见的护理诊断如下。

1. 焦虑、恐惧　与疾病的发展不可预测性有关。

2. 有感染的危险　与出血、手术和抵抗力下降有关。

3. 组织完整性受损　与炎症导致黏膜破损有关。

4. 睡眠形态紊乱　与剧烈瘙痒、疼痛和担心疾病预后有关。

三、护理目标

(1)患者情绪稳定,焦虑与恐惧减轻或缓解,能积极配合治疗与护理。

(2)患者无感染,体温与血常规正常,生命体征平稳。

(3)患者组织完整无损伤。

(4)患者睡眠良好无紊乱。

四、护理措施

护理措施是指护士为帮助患者达到预定目标所采取的具体护理活动,包括执行医嘱、缓解症状、促进舒适的护理措施,预防、减轻和消除病变反应的措施,用药指导和健康教育等。一般分为以下三类。

(1)执行性或依赖性护理措施:护士执行完成医生、营养师、药剂师等的医嘱。受过专业训练的注册护士,在执行护理行为的过程中,要对给予患者的治疗和护理负有责任。

(2)协助性与协作性护理措施:护士协助医生和其他医务人员共同完成的护理活动。

(3)独立完成性护理措施:护士运用自己的护理知识和能力,自行或授权其他护理人员进行的护理活动,包括住院评估、生活护理、健康教育、心理疏导等措施。

五、健康指导

妇科患者由于疾病或手术会涉及性生活、生育等隐私和家庭问题,常常影响家庭关系和夫妻生活,所以妇科患者思想顾虑多,心理压力大,对其进行适当的健康指导尤为重要。如生殖器炎症的患者应指导其保持外阴清洁,注意家庭成员之间的相互传染,清淡饮食等。

六、护理评价

护理评价是对整个护理效果的鉴定。其目的在于判断执行护理措施后患者的反应,评估护理目标的完成度。随着护理工作的推进,患者的健康状态也要重新评估。重新收集患者资料,调整护理诊断和护理计划。

第二节 妇科常用特殊检查及护理配合

一、阴道分泌物悬滴检查

(一)目的

通常用于检查阴道分泌物内有无滴虫或假丝酵母菌(又称白色念珠菌)。

(二)方法

1. 检查滴虫 用无菌长棉签在阴道后穹隆处蘸取白带少许,放在盛有 1 ml 生理盐水的试管内混匀,立即送显微镜下检查,能找到活动的滴虫。

2. 检查念珠菌 将取出的分泌物直接涂在干玻片上,再滴上 10% 氢氧化钾悬液,染色后镜检可找到芽孢和假菌丝。

(三)护理配合

除妇科检查用物外,另备生理盐水,10% 氢氧化钾、小玻璃试管、清洁玻片。协助检查、取材送检,收集结果。

二、宫颈黏液检查

(一)目的

可了解在卵巢激素的影响下,宫颈黏液的性状及结晶形态的周期性变化,从而间接测定卵巢功能、排卵时间,利于诊断妊娠和月经失调。

(二)方法

用阴道扩张器暴露宫颈,先观察宫口黏液的量与透明度,然后用干燥长镊子伸入宫颈管内 0.5~1 cm 处夹取少量宫颈黏液,取出后缓慢张开长镊子,观察黏液拉丝度,再将黏液涂于玻片上待干燥后镜下观察其结晶形态。

(三)护理配合

准备阴道扩张器、手套、注射器、无齿镊、长吸管、清洁玻片、棉球等用物。嘱患者根据月经周期确定检查日期,标本及时送检。

三、阴道及宫颈脱落细胞学检查

(一)目的

阴道及宫颈脱落细胞学检查,既可了解女性体内性激素水平,又能协助诊断生殖系统恶性肿瘤及观察治疗效果。方法简便易行、经济实用,是目前国内外防癌普查和内分泌检查的重要手段之一。

(二)方法

1. 阴道涂片

(1)已婚女性:阴道侧壁刮片法。用阴道扩张器扩张阴道,在阴道上 1/3 段侧壁,用无菌棉签轻轻刮取分泌物少许及浅层细胞涂片,避免将深层细胞混入影响诊断,薄而均匀地涂在玻片上,置于 95% 乙醇溶液中固定。忌在玻片上来回重复涂抹。

(2)幼女及未婚女性:用卷紧的无菌棉签在0.9%氯化钠溶液中浸湿后伸入阴道,在阴道上1/3段侧壁轻卷取细胞,取出横放于玻片上并向一个方向滚涂,将玻片置于95%乙醇溶液中固定。

2. 宫颈刮片 宫颈刮片是筛查早期宫颈癌的重要方法。取材:在宫口鳞-柱状上皮交接处,以宫口为中心,用木质小刮板轻轻搔刮一周,避免损伤组织引起出血而影响涂片质量和检查结果,然后均匀地涂在玻片上并固定。对于白带过多的患者,应先拭去黏液后再取材(图13-6)。

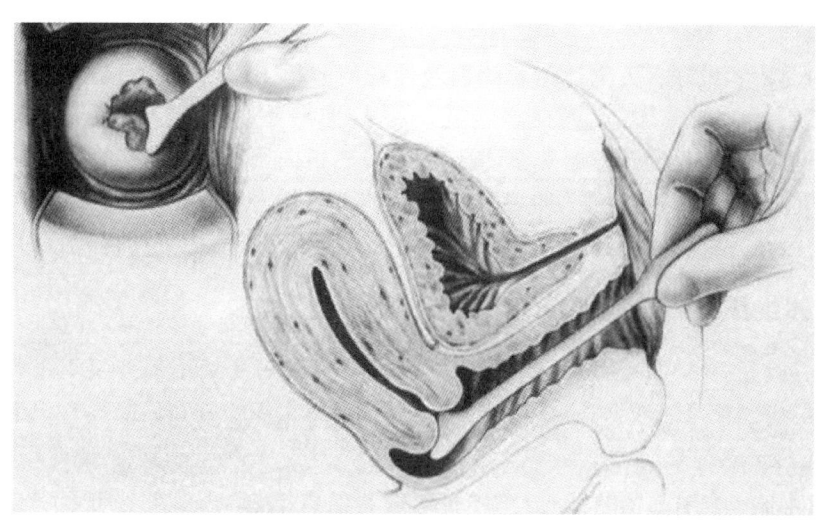

图13-6 宫颈刮片

3. 宫颈管吸引涂片 用于了解宫颈管内情况。目前常采用薄层液基细胞学技术(TCT),先用无菌长棉签将宫颈表面分泌物拭净,用吸管(或细胞刷)轻轻放入宫颈管内,吸取宫颈管分泌物制成涂片,或用宫颈刷在宫颈管内旋转360°后取出,将宫颈刷放置在特制细胞保存液内,通过离心、滤过等特殊技术处理,使上皮细胞均匀分布在玻片上,此项新技术提高了识别宫颈鳞状上皮细胞低度和高度病变的灵敏度。

4. 宫腔吸引涂片 用于了解宫腔内有无恶性病变。可将宫腔吸管轻轻放入宫底部,上下左右方向移动吸取分泌物,将所吸标本均匀涂在玻片上并固定。

(三)检查结果及临床意义

(1)测定雌激素对阴道上皮的影响程度,如卵巢功能低下可出现底层细胞。轻度低下时底层细胞占20%以下;中度低下占20%~40%;高度低下占40%以上。

(2)宫颈脱落细胞学诊断标准及临床意义:肿瘤细胞特征主要表现在细胞核、细胞形态以及细胞间关系的改变。目前我国使用较多的是分级诊断,常用巴氏五级分类法。

巴氏五级分类法:

Ⅰ级:未见不典型或异常细胞。提示正常。

Ⅱ级:发现不典型细胞,但无恶性特征细胞。提示炎症。

Ⅲ级:发现可疑肿瘤细胞,或怀疑恶性。

Ⅳ级:发现不典型肿瘤细胞,待证实。提示高度可疑癌。

Ⅴ级:发现肿瘤细胞,形态典型。提示为癌。

近年来推广应用TBS(the Bethesda system)分类法,见表13-1。

表13-1 TBS分类法及描述性诊断内容

分类	描述性诊断
良性细胞学改变	包括感染(细菌、原虫、真菌等)及反应性细胞学改变(炎症、损伤等)
鳞状上皮细胞异常	包括不典型鳞状上皮细胞;低度、高度鳞状上皮细胞内病变、鳞状细胞癌

续表

分类	描述性诊断
腺上皮细胞异常	包括不典型腺上皮细胞、腺原位癌、腺癌
其他恶性肿瘤	包括小细胞未分化鳞癌

（四）护理要点

(1)操作前向受检者做好有关生殖道脱落细胞检查的解释工作，使其积极配合检查。备齐检查所用物品。

(2)受检者于检查前2日内禁止性交、行阴道检查及阴道内用药治疗。

(3)操作动作应轻、稳、准，避免损伤组织引起出血。分泌物多者应先擦拭再取标本。

(4)必须均匀涂片，向同一方向涂抹，禁忌来回涂抹。标本制好后做好标记，固定并及时送检。

四、宫颈活体组织检查

宫颈活体组织检查简称宫颈活检，是取宫颈病变处或可疑病变处小部分组织进行病理检查，这种方法常常是确诊疾病的最可靠依据。常用方法包括局部活体组织检查和诊断性宫颈锥切术。

【适应证】

(1)宫颈脱落细胞学检查疑有宫颈癌（巴氏Ⅲ级或Ⅲ级以上者）或肉眼见可疑病灶者；TBS分类鳞状上皮细胞异常者。

(2)临床有宫颈接触性出血或绝经后异常出血者。

(3)重度宫颈糜烂、乳头状增生伴出血或久治不愈的宫颈炎症者；宫颈处有赘生物待明确性质者。

(4)慢性特异性宫颈炎症（如宫颈结核、尖锐湿疣、阿米巴病等），需与宫颈癌鉴别者。

【禁忌证】

(1)生殖道急性或亚急性炎症。

(2)妊娠期、经期或临近经期。

(3)患血液病有出血倾向或凝血功能障碍者。

【物品准备】

阴道扩张器1个，宫颈钳1把，活检钳1把，卵圆钳1把，手术尖刀1把，子宫探针1个，刮匙1个，0.25%碘伏，宫颈扩张棒、带尾棉球或带尾纱布卷、棉球、棉签若干，内装95%乙醇固定液的标本瓶4~6个。

【操作方法】

（一）局部活体组织检查

(1)术前嘱患者排空膀胱，协助患者取膀胱截石位。常规消毒外阴，铺无菌孔巾。

(2)阴道扩张器充分暴露宫颈，拭净宫颈表面黏液后行局部消毒。

(3)在宫口鳞-柱状上皮交接处或糜烂较深处或特殊病变处钳取适当大小的组织，可疑宫颈癌者按时钟位置3、6、9、12点四处取材。为提高取材准确性，可在阴道镜的指引下定位活检；或在碘伏不着色区取材。将所取组织分别放在标本瓶内，并做好部位标记(图13-7)。

(4)退出阴道扩张器，以带尾棉球或带尾纱布卷局部填塞压迫止血，嘱患者术后24小时自行取出。

（二）诊断性宫颈锥切术

(1)对患者进行脊椎麻醉或者硬膜外麻醉下，协助患者取膀胱截石位，常规消毒外阴，铺无菌孔巾。

(2)暴露宫颈，消毒阴道和宫颈。

(3)用宫颈钳夹住前唇使宫颈被动向外牵拉，扩张宫颈管，行宫颈管搔刮术。在病灶外围或在碘伏

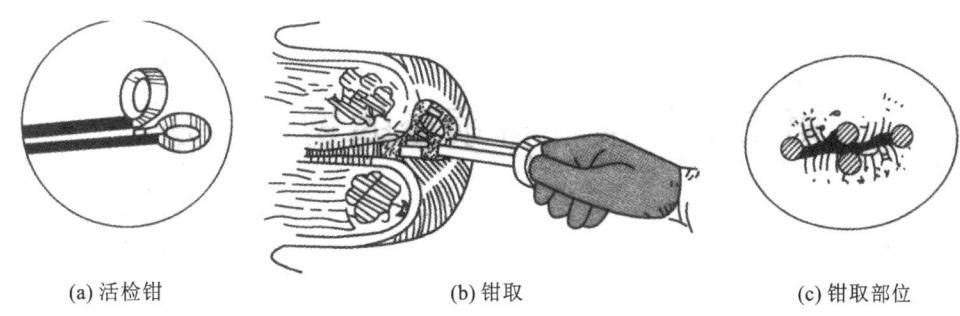

(a) 活检钳　　　　　　　(b) 钳取　　　　　　　(c) 钳取部位

图 13-7　宫颈活体组织检查

不着色区外 0.5 cm 处,用手术尖刀做环行切口,深约 0.2 cm,然后按 30°～50°深入宫颈管 1～2.5 cm 处,做锥形切除。

【护理要点】

(1) 术前应向患者讲解手术的目的、注意事项和简要手术过程,减轻患者恐惧,取得患者配合。

(2) 治疗应在月经干净后 3～7 日施行。

(3) 标本瓶应注明标记、取材部位。

(4) 嘱患者于术后 24 小时自行取出阴道内带尾棉球或带尾纱布卷,注意观察阴道出血情况,若出血量较多,应立即就诊。

(5) 诊断性宫颈锥切术后留置导尿管 24 小时,持续开放。

(6) 注意保持会阴清洁,防止感染,1 个月内禁止性生活及盆浴。

(7) 嘱患者注意观察阴道出血情况,若出血量多,应立即就诊。术后 6 周随访宫颈管有无狭窄情况。

五、诊断性刮宫

诊断性刮宫简称诊刮,是诊断宫腔疾病较常采用的重要方法。其目的是刮取子宫内膜和其他组织进行病理检查,既可明确诊断,又可治疗疾病。怀疑同时有宫颈管病变时,应对宫颈管和宫腔分别进行诊断性刮宫,简称分段诊刮。

【适应证】

(1) 对月经失调患者,可在月经周期后半期了解内膜的形态变化。

功能失调性子宫出血或疑有宫腔内组织残留致长期大量出血时,彻底刮宫有助于诊断并达到止血效果。

(2) 子宫异常出血或阴道排液,需证实或排除子宫内膜癌或其他病变(如子宫内膜炎、流产等)。

(3) 女性不孕症,了解有无排卵。

(4) 不全流产、过期流产、葡萄胎等导致子宫出血时间长者。

【禁忌证】

(1) 急性、亚急性阴道炎,急性宫颈炎,急性或亚急性盆腔炎。

(2) 术前体温大于 37.5 ℃。

【物品准备】

刮宫包 1 个,内有宫颈钳 1 把,子宫探针 1 个,无齿卵圆钳 1 把,有齿卵圆钳 1 把,宫颈扩张器 4～8 号 1 个,刮匙 1 把,弯盘 1 个,纱布 2 块,棉球、棉签若干,阴道扩张器 1 个,装有 95% 乙醇固定液的标本瓶 1～2 个等。

【操作方法】

(1) 评估患者全身情况,测量生命体征,询问阴道出血时间和量。

(2) 说明诊刮的目的和步骤,简要介绍手术过程并讲清配合要点。

(3)嘱患者排尿,协助患者取膀胱截石位,常规外阴消毒后铺无菌孔巾,双合诊查清子宫位置、大小及附件情况。

(4)阴道扩张器充分暴露宫颈,消毒阴道、宫颈及宫颈管,用宫颈钳钳夹宫颈前唇使宫颈外伸,用子宫探针探测宫腔深度及方向。

(5)使用宫颈扩张器逐号扩张宫颈,一般扩张至中号刮匙可深入宫腔内即可。

(6)按子宫的屈向,将刮匙送入宫底部,依次刮取宫腔的前壁、侧壁、后壁、宫底和两侧宫角部组织。

(7)刮宫的部位由疾病种类及刮宫目的不同而有所不同。

①对怀疑子宫内膜结核的闭经患者,应特别注意刮取两侧宫角。

②不孕症或功能失调性子宫出血患者,应选择月经前或月经来潮12小时内进行诊刮,以判断有无排卵或评估黄体功能情况,功能失调性子宫出血者应将肥厚的内膜全面、彻底刮干净。

③子宫异常出血怀疑为癌组织时,可随时诊刮,刮取时应动作轻柔,若刮出物肉眼检查高度怀疑癌变,只刮出部分组织足够做病理检查即可停止,以避免出血及癌组织扩散。未见明显癌变,则应全面刮宫,防止漏诊。

④如需做分段诊刮,先不探测宫腔,首先用小刮匙按由宫颈内口至宫口的顺序刮宫颈管一周,然后再刮取子宫内膜。刮出组织分别装瓶、固定送检,做好标记。

【护理要点】

(1)一般刮宫者术前禁止性生活5日。指导患者放松,避免过度紧张。

(2)术后观察患者有无腹痛和阴道出血,1小时后方可离院,按医嘱服用抗生素3~5日。

(3)注意保持外阴清洁,防止感染,2周内禁止性生活及盆浴,1周后复查。

六、基础体温测定

基础体温(basal body temperature,BBT)又称静息体温,是指机体经过较长时间(6~8小时)的睡眠醒来后,未进行任何活动时测得的体温,反映静息状态下的能量代谢水平。

(一)目的

正常女性的基础体温受性激素的影响而发生周期性变化。排卵前由于雌激素作用,基础体温偏低,排卵时最低,排卵后在孕激素的作用下体温上升0.3~0.5 ℃,至月经前1~2日下降。因此,有排卵型月经周期的基础体温呈双相型,无排卵型月经周期的基础体温呈现单相型(详见功能失调性子宫出血)。基础体温测定常用于测定有无排卵、测定排卵日期、评估黄体功能和诊断早期妊娠。

(二)方法

嘱患者每晚睡前床旁准备体温计及记录单。晨醒(需充足睡眠6~8小时)后未进行任何活动前,卧床测体温5分钟。从月经来潮第一天起,每日将测得的体温数据标记在体温单上并连成曲线。至少需连续测3个月经周期。

(三)护理配合

(1)向患者说明检查的目的、方法和要求,一般至少需连续测量3个月经周期。

(2)指导患者将每日的测量结果及时标记在体温单上。如遇发热、用药、身体不适、性生活等情况亦应如实记载,以便分析时参考。

七、阴道后穹隆穿刺术

阴道后穹隆穿刺术是指在无菌条件下,用穿刺针经阴道后穹隆刺入盆腔,抽取直肠子宫陷凹处的积存液体进行分析、观察和检验,以协助诊断。因直肠子宫陷凹是腹腔最低点,腹腔内积血、积液、积脓等易积存于该处。因此,阴道后穹隆穿刺术是妇产科常用的辅助诊断方法。

【适应证】

(1)怀疑有腹腔内出血,盆腔内积液、积脓时,可明确积液的性质。对于脓肿患者可行阴道后穹隆穿刺术直接引流和向病灶注药治疗。

(2)B超引导下的输卵管妊娠部位和卵巢子宫内膜异位囊肿的注药治疗。

(3)B超引导下的穿刺取卵,用于助孕技术。

【禁忌证】

(1)盆腔严重粘连,较大肿块占据直肠子宫陷凹处,并凸向直肠者。

(2)疑有肠管与子宫后壁粘连严重者。

(3)临床高度怀疑盆腔恶性肿瘤者。

(4)异位妊娠拟采用非手术治疗者,应避免穿刺以免引起感染。

【物品准备】

阴道扩张器1个,宫颈钳1把,18号腰椎穿刺针1个,10 ml注射器1支,无菌试管1个,无菌孔巾及无菌纱布,0.25%碘伏等。

【操作方法】

(1)患者排空膀胱,取膀胱截石位,常规消毒外阴,戴手套,铺无菌孔巾。

(2)放置并固定阴道扩张器,充分暴露宫颈及阴道后穹隆并消毒。

(3)用宫颈钳夹持宫颈后唇并向前上方提拉,充分暴露阴道后穹隆,再次消毒穿刺部位。

(4)注射器连接18号腰椎穿刺针,在后穹隆正中或稍偏病灶侧,距宫颈阴道黏膜交界处下方1 cm处,平行宫颈管进针。当穿过阴道壁有落空感时,表示进入直肠子宫陷凹,进针深度为2~3 cm,立即吸取标本5 ml。若无液体抽出,可以边退边抽吸。先肉眼观察抽吸到的液体再注入无菌试管内。

(5)拔出针头,穿刺点用无菌纱布压迫止血,止血后取出宫颈钳和阴道扩张器。

(6)标本做好标记并及时送检。

【护理要点】

(1)术前向患者介绍操作的目的,取得患者的配合。为患者提供心理护理以缓解紧张情绪。

(2)术中及时观察患者病情变化,如有面色苍白、血压下降等,应及时配合医生抢救。

(3)注意进针的方向和深度,避免损伤直肠和子宫。如误入直肠,立即拔针,重新消毒,更换针头和注射器再穿刺。

(4)如抽出物为血液,可静置4~5分钟,血液凝固者为血管内血液,应改变穿刺部位和方向重新穿刺。若抽出不凝固血液,提示为腹腔内出血。若抽出浅红色稀薄液,多为盆腔炎性渗出液。若抽出脓液,可涂片、染色后在显微镜下检查,并送标本做细菌培养及药物敏感试验。

(5)术后注意观察患者阴道出血情况,嘱患者保持外阴清洁。

八、输卵管通畅术

输卵管通畅术可用于检查输卵管通畅程度,了解输卵管阻塞部位,在输卵管注液过程中加入药物还可达到治疗的效果。常用方法有输卵管通液术、输卵管通气术和子宫输卵管造影术。

【适应证】

(1)女性原发性或继发性不孕,男方精液正常,怀疑有输卵管阻塞者。

(2)检验和评价输卵管绝育术、输卵管再通术或输卵管成形术的效果。

(3)拟对输卵管黏膜轻度粘连者行疏通治疗。

【禁忌证】

(1)生殖道急慢性炎症呈急性或亚急性发作者。

(2)经期或不规则阴道出血者。

(3)合并有严重的心、肺疾病者。

(4)对碘过敏者不能行子宫输卵管造影术。

【物品准备】

阴道扩张器1个,宫颈导管1根,耳塞1个,宫颈钳1把,棉签、棉球若干,子宫探针1个,宫颈扩张器4～8号1个,无菌孔巾,压力表,氧气,抢救用品等。20 ml注射器1支,0.9%氯化钠液20 ml,庆大霉素8万U,地塞米松5 mg。子宫输卵管造影术另需40%碘化钠造影剂等。

【操作方法】

(一)输卵管通液术

(1)患者排尿后取膀胱截石位,常规消毒外阴,铺无菌孔巾。双合诊复核子宫大小及位置。

(2)阴道扩张器充分暴露宫颈,充分消毒阴道及宫颈。宫颈钳夹持宫颈前唇向前上方提拉宫颈。沿宫腔方向置入宫颈导管,并使其与宫口紧密相贴。

(3)用Y形管将宫颈导管与压力表、注射器相连,压力表应高于Y形管水平,否则注射液将进入压力表。将注射器内的液体(0.9%氯化钠液20 ml,庆大霉素8万单位,地塞米松5 mg)缓慢注入宫颈导管,注意观察有无阻力、阻力大小及液体反流情况,并及时评估患者的反应。

(4)手术结束取出器械,再次消毒宫颈、阴道。

(二)子宫输卵管造影术

(1)患者排尿后取膀胱截石位,外阴常规消毒铺巾。双合诊复核子宫大小及位置。

(2)阴道扩张器充分暴露宫颈,充分消毒阴道及宫颈。宫颈钳夹持宫颈前唇向前上方提拉宫颈。沿宫腔方向置入宫颈导管,并使其与宫口紧密相贴。

(3)将宫颈导管置入宫颈管内,往管内缓慢注入40%碘化钠造影剂10 ml,在X线透视下观察造影剂流经输卵管及宫腔的情况并摄片,24小时后再摄盆腔X线片,观察腹腔内造影剂弥散情况。

【护理要点】

(一)术前护理

(1)月经干净后3～7日进行检查为宜,术前3日禁止性生活。

(2)向患者讲解检查的目的及手术简要过程,减轻患者紧张情绪。

(3)检查用物、器械是否完备,各种导管是否通畅,通水用的生理盐水应加温至接近体温,以免引起输卵管痉挛。

(4)如行子宫输卵管造影术,应询问患者有无过敏史,并做碘过敏试验。排空膀胱,清洁肠道,使子宫位于正常位置。

(二)术中护理

(1)操作过程中,宫颈导管须紧贴宫颈,以免漏气、漏液。通气通液速度以每分钟60 ml为宜,每加压10 mmHg应稍停,最高压力不可超过200 mmHg,以防输卵管损伤、破裂,引起内出血。

(2)推注液体时不可过快,注意观察患者下腹疼痛的性质、程度,若有异常及时处理。

(3)需重复输卵管通气时,应先放出气体,休息片刻再进行,一般不超过2次。

(4)行子宫输卵管造影术时注意观察患者有无过敏征象。

(三)术后护理

(1)通气术者术后取头低臀高位,引腹部气体趋向盆腔,减轻对横膈的刺激,缓解胸闷、呼吸困难等症状。

(2)禁止性生活及盆浴2周。

(3)按医嘱应用抗生素预防感染。

九、超声检查

超声检查是利用向人体内部发射超声波,并接收其回声信号所显示的波形、图像及信号音来进行疾病诊断的一种检查方法。妇科常用的超声检查主要有 B 超(经腹或经阴道)检查和彩色多普勒超声检查。超声检查因对人体损害小、无痛苦,对胎儿基本安全,诊断较准确、迅速,可以重复进行,随访观察方便,已成为妇产科首选的影像学诊断方法。常用于早期妊娠、胎儿发育情况、胎盘定位、羊水监测,以及异位妊娠、葡萄胎、子宫肌瘤、卵巢肿瘤、输卵管积水等的辅助诊断。

此项检查一般无须特殊准备,检查前向患者说明检查的意义,消除患者的紧张心理,指导需憋尿的患者饮水使膀胱充盈(经阴道检查须排空膀胱),检查完毕帮助患者擦去耦合剂,嘱其尽快排尽尿液。

十、内窥镜检查

内窥镜检查是利用连接于摄像系统和冷光源的内窥镜,窥探人体体腔及脏器内部情况,是近年来广泛应用于妇产科临床诊断和治疗的常用技术。常用的内窥镜有阴道镜、宫腔镜和腹腔镜。

(一)阴道镜检查

阴道镜检查是利用阴道镜在强光源照射下将宫颈阴道部黏膜上皮放大 10~40 倍,观察肉眼看不到的宫颈异常上皮细胞、异形血管及早期癌变,以便准确选择可疑部位做宫颈活体组织检查,提高检出率。

(二)宫腔镜检查

宫腔镜是一种光源纤维内镜,应用膨宫介质扩张宫腔,通过玻璃导光纤维束和柱状透镜将冷光源经宫腔镜导入宫腔,可以直视宫颈管和宫腔内情况,适用于探查异常子宫出血和不孕症的子宫病因,行宫腔异物取出、输卵管粘连治疗、宫腔息肉及黏膜下肌瘤摘除术。

(三)腹腔镜检查

腹腔镜检查是利用人工气腹、光学透镜和光导纤维,将体外冷光源导入腹腔,以观察病变的部位、形态,必要时取活组织行病理检查,明确诊断的方法。目前,腹腔镜检查在临床已普遍用于腹腔或盆腔疾病的检查和治疗,适用于临床诊断较困难的妇科疾病如内生殖器发育异常、肿瘤、炎症、异位妊娠、子宫内膜异位症、子宫穿孔及原因不明的腹痛等。在腹腔镜下还可行输卵管通液术、盆腔异物取出术、绝育术及小病灶电灼等手术。

思考题

1. 妇科病史中月经史、孕产史、双合诊的记录方法各是什么?妇科检查的护理配合及注意事项有哪些?
2. 妇科常用特殊检查包括哪些项目?如何做好护理配合?
3. 妇科检查方法及顺序是怎样的?检查前有哪些注意事项?
4. 说出双合诊、三合诊、肛-腹诊检查方法及目的。

(杨 珍)

学习重点:

学习难点:

必考点:

第十四章　生殖系统炎症患者的护理

  学习目标

1. 掌握阴道炎、宫颈炎、盆腔炎、性传播疾病的护理评估和护理措施。
2. 熟悉阴道炎、宫颈炎、盆腔炎、性传播疾病的临床表现、治疗原则。
3. 具备初步判断阴道炎、宫颈炎、盆腔炎、性传播疾病的能力。
4. 能对常见阴道炎、性传播疾病进行正确的评估与护理。
5. 能运用整体护理程序对宫颈炎、盆腔炎的患者进行护理。
6. 能针对生殖系统炎症开展以预防为主的健康宣教。

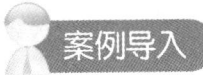

小王,19岁,未婚未育。今年暑假去某游泳池游泳2次后,感到外阴瘙痒,奇痒无比,未见明显分泌物,前来门诊就诊。请思考:她可能患了什么疾病?和已婚已育的妇女相比,她具备哪些自然防御功能?

第一节　概　　述

生殖系统炎症是妇科常见病、多发病,可发生于生殖器官任何部位,有外阴炎、阴道炎、宫颈炎、盆腔炎及性传播疾病。轻者出现局部症状或不同程度的全身反应,重者可引起脓毒血症等急危重症,严重困扰着女性的身心健康。

一、女性生殖器官的自然防御功能

健康女性的阴道内有病原体存在,但并不一定引起感染,主要是因为女性生殖器官在解剖上和生理上有较完善的防御功能。

（一）解剖特点

(1) 两侧大小阴唇自然合拢,遮掩阴道口、尿道口。
(2) 盆底肌作用使阴道前后壁紧贴,可以防止外界的污染。
(3) 宫颈内口紧闭,防病原体入侵。
(4) 宫颈阴道部表面覆盖以复层鳞状上皮,具有较强的抗感染能力,有利于防止病原体侵入。

（二）生理特点

(1) 阴道具有自净作用。阴道上皮在卵巢分泌的雌激素作用下,增生变厚,阴道上皮含有丰富的糖原,在阴道杆菌作用下分解为乳酸,以维持阴道正常的酸性环境(pH 4～5),使在弱碱性环境中适宜繁殖的病原体受到抑制,称为阴道自净作用。
(2) 宫颈分泌的黏液形成"黏液栓",堵塞宫颈管;宫颈黏液呈碱性,可抑制适宜在弱酸性环境中繁殖的病原体。

(3)子宫内膜的周期性脱落,可消除宫腔内侵入的部分病原体及少许炎性病变。

(4)输卵管黏膜上皮细胞的纤毛向宫腔方向摆动及输卵管的蠕动,均可阻止病原体的侵入。

(5)生殖道黏膜如宫颈和子宫聚集有淋巴细胞等淋巴组织,如T细胞、B细胞,还有中性粒细胞、巨噬细胞、补体等细胞因子均在局部发挥抗感染作用。

尽管女性生殖系统在解剖、生理等方面具有较强的自然防御功能,但是女性生殖器官通过阴道与外界相通,当机体抵抗力下降或局部防御功能受到破坏时,尤其在特殊生理时期如经期、妊娠期、分娩期和产褥期时,病原体容易侵入并生长繁殖,引起生殖道炎症。

二、病原体

1. 细菌　大多为化脓菌,如葡萄球菌、链球菌、大肠杆菌、厌氧菌等。

2. 原虫　以阴道毛滴虫多见。

3. 真菌　以假丝酵母菌(念珠菌)多见。

4. 病毒　以疱疹病毒、人乳头瘤病毒多见。

5. 螺旋体　以苍白螺旋体多见。

6. 衣原体　以沙眼衣原体多见。可导致输卵管黏膜结构及功能损害,并引起盆腔粘连。

7. 支原体　正常阴道菌群的一种。当机体抵抗力低下时,自体繁殖引起生殖道炎症。

三、病原体来源

1. 内源性病原体　寄生在阴道内的常见菌群。

2. 外源性病原体　外界入侵的病原体,通过外界如飞沫、手术操作、性生活等侵入机体。

四、传染途径

1. 沿生殖器黏膜上行蔓延　病原体由外阴侵入阴道后,沿黏膜上行,通过宫颈、子宫内膜、输卵管黏膜到达卵巢及腹腔。葡萄球菌、淋病奈瑟菌、衣原体多沿此途径蔓延。

2. 经血液循环蔓延　病原体先侵入人体的其他组织器官,再通过血液循环侵入生殖器官。此为结核杆菌的主要传播途径。

3. 经淋巴系统蔓延　病原体由外阴、阴道、宫颈及宫体等创伤处的淋巴管侵入,经丰富的淋巴系统扩散至盆腔结缔组织、子宫附件及腹膜。链球菌、葡萄球菌多沿此途径感染。

4. 直接蔓延　腹腔其他脏器感染后,直接蔓延到内生殖器。如阑尾炎可引起输卵管炎。

五、临床表现

1. 白带增多　生理性白带呈蛋清样,黏稠度高,无腥臭味,量少。当生殖道出现炎症时,白带明显增多,有臭味,性状亦有改变,称病理性白带。

2. 外阴不适　外阴受阴道分泌物刺激,可引起皮肤瘙痒、疼痛、烧灼感等。

3. 不孕　黏稠的阴道分泌物不利于精子穿过,或慢性炎症导致盆腔淤血,可影响受孕。

六、炎症的发展与转归

1. 痊愈　当机体抵抗力强,或病原体致病力弱,或治疗及时,病原体被完全消灭,炎症很快控制住,炎性渗出物完全被吸收为痊愈,痊愈后组织结构及功能恢复正常不留痕迹。如果坏死组织、炎性渗出物机化形成瘢痕或粘连,则组织结构和功能不能完全恢复正常,为不完全痊愈。

2. 转为慢性　炎症治疗不彻底、不及时或病原体对抗生素不敏感,机体防御功能与病原体处于僵持状态,这时就转为慢性,使得炎症长期存在。当抵抗力强时,炎症被控制,当抵抗力弱时,慢性炎症可急性发作。

3. 扩散与蔓延 机体抵抗力低下,病原体致病力强,病原体的致病力超过机体抵抗力时,炎症可经淋巴或血行扩散或蔓延至邻近器官,严重时可形成败血症危及生命。

七、治疗要点

1. 预防为主 注意个人卫生,棉质内裤常更换,保持外阴清洁。增强体质,提高抵抗力。定期进行妇科检查,做到早发现早治疗。避免治疗不彻底和重复感染的生殖道炎症。

2. 局部治疗 局部热敷、坐浴、冲洗或熏洗,抗生素软膏局部涂抹。局部物理治疗有微波、超短波、激光、冷冻、离子透入等。

3. 控制炎症 针对不同病原体选用有效抗生素局部或全身用药,用药应及时、足量。

4. 手术治疗 经阴道、经腹部手术或腹腔镜手术,彻底治愈。

5. 病因治疗 针对病因治疗或手术修补。

6. 中药治疗 选用清热解毒、清热利湿或活血化瘀的中药。

八、预防为主的宣教

(1)加强卫生宣教,介绍生殖器官的自然防御功能的知识,讲解女性生殖系统发生炎症的原因、病原体及传播途径。

(2)指导经期、妊娠期、产前、产后及流产后的个人卫生及保健,预防交叉感染及重复感染。

(3)合理应用抗生素,合理应用激素;积极治疗糖尿病。

(4)定期做妇科检查,发现感染及时治疗,特别是无症状者。

(5)做好围手术期的护理。

(6)提倡安全性生活,减少性传播疾病的发生。

第二节 外阴炎及前庭大腺炎

外阴炎

外阴炎是妇科常见病,是外阴的皮肤与黏膜的炎症,可发生于任何年龄,以生育期及绝经后女性多见。

一、护理评估

【健康史】

1. 病因评估 外阴炎主要指外阴的皮肤与黏膜的炎症,以大、小阴唇多见。由于外阴与尿道、肛门、阴道邻近且暴露,同时阴道分泌物、月经血、产后的恶露、尿液、粪便的刺激、糖尿病患者的糖尿的长期浸渍,均可引起外阴不同程度的炎症。此外,穿化纤内裤、紧身内裤、使用卫生巾使局部透气性差等,亦可诱发外阴的炎症。

2. 病史评估 评估有无外阴炎的因素存在,有无糖尿病、阴道炎病史。

【身心状况】

1. 症状 外阴瘙痒、疼痛、红、肿、灼热,性交及排尿时加重。

2. 体征 局部充血、肿胀、糜烂,常有抓痕,严重者形成溃疡或湿疹。慢性炎症者,外阴局部皮肤或黏膜增厚、粗糙、皲裂等。

3. 心理社会状况 了解病程,了解患者对症状的反应,有无烦躁、不安等心理。

二、护理诊断及合作性问题

1. 皮肤或黏膜完整性受损 与皮肤黏膜炎症有关。
2. 舒适改变 与外阴瘙痒、疼痛、分泌物增多有关。
3. 焦虑 与性交障碍、行动不便有关。

三、护理目标

(1)患者皮肤与黏膜完整。
(2)患者病情缓解或好转,舒适感增加。
(3)患者情绪稳定,积极配合治疗与护理。

四、护理措施

1. 一般护理 炎症期间宜清淡饮食,进食富含营养的食物,禁食辛辣、刺激性食物。
2. 心理护理 患者常出现烦躁不安、焦虑紧张,应帮助患者树立信心,减轻心理负担,坚持治疗,讲究卫生。
3. 病情监护 积极寻找病因,消除刺激原。
4. 治疗护理
(1)治疗原则:去除病因,积极治疗原发病如阴道炎、尿瘘、粪瘘、糖尿病等。
(2)治疗配合:保持外阴清洁干燥,局部使用 1:5000 约 40 ℃的高锰酸钾溶液坐浴,每日 2 次,每次 15~30 分钟,5~10 次为一疗程。如有破溃可涂抗生素软膏或紫草油,急性期可用物理治疗。

五、健康指导

(1)卫生宣教,指导患者穿棉质内裤,减少分泌物刺激,对公共场所如游泳池、公共浴室等谨慎出入,注意经期、妊娠期、分娩期及流产后的生殖道清洁,防止感染。
(2)定期进行妇科检查,积极参与普查与普治。
(3)指导用药方法及注意事项。
(4)加强性道德教育,纠正不良性生活。

六、护理评价

(1)患者诉说外阴瘙痒症状减轻,舒适感增加。
(2)患者焦虑缓解或消失,掌握了卫生保健常识,能养成良好卫生习惯。

前庭大腺炎

细菌侵入前庭大腺腺管内致前庭大腺腺管充血、水肿称为前庭大腺炎。

一、护理评估

【健康史】

1. 病因评估 前庭大腺腺管开口位于小阴唇与处女膜之间,在性交、流产、分娩或其他情况污染外阴时病原体易侵入引起炎症,以育龄女性多见,主要病原体为葡萄球菌、链球菌、大肠杆菌、淋病奈瑟菌及沙眼衣原体等。急性炎症发作时,细菌先侵犯腺管,腺管口因炎症肿胀阻塞,渗出物不能排出,积存而形成脓肿,称前庭大腺脓肿(又称巴氏腺脓肿),多发于一侧。如急性炎症消退,腺管口粘连阻塞,分泌物不能外流,脓液转清则形成前庭大腺囊肿,多为单侧,大小不等,可持续数年不增大。患者往往无自觉症状。

2. 病史评估 了解患者有无反复的外阴感染史及卫生习惯。

【身心状况】

1. 症状 初起时局部肿胀、疼痛、烧灼感,行走不便,可伴有大小便困难等。有时可出现发热等全身症状(表14-1)。

表14-1 前庭大腺炎临床类型及身体状况

临床类型	身体状况
急性期	(1)大阴唇下1/3处疼痛、肿胀,严重时行走受限。检查局部可见皮肤红、肿、热、压痛。 (2)脓肿形成时,可触及波动感,脓肿直径可达5~6 cm,可自行破溃。如破口大、引流通畅时,脓液流出后炎症消退;如破口小、引流欠佳,炎症持续不退或反复发作。 (3)可出现全身不适、发热等全身症状
慢性期	慢性期囊肿形成,患者感到外阴有坠胀感或性交不适。检查时局部可触及囊性肿物,大小不一,有时可反复急性发作

2. 体征 外阴皮肤红肿、压痛明显。当脓肿形成时,疼痛加剧,触及时可有波动感,脓肿直径可达5~6 cm。

3. 心理社会状况 了解病程,了解患者对症状的反应,有无烦躁、不安等心理,患者常有因害羞或怕痛而未及时诊治的心理障碍。

【辅助检查】

取前庭大腺开口处分泌物做细菌培养,确定病原体。

二、护理诊断及合作性问题

1. 皮肤完整性受损 与脓肿自行破溃或手术切开引流有关。

2. 疼痛 与局部炎症刺激有关。

三、护理目标

(1)患者皮肤保持完整。

(2)疼痛缓解或好转。

四、护理措施

1. 一般护理 急性期患者应卧床休息,宜摄入易消化、富含营养的食物。

2. 心理护理 患者常常烦躁不安、焦虑、紧张,应尊重患者,为患者保密,以解除其忧虑,使其积极治疗,帮助其建立治愈疾病的信心和生活的勇气。

3. 病情监护 观察患者的生命体征,重点观察体温变化,观察伤口愈合情况。

4. 治疗护理

(1)治疗原则:急性期局部热敷或坐浴,抗生素消炎治疗;脓肿形成或囊肿较大时,切开引流或行囊肿造口术,保持腺体功能,防止复发。

(2)治疗配合:急性炎症发作时,取前庭大腺开口处分泌物做细菌培养,确定病原体。根据细菌培养结果和药物敏感试验选用抗生素口服或肌内注射。脓肿形成或囊肿较大时切开引流或行囊肿造口术,并放置引流条。术后保持局部清洁,引流条每日更换1次,外阴用1∶5000氯己定棉球擦拭,每日擦洗外阴2次,也可用清热解毒中药热敷或坐浴,每日2次。

五、健康指导

(1)向患者及其家属讲解此病的病因及预防措施,指导患者注意外阴清洁卫生。

(2)告知患者及其家属经期、产褥期禁止性交;经期应使用消毒卫生巾预防感染;术后注意事项及正确用药。指导患者相关卫生保健常识,养成良好卫生习惯。

六、护理评价

(1)患者诉说外阴不适症状减轻,舒适感增加。

(2)患者接受医护人员指导,焦虑缓解或消失。

第三节 阴道炎

案例导入

余女士,31岁,主诉近日外阴瘙痒,以夜间为甚,妇科检查时外阴红肿,白带如豆渣样,阴道黏膜附有白色膜状物,擦拭后露出红肿黏膜,见到糜烂面。请对该患者进行护理评估,列出主要的护理诊断及相应的护理措施,如何进行健康指导?

阴道炎是阴道黏膜及黏膜下结缔组织的炎症,是妇科常见病。正常健康女性的阴道由于解剖结构、组织特点对病原体的侵入有自然防御功能。当各种因素导致生殖器官的自然防御功能降低,阴道内生态平衡遭到破坏,病原体侵入导致阴道炎症。幼女及绝经后女性由于雌激素缺乏,阴道上皮薄,阴道抵抗力低,比青春期及育龄期女性更易受感染。

滴虫性阴道炎

滴虫性阴道炎(trichomonal vaginitis)是由阴道毛滴虫引起的一种常见的阴道炎。阴道毛滴虫主要寄生于女性阴道,也可存在于尿道、尿道旁腺及膀胱。男性可存在于包皮皱襞、尿道及前列腺内。阴道毛滴虫适宜生长的环境是温度为25~40 ℃、pH为5.2~6.6的潮湿环境。月经前后,阴道内酸性减弱,pH接近中性,隐藏在腺体及阴道皱襞中的阴道毛滴虫得以繁殖而发生滴虫性阴道炎。此病的传播途径有经性交的直接传播及经游泳池、浴盆、厕所、衣物、器械等途径的间接传播。

一、护理评估

【健康史】

1. 病因评估 阴道毛滴虫呈梨形,体积为多核白细胞的2~3倍。滴虫顶端有4根鞭毛,体部有波动膜,后端尖并有轴柱凸出。活的阴道毛滴虫透明无色,如水滴,鞭毛随波动膜的波动而活动(图14-1)。阴道毛滴虫极易传播,环境pH在4.5以下时便受到抑制甚至致死。环境pH达7.5时其繁殖可完全被抑制。在妊娠期和月经来潮前后阴道pH升高,可使阴道毛滴虫的感染率和发病率升高。

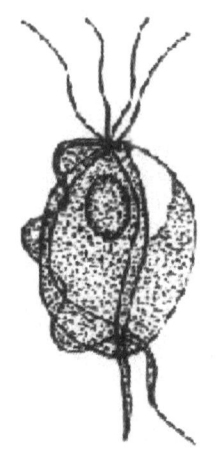

图14-1 阴道毛滴虫

2. 病史评估 评估发作与月经周期的关系、既往阴道炎病史、个人卫生情况,分析感染经过,了解治疗经过。

【身心状况】

1. 症状 主要症状为白带呈稀薄泡沫状,量多及伴有外阴、阴道口瘙痒。如有其他细菌混合感染,白带可呈黄绿色、血性、脓性且有臭味。局部可有灼热、疼痛、性交痛。合并尿路感染可有尿频、尿痛、血尿。阴道毛滴虫能吞噬精子,阻碍乳酸生成,影响精子在阴道内存活,可致不孕。

2. 体征 妇科检查时可见阴道黏膜充血,严重时有散在的出血点。有时可见阴道后穹隆处有液性或脓性泡沫状分泌物。

3. 心理社会状况 患者常因炎症反复发作而烦恼,出现无助感。

【辅助检查】

1. 悬滴法 在玻片上加1滴温生理盐水,自阴道后穹隆处取少许分泌物混于生理盐水中,用低倍镜检查,如有阴道毛滴虫可见其活动。阳性率可达80%～90%。取分泌物检查前24～48小时,避免性交、阴道灌洗及阴道上药。

2. 培养法 适用于症状典型而悬滴法未见阴道毛滴虫者,可用培养基培养,其准确率可达98%。

二、护理诊断及合作性问题

1. 知识缺乏 缺乏对疾病传染途径的认识及缺乏阴道炎治疗的知识。

2. 舒适改变 与外阴瘙痒、分泌物增多有关。

3. 组织完整性受损 与分泌物增多、外阴瘙痒、搔抓有关。

三、护理目标

(1)患者能说出疾病传播的途径、阴道炎的治疗与日常防护知识。

(2)患者分泌物减少,舒适度提高。保持组织完整性,无破损。

四、护理措施

1. 一般护理 注意个人卫生,保持外阴清洁、干燥,避免搔抓外阴导致皮肤破损。

2. 心理护理 解除患者因疾病带来的烦恼,减轻其确诊后的心理压力,增强治疗疾病的信心。告知夫妻双方滴虫性阴道炎的传播途径、临床表现、治疗方法和注意事项,减轻他们的焦虑心理,同时鼓励他们积极配合治疗。

3. 病情观察 观察患者的外阴瘙痒症状、阴道分泌物的量及色等。

4. 治疗护理

(1)治疗原则:杀灭阴道毛滴虫,保持阴道的自净作用,防止复发,夫妻双方要同时治疗,切断直接传染途径。

(2)治疗配合。①局部治疗:增强阴道酸性环境,用1%乳酸溶液、0.5%醋酸溶液或1:5000高锰酸钾溶液冲洗阴道后,每晚睡前甲硝唑200 mg,置于阴道后穹隆,每日1次,7～10日为一疗程。②全身治疗:甲硝唑(灭滴灵)每次200～400 mg,每日3次饭后口服,7日为1疗程。③指导患者正确用药,按疗程坚持用药,注意冲洗液的浓度、温度。④观察用药后反应:甲硝唑口服后偶见胃肠道反应,如食欲不振、恶心、呕吐及白细胞减少、皮疹等,一旦发现应报告医生并停药。妊娠期、哺乳期女性应慎用,因此药能通过胎盘进入胎儿体内,并可由乳汁排泄。

五、健康指导

(1)做好卫生宣教,积极开展普查普治,消灭传染源。严格禁止滴虫性阴道炎或带虫者进入游泳池。医疗单位做好消毒隔离,防止交叉感染。治疗期间勤换内裤,内裤、坐浴及洗涤用物应煮沸消毒5～

10分钟以消灭病原体,禁止性生活,避免交叉感染或重复感染。哺乳期女性在用药期间或用药后24小时内不宜哺乳。经期暂停坐浴、阴道冲洗及阴道用药。

(2)夫妻双方皆应接受检查,男方若查出阴道毛滴虫,应一同治疗,有助于提高疗效,治疗期间应禁止性生活。

(3)治愈标准:治疗后应在每次月经干净后复查1次,连续3次均为阴性方为治愈。

六、护理评价

(1)患者自述外阴不适症状减轻,舒适感增加,悬滴法试验连续3个周期复查阴性。
(2)患者正确复述预防及治疗此疾病的相关知识。

外阴阴道假丝酵母菌病

外阴阴道假丝酵母菌病(vulvovaginal candidiasis,VVC)也称外阴阴道念珠菌病,是一种由假丝酵母菌引起的外阴和阴道感染性疾病,其发病率仅次于滴虫性阴道炎。假丝酵母菌是真菌,不耐热,加热至60℃持续1小时即可死亡;但对干燥、日光、紫外线及化学制剂的抵抗力较强。

一、护理评估

【健康史】

1. 病因评估　假丝酵母菌为条件致病菌,可存在于口腔、肠道和阴道而不引起症状。当阴道内糖原增多、酸度增加、局部细胞免疫力下降时,假丝酵母菌可繁殖并引起炎症,故外阴阴道假丝酵母菌病多见于孕妇、糖尿病患者及接受大量雌激素治疗者。此外,长期应用抗生素、服用类固醇皮质激素或免疫缺陷综合征等,可以改变阴道内微生物之间的相互制约关系,易发此症;穿紧身化纤内裤、肥胖者可使会阴局部的温度及湿度增加,也易使假丝酵母菌得以繁殖而引起感染。

2. 传播途径评估　①内源性感染为主要感染,假丝酵母菌除寄生于阴道外,还可寄生于人的口腔、肠道,这些部位的假丝酵母菌可互相传染。②通过性交直接传染。③通过接触感染的衣物等间接传染。

3. 病史评估　了解有无糖尿病及长期使用抗生素、雌激素、类固醇皮质激素病史,了解个人卫生习惯及有无不洁性生活史。

【身心状况】

1. 症状　外阴、阴道奇痒,坐卧不安,痛苦异常,可伴有尿痛、尿频、性交痛。阴道分泌物为干酪样或豆渣样。

2. 体征　妇科检查见小阴唇内侧、阴道黏膜红肿并附着白色块状薄膜,容易剥离,下面为糜烂面及浅表溃疡。

3. 心理社会状况　患者常因外阴瘙痒而痛苦不堪,由于影响休息与睡眠,产生忧虑与烦躁,应评估患者心理障碍及影响疾病治疗的原因。

【辅助检查】

1. 悬滴法　在玻片上加1滴温生理盐水,自阴道后穹隆处取少许分泌物混于生理盐水中,用低倍镜检查,若找到假丝酵母菌的芽孢和假菌丝即可确诊。

2. 培养法　症状典型而悬滴法未见假丝酵母菌者,可采用培养基培养。

二、护理诊断及合作性问题

1. 焦虑　与易复发、影响休息与睡眠有关。
2. 舒适改变　与外阴瘙痒、分泌物的刺激有关。
3. 组织完整性受损　与分泌物增多、外阴瘙痒、搔抓有关。

三、护理目标

(1)患者情绪稳定,积极配合治疗与护理。
(2)患者病情改善,舒适度提高。
(3)保持组织完整性,组织无破损。

四、护理措施

1.一般护理 注意个人卫生,保持外阴清洁、干燥,避免搔抓外阴以免皮肤破损。

2.心理护理 向患者讲解外阴阴道假丝酵母菌病的病因、治疗方法和注意事项等,消除患者的顾虑和焦虑心理,积极配合治疗。

3.病情观察 观察患者的外阴瘙痒症状、阴道分泌物的量及色等。

4.治疗护理

(1)治疗原则:消除诱因,改变阴道酸碱度,根据患者情况选择局部或全身应用抗真菌药杀灭致病菌。

(2)用药护理。①局部治疗:用2%~4%碳酸氢钠溶液冲洗阴道或坐浴,再选用制霉菌素栓剂、克霉唑栓剂、咪康唑栓剂等置于阴道内,一般7~10日为1个疗程。②全身用药:若局部用药效果较差或病情顽固者,可选用伊曲康唑、氟康唑、酮康唑等口服。③用药注意:孕妇要积极治疗,否则阴道分娩时新生儿易感染发生鹅口疮。妊娠期坚持局部治疗,禁用口服唑类药物。勤换内裤,内裤、坐浴及洗涤用物应煮沸消毒5~10分钟以消灭病原体,避免交叉和重复感染的机会。④用药护理:阴道灌洗或坐浴时应注意药液浓度和治疗时间,灌洗药物要充分溶化,温度一般为40℃,切忌过烫,以免烫伤皮肤。

五、健康指导

(1)做好卫生宣教,养成良好的卫生习惯,每日洗外阴、换内裤。切忌搔抓。
(2)约15%男性与女性患者接触后患有龟头炎,对有症状男性也应进行检查与治疗。
(3)鼓励患者坚持用药,不要随意中断疗程。
(4)嘱积极治疗糖尿病等疾病,正确使用抗生素、雌激素,以免诱发外阴阴道假丝酵母菌病。

六、护理评价

(1)患者分泌物减少、性状转为正常,舒适感增加。
(2)患者正确复述预防及治疗此疾病的相关知识,做到积极配合并坚持治疗。

萎缩性阴道炎

萎缩性阴道炎属非特异性阴道炎,常见于绝经后及卵巢切除后或盆腔放疗者。绝经后的萎缩性阴道炎又称老年性阴道炎。

一、护理评估

【健康史】

1.病因评估 ①女性绝经后;②手术切除卵巢;③产后闭经;④药物假绝经治疗;⑤盆腔放疗后等。由于雌激素水平降低,阴道上皮萎缩变薄,上皮细胞内糖原减少,阴道内pH增高,阴道自净作用减弱,局部抵抗力降低,致病菌入侵后易繁殖引起炎症。

2.病史评估 了解有无糖尿病及长期使用抗生素、雌激素、类固醇皮质激素病史;了解个人卫生习惯及有无不洁性生活史;了解有无进行盆腔放疗等。

【身心状况】

1. 症状 白带增多,多为黄水状,严重感染时可呈脓性,有臭味。黏膜有表浅溃疡时,分泌物可为血性,有的患者可有点滴出血。可伴有外阴瘙痒、灼热、尿频、尿痛、尿失禁等症状。

2. 体征 妇科检查可见阴道皱襞消失,上皮菲薄,黏膜出血,表面可有散在小出血点或片状出血点;严重时可形成表浅溃疡,阴道弹性消失、狭窄,慢性炎症、溃疡还可引起阴道粘连,导致阴道闭锁。

3. 心理社会状况 老年人常因思想比较保守,不愿就医而出现无助感。有的患者常因知识缺乏而病急乱投医,因此,应注意评估影响患者不愿就医的因素及家庭支持系统。

【辅助检查】

取分泌物检查,悬滴法排除滴虫性阴道炎和外阴阴道假丝酵母菌病;有血性分泌物时,常需做宫颈刮片或分段诊刮排除宫颈癌和子宫内膜癌。

二、护理诊断及合作性问题

1. 舒适改变 与外阴瘙痒、疼痛、分泌物增多有关。

2. 知识缺乏 与缺乏绝经后女性预防保健知识有关。

3. 有感染的危险 与局部分泌物增多、破溃有关。

三、护理目标

(1)患者分泌物减少、性状转为正常,舒适感增加。

(2)患者能正确复述预防及治疗此疾病的相关知识,做到积极配合并坚持治疗。

(3)患者无感染发生或感染被及时发现和控制,体温、血常规正常。

四、护理措施

1. 一般护理 嘱患者保持外阴清洁,勤换内裤。穿棉质内裤,减少刺激等。

2. 心理护理 使患者了解老年性阴道炎的病因和治疗方法,减轻其焦虑;对卵巢切除、放疗者给予心理安慰与相关医学知识解释,增强治疗疾病的信心;解释雌激素替代疗法可缓解症状,帮助患者建立治愈疾病的信心。

3. 病情观察 观察白带的性状、量、气味,有无外阴瘙痒、灼热及膀胱刺激症状等。

4. 治疗护理

(1)治疗原则:增强阴道黏膜的抵抗力,抑制细菌生长繁殖。

(2)治疗配合。①增加阴道酸度:用0.5%醋酸或1%乳酸阴道冲洗,每日1次。阴道冲洗后,将甲硝唑200 mg或诺氟沙星100 mg放入阴道深部,每日1次,7~10日为1个疗程。②增加阴道抵抗力:针对病因给予雌激素制剂,可局部用药,也可全身用药。己烯雌酚0.125~0.25 mg,每晚放入阴道深部,7日为1个疗程。③全身用药:可口服尼尔雌醇,首次4 mg,以后每2~4周1次,每晚2 mg,维持2~3个月。

五、健康指导

(1)对围绝经期、老年女性进行健康教育,使其掌握预防萎缩性阴道炎的措施及技巧。

(2)指导患者及其家属阴道灌洗、上药的方法和注意事项。用药前洗净双手及会阴,减少感染的机会。自己用药有困难者,指导其家属协助用药或由医务人员帮助使用。

(3)告知患者使用雌激素治疗可出现的症状,嘱乳癌或子宫内膜癌患者慎用雌激素制剂。

六、护理评价

(1)患者分泌物减少、性状转为正常,舒适感增加。

(2)患者正确复述预防及治疗此疾病的相关知识,做到积极配合并坚持治疗。

细菌性阴道病

一、护理评估

【健康史】

1.病因评估 细菌性阴道病(bacterial vaginosis,BV)为阴道内正常菌群失调所致的一种混合感染,但临床及病理特征无炎症改变。促使阴道菌群发生变化的原因不明,推测可能与多个性伴侣、频繁性交或阴道灌洗使阴道碱化有关。

2.病史评估 了解患者有无反复的阴道感染史及其个人卫生习惯。

【身心状况】

1.症状 10%～40%患者无临床症状,有症状者主要是阴道分泌物增多,有鱼腥臭味,尤其是性交后加重,可伴有轻度外阴瘙痒或烧灼感。分泌物呈鱼腥臭味是因厌氧菌繁殖的同时产生胺类物质所致。

2.体征 妇科检查可见阴道黏膜无充血的炎症表现,分泌物特点为灰白色,均匀一致,稀薄,常黏附于阴道壁,但黏度很低,易将分泌物从阴道壁拭去。

【辅助检查】

阴道分泌物检查,线索细胞阳性。

二、护理诊断及合作性问题

1.知识缺乏 与缺乏保持生殖健康知识有关。

2.有感染的危险 与局部分泌物增多、破溃有关。

三、护理目标

(1)患者能叙述细菌性阴道病的知识,能在日常生活中采取有效的防病措施。

(2)患者无感染发生或感染被及时发现和控制。

四、护理措施

1.一般护理 注意个人卫生,保持外阴清洁、干燥。注意改善阴道内环境。

2.心理护理 由于炎症部位处于患者的隐私处,因此患者往往有害羞心理,不愿及时就医,护理人员应耐心解释,告之及时就医的重要性,并鼓励坚持治疗和随访。

3.病情观察 观察白带的性状、量、气味,有无外阴瘙痒、灼热等症状。

4.治疗护理

(1)治疗原则:消除诱因,改善阴道环境,局部用药或结合全身用药消除病原体。

(2)治疗配合。①口服用药:首选甲硝唑 400 mg,每日 2～3 次,口服,共 7 日;或甲硝唑 2 g,单次口服;或克林霉素 300 mg,每日 2 次,连服 7 日。②局部用药:2%克林霉素软膏阴道涂抹或甲硝唑阴道泡腾片 200 mg 阴道给药,每晚 1 次,连用 7 日。③用药护理:用药期间应禁止饮酒。口服甲硝唑后出现恶心、呕吐等胃肠道反应的患者,应指导其在饭后服用或改用其他药物如克林霉素等。

五、健康指导

(1)细菌性阴道病可能与多个性伴侣有关,但因为治疗性伴侣并不能改善症状,故性伴侣不需要治疗。

(2)本病与不良妊娠结局如胎膜早破等有关,且容易上行感染,因此妊娠女性需治疗。

(3)经期暂停坐浴、阴道冲洗及阴道用药。

六、护理评价

(1)患者分泌物是否减少,舒适感是否增加,有无感染发生。

(2)患者是否能正确复述预防及治疗此疾病的相关知识,能否坚持预防与治疗。

第四节 宫 颈 炎

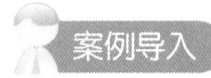

李某,36岁,主诉白带增多伴下腹部、腰骶部坠胀不适一年,性生活后常有血性白带,妇科检查:阴道内有大量淡黄色黏稠分泌物,有异味,Ⅱ度宫颈糜烂,在9点处有一绿豆大小舌状物,呈红色。请思考:如何对该疾病进行正确的评估?有哪些处理方法?如何对此类患者进行卫生宣教?

宫颈炎(cervicitis)是育龄女性的常见病之一,分为急性与慢性,急性宫颈炎常与急性子宫内膜炎同时发生。临床以慢性宫颈炎多见,占已婚女性的50%以上。本节仅叙述慢性宫颈炎。

慢性宫颈炎多由急性宫颈炎转变而来。宫颈具有多种防御功能,但宫颈易受性交、分娩及宫腔操作的损伤,引起感染,一旦发生感染,病原体很难被完全清除,久而导致慢性宫颈炎。近年来随着性传播疾病的增加,宫颈炎已经成为常见疾病。由于慢性宫颈炎症可诱发宫颈癌,故应及时诊断与治疗。

一、护理评估

【健康史】

1. 病因评估 宫颈炎主要见于感染性流产、产褥期感染、宫颈损伤和阴道异物并发感染。多由急性宫颈炎未治疗或治疗不彻底所致,主要致病菌是葡萄球菌、链球菌、大肠杆菌和厌氧菌,其次为性传播疾病的病原体,如沙眼衣原体、淋病奈瑟菌、单纯疱疹病毒与慢性宫颈炎的发生也有关系。

2. 病史评估 了解婚育史、分娩史、流产及妇科手术后有无损伤;有无性传播疾病的发生;有无急性盆腔炎的感染史及治疗情况;有无不良卫生习惯。

3. 病理评估

(1)宫颈糜烂:慢性宫颈炎最常见的病理类型。由于宫口处鳞状上皮坏死脱落,由颈管柱状上皮增生覆盖,宫口处的宫颈阴道部外观呈细颗粒状的红色区,称为宫颈糜烂。根据病理组织形态结合临床可分三型。①单纯型宫颈糜烂:炎症初期鳞状上皮脱落后仅由单层柱状上皮覆盖,表面平坦。②颗粒型宫颈糜烂:炎症继续发展,柱状上皮过度增生并伴有间质增生,糜烂面凹凸不平呈颗粒状。③乳突型宫颈糜烂:柱状上皮和间质继续增生,糜烂面高低不平更加明显,呈乳突状突起。根据糜烂面的面积大小把宫颈糜烂分为3度(图14-2):糜烂面积小于宫颈面积的1/3为Ⅰ度宫颈糜烂;糜烂面积占宫颈面积的1/3~2/3为Ⅱ度宫颈糜烂;糜烂面积大于宫颈面积的2/3为Ⅲ度宫颈糜烂。描述宫颈糜烂时应同时描述糜烂面积和深度,如中度宫颈糜烂颗粒型。

宫颈糜烂样改变是一种临床征象,可由生理性原因引起,即宫颈的生理性柱状上皮异位,多见于青春期、生育期女性雌激素分泌旺盛者、妊娠期或口服避孕药者,由于雌激素刺激,由宫颈管内单层柱状上皮外移替代鳞状上皮覆盖宫颈表面,因柱状上皮菲薄,故宫颈表面外观呈红色。

宫颈糜烂样改变也可由病理性原因引起,除慢性宫颈炎外,宫颈上皮内瘤变、早期宫颈癌可呈现宫颈糜烂样改变。因此,对于宫颈糜烂样改变者需要进行宫颈细胞学检查和HPV检测,必要时行阴道镜及组织病理检查,以排除宫颈上皮内瘤变、早期宫颈癌。

(2)宫颈肥大:由于慢性炎症的长期刺激,宫颈组织充血、水肿、腺体及间质增生,使宫颈肥大,但表

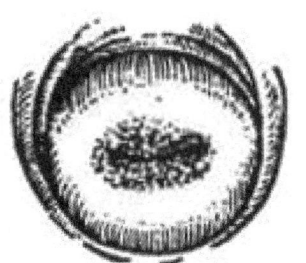 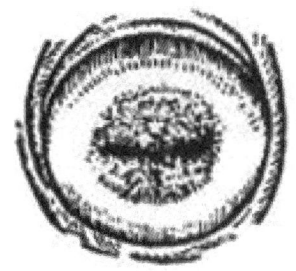 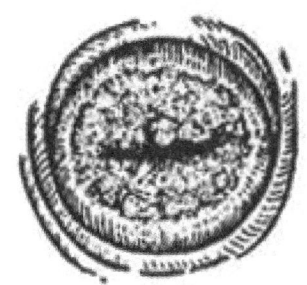

(a) Ⅰ度宫颈糜烂　　　　(b) Ⅱ度宫颈糜烂　　　　(c) Ⅲ度宫颈糜烂

图 14-2　宫颈糜烂分度

面光滑,由于结缔组织增生而使宫颈硬度增加。

（3）宫颈息肉:慢性炎症长期刺激使宫颈局部黏膜增生,子宫有排出异物的倾向,使增生的黏膜逐渐自基底层向宫口突出而形成息肉,息肉为一个或多个不等,色鲜红、质脆、易出血(图14-3)。由于炎症持续存在,宫颈息肉去除后常有复发。

（4）宫颈腺囊肿:在宫颈糜烂愈合的过程中,新生的鳞状上皮覆盖宫颈腺管口或伸入腺管,将腺管口阻塞。腺管周围的结缔组织增生或瘢痕形成,压迫腺管,使腺管变窄甚至堵塞,腺体分泌物引流受阻、潴留而形成宫颈腺囊肿(图14-4)。宫颈腺囊肿表面光滑呈白色或淡黄色。

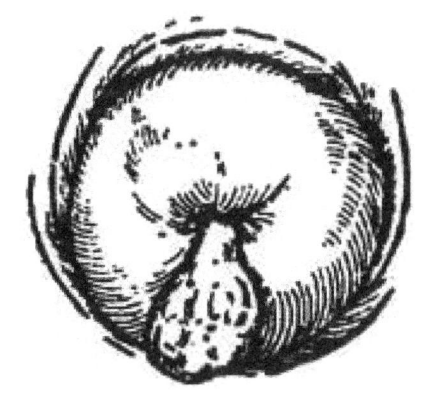 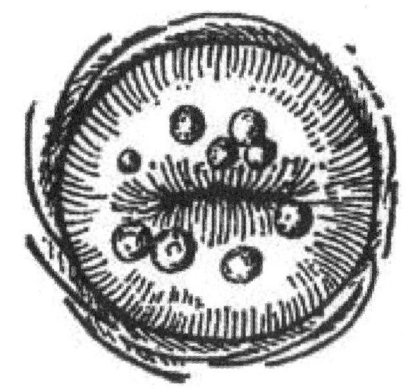

图 14-3　宫颈息肉　　　　　　　　　　图 14-4　宫颈腺囊肿

（5）宫颈黏膜炎:又称宫颈管炎,病变局限于宫颈管黏膜及黏膜下组织,表现为充血、红、肿,向外突出。

【身心状况】

1. 症状　白带增多,多数呈乳白色黏液状,也可为淡黄色脓性。如有宫颈息肉时为血性白带或性交后出血。一旦炎症沿宫骶韧带扩散至盆腔时,患者可有腰骶部疼痛、下坠感,因黏稠脓性白带不利于精子穿透而致不孕。

2. 体征　妇科检查可见宫颈有不同程度的糜烂、囊肿、肥大或息肉。

3. 心理社会状况　由于白带增多、腰骶部不适、加之病程长、有异味及外阴不适等,患者常常焦虑不安,接触性出血者担心癌变,思想压力大,因此,应详细评估患者心理社会状况及患者家属的态度。

【辅助检查】

宫颈刮片细胞学检查,排除宫颈癌,必要时进行宫颈活检,协助明确宫颈病变性质。

二、护理诊断及合作性问题

1. 焦虑及恐惧　与缺乏相关知识及担心癌变有关。

2. 舒适改变　与分泌物增多、下腹及腰骶部不适有关。

3. 组织完整性受损　与宫颈糜烂有关。

三、护理目标

(1)患者的情绪稳定,能配合护理人员与家属采取有效应对措施。
(2)患者分泌物减少、性状转为正常,舒适感增加。
(3)患者病情得到及时控制,无组织完整性受损。

四、护理措施

1.一般护理 告知患者注意外阴清洁卫生,每日更换内裤,定期进行妇科检查。

2.心理护理 让患者了解慢性宫颈炎的发病原因、临床表现、治疗方法及注意事项,解除患者焦虑心理,鼓励患者积极配合治疗。

3.治疗护理

(1)治疗原则:局部治疗为主,根据临床特点选用物理治疗、药物治疗、手术治疗。在治疗前先排除宫颈癌。

(2)治疗配合。①物理治疗:物理治疗是目前治疗慢性宫颈炎效果较好、疗程最短的方法,因而较为常用。用物理方法将宫颈糜烂面上皮破坏,使之坏死脱落后被新生的鳞状上皮覆盖。常用的方法有宫颈 leep 刀、微波、冷冻、红外线凝结疗法及激光疗法等。治疗时间是月经干净后 3~7 日。②手术治疗:宫颈息肉可手术摘除,宫颈肥大、宫颈糜烂较深者且累及宫颈管者可做宫颈锥切术。③药物治疗:适用于糜烂面小、炎症浸润较浅者,过去曾有局部涂硝酸银、铬酸等方法,现已少用。目前临床多用保妇康栓、复方莪术油栓等,简便易行,疗效满意,每日放入阴道 1 枚,连续 7~10 日。

4.病情监护 物理治疗后分泌物增多,甚至有大量水样液体排出,术后 1~2 周脱痂时可有少量出血,创口愈合需 4~8 周。故应嘱患者保持外阴清洁,注意 2 个月内禁止性生活和盆浴。2 次月经干净后复查,效果欠佳者可进行第二次治疗。

五、健康指导

向患者传授防病知识,积极治疗急性宫颈炎;定期进行妇科检查,发现炎症排除宫颈癌后予以积极治疗;避免分娩或器械损伤宫颈;产后发现宫颈裂伤应及时缝合。此外应注意个人卫生,加强营养,增强体质。

六、护理评价

(1)患者主要症状是否明显改善,甚至完全消失。
(2)患者焦虑情绪是否缓解,是否能正确复述预防及治疗此疾病的相关知识。

第五节 盆 腔 炎

女性内生殖器及其周围的结缔组织、盆腔腹膜发生的炎症称为盆腔炎,包括子宫内膜炎、输卵管炎、输卵管卵巢炎、输卵管卵巢脓肿或囊肿、盆腔腹膜炎等。炎症局限于一个部位,也可同时累及几个部位,较常见的是输卵管炎及输卵管卵巢炎,单纯的子宫内膜炎或卵巢炎较少见。盆腔炎分急性和慢性,是妇科常见病,已育女性多见。

一、护理评估

【健康史】

1.病因评估

(1)急性盆腔炎:①宫腔内手术操作后感染,如刮宫术、输卵管通液术、子宫输卵管造影术、宫腔镜检查、放置宫内节育器等,由于手术消毒不严格或术前适应证选择不当,引起炎症发作或扩散。生殖器原有慢性炎症经手术干扰也可引起急性发作并扩散。②产后或流产后感染,如分娩或流产后妊娠组织残留、阴道出血时间过长,或手术器械消毒不严格、手术无菌操作不严格,均可发生急性盆腔炎。③经期卫生不良,如使用不洁的卫生巾、经期性交等,均可引起病原体侵入而导致炎症。④不洁性生活史、过早性生活、多个性伴侣、性交过频者可致性传播疾病的病原体入侵,引起炎症。⑤邻近器官炎症如阑尾炎、腹膜炎等蔓延至盆腔,导致炎症发作。⑥慢性盆腔炎急性发作。

(2)慢性盆腔炎:常因急性盆腔炎治疗不彻底、不及时或患者体质较弱,病程迁延导致。病情较顽固,当机体抵抗力较差时,可急性发作。

2. 病史评估　　了解有无手术、流产、引产、分娩、宫腔操作后感染史,有无经期性生活、使用不洁卫生巾及性生活紊乱;有无急性盆腔炎病史及原发性不孕史等。

3. 病理评估　　①慢性子宫内膜炎:多见于产后、流产后或剖宫产术后,因胎盘胎膜残留或子宫复旧不良导致感染;也可见于老年女性绝经后雌激素低下,子宫内膜菲薄而易受细菌感染,严重者宫颈管粘连形成宫腔积脓。②慢性输卵管炎与输卵管积水:慢性输卵管炎最常见,多为双侧性,输卵管呈轻度或中度肿大,伞端可闭锁并与周围组织粘连。输卵管峡部的黏膜上皮和纤维组织增厚粘连,使输卵管呈结节性增厚,称为结节性输卵管炎。当伞端及峡部粘连闭锁,浆液性渗出物积聚而形成输卵管积水(图14-5),其表面光滑,管壁薄,形似腊肠。③输卵管卵巢炎及输卵管卵巢囊肿:当输卵管炎症波及卵巢时可互相粘连形成炎性包块,或伞端与卵巢粘连贯通,液体渗出而形成输卵管卵巢脓肿,脓液被吸收后可形成输卵管卵巢囊肿(图14-5)。④慢性盆腔结缔组织炎:炎症蔓延至宫骶韧带,使纤维组织增生、变硬。若蔓延范围广泛,子宫固定,宫颈旁组织也增厚变硬,形成"冰冻骨盆"。

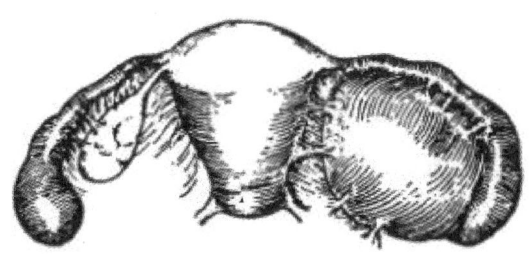

图14-5　输卵管积水(左)、输卵管卵巢囊肿(右)

【身心状况】

1. 急性盆腔炎

(1)症状:下腹疼痛伴发热,重者可有寒战、高热、头痛、食欲不振、腹胀等。呈急性病容,体温升高,心率快,呼吸急促、表浅。

(2)体征:下腹部有压痛、反跳痛及腹肌紧张,肠鸣音减弱或消失。妇科检查见阴道充血,可有大量脓性分泌物从宫口流出;穹隆触痛明显;宫颈举痛;宫体增大,有压痛,活动受限,子宫两侧压痛明显,若有脓肿形成可触及包块且压痛明显。

2. 慢性盆腔炎

(1)症状:全身症状多不明显,有时可有低热,全身不适,易疲劳。下腹痛、腰痛、肛门坠胀、经期或性交后症状加重,也可有月经失调,痛经或经期延长。输卵管阻塞可致不孕。

(2)体征:子宫常呈后位,活动受限,粘连固定,输卵管炎可在子宫一侧或两侧触到增厚的输卵管,呈条索状,输卵管卵巢积水或囊肿时可摸到囊性肿物。

【辅助检查】

急性盆腔炎做血常规检查可见白细胞计数增高,尤其是中性粒细胞计数升高明显表示已感染。慢性盆腔炎一般无明显异常,急性发作时可出现血常规中白细胞增高。

二、护理诊断及合作性问题

1. 焦虑 与病情严重或病程长、疗效不明显,担心生育功能有关。
2. 体温过高 与盆腔急性感染有关。
3. 疼痛 与急性盆腔炎引起下腹部腹膜炎或慢性盆腔炎导致盆腔淤血及粘连有关。

三、护理目标

(1)患者情绪稳定,焦虑缓解,能配合护理人员与家属采取有效应对措施。
(2)患者体温正常,无感染发生,生命体征平稳。
(3)患者疼痛减轻或消失,舒适感增加。

四、护理措施

1. 一般护理 加强健康卫生教育,指导患者安排好日常生活,避免过度劳累。增加营养,提高机体抵抗力。合理锻炼身体,可参加慢跑、散步、打太极拳、各种球类运动等。

2. 心理护理 让患者及其家属了解急慢性盆腔炎相关知识,和患者及其家属一起商定治疗计划,同时关心患者疾苦,耐心倾听患者诉说,尽可能满足患者需求,解除其思想顾虑,减轻其担心、焦虑及恐惧的心理,增强患者对治疗的信心,使之积极配合治疗和护理。

3. 病情监护 观察小腹疼痛、腰痛等症状,监测体温。

4. 治疗护理

(1)治疗原则:①急性盆腔炎以控制感染为主,辅以支持疗法及手术治疗。根据药物敏感试验选择抗生素,一般通过联合用药以尽快控制感染。手术治疗针对脓肿形成或破裂的患者。②慢性盆腔炎可采用综合治疗包括药物治疗(用抗生素的同时加糜蛋白酶或透明质酸和地塞米松,以防粘连,促进炎症吸收)、中医治疗(清热利湿,活血化瘀,行经止痛为主)、手术治疗(盆腔脓肿、输卵管积水或输卵管囊肿)、物理治疗(用短波、超短波、激光等,促进血液循环,提高新陈代谢,利于炎症吸收),同时增强局部和全身的抵抗力。

(2)用药护理:遵医嘱给予足量有效的抗生素,注意用药的剂量、方法及注意事项,观察输液反应等。

5. 对症护理

(1)减轻疼痛:腹痛、腰痛时注意休息,防止受凉,必要时遵医嘱给予镇静止痛药以缓解症状。
(2)促进睡眠:若患者睡眠不佳,可在睡前用热水泡脚,关闭照明设施,保持室内安静,必要时服用镇静剂。
(3)高热时宜采用物理降温;腹胀行胃肠减压;注意纠正电解质紊乱和酸碱平衡失调。对手术患者做好术前准备、术中配合及术后护理。

五、健康指导

(1)做好经期、妊娠期及产褥期卫生宣教;指导性生活卫生,减少性传播疾病,经期禁止性交。
(2)指导患者保持良好的个人卫生习惯,增加营养,积极锻炼身体,增强体质。

六、护理评价

(1)患者主要症状是否改善,舒适感是否增加。
(2)患者焦虑情绪是否缓解,是否能正确复述此疾病的相关知识。

第六节 性传播疾病

尖锐湿疣

案例导入

患者,25岁,主诉发现外阴有"痘痘",伴疼痛及瘙痒近2个月。妇科检查:大小阴唇、阴蒂、阴道口等处出现鸡冠状赘生物。醋酸白试验阳性。请问:如何对此患者进行评估?如何治疗?如何对此患者进行健康宣教?

尖锐湿疣(condyloma acuminatum)是由人乳头瘤病毒(human papilloma virus,HPV)感染引起的鳞状上皮疣状增生性病变的性传播疾病,已成为女性常见的性传播疾病,其发病率仅次于淋病,常与多种性传播疾病同时存在。温暖、潮湿的外阴皮肤、黏膜交界处有利于HPV生长繁殖,因此病变多见于外阴、大小阴唇、阴阜、肛门周围,约30%同时见于阴道、宫颈。妊娠、糖尿病、影响细胞免疫功能的全身疾病等可使尖锐湿疣迅速生长。

一、护理评估

【健康史】

1.病因评估 HPV是一种DNA(脱氧核糖核酸)病毒,呈球形,分型较多,HPV还与生殖道恶性肿瘤有关。有不洁性生活史及多个性伴侣者易感染;过早性生活、多个性伴侣、免疫力低下、吸烟及高激素水平为高危因素。

2.传播途径评估 ①直接传播途径:性交是主要传播途径。②间接传播途径:偶有通过污染的衣物、器械间接传播。③其他传播途径:妊娠期有垂直传播的危险,分娩时可通过产道传播。

3.病史评估 评估性伴侣及性生活史,症状出现的严重程度等。

【身心状况】

1.症状 大多数患者无症状,部分患者有瘙痒、烧灼痛或性交后疼痛。潜伏期为2周~8个月,平均为3个月,多见于20~30岁女性。病变以性交时容易受损伤部位多见,如舟状窝附近,大、小阴唇,肛门周围,尿道口,也可累及阴道和宫颈。

2.体征 初起时为微小散在的乳头状疣,质软,呈粉色或污灰色。疣逐渐增多增大,互相融合形成鸡冠状或菜花状,顶端可有角化和感染溃烂。典型病例肉眼可诊断,对体征不典型者,可通过细胞学检查、病理组织学检查等来确诊。

3.心理社会状况 了解病程,了解患者对症状的反应,患者常因不正常的性接触产生自责、愤怒或迁怒及恐惧心理,不及时诊治或找小诊所而错过早期诊断及时治疗的机会,转为慢性或反复发作,严重危害身体健康。

知识链接

妊娠合并尖锐湿疣

(1)对妊娠的影响:妊娠期病毒生长迅速,数目多,体积大,多区域,多形态,且易多重感染,巨大尖锐湿疣可阻塞阴道。妊娠期尖锐湿疣组织质脆,阴道分娩时易导致大出血。产后尖锐湿疣迅速缩小甚至自然消失。另外,病毒在妊娠期间会加速复制,可引起宫颈上皮瘤。

(2)对胎儿及新生儿的影响:孕妇患尖锐湿疣有垂直传播的危险,但宫内感染极少见。有报道个别胎儿出现畸形或死胎。主要是通过软产道感染,使新生儿患上尖锐湿疣或喉乳头瘤病。

【辅助检查】

1. 醋酸白试验　有助于鉴别亚临床 HPV 感染。

2. 阴道镜检查　有助于鉴别亚临床 HPV 感染和精确取材进行病理组织学检查。

3. 病理组织学检查　主要用于不典型病例和排除恶性病变。

4. 聚合酶链反应方法　可以检测极微量的 HPV 感染。

二、护理诊断及合作性问题

1. 皮肤或黏膜完整性受损　与 HPV 感染有关。

2. 舒适改变　与外阴瘙痒、性交疼痛有关。

3. 焦虑　与担心预后、怕他人知道自己患病情况有关。

三、护理目标

(1)患者皮肤或黏膜完整,无受损。

(2)患者主要症状明显改善,甚至完全消失,舒适感增加。

(3)患者焦虑缓解,能积极配合治疗与护理。

四、护理措施

1. 一般护理　加强营养、注意劳逸结合,增强机体抵抗力,注意外阴清洁卫生。

2. 心理护理　以耐心、热情、诚恳的态度对待患者,了解其思想顾虑,为患者介绍疾病相关知识,解除其焦虑心理,鼓励患者及早到医院接受正规诊断和治疗。

3. 病情观察　观察有无外阴瘙痒、烧灼痛等,疾病部位的乳头状疣的颜色、质地,是否角化或溃烂等。

4. 治疗护理

(1)治疗原则:以局部治疗为主,去除疣体,改善症状和体征。主要是药物、物理及手术治疗,尽量减少对患者身体的损害,防止配偶、胎儿及新生儿感染。

(2)用药护理。①局部治疗:小病灶选用30%～50%三氯醋酸、1%酚丁胺软膏、5%氟尿嘧啶等药物涂于患处。干扰素具有抗病毒、调节免疫的作用,可作为辅助用药。氟尿嘧啶、敌疣在妊娠期使用时,可引起畸胎,应禁用。使用药物外涂时,注意保护好正常部位的皮肤不受损伤。②物理治疗:大病灶、有蒂或多次顽固性复发的病灶应及时取活组织进行病理检查以排除恶性病变,采用手术方法切除病灶,包括 leep 刀、激光、微波、冷冻、电灼等。使用激光治疗很少会发生外阴肿胀及出血,一般也不会出现瘢痕;冷冻、电灼治疗也较为安全有效,可用于妊娠各期。

(3)孕妇患病的护理:妊娠期应做好外阴护理,由于分娩后病灶可能消退,故主张妊娠期暂不处理;妊娠足月病灶局限于外阴者,可冷冻或手术切除;足月或近足月孕妇病灶大,累及阴道或宫颈,影响阴道分娩者应选择行剖宫产术。

五、健康指导

(1)保持外阴清洁卫生,避免混乱的性关系,预防为主,强调配偶或性伴侣同时治疗。

(2)注意隔离,被污染的衣裤、生活用品要及时消毒、暴晒,禁止与婴儿同床,卫生用具与其他人分开使用。

(3)坚持复查,防止反复生长的尖锐湿疣恶变。

六、护理评价

(1)患者局部瘙痒及疼痛是否缓解或消失,舒适感是否增加。

(2)患者焦虑情绪是否缓解,是否能正确复述与此疾病相关的知识,积极配合治疗。

淋 病

淋病(gonorrhea)是我国近年发病率较高的性传播疾病,是性传播疾病防治的重点。由革兰氏阴性的淋病奈瑟球菌(简称淋球菌)感染引起,以侵袭生殖、泌尿器官黏膜的柱状上皮及移行上皮为特点,可波及尿道、尿道旁腺、前庭大腺等处,以宫颈管感染多见。任何年龄均可发生,多见于20~30岁。

一、护理评估

【健康史】

1.病因评估 淋球菌为革兰氏阴性双球菌,呈肾形,成双排列,离开人体不易生存,喜潮湿,怕干燥,在微湿的衣裤、毛巾、被褥中可生存10~17小时,离体后在完全干燥情况下1~2小时死亡。一般消毒剂或肥皂液均能迅速使其灭活。

2.传播途径评估 ①直接传播途径:性交是主要传播途径。②间接传播途径:接触患者污染的衣物、床上用品、浴盆、坐便器垫及消毒不严格的检查器械等可间接传播。③其他传播途径:妊娠合并淋球菌感染的发病率为0.5%~5%,分娩时经产道传给新生儿可致新生儿结膜炎。

3.病史评估 评估患者及性伴侣有无性生活紊乱史,症状出现的严重程度等。

【身心状况】

潜伏期3~7日。60%~70%患者无症状,易被忽视。感染初期病变局限于下生殖道、泌尿道,如病情发展可累及上生殖道。

> **课堂互动**:临床可见部分淋病患者无典型症状,女性患者易将其认为是一般性的白带增多,如何判断?该病是否容易造成他人感染?

1.急性淋病 最早症状为尿急、尿痛、尿频等急性尿道炎的症状。白带增多呈脓性。外阴红肿、有烧灼样痛。继而出现前庭大腺炎、急性宫颈炎的表现。如病程发展至上生殖道时,可发生子宫内膜炎、急性输卵管炎、输卵管卵巢囊肿、盆腔脓肿、弥漫性腹膜炎,甚至中毒性休克。表现为发热、寒战、恶心、呕吐、下腹两侧疼痛等。

2.慢性淋病 急性淋病未经治疗或治疗不彻底者可转为慢性淋病。临床表现为慢性尿道炎、尿道旁腺炎、前庭大腺炎、慢性宫颈炎、慢性输卵管炎、输卵管积水等。淋球菌可长期潜伏在尿道旁腺、前庭大腺或宫颈黏膜腺体深处,可引起反复急性发作。

3.心理社会状况 了解患者对疾病的反应,有的患者因性生活紊乱而得病常产生自责、愤怒或迁怒及恐惧心理,不及时诊治或找小诊所而错过早期诊治时机,转为慢性或反复发作,严重危害患者的身体健康。

【辅助检查】

1.涂片检查 取尿道或宫颈脓性分泌物染色涂片,在中性粒细胞内见到多个革兰氏阴性双球菌即可初步诊断。

2.宫颈管分泌物淋球菌培养 对涂片可疑或临床表现可疑但涂片检查呈阴性者,做宫颈管分泌物淋球菌培养。

二、护理诊断及合作性问题

1. 知识缺乏　与不了解病因及预防措施有关。
2. 舒适改变　与疼痛、分泌物增多有关。
3. 焦虑　与担心预后及对妊娠、胎儿的影响有关。

三、护理目标

(1)患者能正确复述预防及治疗此疾病的相关知识,做到积极配合并坚持治疗。
(2)患者分泌物减少、性状转为正常,舒适感增加。
(3)患者情绪稳定,能配合治疗与护理。

四、护理措施

1. 一般护理　嘱患者卧床休息,保持外阴清洁,做好严密的床边隔离。将患者接触过的生活用品进行严格的消毒灭菌,污染的手需经消毒液浸泡消毒等,防止交叉感染。
2. 心理护理　给予关心、安慰,解除患者的思想顾虑,帮助患者树立治愈的信心。
3. 病情观察　观察有无尿急、尿痛、尿频等尿路刺激症状;有无脓性白带,外阴烧灼痛等急性盆腔炎的症状。
4. 治疗护理
(1)治疗原则:治疗原则为尽早、彻底。急性淋病以药物治疗为主,遵循及时、足量、规则用药的原则,目前将第三代头孢菌素作为首选药物。慢性淋病者需综合治疗。
(2)用药护理。①急性淋病:首选头孢曲松钠加用红霉素、阿奇霉素或多西环素,主张一次大剂量用药,能彻底治愈,性伴侣需同时进行治疗。淋病合并衣原体感染者需同时治疗。②慢性淋病者单纯药物治疗效果差,应采用综合疗法,包括支持疗法、对症处理、物理疗法、封闭疗法及手术治疗等。
(3)孕妇患病的护理。①在淋病高发地区,孕妇应于产前常规筛查淋球菌,最好在妊娠早、中、晚期各做1次宫颈管分泌物涂片镜检淋球菌,进行淋球菌培养,以便及早确诊并得到彻底治疗。②妊娠期禁用喹诺酮类和四环素类药。③淋病孕妇娩出的新生儿,应预防性使用青霉素静脉滴注;红霉素眼药膏涂双眼。新生儿可发生播散性淋病,于出生后不久出现淋球菌关节炎、脑膜炎、败血症等,治疗不及时可致死亡。

五、健康指导

(1)治疗期间严禁性交,配偶或性伴侣需同时治疗,指导治愈后随访。
(2)一般治疗后7日复查分泌物,以后每月查一次,连续3次阴性,方可确定为治愈。
(3)患者的内裤、毛巾、浴盆应煮沸消毒5~10分钟,患者所接触的物品及器具宜用1%石碳酸溶液浸泡。

六、护理评价

(1)患者症状是否消失。
(2)患者焦虑情绪是否缓解,是否能正确叙述疾病的发生、发展及治疗。
(3)患者是否积极治疗,是否能纠正不洁性生活,患病期间是否禁止性生活。

梅　毒

梅毒(syphilis)是由梅毒螺旋体(苍白密螺旋体)引起的慢性全身性的性传播疾病。苍白密螺旋体可累及全身多脏器,并可通过胎盘传给胎儿,导致流产、早产、死产和先天梅毒。

一、护理评估

【健康史】

1. 病因评估 梅毒的病原体是一种苍白密螺旋体,它可存在于梅毒患者皮肤黏膜、梅毒疹、体液中。当与健康人性交时,苍白密螺旋体就随分泌物进入健康人体有破损的皮肤黏膜(即使很细微的肉眼看不见的损伤)而使健康人体感染。苍白密螺旋体在体内可长期生存,只要条件适宜便可繁殖。苍白密螺旋体在体外不易生存,煮沸、干燥、肥皂水和一般的消毒剂容易将其杀死。

2. 传播途径评估 ①直接传播途径:性交是主要传播途径,未经治疗的患者在感染后1年内最具传染性,随病程延长,传染性越来越小。②间接传播途径:通过输血、哺乳、衣裤、握手、唾液可间接传播。③垂直传播:妊娠可通过胎盘传给胎儿引起晚期流产、早产、死产或分娩先天梅毒儿,也可通过产道感染新生儿。

3. 病史评估 评估患者及其性伴侣有无性生活紊乱史,曾有无一期、二期、三期梅毒疹,患者有无流产、早产、死胎及分娩先天梅毒儿史,性伴侣有无梅毒病史及治疗史,疑为先天梅毒者,询问其生母有无梅毒病史。

【身心状况】

60%~70%患者无症状,易被忽视或致他人感染。感染初期病变局限于下生殖道、泌尿道,如病情发展可累及上生殖道。

1. 临床表现 梅毒的潜伏期为2~4周,早期主要表现为皮肤黏膜受损,晚期可侵犯心血管、神经系统等重要脏器,造成劳动力丧失甚至死亡。根据梅毒的症状、体征、发展经过可分为三期。

一期梅毒:又称为硬下疳。一期梅毒的症状及体征如下。

(1)症状:外阴、阴唇、阴蒂、宫颈等部位出现无痛性红色炎性结节。

(2)体征:大部分病变发生于生殖器部位,男性多在阴茎、包皮等部位,女性多在大小阴唇、阴蒂等部位。呈圆形,大小约1cm,表面呈表浅溃疡,边缘整齐、隆起。经3~8周常可自行愈合。

二期梅毒的症状及体征如下。

(1)症状:一期梅毒自然愈合后1~3个月,出现皮肤黏膜的广泛病变,即梅毒疹,并可见骨骼、心血管、神经系统等病变。

(2)体征:躯干、四肢、面部、前额部出现梅毒疹,表现为斑丘疹或脓疱疹等。

三期梅毒:一类发生于皮肤、黏膜、骨骼,不危及生命,称为良性晚期梅毒;另一类则累及心血管、神经系统等,称为恶性晚期梅毒。

2. 心理社会状况 患者易遭到社会及家庭的歧视,因缺乏对梅毒相关知识的认知,或对其了解不透,而产生恐惧,故需评估患者及其性伴侣的认知程度及心理状态。

【辅助检查】

1. 梅毒螺旋体血凝试验(TPHA) 在一期梅毒患者的硬下疳部位取少许血清,放于玻片上,置于暗视野显微镜下观察,依据苍白密螺旋体强折光性和运动方式进行检测,对早期梅毒的诊断有重要意义。

2. 梅毒血清学检查 一期梅毒初期,梅毒血清反应大多呈阴性,以后阳性率逐渐升高,硬下疳出现6周后,血清反应全部变为阳性。此检查包括非苍白密螺旋体抗原试验和苍白密螺旋体抗原试验,前者用于普查、婚前检查、产前检查等筛查及疗效观察,后者用于证实试验,不适用于疗效观察。

3. 脑脊液(CSF)检查 晚期梅毒患者,当出现神经症状、经驱梅治疗无效者应做脑脊液检查。

二、护理诊断及合作性问题

1. 知识缺乏 与不了解防治方法及对胎儿的影响有关。

2. 舒适改变 与感染部位皮肤黏膜受损有关。

3. 焦虑 与担心预后及对妊娠、胎儿的影响有关。

4. 有感染的危险 与疾病恶化治疗无效有关。

三、护理目标

(1)患者能正确复述预防及治疗此疾病的相关知识,做到积极配合并坚持治疗。

(2)患者皮肤黏膜无受损,舒适感增加。

(3)患者能表达焦虑,与医护人员讨论疾病,积极参与治疗及护理。

(4)患者无感染发生或感染被及时发现和控制。

四、护理措施

1. 一般护理 嘱患者卧床休息,做好饮食护理,必要时静脉补充营养。保持外阴清洁,做好严密的床边隔离,将患者接触过的生活用品进行严格的消毒灭菌,污染的手需经消毒液浸泡消毒等,防止交叉感染。

2. 心理护理 正确对待患者,尊重患者,帮助其建立治愈的信心、恢复生活的勇气。

3. 病情监护 观察外阴、阴唇、阴蒂、宫颈等部位出现的无痛性红色炎性结节,皮肤黏膜的梅毒疹等。观察皮肤、黏膜损害的程度,有无继发感染,局部或全身淋巴结是否肿大,有无神经和心血管的损害。

4. 治疗护理

(1)治疗原则:早期明确诊断,及时治疗,用药足量,疗程规则。首选苄星青霉素,对青霉素过敏者行脱敏治疗,治疗无效时可选用头孢类抗生素。治疗期间应禁止性生活,患者及其性伴侣同时接受检查和治疗。

(2)用药护理。①早期梅毒(包括一、二期梅毒及早期潜伏梅毒):苄星青霉素 240 万 U 分两侧臀部肌内注射,每周 1 次,共 2~3 次。青霉素过敏者应用盐酸四环素 500 mg,每日 4 次口服,连用 15 日。②晚期梅毒(包括三期皮肤、黏膜、骨骼梅毒,晚期潜伏梅毒)及二期复发梅毒:苄星青霉素 240 万 U 分两侧臀部肌内注射,每周 1 次,共 3 次。青霉素过敏者应用盐酸四环素 500 mg,每日 4 次口服,连用 30 日。

(3)孕妇患病的护理:孕妇早期和晚期梅毒,首选青霉素疗法,若青霉素过敏,改用红霉素,禁用四环素类药物。

五、健康指导

(1)养成健康的性生活习惯:治疗期间严禁性交,配偶或性伴侣同时检查及治疗。

(2)坚持随访:第 1 年每 3 个月复查 1 次,以后每半年复查 1 次,连续 2~3 年,包括临床表现和血清学检查。神经梅毒主要是随访行脑脊液检查,每半年 1 次,直到脑脊液检查完全转为正常,如在治疗 6 个月内血清滴度不下降或滴度升高 4 倍,应视为治疗无效或再度感染,需加倍治疗。对所有梅毒患者都要进行人类免疫缺陷病毒检测。

六、护理评价

(1)患者焦虑情绪缓解,主观感受良好。

(2)患者能基本明确该疾病的治疗及随访要求。

获得性免疫缺陷综合征

获得性免疫缺陷综合征(acquired immunodeficiency syndrome, AIDS)又称艾滋病,是由人类免疫缺陷病毒(human immunodeficiency virus, HIV)引起的一种以人体免疫功能严重损害为临床特征的高度传染性疾病,它是一种以造成机体多系统、多器官条件性感染和恶性肿瘤为特征的致死性传染病。患者机体完全丧失抵御各种微生物侵袭的能力,极易导致各种机会性感染及多种罕见肿瘤,死亡率高,确诊后1年病死率为50%,且目前尚无有效治疗方法。

一、护理评估

【健康史】

1. 病因评估 HIV主要侵袭辅助性T细胞,使机体细胞免疫功能部分或完全丧失,患者机体完全丧失抵御各种微生物侵袭的能力,极易导致各种机会性感染及多种罕见肿瘤。HIV属寄生性病毒,对外界抵抗力较弱,离开人体后不易存活,对热敏感,可被许多化学物质迅速灭活。

2. 传播途径评估 HIV主要存在于人的血液、精液、眼泪、唾液、阴道分泌物、胎盘和乳汁中,主要传播途径:①血液传播:输入污染的血制品、吸毒共用针管等。②性传播:性接触是目前主要的传播途径。③垂直传播:孕妇可通过胎盘传播给胎儿。④其他传播途径:分娩时经软产道及出生后母乳喂养传播。

3. 病史评估 评估患者有无性生活紊乱史;有无其他性传播疾病史;有无药物依赖史;是否有接受血制品史;是否来自HIV高发区;其性伴侣是否已证实感染HIV。

【身心状况】

1. 临床表现 潜伏期为6个月至5年或更长,儿童最短,成年女性最长,患病后死亡率高。艾滋病患者常无明显异常,部分患者有原因不明的淋巴结肿大,颈部、腋窝最明显,表现为全身性、进行性病变至衰竭死亡。

①机会性感染:感染范围广,发生率高,病原体多为正常宿主中罕见的、对生命威胁大的病原体。主要病原体有卡氏肺孢菌、弓形体、隐球菌、念珠菌、巨细胞病毒、疱疹病毒等。起病缓慢,全身表现为原因不明的发热、乏力、不适、消瘦;呼吸系统表现为发热、咳嗽、胸痛、呼吸困难;中枢神经系统表现为头痛、人格改变、意识障碍、局限性感觉障碍及运动神经障碍;消化系统表现为慢性腹泻、体重下降,严重者出现电解质紊乱,酸中毒死亡。

②恶性肿瘤:卡波西肉瘤最常见,多见于青壮年,肉瘤呈多发性,除皮肤广泛损害外,常累及口腔、直肠和淋巴。

③皮肤表现:口腔、咽喉、食管、腹股沟、肛周等部位感染。

2. 心理社会状况 患者易遭到社会及家庭的歧视,易产生报复心理;缺乏对HIV相关知识的认知,或对其了解不透而恐惧,甚至出现自伤或自杀行为;由于目前尚无有效治疗方法易导致焦虑、抑郁、情感异常反应等心理障碍。

【辅助检查】

1. HIV抗体检测 初筛试验包括酶联免疫吸附试验和颗粒凝集试验;确认试验包括免疫印迹试验。

2. 病毒分离培养 病毒分离培养是诊断HIV最可靠的方法,但敏感度较低。

3. 病毒相关抗原检测 双抗体夹心法检测HIV相关抗原。

4. 核酸检测 PCR技术可检测血浆中HIV RNA。

二、护理诊断及合作性问题

1. 知识缺乏 与不了解相关防护知识有关。

2. 绝望 与对疾病治疗的无望性及社会歧视有关。

3. 有感染的危险 与疾病不断恶化、无治疗方法有关。

三、护理目标

(1)患者能正确复述预防此疾病的相关知识,做到积极配合并坚持治疗。

(2)患者绝望与焦虑情绪缓解,正确对待疾病,积极治疗。

(3)患者感染减轻或感染被及时发现和控制。

四、护理措施

1. 一般护理　正确对待艾滋病患者。在护理过程中,向患者及其家属、朋友一起科普艾滋病的相关知识,帮助人们正确认识和对待艾滋病,为艾滋病患者创造非歧视的社会环境。

2. 心理护理　对HIV感染者和艾滋病患者给予积极的心理护理和心理治疗。

3. 病情观察　观察有无发热、乏力、消瘦、咳嗽、胸痛、头痛等症状。

4. 治疗护理

(1)治疗原则:目前无特效药物,多为对症治疗。常用的药物有抗病毒药、免疫刺激剂等,可进行促免疫功能治疗、对感染的特异性治疗及中医治疗。

(2)药物治疗护理:抗HIV药物有较严重的不良反应,可出现恶心、呕吐、发热、头痛等症状,还可引起肝功能损害及骨髓抑制。抗病毒药需连续用药才能达到效果。

(3)对症护理:对患者出现的各种症状,如发热、乏力、腹泻、疼痛等进行对症处理,密切观察患者的病情变化。

(4)防继发感染:口腔及皮肤常成为HIV入侵的门户,应加强口腔护理及皮肤护理,预防感染的发生。

(5)新生儿哺乳:若母亲感染HIV,禁止哺乳,采用人工喂养。

五、健康指导

(1)健康行为的宣传教育被认为是当今预防艾滋病的最有效的方法,利用各种形式积极、科学地宣传艾滋病的防治知识,呼吁人们洁身自爱,拒绝毒品。

(2)针对高危人群开展大量的宣传教育和行为干预工作,帮助人们建立健康的生活方式,杜绝艾滋病的传播。

(3)对HIV阳性者进行随访,防止继续传播,并检查其配偶或性伴侣的健康状况。

(4)感染HIV的孕妇易引起流产、早产、低体重儿及死胎,应引起足够的重视,加强宣教。

知识链接

医务人员如何做好自我防护

避免直接接触患者的血液及体液;阴道分娩或剖宫产时需穿防水隔离衣;戴手套、戴眼镜以防血液或羊水溅入眼睛;戴手套处理胎盘,并注明HIV感染,胎盘焚烧处理;勤洗手。

六、护理评价

(1)患者焦虑情绪是否缓解,是否能平和接受隔离及治疗。

(2)患者对该疾病是否有比较正确的认识及对待。

(3)患者的生存期能否延长,生活质量能否提高。

思考题

1. 请从病原体、好发人群、主要症状与体征、白带及妇科检查、如何用药等方面对各种阴道炎的临床特点进行比较。

2. 某女士,28岁,已婚,近日来外阴肿胀、疼痛,有烧灼感,并伴有行走不便。妇科检查发现,右侧大阴唇后下方红肿,有一肿块,呈椭圆形,直径约2.8 cm,有波动感。请思考:患者最可能的诊断是什么?列出主要的护理诊断与护理措施。

(张艳艳 吴 芳)

学习重点:

学习难点:

必考点:

第十五章　月经失调患者的护理

学习目标

1. 掌握功能失调性子宫出血、闭经、痛经、围绝经期综合征的定义和护理措施。
2. 熟悉功能失调性子宫出血、闭经、痛经、围绝经期综合征的临床表现及治疗原则。
3. 具备初步判断功能失调性子宫出血、闭经、痛经、围绝经期综合征的能力。
4. 具备能针对功能失调性子宫出血、闭经、痛经、围绝经期综合征提出合理治疗与整体护理的能力。
5. 具备对功能失调性子宫出血、闭经、痛经、围绝经期综合征患者进行健康宣教的能力。

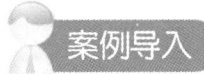

患者,女,45岁,近4个月来月经不规律,时有不规则阴道出血,经期8~10日,月经周期15~20日,经量多,无腹痛及其他不适。未做任何治疗。此次月经持续10余日尚未干净,量仍较多,患者顾虑重重,怀疑有其他疾病前来就诊。请思考可能的临床诊断和主要的护理诊断是什么?如何制订护理措施?

月经是指伴随卵巢周期性排卵,卵巢分泌雌激素、孕激素的周期性变化所引起的子宫内膜周期性脱落及出血。正常月经具有周期性,间隔21~35日,平均为28日,每次月经持续时间称经期,为2~7日,出血的第1日为月经周期的开始,两次月经第1日的间隔时间称一个月经周期。经量为一次月经的总失血量,月经开始的最初12小时一般经量少,第2~3日经量最多,第3日后经量迅速减少。正常经量为30~50 ml,超过80 ml为月经过多。正常月经主要基于下丘脑-垂体-卵巢轴的调控而呈现出规律的月经周期、恒定的行经时间、合适的经量及适度的经期伴随症状。若受内部和外界因素的影响,月经失去其正常特点就属月经失调。月经失调是妇科常见病,主要表现为月经周期、经量或经期的改变。

第一节　功能失调性子宫出血

功能失调性子宫出血(dysfunctional uterine bleeding,DUB)简称功血,是由于调节生殖的神经内分泌机制失常引起的异常子宫出血,全身及内外生殖器官无器质性病变,常表现为月经周期长短不一、经期延长、经量过多或不规则阴道出血。功血可发生于月经初潮后至绝经间的任何年龄,绝经前期约占50%,育龄期约占30%,青春期约占20%。功血分为无排卵性功血和排卵性功血两类,无排卵性功血临床较多见,约占功血的85%。

一、护理评估

【健康史】

1.病因评估　功血是由诸多因素,包括精神情绪因素、环境气候因素、全身疾病因素等,通过影响大脑皮层和中枢神经系统再影响到下丘脑-垂体-卵巢轴的相互调节;或因营养不良、代谢紊乱等因素影响激素的合成、转运和对靶器官的效应等导致的。

(1)无排卵性功血:多见于青春期和围绝经期女性,青春期功血因下丘脑、垂体的调节功能尚未成熟,与卵巢间未建立稳定的周期性调节和正、负反馈作用,卵泡刺激素(FSH)呈持续性低水平,无促排卵性黄体生成素(LH)陡直高峰形成而不能排卵。围绝经期功血因卵巢功能衰退,残余卵泡虽有发育,但对垂体促性腺激素的感应性降低,卵泡发育受阻而不排卵。育龄期女性可因内、外环境中某种刺激,如劳累、应激、流产、手术或疾病等引起短暂无排卵,也可因肥胖、多囊卵巢综合征、高催乳素血症等长期存在的因素引起持续无排卵。

(2)排卵性功血:好发于育龄期女性,卵巢虽有排卵功能,但黄体功能异常。

2. 病史评估 评估年龄、月经史、婚育史、既往史、避孕措施,评估有无慢性疾病史,如肝病、血液病及代谢性疾病等。重点询问有无精神紧张、过度劳累、营养不良等,详细询问发病经过,包括月经周期、经期、经量、出血前有无停经史及诊治过程等。

3. 病理评估

(1)无排卵性功血:各种原因引起的无排卵性功血均可导致子宫内膜在单一雌激素的持久刺激下持续增生,如有一批卵泡闭锁,雌激素水平可突然下降,发生雌激素突破性或撤退性出血。雌激素突破性出血有两种类型:低水平雌激素维持在阈值水平,可发生间断少量出血,内膜修复慢使出血时间延长;高水平雌激素维持在有效浓度,则引起长时间闭经,因无孕激素参与,内膜增厚不牢固,易发生急性突破性出血,且出血量多而快。

(2)排卵性功血:分为黄体功能不足和子宫内膜不规则脱落两种。黄体功能不足:因黄体衰退过早,黄体期孕激素分泌不足,子宫内膜分泌反应不良,表现为月经频发。子宫内膜不规则脱落:黄体发育良好,但黄体萎缩过程延长,子宫内膜持续受孕激素影响,以致不能如期完整脱落,多表现为行经时间延长。

【身心状况】

1. 症状

(1)无排卵性功血:临床最常见的症状是子宫不规则出血。特点是月经周期紊乱,经期长短不一,经量不定,少至淋漓不尽,多至大出血。其特点如下。①月经过多:月经周期规则,经期大于7日或经量多于80 ml。②子宫不规则出血:月经周期不规则,经期延长,经量正常。③子宫不规则过多出血:月经周期不规则,经期延长,经量过多。④月经过频:月经频发,月经周期小于21日。

(2)排卵性功血:①黄体功能不足者表现为月经周期缩短,月经频发。有时月经周期虽在正常范围内,但因卵泡期延长,黄体期缩短,以致患者出现不易受孕或妊娠早期流产。②子宫内膜不规则脱落者,表现为月经周期正常,但经期延长,多达9~10日,且出血量多。

2. 体征 出血时间长者常呈贫血貌,妇科检查子宫大小在正常范围,出血时子宫较软。

3. 心理社会状况 主要观察患者对功血后的心理反应及应对能力,以便采取相应的护理措施。年轻的患者由于害羞或其他的原因而不及时就诊,病程延长及大量出血容易产生恐惧和焦虑,影响身心健康和工作学习。围绝经期者常常担心疾病严重程度,疑有肿瘤而焦虑不安、恐惧。

【辅助检查】

1. 妇科检查 盆腔检查及阴道检查可排除器质性病变,常无异常发现。未婚女性或未成年女性一般只做外阴检查及肛门检查,如诊断需要应征得本人或其监护人同意后进行阴道检查。

2. 诊断性刮宫 诊断性刮宫简称诊刮。诊刮的目的一是止血,二是明确子宫内膜病理。诊刮时应注意宫腔大小、形态,宫壁是否光滑,刮出物的性质和量。在月经前3~7或月经来潮12小时内进行诊刮,以确定黄体功能或有无排卵。如疑为子宫内膜不规则脱落,应在月经第5~6日进行诊刮。出血量多或不规则出血时可随时诊刮。

3. 宫腔镜检查 直接观察子宫内膜情况,如表面是否光滑,有无组织突起及充血。必要时进行活体组织检查以帮助诊断宫腔内病变。

4. 基础体温测定 基础体温测定是测定排卵的简易可行方法。基础体温是机体处于静息状态下的体温。正常月经周期时基础体温呈双相型,排卵后体温在孕激素的作用下上升 0.3～0.5 ℃,持续至经前 1～2 日或月经第 1 日后下降到原来水平,高温相持续 14 日左右。无排卵时,基础体温无上升改变,呈单相型曲线(图 15-1)。排卵性功血的黄体功能不足,基础体温呈双相型,但排卵后体温上升缓慢,上升幅度偏低,升高时间仅维持 9～10 日即下降(图 15-2)。子宫内膜不规则脱落,基础体温亦呈双相型,但高温相持续时间长,下降缓慢(图 15-3)。

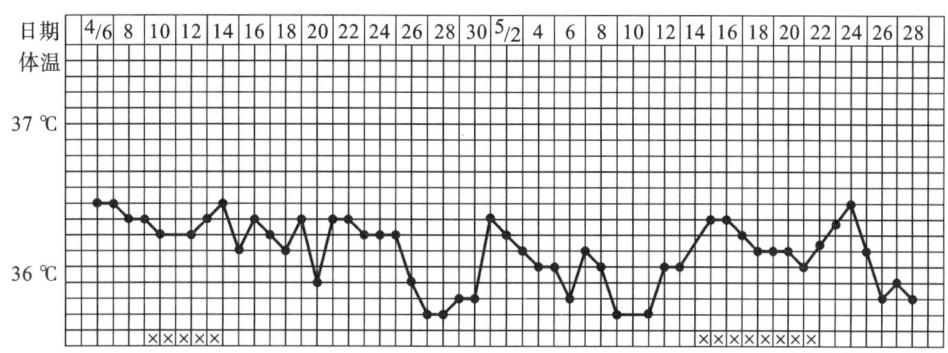

图 15-1　基础体温单相型(无排卵性功血)

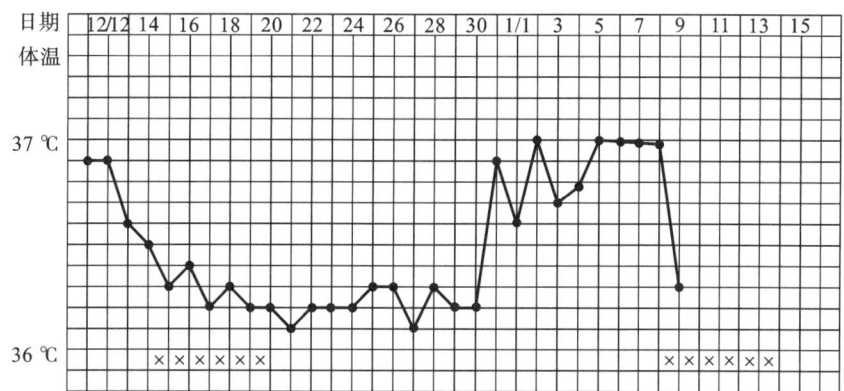

图 15-2　基础体温双相型(黄体期短)

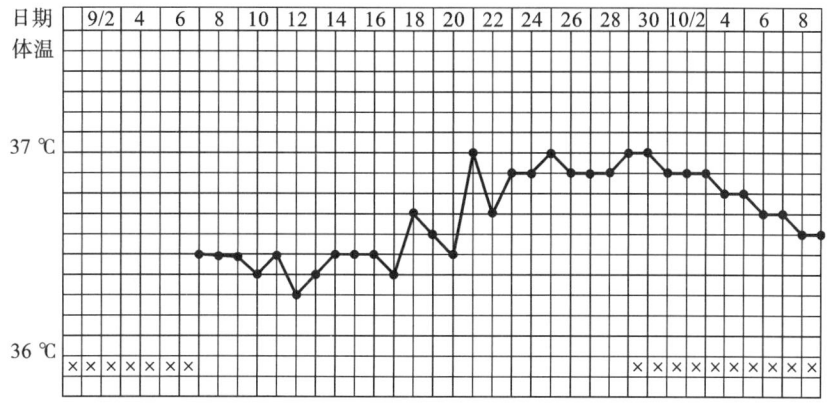

图 15-3　基础体温双相型(黄体萎缩不全)

5. 宫颈黏液结晶检查 经前出现羊齿状结晶提示无排卵。

6. 阴道脱落细胞涂片检查 判断雌激素影响程度,一般表现为中、高度雌激素影响。

7. 激素测定 激素测定可测定血清孕酮或尿孕二醇,含量低提示无排卵。

二、护理诊断及合作性问题

1. 焦虑、恐惧 与缺乏相关知识、大量出血担心预后有关。

2. 疲乏 与子宫异常出血导致的继发性贫血有关。

3. 有感染的危险 与子宫出血量过多、持续时间长及继发性贫血有关。

三、护理目标

(1)患者情绪稳定,能配合护理人员与家属采取有效应对措施。

(2)患者病情好转,体力逐渐恢复。

(3)患者无感染发生或感染被及时发现和控制,体温、血常规正常。

四、护理措施

1. 一般护理

(1)休息:避免劳累,保证充足睡眠。病室安静、整洁、空气清新、温湿度适宜。虚弱的患者应注意气候变化,平时注意腰腹部保暖,经期避免淋雨、涉水等。大出血者应采取平卧位,给予吸氧、保暖、建立静脉通道,必要时输血等。

(2)饮食:患者体质较差,应加强营养,改善全身情况,可补充铁剂、维生素C和蛋白质,可多食用含铁较多的食物如猪肝、蛋黄、胡萝卜、葡萄干等。

2. 心理护理 出血量过多,易引起患者紧张、惶恐不安、焦虑等不良情绪,应耐心倾听,并做好解释及安抚工作,向患者解释病情及相关医学保健知识,解除其思想顾虑。鼓励患者参与社会活动,保持心情舒畅,正确对待疾病,也可用转移注意力的方法来排解其紧张情绪。

3. 病情监护 观察患者的生命体征、观察出血量,嘱患者保留出血期间使用的会阴垫,以便准确地估计出血量。

4. 治疗护理

(1)无排卵性功血的治疗原则:青春期患者和生育期患者应以止血、调整月经周期、促使卵巢排卵为原则;围绝经期患者应以止血、调整月经周期、减少经血量、防止子宫内膜出现病变为原则。

(2)无排卵性功血的治疗配合。

①支持治疗。注意休息,加强营养,改善全身状况。补充铁剂、蛋白质和维生素C,贫血严重的患者需输血,出血时间长的患者应给予抗生素预防感染。

②药物治疗。a.止血:对于出血量多的患者,首先应排除器质性病变。遵医嘱采用性激素及止血药物进行止血和调整月经周期。对大量出血患者,要求在性激素治疗6小时内见效,24~48小时内止血,如96小时以上仍不止血者,应考虑更改功血诊断。常用药物有雌激素、孕激素、雄激素、抗前列腺素药及其他止血药等,雌激素可促使子宫内膜生长修复创面而止血,适用于青春期功血,一般用己烯雌酚;孕激素能使增生期子宫内膜转化为分泌期,停药后子宫内膜脱落而止血,又称药物性刮宫,适用于出血量少者;雄激素有拮抗雌激素作用,常与孕激素合用,适用于围绝经期功血;抗前列腺素药可减少出血;其他止血药有减少出血量的作用。b.调整月经周期:雌孕激素序贯法即人工月经周期,主要适用于青春期功血或生育期功血内源性雌激素水平较低者,系模拟自然月经周期中卵巢的内分泌变化,序贯应用雌激素和孕激素,使子宫内膜发生周期性变化,引起周期性脱落,一般连续应用3个周期,患者常能自发排卵。c.促进排卵:适用于青春期功血和生育期功血及不孕患者,可从根本上防止功血复发,常用的药物有氯米芬(CC)、人绒毛膜促性腺激素(HCG)和促性腺激素释放激素激动剂(GnRH-a)。

③手术治疗。a.刮宫术最常用,既能明确诊断,又能迅速止血。围绝经期功血的患者宜进行分段诊刮,以排除子宫内器质性病变。对青春期功血的患者,刮宫应持谨慎态度,出血量多可立即刮宫,出血量少可在服用抗生素 3 日后进行。b.子宫切除术,适用于激素治疗效果不佳或无效,患者年龄超过 40 岁,子宫内膜病理检查为不典型增生、合并子宫肌瘤、子宫腺肌症及严重贫血的情况。c.子宫内膜切除术,在宫腔镜下电切或激光切除子宫内膜,适用于出血量多的绝经过渡期功血,经激素治疗无效而无生育要求的功血患者。

> **知识链接**
>
> ### 治疗功血的新选择——宫内节育器释放系统
>
> 在宫腔内放置宫内节育器释放系统,使孕激素在局部直接作用于子宫内膜,减少经量,适用于治疗严重经量过多。宫内节育器释放系统释放的是合成的强效孕激素,既能促进子宫内膜萎缩,保护子宫内膜,还能降低子宫内膜癌的风险。

(3)排卵性功血的治疗原则:黄体功能不足的治疗原则为促进卵泡发育,刺激黄体功能及黄体功能替代;子宫内膜不规则脱落的治疗原则为调节下丘脑-垂体-卵巢轴的反馈功能,使黄体及时萎缩。

(4)排卵性功血的治疗配合。

①黄体功能不足:分别应用 CC、HCG 和孕酮,其中,CC 可促进卵泡发育,诱发排卵,促使正常黄体形成。HCG 可增强及支持黄体功能,补充黄体分泌孕酮的不足。

②子宫内膜不规则脱落:常用的药物有 HCG 和孕激素。HCG 有促进黄体功能的作用。孕激素可调节下丘脑-垂体-卵巢轴的反馈功能,使黄体及时萎缩,子宫内膜及时脱落。

5.预防并发症 预防感染,严密观察与感染有关的征象,如生命体征、白细胞计数等;内裤、月经护垫要勤洗勤换,每日用清洁的温水冲洗外阴,最好采用专用盆擦洗或淋浴,切忌坐在盆里或盆浴。每次大便后擦洗肛门,从前至后,以免将脏物带进阴道。经期禁止坐浴、阴道塞药、游泳及不必要的阴道检查,经期禁止性交。

五、健康指导

(1)注意经期卫生,避免经期过度劳累、过食生冷及辛燥之品,或避免涉水、竞技等。

(2)阴道出血期间禁止盆浴及性生活。

(3)用药指导:①按时按量服用性激素,保持药物在血中的浓度,不可随意停服或漏服,防止造成反复出血,病愈停药须经医生同意。②药物减量必须按规定在血止后才能开始,每 3 日减量 1 次,每次减量不得超过原剂量的 1/3,直至维持剂量。③治疗期间如出现不规则阴道出血,应及时就诊。

六、护理评价

(1)患者自述活动的耐受力增加;情绪稳定,能说出正确的应对方案,配合治疗。

(2)患者按医嘱正确服用性激素,服药期出现的药物副作用轻,未发生感染及休克。

第二节 闭 经

正常月经周期的建立和维持有赖于下丘脑-垂体-卵巢轴的神经内分泌调节以及靶器官子宫内膜对性激素的周期性反应,其中任何一个环节受到干扰均可引起功能失常导致月经失调,甚至闭经。闭经

(amenorrhea)是妇科疾病的常见临床症状之一,可由多种原因引起,主要表现为无月经或月经停止。根据既往月经有无来潮可将闭经分为原发性闭经和继发性闭经,原发性闭经是指年龄超过16周岁、第二性征已发育,或年龄超过14岁、第二性征尚未发育,且无月经来潮者;继发性闭经是指以往曾建立正常月经周期,但因病理性原因停经6个月以上者,或按自身月经周期计算停经3个月经周期以上者。根据其发病的原因,闭经又分为生理性闭经和病理性闭经,青春期前、妊娠期、哺乳期及绝经期前后的月经不来潮均属生理性闭经,本节主要讨论病理性闭经。

一、护理评估

【健康史】

1. 病因评估　原发性闭经较少见,是由于遗传原因或先天性发育缺陷引起。而继发性闭经较多见,其中以下丘脑性闭经最常见,其他依次为垂体性闭经、卵巢性闭经、子宫性闭经。

(1)下丘脑性闭经:以功能性原因为主。①特发性因素:闭经中常见的原因之一,发病机制尚未明确,表现为促性腺激素释放激素(GnRH)的脉冲式分泌异常,与中枢神经系统的神经传递或下丘脑功能障碍有关。②精神性因素:生活中的意外事件、精神创伤或环境改变等使患者处于紧张应激状态,扰乱其内分泌的调节功能而发生闭经。这种闭经多为一过性的,应激状态解除常能自行恢复。③体重下降和营养缺乏:体重与月经的联系密切,中枢神经系统对体重急剧下降(体重下降到正常体重的85%)极为敏感,单纯性体重下降或真正的神经性厌食均可诱发闭经。④剧烈运动:长期剧烈运动可致闭经,初潮的发生和月经的维持有赖于一定比例(17%~20%)的机体脂肪,因为脂肪是合成甾体激素的原料,如运动员机体肌肉-脂肪比例增加或总体脂肪减少,可使月经异常,另外,运动加剧后GnRH的释放受到抑制亦可引起闭经。⑤药物:某些药物,如吩噻嗪及其衍生物(奋乃静、氯丙嗪)、利血平以及甾体类避孕药,长期使用也可引起继发性闭经,但通常是可逆的,月经一般在停药后3~6个月可自然恢复。

(2)垂体性闭经:主要病变在垂体,如垂体肿瘤、原发性垂体促性腺功能低下、垂体功能减退、垂体梗死等垂体前叶器质性和功能性病变可引起促性腺激素的分泌异常,继而影响卵巢功能导致闭经。

(3)卵巢性闭经:闭经的原因在卵巢,如先天性卵巢发育不全或缺如、卵巢功能早衰、卵巢组织破坏或切除、卵巢功能性肿瘤、卵巢不排卵及多囊卵巢综合征等使卵巢性激素水平低落,子宫内膜不发生周期性变化致闭经。

(4)子宫性闭经:闭经的原因在子宫,如先天性子宫缺陷、子宫内膜损伤(如人工流产或产后出血刮宫过度)、子宫内膜炎(如结核或流产、产后严重感染)、子宫切除(子宫肿瘤)及宫腔内放疗等。此时虽神经内分泌调节功能正常,但子宫内膜被破坏,或对卵巢激素不能产生正常反应而致闭经。

(5)其他内分泌功能异常:甲状腺、肾上腺、胰腺等功能紊乱也可引起闭经,常见的疾病有甲状腺功能减退或亢进、肾上腺皮质功能亢进、肾上腺皮质肿瘤等。

2. 病史评估

(1)了解有无先天性缺陷或患过某些严重急、慢性疾病(如结核病)以及同胞姐妹、母亲的初潮年龄。了解近期有无分娩史、流产史、刮宫史、产后大出血史、哺乳史、不孕史、月经不调史等。

(2)询问月经史,如初潮年龄,第二性征发育情况,末次月经的时间,停经前的月经情况(包括月经周期、经期、经量、有无痛经等)。

(3)对已婚女性询问其生育史及产后有无并发症。

(4)了解闭经的时间及伴随症状(如周期性腹部胀痛、头痛、视觉障碍、乳汁自溢,或头昏厌食、恶心呕吐、倦怠思睡、择食嗜酸等),发病前有无任何导致闭经的诱因如精神因素、环境改变、体重增减、过度节食、剧烈运动、多种疾病(如肾上腺疾病、甲状腺疾病、结核病)等。

(5)询问诊治经过,是否服用过避孕药、接受过激素类药物治疗及治疗后情况等。

(6)询问闭经前后的形体变化,如闭经前后形体逐渐消瘦、体重减轻,伴低热盗汗全身乏力,应排除结核病、糖尿病等疾病。闭经后形体肥胖明显,体重增加较快者,应排除卵巢、垂体、肾上腺皮质等处肿瘤。若肥胖体毛多、不孕,妇科检查双侧卵巢增大者,考虑为多囊卵巢综合征导致的闭经。

【身心状况】

1. 症状 女性已过16周岁、第二性征已发育,没有月经初潮;已建立月经周期后,现停经已达6个月以上或按自身月经周期计算停经3个月经周期以上。

2. 体征 注意患者的全身发育情况,如有无畸形,身高、体重、四肢与躯干比例,五官生长特征等。患者有无多毛,双乳有无乳汁分泌,第二性征发育情况如音调、乳房发育情况、阴毛及腋毛情况、骨盆及是否具有女性体态等。

3. 心理社会状况 观察患者对闭经的心理反应及应对能力、认识程度、身心承受能力。患者家属对患者患病所持的态度。患者精神状态、智力发育、营养和健康情况。

【辅助检查】

1. 妇科检查 检查第二性征的发育情况,包括内、外生殖器的发育,有无缺陷、畸形及肿瘤,腹股沟有无肿块等。

2. 子宫功能检查 主要了解子宫、子宫内膜状态及功能。

(1)诊断性刮宫:适用于已婚女性。可了解宫腔的形态及有无粘连。刮取子宫内膜做病理检查及结核分枝杆菌培养,可了解子宫内膜对卵巢激素的反应及有无子宫内膜结核。

(2)子宫输卵管造影:了解宫腔形态、大小及输卵管情况。

(3)宫腔镜检查:镜下观察宫腔及子宫内膜有无粘连、可疑病变,常规取材做病理检查。

(4)药物撤退试验:常用的有孕激素试验和雌孕激素序贯试验。用于了解体内雌激素水平。

3. 卵巢功能检查

(1)基础体温测定:基础体温呈双相型,提示卵巢有排卵和黄体形成。

(2)阴道脱落细胞检查:观察表、中、底层细胞的百分比,表层细胞的百分比越高说明雌激素水平越高。涂片若见正常月经周期性变化,提示闭经原因在子宫。

(3)宫颈黏液结晶检查:雌激素使宫颈黏液稀薄,拉丝延长,并出现羊齿植物叶状结晶,羊齿植物叶状结晶越明显、越粗,提示雌激素作用越显著。若涂片上见成排的椭圆体,提示在雌激素作用的基础上已受孕激素影响。

(4)血甾体激素测定:雌二醇、孕酮及睾酮的放射免疫测定。血孕酮≥15.9 nmol/L,或24小时尿孕二醇≥6.24 μmol 为排卵标志。若睾酮升高,提示有多囊卵巢综合征、卵巢男性化肿瘤等疾病可能;若雌、孕激素浓度低,提示卵巢功能不正常或衰竭。

(5)B超监测:从月经周期第10日开始用B超动态监测卵巢是了解卵泡发育及排卵情况最简便可靠的方法。卵泡直径达18~20 mm时为成熟卵泡,估计约在72小时内排卵。

(6)卵巢兴奋试验:又称尿促性素(hMG)刺激试验。用hMG肌内注射,连用4日。自开始注射第6日起,了解卵巢是否产生雌激素。若卵巢对垂体激素无反应,提示病变在卵巢;若卵巢有反应,则提示病变在垂体或垂体以上。

4. 垂体功能检查 雌激素试验阳性提示患者体内雌激素水平低落,为确定原发病因在卵巢、垂体或下丘脑,需做血催乳素(PRL)、卵泡刺激素(FSH)、黄体生成素(LH)放射免疫测定、垂体兴奋试验、影像学检查。疑有先天性畸形者,应做染色体核型分析及分带检查。闭经与甲状腺功能异常有关时应测定三碘甲状腺原氨酸(T_3)、甲状腺素(T_4)、促甲状腺激素(TSH)。闭经与肾上腺功能有关时可做尿17-酮类固醇、17-羟皮质类固醇或血皮质醇测定。

二、护理诊断及合作性问题

1. 焦虑 与担心疾病对健康、性生活、生育的影响有关。

2. 自我形象紊乱 与长期闭经及治疗效果不明显有关。

三、护理目标

(1)患者情绪稳定,能配合护理人员与家属采取有效应对措施。

(2)患者积极参与治疗,不良情绪与感受消失或减少,树立战胜疾病的信心。

四、护理措施

1. 一般护理 居室宜空气新鲜,整洁安静,避免强烈的噪声刺激。适当进行体育锻炼,增强体质,供给足够的营养,注意个人卫生,保持外阴清洁,防止感染。

2. 心理护理 建立良好的护患关系,及时了解患者生活情况及思想情况,调动患者内在的积极因素,鼓励患者表达自己的情感,消除其紧张恐惧、忧愁、急躁、恼怒等不良情绪的影响,帮助患者树立战胜疾病的信心。

3. 病情监护 观察患者的生命体征,观察患者用药前后的反应等。使用性激素治疗者,要遵医嘱按时、按量服用激素。服用中药者,虚证患者宜温服,阴虚血燥患者宜凉服。服药期间忌浓茶、生冷油腻之品。服药后注意休息,不宜马上做剧烈运动,以免引起呕吐。

4. 治疗护理

(1)治疗原则:闭经应以早期诊断、早期治疗为原则。改善全身健康情况,根据个体情况选择心理治疗、病因治疗、性激素替代疗法、诱发排卵等方法。

(2)治疗配合。

①全身治疗:由于闭经的发生与神经内分泌的调控有关,因此应以改善全身健康情况为主,如保持标准体重,经常进行适当的体育锻炼等。

②心理治疗:在闭经中占重要地位。如精神性闭经、神经性厌食症患者应以精神心理疏导及治疗为主。

③病因治疗:闭经如因器质性病变引起,应针对病因治疗。如诊断为结核性子宫内膜炎者应积极进行抗结核治疗。子宫粘连者可进行手术使粘连分离。先天性畸形(如处女膜闭锁、阴道横隔)者可行手术切开或成形术。卵巢或垂体肿瘤者应制订相应的治疗方案。

④性激素替代疗法:常用雌激素替代疗法,雌孕激素序贯法和雌孕激素合并疗法,可起到调节下丘脑和垂体的反馈作用,模仿自然月经周期和恢复排卵的作用。

⑤诱发排卵:下丘脑垂体性闭经而卵巢功能存在且要求生育者,遵医嘱选用促排卵药如CC、HCG、溴隐亭治疗。

五、健康指导

(1)注意营养,防止盲目减肥造成营养不良。

(2)避免和减少人流手术和手术损伤,产后、流产出血和感染应及时治疗。

(3)经期前后、产(流产)后注意卫生和休息,勿食用过多生冷食物,勿久居潮湿之地,勿受精神刺激,避免过度劳累或精神紧张。

(4)积极治疗慢性疾病,如贫血、结核病、消化道疾病等。

六、护理评价

评价护理目标是否达到,护理措施的实施情况,健康指导是否落实到位,有无新的护理问题出现等。

第三节 痛 经

痛经(dysmenorrhea)是妇科常见的症状,女性在经期或行经前后,出现周期性下腹疼痛、坠胀、腰酸甚至剧痛昏厥,并伴有面色苍白、恶心、呕吐、头晕、乏力等不适症状,影响生活和工作。痛经可分为原发性痛经和继发性痛经两种。原发性痛经又称为功能性痛经,常见于未婚及不孕的女性,生殖器官无器质性病变。继发性痛经常见于已婚女性,多数是由于生殖器官器质性病变引起,如子宫内膜异位症、盆腔炎、子宫肌瘤及宫颈狭窄等。本节只讨论原发性痛经。

一、护理评估

【健康史】

1.病因评估 原发性痛经多见于年轻女性,其疼痛多与子宫肌肉活动增强所导致的子宫张力增加和过度痉挛性收缩有关。原发性痛经的发生受内分泌因素、精神神经因素、遗传因素、免疫因素等的影响。

(1)内分泌因素:月经分泌期子宫内膜合成和释放前列腺素(prostaglandin,PG)过多,使子宫痉挛性收缩,引起子宫血流不足,子宫肌肉缺血而引起疼痛。痛经常发生在有排卵的月经周期,无排卵的月经周期一般不发生痛经,提示痛经与孕酮升高有关。

(2)精神、神经因素:如精神紧张、恐惧、焦虑,寒冷刺激或经期剧烈运动等因素均可通过中枢神经系统刺激盆腔疼痛纤维。

(3)遗传、免疫因素:痛经具有一定的遗传倾向和免疫相关性。

2.病史评估 评估患者年龄、月经史及婚育史,询问诱发痛经的相关因素,疼痛的时间、性质、程度及伴随症状等,是否服用止痛药物缓解,用药量及持续时间,缓解疼痛的方法和体位。询问以往的治疗史。

【身心评估】

1.症状 月经来潮前1~2日或行经第1日下腹胀痛,伴随月经周期而发作。疼痛可波及全腹或腰骶部,或会阴、肛门坠痛,甚至伴恶心、呕吐、头晕、乏力、面色苍白、四肢厥冷、出冷汗等不适表现,一般经血排出后疼痛可减轻,也有疼痛持续到经期后消失。妇科检查生殖器官无明显异常,少数可触及子宫过度的前倾前屈或过度的后倾后屈位。

2.心理社会状况 观察患者对痛经的心理反应及应对能力。女性常因痛经而出现焦虑、紧张、恐惧等不良情绪,甚至抱怨自己是女性,产生月经是"倒霉""痛苦"的事等想法。

二、护理诊断及合作性问题

1.疼痛 与经期子宫痉挛性收缩,子宫平滑肌组织缺血有关。
2.恐惧 与长期痛经造成的精神紧张及缺乏相关知识有关。

三、护理目标

(1)患者疼痛缓解,舒适感增加。
(2)患者情绪稳定,能配合护理人员采取有效应对措施。

四、护理措施

1.一般护理 经期疼痛明显时应多卧床休息,避免剧烈运动,注意经期卫生。

2. 心理护理 消除患者对痛经的恐惧心理,安定情绪,避免急躁、忧郁,保持心情愉快,为患者讲解有关痛经的生理知识。

3. 病情监护 注意观察疼痛的部位、性质、程度、时间,观察经血的量、色、质的变化,以便采取相应的护理措施。如出血量多或有组织物排出时,要留取标本检查。

4. 对症护理

(1)腹部热敷和喝温热饮料,有助于缓解疼痛。

(2)疼痛剧烈者,要注意观察患者的面色、脉搏、血压及出汗等情况,如出现面色苍白、出冷汗、脉搏细弱、血压下降,应立即取平卧位,给予保暖,及时报告医生并协助急救。

(3)增加营养,如多补充蛋白质、维生素、铁剂等,忌食辛辣、生冷酸涩刺激性食物。疼痛伴有呕吐者,可给予生姜红糖水热服。

5. 治疗护理

(1)治疗原则:以对症治疗为主。疼痛难忍时可使用镇痛、镇静、解痉药,口服避孕药有治疗痛经的作用,未婚女性可行雌孕激素序贯法减轻症状。

(2)治疗配合:疼痛不能忍受时可按医嘱给予解痉止痛药,如阿托品等。如每次经期都习惯性服用止痛药,应防止药物依赖性和成瘾性。已婚女性可按医嘱给予口服避孕药和前列腺素合成酶抑制剂(如布洛芬)。观察用药后的反应。

五、健康指导

(1)注意劳逸结合,合理休息,保证充足睡眠。适当锻炼身体,预防感冒及加强营养。

(2)经期尤应注意清洁卫生,经期禁止性生活。

六、护理评价

评价护理目标是否达到,护理措施的实施情况,健康指导是否落实到位,有无新的护理问题出现等。

第四节 围绝经期综合征

绝经(menopause)是指月经完全停止1年以上的现象。绝经是每一个女性生命进程中必然发生的生理过程。我国城市女性的平均绝经年龄为49.5岁,农村女性为47.5岁。

围绝经期(perimenopausal period)是指女性从性成熟期逐渐进入老年期的过渡时期,是从接近绝经出现与绝经有关的临床特征、内分泌学和生物学表现起至绝经后1年内的一段时间,即绝经过渡期至绝经后1年。

围绝经期综合征(climacteric syndrome)是指女性在绝经前后由于卵巢功能衰退,导致内分泌功能失调,以自主神经功能紊乱为主,伴有神经心理症状的一组症候群。多发生在45~55岁之间。有人可持续至绝经后2~3年,少数人持续至绝经后5~10年症状才减轻或消失。

一、护理评估

【健康史】

1. 病因评估

(1)内分泌因素:围绝经期综合征的主要原因,围绝经期的最早变化是卵巢功能衰退,卵巢分泌的雌、孕激素明显减少,使下丘脑-垂体-卵巢轴之间平衡失调,影响了自主神经中枢及其支配下的各脏器功能,而出现一系列自主神经功能失调的症状。此外,卵巢病变(如感染、手术切除、损伤、肿瘤、放疗、药物等)使卵巢功能衰退,也可出现围绝经期综合征。

(2) 神经递质:血 β-内啡肽及其自身抗体含量降低可引起神经内分泌调节功能紊乱。神经递质 5-羟色胺(5-HT)水平异常与情绪变化密切相关。

(3) 种族及遗传因素:内向、固执、神经质、多愁多虑者,从事脑力劳动者易发病。

2. 病史评估 对于 49 岁左右,月经过多或不规则阴道出血的女性,必须详细询问病史,包括月经史、生育史,高血压疾病等,了解发病的时间、经过、伴随症状等,排除其他因素如子宫肌瘤、甲状腺功能异常等。

【身心状况】

1. 近期症状

(1) 月经紊乱:围绝经期综合征的主要临床症状之一,约半数以上的女性可出现,主要表现为以下 4 种形式。①月经频发:月经周期短于 21 日,经量多伴经期延长;②月经稀发:月经周期超过 35 日;③不规则子宫出血:排卵停止而发生功血,表现为点滴出血或持续阴道出血不止;④闭经:多数女性经历不同类型和时间的月经改变后,渐致闭经。少数女性可出现突然闭经。

(2) 血管舒缩症状:典型症状为潮红、潮热,患者时感面部和颈胸部皮肤阵阵上涌的热浪,同时伴有上述部位的皮肤有弥漫性点片状发红、出汗、心悸、眩晕、疲乏等症状。持续时间长短不一,短则 30 秒,长则 5 分钟,一般潮红和潮热同时出现,多在活动、清晨初醒、下午黄昏或夜间或情绪激动时易发作,影响情绪、工作、睡眠,患者感到异常痛苦,此种血管舒缩异常症状可历时 1 年,有时长达 5 年或更长。

(3) 精神、神经症状:有抑郁型和兴奋型两种表现。①抑郁型表现为多疑敏感、抑郁、忧虑、惊慌恐惧、孤独失落、记忆力减退、行动迟缓等。②兴奋型表现为情绪烦躁易怒,不能自控等神经质样症状,可伴有注意力不集中、易激动、失眠等表现。

(4) 自主神经功能紊乱症状:心悸、眩晕、头痛、耳鸣、失眠等。

2. 远期症状

(1) 心血管病变:患者可出现血压升高或血压波动,其中以收缩压升高为主。还可出现假性心绞痛,有时伴心悸、胸闷等,常受精神因素的影响而改变。由于绝经后女性雌激素水平下降,血胆固醇水平升高,各种脂蛋白增加,易发生动脉粥样硬化,所以绝经后女性冠心病的发病率增加。此外绝经后女性易患心肌缺血、心肌梗死、高血压等。

(2) 泌尿、生殖道症状:外阴皮下脂肪变薄,阴道发干、弹性减弱,易发生性交痛。子宫缩小,乳房下垂,尿道缩短、黏膜变薄易发生尿急、尿失禁、膀胱炎等,常发生压力性尿失禁。

(3) 骨质疏松:绝经后女性骨吸收速度大于骨形成,骨质逐渐丢失变疏松,这主要与雌激素水平下降有关。主要表现为腰背或腰腿疼痛,严重者易发生骨折,骨折将引起一系列问题如疼痛、残废等。

(4) 皮肤和毛发的变化:皮肤变薄、干燥失去弹性,皱纹增加或加深。皮肤色素沉着可出现斑点。皮肤营养障碍易发生全身皮肤瘙痒、皮疹、多汗、水肿或神经性皮炎。绝经后女性多数出现毛发分布的改变,通常是嘴唇上方毫毛消失,代之以恒久毛,形成轻度胡须,阴毛、腋毛逐渐脱落。毛发逐渐变白。

(5) 阿尔茨海默病:老年痴呆的主要类型。绝经后女性比老年男性的发病率高,可能与绝经后内源性雌激素水平下降有关。

【辅助检查】

根据病情可选择血常规、尿常规、心电图及血脂检查,B 超、宫颈刮片及诊断性刮宫等一系列检查可进一步了解病情。

二、护理诊断及合作性问题

1. 焦虑、抑郁 与内分泌失调、个性改变、精神因素等有关。

2. 有感染的危险 与内分泌失调、抵抗力下降有关。

三、护理目标

(1)患者情绪稳定,能配合护理人员与家属采取有效应对措施。
(2)患者无感染发生或感染被及时发现和控制。

四、护理措施

1. 一般护理

(1)劳逸结合:生活起居有规律。坚持适度的体育锻炼,经常在阳光下活动,可减少骨钙丢失,增加骨骼强度,预防骨质疏松。体虚者应注意保暖,勿受风寒。潮热、自汗、盗汗者要注意避风,防止着凉感冒,定期进行健康体检。

(2)饮食:多摄入富含植物雌激素的食物,如大豆、坚果、芹菜等,可以使症状减轻。多摄入蔬菜、水果。少喝含咖啡因的饮料。禁摄入刺激性食物,以避免刺激神经造成皮肤瘙痒。限制摄入胆固醇高的食物。减少食盐的摄入,对利尿消肿降压有好处。避免摄入过多的乳制品,因易造成皮肤发热。在保证足够钙摄入的前提下,还必须保证一定量的蛋白质摄入,因为骨质疏松与蛋白质不足有关。注意补充营养素,如维生素 E、卵磷脂、维生素 C 等。

2. 心理护理 本病多有情绪改变,精神神经症状明显,常影响患者的日常生活和工作,使患者异常痛苦,故应加强心理护理。护理人员要认真评估患者的心理状态,认真倾听患者诉说,给予同情、安慰、鼓励,告知患者这是正常的生理过程,只要保持乐观的态度,坦然面对,多参加娱乐活动,学会避开烦恼,积极配合治疗是可以痊愈的。同时取得家属的理解和支持也能起到良好的效果。

3. 治疗护理

(1)治疗要点:对精神症状明显者可进行心理治疗。可给予适量的镇静剂以助睡眠,用药调节自主神经功能以治疗潮热症状。通过合理的饮食,体育锻炼,增加日晒时间以预防骨质疏松。用激素替代治疗,适用于因雌激素缺乏所致的老年性阴道炎、尿路感染及精神症状,预防心血管疾病及骨质疏松等。但对原因不明的子宫出血、妊娠、血栓性静脉炎、肝胆疾病禁忌使用;雌激素依赖性肿瘤如乳腺癌及复发性血栓性静脉炎等慎用。可序贯给药,为解除围绝经期症状可短期用药,待症状消失后即可停药。预防骨质疏松应长期用药,至少持续 5 年,有人主张绝经后终生用药。

知识链接

防治围绝经期骨质疏松

围绝经期女性由于雌激素缺乏使骨吸收增加,导致骨量减少,骨的微细结构发生破坏而发生骨质疏松。除了补钙、体育锻炼、合理饮食外,还可应用组织选择性雌激素活性调节剂(如替勃龙)和选择性雌激素受体调节剂(如雷洛昔芬)预防和治疗骨质疏松。

(2)治疗配合。

①遵医嘱补充雌激素,应定时随访,检查肝、肾功能,并注意了解子宫、乳腺情况。根据患者服药后的情况,适当地调整用药、药量及用药途径。

②用药期间注意观察,如子宫不规则出血,应进行诊断性刮宫,并将刮出物送病理检查以排除子宫内膜病变。雌激素剂量过大时可引起白带增多、阴道出血、乳房胀痛、头痛、水肿或色素沉着等。孕激素副作用包括易怒、抑郁、乳房胀痛和水肿等。雄激素有发生动脉粥样硬化、高血脂、血栓栓塞性疾病的危险,大量应用可出现体重增加、痤疮及多毛,口服时影响肝功能。症状严重者应及时就诊。

③中医中药:根据中医辨证应用左归饮,宜偏凉服;右归丸合理中丸,宜饭前热服。

4. 预防感染　注意外阴的清洁卫生,如勤换内裤,经常清洗外阴,预防生殖器感染,避免用刺激性药物擦洗,外阴瘙痒不要用手抓挠。经期注意腹部保暖,避免过重的体力活动。

五、健康指导

(1) 向患者及其家属介绍围绝经期是正常的生理过程,帮助消除围绝经期产生的恐惧、焦虑心理,解决各种情绪障碍、心理冲突等;耐心解答患者提出的问题,建立良好的护患关系。

(2) 每年定期进行体检,包括防癌检查,尤其是女性生殖道和乳腺防癌检查;指导雌激素补充疗法的相关知识。

(3) 积极防治围绝经期女性常见病、多发病,如糖尿病、高血压、冠心病、肿瘤、骨质疏松症、阴道炎症、绝经后出血、子宫脱垂和尿失禁等。

六、护理评价

(1) 患者认识到绝经是女性正常的生理过程,能以乐观、积极的态度对待。

(2) 患者自述睡眠形态得到改善;患者无感染性疾病发生。

思考题

1. 王某,女,48岁,阴道不规则出血26日来诊。既往体健,月经规律,14岁初潮,4~6日/29~34日,孕$_2$产$_2$,结扎15年,近半年来月经紊乱,本次停经3个多月,月经自然来潮10日不能干净到医院就诊,经检查未发现器质性病变,给予中药治疗,虽阴道出血减少,但仍未停止,现患者精神差,情绪焦虑,自述睡眠食欲差。请问可能的医疗诊断,目前须做的治疗配合及健康教育的内容有哪些?

2. 胡某,女,20岁,未婚,因从无月经来潮就诊。检查营养中等,发育尚可,体态、外阴发育正常,肛门检查子宫体积略小,双侧附件触及异常。请评估患者的症状和体征。该患者目前须做哪些辅助检查?

(张艳艳　吴　芳)

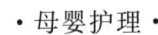

学习重点：

学习难点：

必考点：

第十六章 妊娠滋养细胞疾病患者的护理

学习目标

1. 掌握葡萄胎、侵蚀性葡萄胎与绒毛膜癌的护理措施。
2. 熟悉葡萄胎、侵蚀性葡萄胎与绒毛膜癌的临床表现及处理原则。
3. 能对葡萄胎、侵蚀性葡萄胎与绒毛膜癌患者进行正确的评估与护理。
4. 能运用整体护理程序对妊娠滋养细胞疾病患者进行护理。
5. 具备针对妊娠滋养细胞疾病进行健康宣教的能力。

第一节 葡萄胎

案例导入

张某,25岁,停经12周,阴道不规则出血10余天,量不多,呈暗红色,血中伴有小水泡物。妇科检查:血压150/90 mmHg,子宫前倾,如妊娠4个月大,两侧附件可触到如鹅卵大、囊性、活动良好、表面光滑的肿物。本病例最可能的诊断是什么?该如何进行护理?

妊娠滋养细胞疾病(gestational trophoblastic disease,GTD)是一组与妊娠相关的不常见疾病,由胎盘绒毛滋养细胞过度增生引起。根据国际妇产科联盟公布的《FIGO2021妇科恶性肿瘤指南》,组织学上,妊娠滋养细胞疾病既包括属于癌前病变的部分性葡萄胎和完全性葡萄胎,也包括恶性的侵蚀性葡萄胎、绒毛膜癌、胎盘部位滋养细胞肿瘤和上皮样滋养细胞肿瘤。后3种恶性疾病可以继发于任何类型的妊娠,并被称为妊娠滋养细胞肿瘤。近年来,临床将不典型胎盘部位结节也归为妊娠滋养细胞疾病。

葡萄胎是因妊娠后胎盘绒毛滋养细胞增生、间质水肿,而形成大小不一的水泡,水泡间有细蒂相连成串,形似葡萄而得名(图16-1),又称水泡状胎块(hydatidiform mole,HM)。葡萄胎是良性妊娠滋养细胞疾病,其病变局限于宫腔内,不侵入子宫肌层,也不发生远处转移。

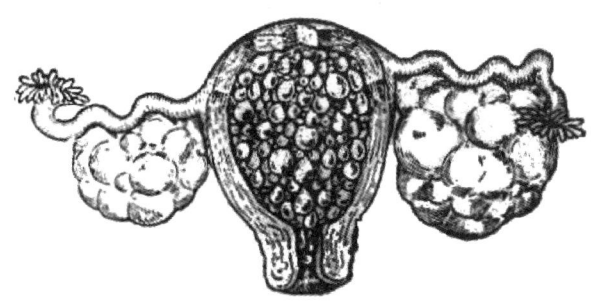

图16-1 良性葡萄胎及卵巢黄素化囊肿

一、护理评估

【健康史】

1. 病因评估 葡萄胎发病原因尚未明确,一般认为与营养状况、社会经济因素及年龄有关,与21~35岁年龄组相比,年龄小于21岁和大于40岁的女性妊娠时葡萄胎的发生率分别是21~35岁女性的2倍和7.5倍。此外,流行病学调查表明,葡萄胎的发生率为(0.57~2)/1000次妊娠。有葡萄胎妊娠史的女性,再次妊娠时葡萄胎的发生率增加40倍。除此之外,多产妇多见,亚洲、中东和非洲国家报道的发病率较高,但韩国和日本最近报道的发生率与欧洲、美国一样低。

2. 病史评估 了解患者及其家庭既往史,有无滋养细胞疾病史。患者的月经史、生育史,是否多产史,此次停经时间,有无妊娠呕吐、阴道出血等情况。如有阴道出血,应询问出血的量、性质、时间以及有无水泡状物排出。

3. 病理评估

(1)分类:根据肉眼及显微镜下特点、核型分析及临床表现,可将葡萄胎分为完全性葡萄胎及部分性葡萄胎,其中大多数为完全性葡萄胎,且恶变率高,少数为部分性葡萄胎,罕见恶变。

(2)组织学特点:①滋养细胞不同程度增生;②绒毛间质水肿;③间质内血管消失。

(3)黄素化囊肿:由于滋养细胞显著增生,产生大量人绒毛膜促性腺激素(HCG),刺激卵巢卵泡内膜细胞发生黄素化而形成的囊肿,称为卵巢黄素化囊肿(又称卵巢高反应黄素化)。常为双侧性,但也可出现在单侧,大小不等,最小的仅在光镜下可见,直径可达20 cm以上。囊肿表面光滑,活动度好。卵巢黄素化囊肿常在水泡状胎块清除后2~4个月自行消退。

【身心状况】

1. 症状与体征

(1)停经后阴道出血:最常见的症状。患者多在停经2~3个月开始出现不规则的阴道出血,初期量可少,后逐渐增多。可因反复出血引起感染及贫血,有时血中可有水泡样物。

(2)子宫异常增大变软:约半数葡萄胎患者的子宫大于停经月份,质地变软,系因葡萄胎组织迅速增长、宫腔内积血及滋养细胞异常增生所致。子宫增大可达肚脐,但腹部检查时扪不到胎体,听不到胎心,患者自己感觉不到胎动。少部分患者子宫大小与正常妊娠月份相符或小于妊娠月份。其原因可能与水泡状胎块退行性变、停止发展或伴随阴道出血时排出部分水泡状胎块所致。

(3)卵巢黄素化囊肿:多为双侧、囊性、表面光滑,活动度好,一般无症状,偶可发生蒂扭转。

(4)妊娠呕吐症状:多发生于子宫异常增大明显及HCG水平异常升高者,出现时间较正常妊娠时间早,且持续时间长,程度重。

(5)腹痛:因葡萄胎生长迅速引起子宫在短期内急速增大所致,表现为阵发性下腹痛,一般不剧烈,能忍受,常发生于阴道出血前。若发生卵巢黄素化囊肿破裂或蒂扭转也可出现急性腹痛。

(6)妊娠高血压综合征症状:妊娠20周前即可出现高血压、蛋白尿和水肿。

(7)甲状腺功能亢进征象:约7%患者可出现轻度甲亢征象,与葡萄胎组织产生促甲状腺激素有关。表现为心动过速、皮肤温热及震颤,T_3、T_4升高。

除阴道出血外,部分性葡萄胎常没有完全性葡萄胎的典型症状,常被误诊为不全流产或过期流产,仅在病理检查时发现。

2. 心理社会状况 了解患者及其家属对疾病的反应,对此次妊娠的期望,反复妊娠失败者可能会出现较严重的抑郁、悲观情绪,应详细介绍本病的性质及治疗方案,与患者及其家属拟定合适的护理计划,特别是对治疗后长达两年的随访做好准备。

【辅助检查】

1. 超声多普勒检查 听不到胎心音。

2. B超检查 可鉴别正常妊娠与葡萄胎。若为葡萄胎可见增大的宫腔内充满弥漫分布的光点和小囊样无回声区,可见"落雪状"图像,其中无妊娠囊,也无胎心及胎体结构。

3. HCG测定 葡萄胎患者的HCG水平高于正常妊娠水平,且持续不降,如HCG＞100 kU/L,HCG最高可达1000 kU/L以上。

4. 病理检查 完全性葡萄胎可见绒毛间质水肿变性、中心血管消失及滋养细胞增生活跃等,无胎儿、脐带或羊膜囊;部分性葡萄胎可见绒毛部分发生水肿变性及局灶性滋养细胞增生活跃,并可见胎儿、脐带或羊膜囊等成分。

二、护理诊断及合作性问题

1. 恐惧 与担心预后怕癌变有关。

2. 知识缺乏 缺乏疾病的信息及葡萄胎随访的知识。

三、护理目标

(1)患者情绪稳定,能配合治疗与护理,与家属采取有效应对措施。

(2)患者能正确复述疾病与随访的相关知识,做到积极配合与治疗。

四、护理措施

1. 一般护理 嘱患者进高蛋白质、富含维生素、易消化食物;保证充足睡眠,适当活动;保持外阴清洁,防止感染。

2. 心理护理 鼓励患者表达对没能得到良好妊娠结局的悲伤。给患者讲解葡萄胎的疾病知识和清宫手术的过程,纠正错误认识,解除恐惧和顾虑,增强康复信心。

3. 病情观察 重点是观察阴道出血的情况,评估出血量及性质;术后随时了解患者宫缩情况,出血量过多者密切注意血压、脉搏及生命体征,有异常及时通知医生。

4. 治疗护理

(1)治疗原则:一经确诊,立即行清宫术。

(2)清宫术配合护理。①术前准备:常规给患者行血、尿常规检查,查肝、肾功能和表面抗原,常规做好配血输血准备;术前嘱患者排空膀胱,建立静脉通道;准备好缩宫素及抢救药物与抢救器械,防止大出血及术中穿孔等。②术中配合:严格无菌操作;若术中出血量不多,一般不用缩宫素,尤其在宫口扩大以前不宜使用,以免滋养细胞被挤压入子宫血窦内,发生肺栓塞或远处转移;严密观察病情,监测生命体征;术中注意观察阴道出血、腹痛及有无休克征象发生;一般尽量一次吸刮干净,子宫过大或一次吸刮有困难者可在1周后进行第二次清宫。③术后护理:每次清宫后,注意选取水泡小、接近子宫壁的新鲜组织送病理检查;术后保持外阴清洁。

(3)预防性化疗适应证及护理:葡萄胎的恶变率为10%～25%,对高危女性应进行预防性化疗,以防止恶变。高危因素:①年龄大于40岁;②葡萄胎排出前HCG异常升高;③葡萄胎清宫后,HCG下降缓慢或降到一定程度后持续不降或始终处于较高值,病理检查示滋养细胞高度增生或伴有不典型增生;④子宫明显大于停经月份;⑤卵巢黄素化囊肿直径大于6 cm;⑥第二次清宫仍有滋养细胞高度增生;⑦无条件进行正规随访者。一般选用甲氨蝶呤、5-氟尿嘧啶或放线菌素D单一药物,化疗1～2个疗程。化疗患者护理按妇科肿瘤化疗患者护理。

(4)预防性子宫切除:对高危者,如年龄大于40岁无再生育要求者可切除子宫,保留附件。

(5)卵巢黄素化囊肿的处理:因囊肿在清除宫腔内容物后会自行消退,一般不需处理。若发生急性蒂扭转,可在B超或腹腔镜下穿刺吸液;若因扭转时间过长发生坏死,则需手术切除患侧卵巢。

五、健康指导

1. 保持外阴清洁 术后用消毒液常规冲洗会阴,每日2次,提供无菌会阴垫。禁止性生活、盆浴1个月以防感染。

2. 随访

(1) HCG含量测定,是葡萄胎患者随访的最重要项目。正常情况下,葡萄胎排空后,血清HCG稳定下降,首次降至阴性的时间平均约为9周,最长不超过14周。指导患者于葡萄胎清宫后每周进行1次HCG测定,直至连续3次正常,然后每个月检测一次,持续至少半年。此后可每半年一次。

(2) 每次随访除了必须做HCG测定外,还应询问有无不规则阴道出血、咳嗽、咯血及其他转移症状。

(3) 每次随访时常规行妇科检查,以了解子宫复旧、卵巢黄素化囊肿是否消退及阴道壁有无转移性结节。

(4) 必要时行盆腔B超、胸部X线摄片或CT检查。

3. 避孕指导 葡萄胎处理后应严格坚持避孕2年。避孕方法宜选避孕套,不宜选用宫内节育器,以免混淆子宫出血原因。

六、护理评价

评估护理目标是否达到,护理措施的实施情况,健康指导是否落实到位,有无新的护理问题出现等。

第二节 侵蚀性葡萄胎与绒毛膜癌

案例导入

张某,25岁,葡萄胎清宫术后6个月,现停经2个月,阴道不规则出血10日,咳嗽、痰中带有血丝1周,经抗感染治疗不见好转。检查子宫增大、变软,尿β-HCG阳性,B超显示宫腔内未见胚囊,肺部X光检查有棉球状阴影。请思考:该患者可能的医疗诊断是什么?主要治疗原则是什么?护理要点有哪些?

侵蚀性葡萄胎(invasive mole)是指葡萄胎组织侵入子宫肌层或转移到子宫外,肌层内的葡萄胎组织继续发展可以穿破子宫壁,引起腹腔内大出血,也可侵入阔韧带内形成宫旁肿物。常转移到肺、阴道甚至脑部。侵蚀性葡萄胎来自良性葡萄胎,一般认为5%~20%的葡萄胎可发展成侵蚀性葡萄胎,大多数侵蚀性葡萄胎发生在葡萄胎清宫术后6个月内,预后较好。

绒毛膜癌(choriocarcinoma)是一种高度恶性的滋养细胞肿瘤,早期即可通过血液循环转移至全身。绒毛膜癌的恶性程度极高,在化疗药物问世以前,其死亡率高达90%以上。如今随着诊断技术的进步及化疗的发展,绒毛膜癌患者的预后已经得到了极大的改善,如果治疗得当,几乎所有罹患妊娠滋养细胞肿瘤的患者都有望治愈。

一、护理评估

【健康史】

1. 病因评估

(1) 侵蚀性葡萄胎由良性葡萄胎发展而来。随着年龄的增加,恶变率相应增加。当患者年龄大于

40岁时,恶变率可达37%,而大于50岁时,约56%的患者将发展为侵蚀性葡萄胎。侵蚀性葡萄胎镜下可见子宫肌层及转移病灶内有高度增生的滋养细胞,呈团块状分布,细胞形态大小不一,亦可见滋养细胞出现于血管内。镜下可见变性或完好的绒毛结构。

(2)继发于葡萄胎排空后1年以上者多数为绒毛膜癌,半年至1年发病者,绒毛膜癌和侵蚀性葡萄胎均有可能发生,时间间隔越长,绒毛膜癌的可能性越大。由于滋养细胞在体内具有隐匿的特性,绒毛膜癌也可发生于绝经后的女性。绒毛膜癌可发生于子宫,也可有子宫内原发病灶已消失而仅有转移病灶的表现,镜下见滋养细胞高度不规则增生,分化不良,侵入肌层及血管,无绒毛结构是其与侵蚀性葡萄胎的主要鉴别点。

2.病史评估

(1)一般病史及家族史,重点收集患者第一次清宫的临床资料,清宫的时间、经过、水泡大小、量以及是否常规进行了病理检查。

(2)了解再次清宫的情况、随访过程的记录、患者能否坚持随访及失访的原因。

【身心状况】

1.症状与体征

(1)不规则阴道出血:最主要的症状,表现为流产后或足月产后,特别是葡萄胎清宫术后1年出现不规则阴道出血,量多少不定,原因是病灶侵蚀血管或阴道转移结节破溃引起出血。如子宫内原发病灶已消失也可不出现阴道出血症状,仅表现为转移病灶的症状。

(2)腹痛:可表现为下腹胀痛或慢性腹痛,是因为癌组织侵及宫壁或宫腔积血的缘故。如癌组织穿破宫壁或转移病灶破裂,也可出现急性腹痛。如损伤血管可造成急性大出血。

(3)盆腔肿块:可为黄素囊肿、血肿或转移病灶,妇科检查时可触及肿块。

(4)转移病灶表现:绒毛膜癌与侵蚀性葡萄胎基本类似,但绒毛膜癌症状更严重,侵蚀性更强。主要经血液循环转移。最常见的是肺转移,可出现咳嗽、血痰、胸痛、呼吸困难等症状,也可无明显症状,胸部X光片可发现单个或多个小圆形阴影;其次是阴道及宫旁组织转移,阴道转移可在阴道壁出现转移性紫蓝色结节,如破溃可出现大量出血;脑转移较少见,可出现头痛、呕吐及抽搐昏迷,预后不良。

2.心理社会状况 了解患者及其家属对疾病的反应,本病病程较长,患者可能会出现比较严重的悲观情绪与抑郁,对病情的反复,如HCG的升高可能非常敏感,护理人员应告知有关化疗及其护理的相关知识,与患者及其家属拟定治疗护理康复计划,减少患者的恐惧感和无助感。较年轻的患者因担心生育及性生活,需更多地关注其心理问题。

【辅助检查】

1.人绒毛膜促性腺激素(HCG)水平测定 葡萄胎清宫术后激素水平应迅速回落,HCG水平多在术后9周内恢复正常,如葡萄胎清宫术后14周以上或行子宫切除后9周以上,HCG水平仍高于正常,或下降一定程度后又上升,或定性试验阴性后又转为阳性,都提示有侵蚀性葡萄胎的可能。需要进一步检查以排除再次妊娠及葡萄胎清宫不全。

2.B超检查 可发现葡萄胎组织侵入子宫肌层,宫壁内出现蜂窝状病灶。

3.病理检查 在侵入子宫肌层或子宫外的转移病灶标本中,发现有绒毛结构或退变的绒毛阴影可确诊为侵蚀性葡萄胎。观察时有大量的滋养细胞和坏死出血,镜检无绒毛结构可确诊为绒毛膜癌。

4.胸部X线摄片 患者如有咳嗽、咯血等症状应给予胸部X线摄片,了解有无结节状阴影等肺部转移征象。

5.其他 出现神经系统症状时,可做脑部CT以显示转移病灶,如没有显示可进一步查脑脊液及血浆HCG含量。

二、护理诊断及合作性问题

1.恐惧 与疾病的性质及接受化疗有关。

2. 潜在并发症 肺转移、阴道转移、脑转移和感染。

三、护理目标

(1)患者情绪稳定,恐惧缓解或消失,能正确认识疾病,积极治疗。
(2)患者疾病得到及时控制,无并发症发生。

四、护理措施

1. 一般护理 指导患者形成良好的生活、卫生习惯。

2. 心理护理 了解患者及其家属的思想动态及心理承受能力,利用各种机会对患者实施健康教育及心理疏导,并随时评估患者是否确实掌握所讲内容。提供有关化疗药物、疾病治疗的相关知识,以书面形式为患者提供化疗方案表及注意事项,以便患者掌握并取得患者及其家属的配合。

3. 病情观察 重点观察阴道出血情况及腹痛情况,评估出血量及性质。阴道转移结节破溃以及病灶穿破子宫或侵蚀血管可导致大出血,密切注意血压、脉搏等生命体征,如有异常及时抢救并通知医生。

4. 治疗护理

(1)治疗原则:侵蚀性葡萄胎以化疗为主,病灶在子宫,化疗效果不佳或无效时可行子宫切除术,年轻患者可考虑保留卵巢。绒毛膜癌以化疗为主,手术和放疗为辅,手术治疗主要用于无需要保留生育能力的绒毛膜癌患者,其目的是控制出血、感染等并发症及切除残存子宫或耐药病灶。对年轻患者争取保留生育能力,必须切除子宫者也应争取保留卵巢。需手术治疗者一般主张先化疗,待病情基本控制后再手术,以减少因手术干扰而引起病灶扩散,尤其是盆腔转移者。对肝、脑有转移的重症患者,除以上治疗外,可加用放疗。

(2)肺转移患者:协助患者卧床休息,减轻体力损耗;有呼吸困难者取半坐位并给予氧气吸入;遵医嘱给予镇静剂及化疗药物;严密注意有无大量咯血,严防窒息,出现大量咯血时立即让患者取头低侧卧位,轻拍其背部,排出积血,并及时通知医生抢救。大量咯血常发生于化疗过程中,对有肺部转移病灶的患者,化疗期间要常规备好气管切开包。

(3)阴道转移患者:密切观察阴道出血情况;做好输血输液准备,并备好阴道填塞用的长纱条;不能自行排尿者需留置导尿管。注意保持外阴清洁,每日行会阴擦洗消毒 2 次,禁止冲洗。尽量避免不必要的阴道检查,防止感染或使转移结节破裂;对发生破溃出血者立即通知医生并配合抢救,填塞的长纱条在填塞后 24~48 小时取出或更换,换药前要备好大出血抢救用品及药品。

(4)脑转移患者:按医嘱给予补液、止血、脱水、吸氧、化疗等,观察生命体征,注意有无水、电解质紊乱;预防吸入性肺炎、角膜炎等并发症。

五、健康指导

(1)保持外阴清洁,勤换无菌会阴垫;节制性生活并落实避孕措施,不宜选用宫内节育器和避孕药避孕,有阴道转移者严禁性生活。

(2)出院后严密随访,每月 1 次,随访 1 年,1 年后每 3 个月随访 1 次,持续 3 年,之后每年 1 次,持续 5 年,此后每两年 1 次,随访内容与葡萄胎患者相同。

六、护理评价

(1)患者按护理指导参加适当的体力活动。患者能安心住院、接受治疗。
(2)患者与医护人员讨论化疗方案,获得一定的化疗自我护理知识、技能。

思考题

1. 患者，末次月经7月27日，停经2个月时出现少量的阴道出血，妊娠反应明显，未做检查，经保守治疗，仍有阴道出血，无腹痛，目前呕吐明显，来院就诊。妇科检查：阴道少量出血，宫颈呈紫蓝色，宫口未开，宫底脐平，软，未扪及胎体，未闻及胎心音。诊断为妊娠滋养细胞疾病（葡萄胎）而收住入院。入院后做血、尿常规检查并决定于第二日终止妊娠。请思考：如何制订相应的护理措施？如何进行健康宣教？随访的内容有哪些？

2. 患者，39岁，8年前曾患葡萄胎，现无诱因开始阴道出血，持续2个月，诊刮病理报告结果：滋养细胞增生活跃，未见绒毛结构。请思考：该患者最可能的医疗诊断是什么？如何进行治疗与护理？如何针对患者进行健康宣教？

（杨 珍）

学习重点:

学习难点:

必考点:

第十七章 妇科腹部手术患者的护理

学习目标

1. 掌握子宫肿瘤、卵巢肿瘤、子宫内膜异位症的定义和护理。
2. 熟悉子宫肿瘤、卵巢肿瘤、子宫内膜异位症的临床表现及治疗原则。
3. 具备初步判断子宫肿瘤、卵巢肿瘤、子宫内膜异位症的能力。
4. 具备对妇科腹部手术患者提供整体护理的能力。
5. 能针对子宫肿瘤、卵巢肿瘤、子宫内膜异位症患者提出合理治疗与整体护理的方案。
6. 具备对子宫肿瘤、卵巢肿瘤、子宫内膜异位症患者进行卫生宣教的能力。

第一节 子宫肌瘤

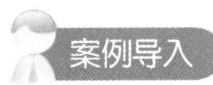
案例导入

王某,女,45岁,1年前开始出现经量增多,经期延长,每次经期都在半个月以上。体格检查:面色苍白、血压正常。妇科检查:子宫平位,如妊娠3个月大小,质硬,表面可触及数个结节状突起,无压痛,双侧附件未触及异常。血常规示血红蛋白83 g/L。请思考:可能的临床诊断和主要的护理诊断是什么?如何制订护理计划?

子宫肌瘤(myoma uterus)又称子宫平滑肌瘤,是女性生殖系统最常见的良性肿瘤。主要由子宫平滑肌组织增生而形成,其间有少量纤维结缔组织。多见于40~50岁的女性,20岁以下少见。

一、护理评估

【健康史】

1. 病因评估 子宫肌瘤目前确切的病因尚不清楚。高危子宫肌瘤好发于育龄女性,绝经后子宫肌瘤停止生长,甚至萎缩或消失,提示子宫肌瘤的发生可能与女性雌激素水平过高或长期刺激有关。孕激素也可刺激子宫肌瘤细胞核分裂,促进子宫肌瘤生长。也有人认为子宫肌瘤与心理因素密切相关。

2. 病理评估

(1) 大体病理:子宫肌瘤多为球形实质性的结节,单发或多发,大小不一,表面光滑,与周围肌组织有明显界限。外表有被压缩的肌纤维束和结缔组织构成的假包膜,因此手术时容易剥除。子宫肌瘤表面色淡,质地较硬,切面呈灰白色漩涡状结构。

(2) 镜检:可见平滑肌纤维相互交叉,中间有不等量的纤维结缔组织,细胞大小均匀,核染色较深、无核分裂。

(3) 分类:依据肌瘤生长部位子宫肌瘤可分为宫体肌瘤及宫颈肌瘤,前者常见,约占92%,后者少见且手术治疗难度大。根据肌瘤在发展过程中与子宫肌壁关系的不同分为以下3种类型(图17-1)。

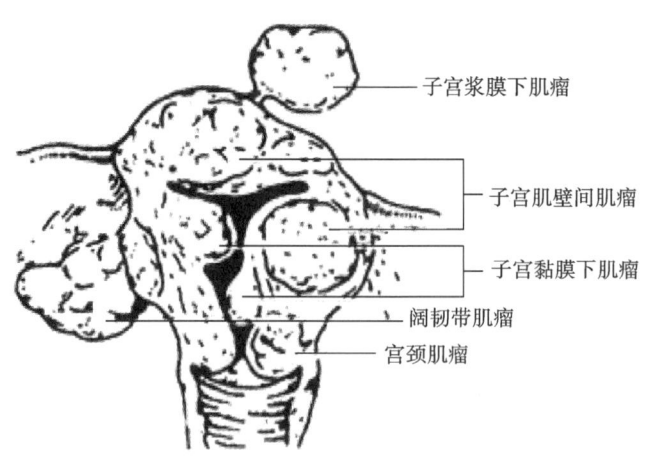

图17-1 子宫肌瘤分类图

①子宫肌壁间肌瘤:占总数的60%~70%。瘤体位于子宫肌层内,周围均为肌层包绕,肌瘤与肌壁间界限清楚,为最常见的类型。

②子宫浆膜下肌瘤:约占总数的20%。肌瘤突于子宫表面向腹腔方向生长,其表面由浆膜层覆盖。如肌瘤继续向腹腔生长,仅有一蒂与子宫相连,形成带蒂的子宫浆膜下肌瘤,易发生蒂扭转,可并发急腹症;若向阔韧带两叶腹膜间伸展,则形成阔韧带肌瘤。

③子宫黏膜下肌瘤:占子宫肌瘤的10%~15%。肌瘤向子宫黏膜方向生长,突出于宫腔,多为单个生长,可使宫腔变形增大,但子宫外形可无明显变化。子宫黏膜下肌瘤易形成蒂,当蒂细长时,肌瘤可堵塞宫口甚至脱出于阴道内。

子宫肌瘤可单个存在,也可多个存在,多为多发。几种类型的子宫肌瘤可发生在同一子宫,称多发性子宫肌瘤。

(4)变性:肌瘤血供来源于假包膜的血管,当肌瘤较大或生长过快时,由于其血供不足,营养缺乏,肌瘤失去原来的典型结构,称肌瘤变性。常见的肌瘤变性:①玻璃样变,最多见。②囊性变,为玻璃样变进一步发展而来。③脂肪变性,因肌瘤间质化生而形成脂肪组织,易被误认为肉瘤。④红色样变,一种特殊类型的肌瘤坏死,多发生于妊娠期或分娩期。孕妇常表现为急性腹痛、低热等。⑤钙化,发生率低,常见于子宫浆膜下肌瘤或绝经后肌瘤患者。⑥肉瘤样变,属恶变,极少见,发病率仅为0.4%~0.8%,多见于年龄较大患者。

3.病史评估 了解患者年龄,评估月经史、生育史等;评估是否存在使用雌激素类药物等诱发因素;了解发病后的月经变化及伴随症状,曾接受过的治疗经过,疗效及用药后的反应;注意询问因子宫肌瘤压迫所伴随的其他症状。

【身心状况】

1.症状 多无明显症状,仅于妇科检查时偶被发现。症状的出现与肌瘤生长部位、类型、生长速度及肌瘤有无变性关系密切,而与肌瘤的大小、数目关系不大。常见的症状如下。

(1)月经改变:最常见症状,主要表现为经量过多、经期延长、不规则子宫出血等。多见于子宫黏膜下肌瘤和大的子宫肌壁间肌瘤,而子宫浆膜下肌瘤或小的子宫肌壁间肌瘤较少影响月经。这是由于子宫黏膜下肌瘤和大的子宫肌壁间肌瘤常因宫腔增大而使子宫内膜面积增大、宫缩不良或伴子宫内膜增生过长所导致。如肌瘤发生坏死、溃疡、感染时,可有持续性或不规则阴道出血或脓血样排液。

(2)腹部包块:患者常诉腹部胀大,当肌瘤增大超出盆腔时,下腹部正中可扪及包块,质硬、不规则,尤其是在凌晨膀胱充盈时更易扪及。

(3)压迫症状:子宫前壁肌瘤压迫膀胱,可出现尿频、排尿困难或尿潴留;向两侧压迫到输尿管,可致肾盂积水;后壁肌瘤可能引起下腹部坠胀不适或排便困难等症状。

(4)腰酸、腹痛及下腹坠胀:肌瘤一般不引起疼痛,当肌瘤压迫盆腔脏器、神经或血管时,可出现腰酸或下腹坠胀,经期时加重;当带蒂的子宫浆膜下肌瘤发生蒂扭转时,可出现急性疼痛;妊娠期子宫肌瘤红色变性时,腹痛剧烈,并伴发热、恶心等症状。

(5)白带增多:子宫肌壁间肌瘤使宫腔面积增大,内膜腺体分泌增多,导致白带增多;若子宫黏膜下肌瘤蒂部较长悬吊于阴道,表面易感染、坏死,排出大量感染性白带及腐肉样组织,伴有臭味。

(6)不孕或流产:文献报道占20%~40%,可能是肌瘤压迫输卵管使宫腔变形,妨碍受精卵着床或精子运行,造成不孕;肌瘤使子宫内膜充血,胚胎血供不足,易导致流产。

(7)继发性贫血:长期经量过多导致不同程度的继发性贫血,严重时出现面色苍白、全身乏力、心悸等。

2. 体征　肌瘤较大者可直接在下腹扪及。妇科检查:子宫肌壁间肌瘤,子宫呈不规则或均匀性增大,质硬,无压痛,表面可扪及单个或数个结节状的突起;子宫浆膜下肌瘤,子宫表面有球状物,可活动,与子宫有细蒂相连;子宫黏膜下肌瘤,子宫多为均匀性增大,有时宫口扩张可见其脱出于宫口或阴道口,呈红色、表面光滑,如伴有感染,表面有渗出物覆盖或溃疡形成,排液有臭味。

3. 心理社会状况　患者常因对子宫肌瘤的性质缺乏了解,害怕患有恶性肿瘤而感到恐惧不安;大部分患者会因月经改变、出现压迫症状而造成不良心理影响。

【辅助检查】

B超为最常用的辅助检查方法,可确定肌瘤的大小、数目及部位等。也可用腹腔镜、宫腔镜、子宫输卵管造影等协助诊断。还可用诊刮术探查宫腔的深度、方向、有无变形及子宫黏膜下肌瘤等。

二、护理诊断及合作性问题

1. 知识缺乏　缺乏子宫肌瘤相关知识。

2. 感染危险　与术后机体抵抗力下降有关。

3. 潜在并发症　出血性休克。

三、护理目标

(1)患者能正确复述该疾病的相关知识,积极配合并坚持治疗与护理。

(2)患者无感染发生或感染被及时发现和控制,体温、血常规正常。

(3)患者无并发症发生,生命体征平稳。

四、护理措施

1. 一般护理　注意休息,避免劳累,保证充足睡眠。加强营养,尤其是贫血的患者应从饮食中补充营养物质,多食富含蛋白质、铁的食物。保持外阴清洁,防止感染。

2. 心理护理　给患者及其家属讲解有关疾病的知识,使患者确信子宫肌瘤为良性肿瘤,而不是恶性肿瘤的先兆。让患者及其家属了解手术的必要性,纠正错误认识,使其消除顾虑。

3. 病情监护

(1)对出血量多的患者,严密监测其面色、生命体征,了解有无头晕、眼花乏力等症状;正确评估并记录阴道出血量,观察出血的时间、颜色、性状及有无异味。

(2)注意观察阴道分泌物的性状、量、颜色、气味。

(3)注意观察患者有无腹痛,腹痛的部位、程度及性质,出现剧烈腹痛时,及时通知医生,必要时做好急诊手术准备。

(4)告知患者定期进行妇科检查及B超检查,以监测子宫肌瘤的生长情况。

4. 治疗护理

(1)治疗要点:应根据患者的年龄、症状、肌瘤大小、数目、生长部位、全身情况及对生育功能的要求选择适当的治疗方案,包括随访观察、药物治疗和手术治疗。

①随访观察:适用于子宫肌瘤小、无症状或症状较轻者,近绝经者。因雌激素水平下降,肌瘤多可自然萎缩。但要3~6个月定期随访1次,如肌瘤增大或症状加重,则要再进一步治疗。

②药物治疗:可用于子宫肌瘤导致的经量过多、贫血和压迫症状,不愿手术者;子宫肌瘤剔除术或子宫切除术前预处理纠正贫血、缩小肌瘤和子宫体积,为手术治疗做准备;子宫肌瘤患者妊娠前可使用药物缩小子宫体积和肌瘤体积,为妊娠做准备;多发性子宫肌瘤剔除术后,预防肌瘤近期复发;有手术治疗禁忌证者;肌瘤小于2个月妊娠子宫、症状不明显、近绝经期或全身情况不能耐受手术者。

③手术治疗:适应证为子宫肌瘤合并经量过多或异常出血甚至导致贫血;压迫泌尿系统、消化系统、神经系统等出现相关症状,经药物治疗无效;子宫肌瘤合并不孕;子宫肌瘤患者准备妊娠时肌瘤直径≥4 cm;绝经后未行激素补充治疗但肌瘤仍生长。手术方法有肌瘤切除术和子宫切除术。

(2)治疗配合。

①药物治疗的护理:治疗子宫肌瘤的药物可以分为两大类:一类只能改善经量过多的症状,不能缩小肌瘤体积,如激素避孕药、氨甲环酸、非甾体类抗炎药(NSAID)等。另一类既可改善贫血症状,又能缩小肌瘤体积,如促性腺激素释放激素激动剂(GnRH-a)和米非司酮等。按医嘱给予止血药和缩宫素止血,对贫血者遵医嘱补充铁剂。对应用激素治疗的患者,应讲明药物作用原理、剂量、用药方法、可能出现的副作用及应对措施,告之服药过程中不能擅自增减药量,以免出现撤药性出血或男性化。

②手术治疗的护理:协助选择手术方式,肌瘤切除术适用于35岁以下有生育要求、希望保留子宫者。可经腹或经腹腔镜下切除肌瘤;子宫黏膜下肌瘤可经阴道或宫腔镜切除。术后复发率为50%,约1/3的患者需再次手术;子宫切除术适用于肌瘤较大、症状明显、不需要保留生育功能或怀疑有恶变者,有子宫全切术或子宫次全切术。根据不同的手术方式做好不同的术前、术后护理。术前的常规检查包括血、尿常规,凝血时间,肝肾功能,血型以及血清电解质等检查;检查阴道分泌物,排除阴道炎症情况,必要时用药。术前2~3日阴道消毒,经阴道手术和宫腔镜手术时更需进行充分的阴道准备。合并贫血时应先行纠正贫血。术后尤其应注意阴道残端出血情况的观察及护理;阴道手术后的特殊护理:保持外阴清洁,每日外阴擦洗2次,大小便后随时擦洗;伤口处可用红外线照射,保持伤口干燥,促进血液循环,有利于创面的愈合;阴道内填塞的止血纱布需在术后24小时内取出,注意清点纱布数量,并观察有无出血;术后5日内少渣半流质饮食,每日服用肠道抗生素;术后第5日口服液状石蜡,软化大便,保持大便通畅。

五、健康指导

手术患者出院1个月后复查,了解术后康复情况,并给予术后性生活、自我保健等健康指导。术后2周内密切观察阴道出血量,如超过经量及时到医院检查;行子宫全切术者一般需休息3个月,并禁止盆浴及性生活3个月;行次全子宫切除术、肌瘤切除术、阴式子宫切除术者一般需休息1个月,并禁止盆浴及性生活1个月;术后避免重体力劳动。鼓励患者多参加社会活动,保持乐观心态。

六、护理评价

评价护理目标是否达到,护理措施的实施情况,健康指导是否落实到位,有无新的护理问题出现等。

第二节 宫 颈 癌

案例导入

患者王某,42岁,因性生活后分泌物带血4个月而就诊。发病以来精神、食欲、睡眠可,无腹痛、腹胀等不适,大小便正常。平时月经规律,经期3~5日,月经周期28~30日,经量中等,无痛经史。有反复尖锐湿疣感染史。妇科检查:宫颈见直径3 cm大小的菜花状赘生物,质脆,触之易出血,子宫正常大小,双侧附件(一)。细胞学检查:宫颈鳞状细胞癌。请思考:患者的护理诊断有哪些? 为明确诊断应做哪些检查? 应采取哪些护理措施?

宫颈癌(cervical cancer)又称宫颈浸润癌(invasive carcinoma of cervix uteri),是常见的妇科恶性肿瘤,严重威胁女性的生命,发病率在女性恶性肿瘤中居第二位,发病年龄呈双峰型分布,即40~50岁、60~70岁两个高峰期,平均51岁,20岁以前少见。近年来发病年龄在逐渐下降,有年轻化趋势。2018年全球新发宫颈癌超过56.9万例,死亡超过31.1万例,其中85%的病例发生在发展中国家。近40年来,由于我国女性保健工作、健康教育工作的长期开展,普遍应用宫颈脱落细胞学筛查进行防癌普查,对宫颈癌的癌前病变做到"早发现、早诊断、早治疗",有效控制了宫颈癌的发生和发展,发病率和死亡率均有明显下降。

一、护理评估

【健康史】

1. 病因评估 宫颈癌的确切病因至今尚未完全明了。国内外大量临床和流行病学资料表明,宫颈癌的发病与下列因素有关。

(1)与婚育相关:多见于早婚(小于20岁结婚)、早育、多产,尤其是初产年龄早的女性。

(2)与性相关:性卫生不良、性生活紊乱可使宫颈癌的发病危险性增加;过早(年龄小于16岁)性生活(由于生殖道发育未成熟,对致癌因素的抵抗力较弱,其发病风险是20岁以上的2倍);性伴侣多或性伴侣有多个性伙伴,接触的致癌因素越多,宫颈癌的发生危险性就越大。

(3)病毒:长期接触通过性传播感染的某些病毒,如人巨细胞病毒、单纯疱疹病毒Ⅱ型(HSV-Ⅱ)、人乳头瘤病毒(HPV)(研究显示90%以上的宫颈癌伴有HPV的感染)。

(4)高危男性:性伴侣包皮过长和高危男性是宫颈癌发病因素。凡配偶有前列腺癌、阴茎癌或前妻曾患宫颈癌者均为高危男性。与高危男性有性接触的女性易患宫颈癌。

(5)宫颈癌的发病还与经济状况(经济条件差发病率高)、种族、环境(农村地区高发于城市地区)、遗传因素、社会、精神创伤等有关。

(6)营养状况不良等。

2. 分类与病理

(1)按组织学分类:鳞状细胞癌,占80%~85%;腺癌,约占5%;腺鳞癌,占3%~5%。宫颈癌好发于宫口鳞-柱状上皮与宫颈管柱状上皮的交界处。

(2)按发展过程分类:①宫颈上皮内瘤样变(CIN):包括宫颈上皮不典型增生及宫颈原位癌。CIN Ⅰ级即轻度宫颈上皮不典型增生,CIN Ⅱ级即中度宫颈上皮不典型增生,CIN Ⅲ级即重度宫颈上皮不典型增生和宫颈原位癌。宫颈原位癌又称宫颈上皮内癌,病变局限于上皮层内,未穿透基底膜,无间质浸润。②宫颈浸润癌:肿瘤细胞穿透基底膜侵入间质。

(3)巨检:宫颈癌早期肉眼观察无明显异常或类似宫颈糜烂,随病变发展,有外生型(最常见)、内生型、溃疡型和颈管型四种类型(图17-2)。

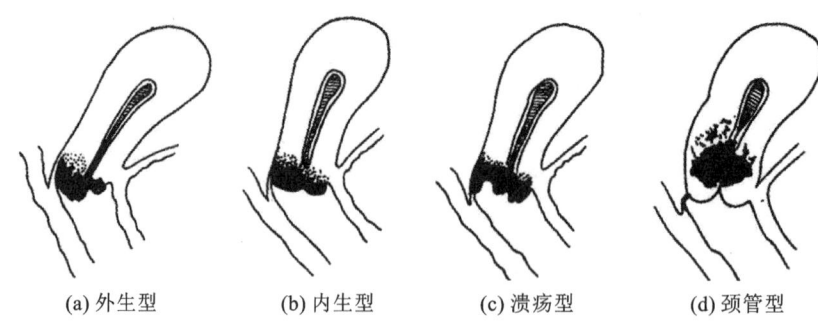

(a) 外生型　　(b) 内生型　　(c) 溃疡型　　(d) 颈管型

图 17-2　宫颈癌类型（巨检）

3. 病史评估

(1) 几乎有性生活史的女性都有发生宫颈癌的危险,在询问病史中应注意了解患者的婚育史、性生活史(特别是与高危男性的性接触史)等。

(2) 了解有无未治疗的慢性宫颈炎病史。

(3) 既往有无遗传肿瘤家族史。

(4) 既往是否做过妇科病普查,了解以往宫颈刮片细胞学检查结果及处理经过。

(5) 重点关注年轻患者有无接触性出血及月经异常情况,年老患者有无绝经后的阴道不规则出血情况。

【身心状况】

1. 临床分期　根据国际妇产科联盟(FIGO,2018 年)修订的临床分期,宫颈癌分为 4 期(表 17-1)。

表 17-1　宫颈癌的临床分期(FIGO,2018 年)

期别	肿瘤范围
Ⅰ期	肿瘤局限在宫颈(包括累及宫体)
Ⅰa期	肉眼未见病灶,仅在显微镜下见浸润癌灶≤5 mm
Ⅰa1期	间质浸润深度≤3 mm
Ⅰa2期	间质浸润深度>3 mm 且≤5 mm
Ⅰb期	肉眼可见癌灶局限在宫颈,或显微镜下见癌灶浸润深度大于 5 mm
Ⅰb1期	肉眼可见癌灶最大直径≤2 cm
Ⅰb2期	肉眼可见癌灶最大直径>2 cm 且≤4 cm
Ⅰb3期	肉眼可见癌灶最大直径>4 cm
Ⅱ期	癌灶已超出子宫,但未达盆壁;癌灶累及阴道,但未达阴道下 1/3
Ⅱa期	侵犯上 2/3 阴道,无宫旁浸润
Ⅱb期	有宫旁浸润,未达骨盆壁
Ⅲ期	肿瘤累及阴道下 1/3,和(或)扩展到骨盆壁,和(或)引起肾盂积水或肾无功能,和(或)累及盆腔和(或)主动脉旁淋巴结
Ⅲa期	累及阴道下 1/3,但未达盆壁
Ⅲb期	癌肿已达盆壁,或肾盂积水或无功能肾
Ⅲc期	不论肿瘤大小和扩散程度,累及盆腔和(或)主动脉旁淋巴结
Ⅳ期	肿瘤侵犯膀胱黏膜或直肠黏膜(活检证实)和(或)超出真骨盆(泡状水肿不归为此类)
Ⅳa期	侵犯盆腔邻近器官
Ⅳb期	远处转移

2. 症状 早期宫颈癌常无明显症状与体征,与慢性宫颈炎无明显区别,易被忽略或误诊,有的仅在妇科普查中发现。患者一旦出现症状主要表现为以下几个方面。

(1)阴道出血:早期表现多为性交后或双合诊检查后阴道出血,称为接触性出血。出血量多少与癌灶大小及受累间质内血管情况有关。早期出血量少,晚期病灶较大出血量多,一旦侵蚀大血管可能引起致命性大出血。年轻患者也可表现为月经周期缩短、经期延长、经量增多,老年患者常因绝经后的不规则阴道出血来就诊。一般外生型宫颈癌出血早,量多;内生型宫颈癌出血晚。

(2)阴道排液:常出现在阴道出血后,最初量不多,无异味;随着癌组织的破溃,产生稀薄如水样或米泔样的阴道分泌物,有腥臭;晚期因癌组织破溃、坏死,继发感染,有大量脓性或米汤样恶臭白带。

(3)疼痛:晚期症状,表示宫颈癌已有周围脏器的浸润。①当癌灶波及盆壁、闭孔神经、腰骶神经等,可出现持续性腰骶或坐骨神经痛;②癌灶波及膀胱、直肠者,可出现尿急、尿痛、排尿排便困难、血便及下腹痛;③当盆腔病变广泛时,静脉和淋巴回流受阻,可出现下肢水肿、疼痛及输尿管梗阻、肾盂积水等;④疾病末期时,患者出现恶病质。

3. 体征 镜下早期浸润癌及极早期宫颈浸润癌,局部无明显表现,宫颈光滑或呈慢性宫颈炎的表现。随着疾病的进展,妇科检查可见外生型、内生型或溃疡型等宫颈局部病变。癌组织侵及阴道壁可见阴道壁赘生物,向宫旁组织侵犯时,妇科检查可扪及两侧盆腔组织增厚,结节状,质地与癌组织相似,当癌组织浸润达盆壁,可形成冰冻盆腔。

4. 转移途径 宫颈癌转移途径主要为直接蔓延和淋巴转移,血行转移极少见。

(1)直接蔓延:最常见的转移途径。癌组织直接侵犯相邻组织和器官,外生型常向下蔓延至阴道,宫颈管内病灶扩张宫颈管并向上延至宫腔;也可向两侧蔓延至主韧带、阴道旁组织,甚至延伸到骨盆壁,晚期可引起输尿管阻塞;向前、后蔓延,可侵犯膀胱、直肠,甚至造成生殖道瘘。

(2)淋巴转移:宫颈癌局部浸润后侵入淋巴管,随淋巴液引流到局部淋巴结在淋巴管内扩散。淋巴管转移首先到宫旁、宫颈旁或输尿管旁、闭孔、髂内、髂外淋巴结,然后到髂总、腹主动脉旁、腹股沟深浅淋巴结。

(3)血行转移:发生在晚期,极少见。可转移到肺、肾、肝、脑或脊柱等。

5. 心理社会状态 当患者在普查中发现宫颈报告异常时,往往会感到疑惑、震惊、发呆、自我否认等。几乎所有的患者都会产生恐惧感,会害怕手术疼痛和死亡,影响夫妻感情,迫切要求治疗以延长寿命、减轻痛苦。

【辅助检查】

1. 宫颈刮片细胞学检查 宫颈刮片细胞学检查是发现宫颈癌前期病变及早期发现宫颈癌的主要方法,也是常用的普查方法。

2. 碘试验 将2%的碘溶液直接涂在宫颈及阴道穹隆部,观察着色情况。正常宫颈阴道上皮含有丰富的糖原,可被碘液染成棕色或赤褐色。而瘢痕、糜烂及异常的鳞状上皮缺乏糖原,不着色。因此,在不着色区取材活检,可提高宫颈癌的检出率。

3. 阴道镜检查 凡宫颈刮片细胞学检查Ⅲ级或以上者,应做阴道镜检查。阴道镜可将宫颈阴道部黏膜放大10~40倍,以便准确选择可疑部位做活检,提高诊断正确率。

4. 氮激光肿瘤固有荧光诊断法 根据荧光素与肿瘤的亲和作用,目测病变组织,依据病灶组织与正常组织发出荧光的不同颜色进行判断。宫颈表面呈紫色或紫红色为阳性,提示有病变;出现蓝白色为阴性,提示无恶性病变。

5. 宫颈和宫颈管活组织检查 宫颈和宫颈管活组织检查是确诊宫颈癌前期病变和宫颈癌的最可靠且不可缺少的方法。选择宫口鳞-柱状上皮交界部的3、6、9、12点四处取活体组织送病理检查,或在碘试验不着色区、阴道镜、荧光指导下取活组织做病理检查。

6. 宫颈锥切术 当宫颈刮片多次检查阳性,而宫颈活检阴性者;或宫颈活检为原位癌,但不能排除浸润癌者,均应做宫颈锥切术。

近年来采用液基超薄细胞学检测技术(TCT)及计算机细胞扫描(CCT)用于宫颈细胞学检查,明显提高了检出阳性率。

二、护理诊断及合作性问题

1. 恐惧 与担心宫颈癌可能的预后不良有关。

2. 疼痛 与晚期病变浸润或广泛性子宫切除术后创伤有关。

三、护理目标

(1)患者情绪稳定,能配合治疗与护理。

(2)患者病情缓解,疼痛减轻或好转。

四、护理措施

1. 一般护理

(1)注意饮食与营养。纠正患者的不良饮食习惯,宫颈癌术前出血较多、手术创伤大,有的患者贫血,应鼓励进食富含能量、维生素、蛋白质、铁的均衡饮食,少吃多餐以满足其需要,维持体重不继续下降。

(2)注意室内空气流通,促进舒适。保持会阴清洁干燥,每日冲洗会阴2次。指导卧床患者进行床上肢体活动,预防并发症。

2. 心理护理 倾听患者的主诉,了解患者的心理特点,告诉患者宫颈癌发生、发展的过程及预后,并强调早发现、早治疗的好处,术后向患者讲解长时间留置导尿管的重要性,消除留置导尿管导致的不良心理反应。

3. 病情监护

(1)注意观察阴道出血量及阴道排液情况。

(2)注意下腹部、腰骶部疼痛的性质及程度。

(3)还应注意双侧腹股沟有无扪及质软的包块,如有可予以局部热敷及相应治疗。

(4)手术后患者应观察生命体征、伤口渗血及渗液,并及时更换敷料。

(5)检查输液管、镇痛泵及各种留置管是否通畅,尿液、引流液的量、颜色、性质等。

4. 治疗护理

(1)治疗原则。

①手术治疗:使用于Ⅱa期以前的患者。根据病情选择不同手术方式。原位癌无生育要求者行子宫切除术,有生育要求者行宫颈锥切术;Ⅰa期主张扩大性子宫切除;Ⅰb期到Ⅱ期可采用子宫根治术加盆腔淋巴结清扫术。年轻患者可保留卵巢及阴道。

②放疗:适用于各期患者或不能耐受手术者。

③手术及放射综合治疗:用于宫颈病灶较大,先进行放疗使病灶局限后再行手术治疗,或手术后证实有淋巴或宫旁组织转移者,放疗作为手术的补充治疗。

④化疗:主要用于晚期癌症或复发转移的患者,常采用联合化疗。Ⅰb3期可进行同步放化疗。Ⅳb以系统治疗为主,支持疗法相辅助。

(2)治疗配合。

①手术患者的护理:术前准备同一般腹部手术护理。留置导尿管7~14日,甚至21日。行宫颈癌根治术的患者由于创面大、渗出多,常留置盆腹腔引流管、阴道引流管,一般于术后48~72小时拔出。

②放疗患者的护理:按放疗常规护理,注意观察并发症。近期并发症包括治疗中及治疗后不久发生的并发症,如感染、阴道炎、外阴炎、皮肤干湿性反应、骨髓抑制、胃肠反应、直肠反应、膀胱反应和机械损伤等。远期并发症有放射性直肠炎、放射性膀胱炎、皮肤及皮下组织的改变、生殖器官的改变、放

射性小肠炎等。最常见的是放射性直肠炎,多发生在放疗后1年到1年半。主要表现为大便次数增多、黏液便、便血,严重者可出现直肠阴道瘘,其次常见的是放射性膀胱炎,多数在放疗后1年半左右,主要表现为尿频、尿痛、尿血、排尿不畅,严重者可出现膀胱阴道瘘。

③化疗用药护理:按化疗常规护理方法进行护理。

五、健康指导

1. 提供预防保健知识 宣传宫颈癌发病的高危因素,宣传定期普查、早期发现、早期治疗的重要性。建议已婚女性每年普查1次,积极治疗宫颈炎和宫颈上皮内瘤样变,有不规则阴道出血或接触性出血应警惕宫颈癌可能。

2. 术后随访 定期随访,最初每个月1次,连续3个月后每3个月1次,1年后每半年1次,第3年起每年1次。如有症状随时到医院检查。如有淋巴转移,则需继续接受放疗或化疗。

六、护理评价

评价护理目标是否达到,护理措施的实施情况,健康指导是否落实到位,有无新的护理问题出现等。

第三节 子宫内膜癌

案例导入

患者王某,59岁。绝经7年,阴道血性分泌物伴臭味2个月。患者发病以来食欲、睡眠可,大小便正常,无腹痛、腹胀等不适。全身检查未见异常。妇科检查:宫颈光滑,见少量浆液性血液自宫内流出,宫体稍大,质软,双附件未触及异常。子宫分段诊刮报告:子宫内膜样腺癌。请问如何对该患者实施整体护理?

子宫内膜癌(endometrial carcinoma)发生于宫体的内膜层,以腺癌为主,又称宫体癌。子宫内膜癌是女性生殖道常见的三大恶性肿瘤之一,在西方国家的发病率已经位居女性生殖系统肿瘤第一位,在我国女性生殖系统肿瘤发病率位居第二位,且逐年上升,仅次于宫颈癌,在我国有些发达城市其发病率甚至超过宫颈癌。子宫内膜癌常见于围绝经期及绝经后期,平均年龄为55岁。癌肿生长缓慢,发生转移也较晚,在妇科恶性肿瘤中治疗效果较好,5年生存率为70%左右。子宫内膜癌常以直接蔓延及淋巴转移为主,血行转移少见。若病变局限于子宫,预后较好,若蔓延至宫颈、侵犯子宫肌层或宫外,则预后极差。

一、护理评估

【健康史】

1. 病因评估 子宫内膜癌的确切病因尚不清楚,可能与下列因素有关。

(1)雌激素持续刺激:子宫内膜在雌激素长期刺激而无孕酮相拮抗的情况下,导致子宫内膜增生过长有关。

(2)体质因素:肥胖、糖尿病、高血压,三者并存的子宫内膜癌患者,称子宫内膜癌三联征,也称宫体癌综合征。

(3)晚绝经与绝经后延的女性发生子宫内膜癌的危险性比其他人群高4倍,子宫内膜癌患者的绝经年龄较正常女性约晚6年。月经初潮早的女性发生率更高。

(4)未婚、少产也是子宫内膜癌的高危因素。

(5)遗传因素:约20%子宫内膜癌患者有家族史。

2.病理评估 病变多发生于宫底部的双侧宫角,其次是子宫后壁,有两种类型。

(1)局限型:癌灶小,只局限于宫腔的小部分,多见于宫底或宫角,呈息肉或小菜花状,表面有溃疡,易出血,局限型病灶易侵犯达肌层。

(2)弥漫型:起病时病变侵犯大部分或全部子宫内膜,癌灶常呈不规则菜花状突出于宫腔,充满宫腔甚至脱出于宫口,癌组织灰白或淡黄,表面有出血、坏死。弥漫型虽广泛累及子宫内膜,但较少浸润子宫肌层。

3.临床分期 目前临床广泛采用国际妇产科联盟(FIGO,2009)制定的手术病理分期,一般将子宫内膜癌分为4期(表17-2)。

表17-2 子宫内膜癌的病理分期(FIGO,2009)

期别	肿瘤范围
Ⅰ期	肿瘤局限于宫体
Ⅰa期	肿瘤浸润深度<1/2肌层
Ⅰb期	肿瘤浸润深度≥1/2肌层
Ⅱ期	肿瘤侵犯宫颈,但未超出子宫
Ⅲ期	肿瘤局部和(或)区域扩散,腹水/腹腔冲洗液细胞学阳性
Ⅲa期	浸润至浆膜层和(或)附件
Ⅲb期	阴道和(或)子宫旁受累
Ⅲc期	盆腔淋巴结和(或)腹主动脉旁淋巴结
Ⅳ期	肿瘤浸润膀胱和(或)直肠黏膜,和(或)远处转移
Ⅳa期	肿瘤浸润膀胱和(或)直肠黏膜
Ⅳb期	远处转移(包括腹腔内其他淋巴结转移)

4.病史评估 收集病史时应高度重视患者的高危因素,如年龄、月经史、肥胖、糖尿病、高血压、不孕、少育,询问有无绝经延迟、绝经后的阴道出血等情况;是否用过激素替代治疗。

【身心状况】

1.症状 极早期症状常不明显,仅在妇科检查时偶然发现。随病程进展可出现明显表现。

(1)阴道不规则出血:最典型的症状是绝经后的不规则阴道出血,通常出血量不多,为持续性或间歇性出血,未绝经者表现为经期延长、经量增多或经间期的异常出血。

(2)阴道排液:病变早期多为浆液或浆液血性排液,晚期感染时可出现有臭味的脓性或脓血性排液,有时伴烂肉样组织排出。

(3)疼痛:晚期癌瘤浸润周围组织或压迫神经时可出现下腹及腰骶部疼痛,并向下肢或足部放射。当癌灶侵犯宫颈,堵塞宫颈管致宫腔积脓时,可出现下腹部胀痛或痉挛性疼痛。晚期患者有贫血、消瘦、发热、全身衰竭等恶病质表现。

2.体征 早期妇科检查无明显异常,随病情发展,妇科检查发现子宫逐渐增大、质软、活动度欠佳。晚期可触及宫旁的转移包块或不规则结节,偶见癌组织自宫口脱出,质脆,触之易出血,合并感染时宫腔有脓性液体排出,若合并宫腔积脓,子宫明显增大,质极软。

3.心理社会状况 子宫内膜癌多为老年患者,常因子女不在身边,出现孤独感;患者接受各种检查时,因不熟悉检查过程而充满恐惧和焦虑。

【辅助检查】

1.分段诊断性刮宫 分段诊断性刮宫简称分段诊刮,是目前早期确诊子宫内膜癌最常用最可靠的方法,可明确组织的分化程度。用小刮匙环刮宫颈管内膜,再刮取宫腔内膜,标本分瓶做好标记再送病理检查。

2. 宫腔镜活组织检查 宫腔镜活组织检查可直接观察病灶大小、生长部位、形态,直视下取可疑病灶活检,对高度怀疑子宫内膜癌而诊刮未能诊断者尤为重要。现在临床常用的子宫内膜活检方法包括宫腔镜下活检和诊断性刮宫,对于病变局限者可选择宫腔镜检查,而对于病灶广泛充满宫腔的患者,为了避免膨宫液体将病灶播散至腹腔,建议尽量选择分段诊刮。

3. 盆腔 MRI 检查 盆腔超声、MRI 和 CT 检查可以评估病灶的范围和术前分期,其中盆腔 MRI 是子宫内膜癌首选的影像学检查,可以较好地了解内膜病变及子宫肌层的受侵情况。病理组织学诊断为子宫内膜癌的金标准。

4. 细胞学检查 细胞学检查是子宫内膜癌筛查的方法。采用宫腔吸管或宫腔刷进入宫腔,吸取分泌物做细胞学检查,查找肿瘤细胞,宫腔吸液涂片阳性率 90%。

5. 阴道 B 超检查 用于了解子宫大小,宫腔有无赘生物,内膜厚度及肌层有无浸润等。

二、护理诊断及合作性问题

1. 恐惧、焦虑 与癌症的诊断、手术和疼痛有关。
2. 营养失调 低于机体需要量:与癌肿慢性消耗有关。
3. 知识缺乏 缺乏子宫内膜癌的治疗、护理知识。

三、护理目标

(1)患者情绪稳定,能正确对待疾病,积极配合治疗与护理。
(2)患者未发生营养失调。
(3)患者能正确复述预防及治疗此疾病的相关知识,做到积极配合并坚持治疗。

四、护理措施

1. 一般护理 指导患者进食高蛋白质、富含维生素等营养全面的食物,增强机体抗病能力。出现恶病质时应加强观察,记录液体出入量,按医嘱补液。阴道排液多,应取半卧位,注意会阴卫生,每日冲洗外阴 1~2 次,便器床旁隔离消毒,防止交叉感染。

2. 心理护理 提供有关疾病的知识,缓解焦虑。鼓励患者及其家属讨论有关疾病及对治疗的疑虑,耐心解答。帮助患者减轻对疾病及手术的焦虑及恐惧,增强治病信心。

3. 病情监护 注意观察阴道出血量及排液量,出现恶病质应观察并记录液体出入量。术后注意监测体温、血常规、伤口感染征象。用羊肠线缝合阴道残端,术后 6~7 日可能因羊肠线吸收导致感染或便秘,腹压增加导致残端出血,需密切观察并记录出血情况,减少活动。

4. 治疗护理

(1)治疗要点:首选手术治疗,辅以放疗、化疗及药物治疗,可单用或综合应用。

①手术治疗:为首选的治疗方案,特别是早期病例。早期一般行子宫全切及双附件切除术。Ⅱ期应做广泛性全子宫切除术及双侧盆腔淋巴结清除术。对Ⅰa 期患者腹水中找到肿瘤细胞或深肌层有癌浸润,淋巴结转移可疑或阳性,手术后均应加用体外照射。

②放疗:目前认为子宫内膜癌是放射敏感性肿瘤,放疗可用于晚期不宜手术或身体不能耐受手术的患者,手术前后加用放疗亦可提高疗效。

③化疗:用于晚期或复发性子宫内膜癌的治疗。

④药物治疗:用于癌症复发、不能手术、子宫内膜不典型增生或要求保留生育功能者,可选用大剂量孕激素治疗,或用抗雌激素制剂如他莫昔芬与孕激素配合使用。

(2)用药护理。

①孕激素治疗的护理：各期子宫内膜癌均可用孕酮治疗。大量孕激素可以使子宫内膜向正常方向转化。一般采用人工合成的孕激素制剂，如醋酸甲羟孕酮、醋酸甲孕酮等。通常用药剂量大，并且用药8～12周才能评价疗效。

②抗雌激素药物治疗的护理：可使雌激素受体含量下降并降低组织对雌激素的正常反应，从而有效地抑制肿瘤生长，还可提高孕激素治疗的敏感性和长期有效性。

③化学药物的护理：按化疗常规进行护理。

五、健康指导

1. 做好防癌知识宣传 大力宣传定期进行防癌检查的重要性，35岁后的女性每1～2年接受1次妇科检查，尤其注意子宫内膜癌的高危因素和人群；严格掌握雌激素的用药指征，加强用药期间的监护、随访。围绝经期月经紊乱及绝经后出现不规则阴道出血者，应做诊断性刮宫，以排除子宫内膜癌。

2. 出院指导

(1)出院前教育患者定期随访，及时确定有无复发。随访时间：术后2年内，每3～6个月随访1次；术后3～5年，每6～12个月随访1次。

(2)随访中注意有无复发病灶，并根据患者康复情况调整随访间期。

(3)性生活恢复时间应经过复查后决定，因卵巢切除术后有可能出现阴道干涩、性交困难、疼痛，有些症状的患者不能使用雌激素制剂，可指导患者使用局部水溶性润滑剂。

六、护理评价

评价护理目标是否达到，护理措施的实施情况，健康指导是否落实到位，有无新的护理问题出现等。

第四节 卵巢肿瘤

卵巢肿瘤(ovarian tumor)是女性生殖器官常见肿瘤之一，任何年龄均可发生，卵巢恶性肿瘤是女性三大恶性肿瘤之一。我国卵巢肿瘤的年发病率为女性生殖系统肿瘤的第三位，且呈逐年上升趋势。由于卵巢位于盆腔深部，不易扪及，至今对卵巢肿瘤缺乏有效的早期诊断方法，发现时多已属晚期，预后差，5年生存率一直徘徊在20%～30%，死亡率占女性生殖系统恶性肿瘤的首位，已成为当今女性生殖系统肿瘤中对女性生命威胁最大的疾病，幼女和老年女性的卵巢肿瘤应注意恶性可能。

一、护理评估

【健康史】

1. 病因评估 病因尚未明确，发病可能与下列因素有关。

(1)遗传和家族因素：20%～25%有遗传因素。

(2)环境因素：工业发达国家及经济条件较好的女性卵巢癌发病率高，可能与饮食中的胆固醇含量高有关。

(3)内分泌因素：未产、未孕、多次自然流产的女性发病率高；乳腺癌、子宫内膜癌多并发卵巢肿瘤，三者发病与雌激素存在有一定关系。

2. 分类 卵巢虽小，但却是全身各脏器中肿瘤类型最多的部位。卵巢肿瘤的组织形态复杂，分类方法繁多，有良性、交界性和恶性之分。现在多采用世界卫生组织制定的卵巢肿瘤组织学分类法分类，按肿瘤组织学分类将卵巢肿瘤分为上皮性肿瘤、性索间质肿瘤、生殖细胞肿瘤、转移性肿瘤及其他。良性的以浆液性囊腺瘤、黏液性囊腺瘤、成熟畸胎瘤多见,恶性最常见的是上皮性癌,约占80%,其次是恶性生殖细胞肿瘤和性索间质肿瘤。

3. 卵巢恶性肿瘤的转移途径　其转移途径主要通过直接蔓延及腹腔种植。瘤细胞可直接侵犯包膜,累及邻近器官,并广泛地种植在腹膜及大网膜的表面。淋巴道也是重要的转移途径,主要通过卵巢淋巴管、卵巢门淋巴管及腹股沟淋巴结三种方式扩散到髂区、腹主动脉旁淋巴结及横膈。血行转移少见,终末期可转移到肝及肺。

4. 临床分期　按国际妇产科联盟(FIGO)2014年制定的标准,卵巢肿瘤可分为4期(表17-3)。

表17-3　卵巢肿瘤的临床分期(FIGO,2014年)

期别	肿瘤范围
Ⅰ期	肿瘤局限在卵巢
Ⅰa期	病灶局限于一侧卵巢(包膜完整),卵巢表面无肿瘤,腹水或腹腔冲洗液未找到肿瘤细胞
Ⅰb期	病灶局限于双侧卵巢(包膜完整),卵巢表面无肿瘤,腹水或腹腔冲洗液未找到肿瘤细胞
Ⅰc期	病灶局限于一侧或双侧卵巢(包膜完整),并伴有术中肿瘤包膜破裂或术前肿瘤包膜已破裂或卵巢、输卵管表面有肿瘤或腹水或腹腔冲洗液找到肿瘤细胞
Ⅱ期	肿瘤局限在真骨盆一侧或双侧卵巢
Ⅲ期	肿瘤累及单侧或双侧卵巢,伴有细胞学或组织学证实的盆腔外腹膜转移,或腹膜后淋巴结转移
Ⅲa期	腹膜后淋巴结转移,伴或不伴有显微镜下盆腔外腹膜病灶转移
Ⅲb期	肉眼可见盆腔外腹膜病灶转移,病灶直径≤2 cm
Ⅲc期	肉眼可见盆腔外腹膜病灶转移,病灶直径≥2 cm,腹膜后淋巴结转移
Ⅳ期	超出腹腔外的远处转移
Ⅳa期	胸腔积液检查发现肿瘤细胞
Ⅳb期	肝或脾实质转移,转移至腹腔外脏器,肠管全层侵犯

5. 病史评估　早期病史无特殊,询问是否做过妇科检查,有无肿块,若有则了解肿块发现的时间、生长速度;了解患者的年龄、生育史;询问有无家族史等。

【身心状况】

1. 症状

(1)卵巢良性肿瘤:生长缓慢,早期多无症状,腹部无法扪及,偶在妇科检查时发现。随着肿瘤增大,患者常感下腹不适、腹胀或可于腹部扪及肿块,边界清楚,或出现压迫症状,如尿频、便秘等。

(2)卵巢恶性肿瘤:早期常无症状,出现症状时往往已属晚期。症状轻重取决于肿瘤的大小、位置、侵犯邻近器官程度、组织学类型及有无并发症。肿瘤短期内迅速生长,常表现出腹胀、腹水、腹围增大、呼吸困难、心悸不能平卧等症状。肿瘤若向周围组织浸润或压迫神经可引起疼痛,若压迫盆腔静脉可引起下肢水肿,若为功能性肿瘤可产生相应雌激素或雄激素过多的症状。如肺转移引起咯血、呼吸困难,肠道转移引起大便改变、便血、肠梗阻等,晚期则出现消瘦、严重贫血等恶病质表现。

2. 体征

(1)卵巢良性肿瘤:盆腔检查卵巢良性肿瘤多为单侧性,位于子宫一侧,呈球形、囊性或实性肿块,表面光滑、活动,与子宫界限分明。

(2)卵巢恶性肿瘤:腹部检查,腹部膨隆,下腹部可触及包块,有腹水时移动性浊音为阳性。盆腔检查肿瘤为双侧性、实性或部分实性,表面不光滑、较固定的肿块,子宫直肠陷凹可触及大小不等的结节。

3. 卵巢肿瘤的并发症

(1)蒂扭转:卵巢肿瘤最常见的并发症,也是妇科常见的急腹症,好发于蒂长、活动度好、中等大小、重心偏向一侧的肿瘤。如为皮样囊肿,当突然的体位改变或向同一方向连续转动,妊娠期、产褥期的子宫位置改变时,易促发蒂扭转。典型症状为患者突然发生的一侧下腹部剧烈疼痛,伴有恶心、呕吐,甚至休克,多由于腹膜牵引和绞窄引起。盆腔检查可扪及肿块位于子宫一侧,腹痛后肿瘤增大明显,张力大,有压痛,以瘤蒂部最明显,并有肌紧张。有时扭转可自然复位,腹痛也随之缓解。

(2)破裂:卵巢肿瘤破裂的原因有自发性及外伤性两种。自发性破裂多为恶性肿瘤,常由于肿瘤生长过快,肿瘤细胞浸润性生长穿破囊壁引起;而外伤性破裂常由妇科检查、挤压、性交、分娩、穿刺或其他外力作用所致。

(3)感染:较少见,多由于肿瘤扭转或破裂后引起,也可由于邻近器官感染扩散所致,如阑尾脓肿扩散。主要表现为高热、腹痛、腹部肿块粘连、压痛及白细胞升高等腹膜炎征象。

(4)恶变:卵巢良性肿瘤的并发症,早期不易发现,多见于年龄大,尤其是绝经后的女性。如肿瘤在短时间内迅速增大,并呈双侧性时高度怀疑恶变,如出现腹水已属晚期,所以,卵巢肿瘤一经确诊应尽早手术。

4. 心理社会状况 根据患者及其家属的年龄、文化程度、职业等评估其对疾病的反应及心理承受能力;了解患者家庭经济状况,评估可提供的社会支持系统。

【辅助检查】

1. B 超检查 B 超可测知肿块的部位、大小、形态及性质,对肿块来源做出定位。

2. 肿瘤标志物 CA125(糖类抗原 125)是最常用的卵巢肿瘤标志物,尤其是浆液性癌的首选肿瘤标志物。HE4(人附睾蛋白 4)是近 10 余年来应用于临床的肿瘤标志物,其对卵巢癌的诊断特异性(90%～95%)高于 CA125。

3. 腹盆腔 CT 检查 腹盆腔 CT 检查是卵巢癌最常用的检查方法,可观察病变内微小脂肪、钙化,有助于对卵巢生殖细胞来源肿瘤的检出;CT 扫描速度快,一次屏气即可同时完成对腹部和盆腔的扫描,对于评价肿瘤的范围及腹膜转移有重要价值,可辅助临床分期,为首选检查方法。

4. 盆腔 MRI 检查 软组织分辨率高,鉴别卵巢肿瘤良恶性可达 80% 以上。

5. 腹腔镜检查 腹腔镜检查可直视盆腹腔脏器,直接看到肿瘤的大体情况。

6. 细胞学检查 细胞学检查可经腹或阴道后穹隆穿刺抽取腹水或腹腔冲洗液寻找肿瘤细胞,以协助诊断,帮助确定分期及治疗方案。

二、护理诊断及合作性问题

1. 恐惧 与得知患卵巢肿瘤需手术害怕疼痛、性功能丧失,担心肿瘤性质有关。

2. 知识缺乏 患病前未接受过相关方面知识教育。

三、护理目标

(1)患者情绪稳定,能正确对待疾病,积极配合治疗与护理。

(2)患者能正确复述与此疾病的相关知识,积极配合治疗并参与到护理活动中。

四、护理措施

1. 一般护理 恶性肿瘤本身及化疗往往使患者易发生营养失调,向患者讲解营养对疾病治疗和康复的重要性,纠正患者的不良饮食习惯,指导其进食营养全面、丰富的食物,少吃多餐满足其需要,如不能口服者,遵医嘱静脉补充营养,以提高机体对手术及化疗的耐受力。

2. 心理护理 安慰体贴患者,与患者多交谈,及时了解患者的心理状况,向患者及其家属说明手术治疗的必要性和安全性,鼓励患者尽可能参与护理活动,维持其独立性和生活自控能力。

3. 治疗护理

(1)治疗要点:对卵巢肿瘤囊性,疑为良性,直径小于 5 cm 者,可定期随访。其他卵巢肿瘤一经确定,应立即手术。术中鉴别良恶性,术中做快速冰冻切片组织学检查,确定手术的范围。

①良性肿瘤：一经确诊应及时手术，根据患者的年龄、生育要求以及对侧附件情况决定手术范围。对年轻需保留生育功能的女性一般做卵巢肿瘤剥离术或肿瘤切除术，尽可能保留卵巢功能；围绝经期女性则行单侧附件切除术或子宫全切及双侧附件切除术。

②恶性肿瘤：以手术为主，辅以化疗及放疗。

(2)治疗配合。

①手术患者的护理：按腹部手术患者护理常规护理，对巨大肿瘤患者，应以沙袋压腹部，防止术后腹压下降引起休克。

②腹腔穿刺时的护理：患者取半卧位，减轻压迫症状。放腹水速度不宜过快，每次放腹水量一般不超过3000 ml，放腹水过程中，注意观察患者的生命体征变化、反应及腹水性质，并记录。放腹水后腹带加压包扎，以免腹压骤降出现休克。

③腹腔化疗的护理：恶性卵巢肿瘤患者术后往往需要进行腹腔化疗。化疗前一般先抽腹水，协助医生腹腔穿刺，注入后，协助患者更换体位，让药物在腹腔内均匀分布。化疗结束后，留置化疗管者，注意保持药管的固定及局部敷料的干燥。

④放疗的护理：同宫颈癌放疗护理。

五、健康教育

1. 做好随访 对直径<5 cm，疑有卵巢瘤样病变，未做手术的患者可做随访观察，每3~6个月检查1次，注意观察肿瘤的大小变化；良性肿瘤术后，按一般腹部手术后1月常规进行复查；恶性肿瘤易复发应长期随访和监测，随访时间：术后1年内，每月随访1次；术后第2年，每3个月随访1次；术后第3年，每6个月随访1次；3年以上者，每年随访1次。

2. 加强预防保健意识 应大量宣传卵巢癌知识，日常生活中，尽可能避免高胆固醇饮食。30岁以上的女性，每年进行1次妇科检查，最好同时进行B超检查、CA125等检测。高危女性不论年龄大小，最好每半年接受1次检查，高危女性口服避孕药预防。发现卵巢实性肿瘤或肿瘤直径≥5 cm者，应及时手术。乳腺癌、胃肠道肿瘤患者治疗后定期复查，确定有无卵巢转移。

六、护理评价

评价护理目标是否达到，护理措施的实施情况，健康指导是否落实到位，有无新的护理问题出现等。

第五节 子宫内膜异位症

具有生长功能的子宫内膜组织在宫腔被覆黏膜及子宫以外的身体其他部位出现、生长、浸润，反复出血，称子宫内膜异位症(endometriosis，EMT)，是一种生育期女性常见病和多发病，多见于25~45岁的女性患者。子宫内膜异位症为良性病变，但却有恶性病变的远处转移和种植生长能力。异位的子宫内膜可侵犯全身任何部位，主要侵犯盆腔以内部位，其中以侵犯卵巢最多见(约80%)，亦可出现于远离盆腔的多种组织中，如腹壁、会阴瘢痕、鼻黏膜、肺、脐部、膀胱、输尿管、胸膜、四肢，甚至脑膜等中枢神经系统也可发生，但罕见。

知识链接

子宫腺肌病

当子宫内膜腺体和间质侵入子宫肌层时，称为子宫腺肌病。发多生于30~50岁女性，可合并子宫内膜异位症或子宫肌瘤。异位在子宫肌层内的子宫内膜可呈弥漫性或局限性生长。主要症状是经量多、经期延长和逐渐加重的痛经。妇科检查子宫呈均匀性增大或局限性结节隆起,质硬有压痛。子宫腺肌病的治疗应视患者的症状、年龄和生育要求而定。症状轻、有生育要求或接近绝经期患者可试用达那唑、孕三烯酮或促性腺激素释放激素激动剂治疗,对症状重、无生育要求或药物治疗无效者应行全子宫切除术。

一、护理评估

【健康史】

1. 病因评估 本病发病机制尚未完全明确,目前主要有子宫内膜种植学说、淋巴及静脉播散学说、体腔上皮化生学说、诱导学说、遗传学说和免疫学说。女性在初潮前一般不会发病,切除卵巢或绝经后异位内膜组织可逐渐萎缩吸收,妊娠或使用性激素抑制卵巢功能可暂时抑制此病的发展。

2. 病理评估 异位的内膜随着卵巢周期性变化发生周期性出血,引起周围纤维组织增生和粘连,病变局部形成紫蓝色硬结或包块。病变最多见的部位是卵巢,卵巢内的异位内膜因反复出血而形成单个或多个囊肿,囊肿内含暗褐色黏稠的陈旧血,状似巧克力,称卵巢巧克力囊肿。

3. 病史评估 询问患者的初潮年龄、家族史、孕产史、月经史,经期有无痛经或其他伴随症状;有无经期性生活;对不孕症患者应注意询问有无多次人流、引产、有无多次输卵管通液或碘油造影等宫腔操作史;询问既往有无先天性生殖道畸形等。

【身心状况】

1. 症状

(1)疼痛:典型症状是继发性、渐进性加重的痛经和深部性交痛。痛经常于月经前1~2日开始,经期第1日最剧,以后逐渐减轻,持续至经后逐渐消失,疼痛多位于下腹部或腰骶部,有时可放射至阴道、会阴、肛门或大腿部,疼痛程度与病灶大小并不一定成正比;性交痛,一般表现为深部性交痛,多见于直肠子宫陷凹有异位病灶或因病变导致子宫后倾固定的患者,且以月经来潮前性交痛更为明显;当内膜累及直肠子宫凹陷或子宫骶骨韧带时,会出现性交痛;膀胱内膜异位可出现尿频、尿急、周期性排尿痛甚至血尿;肠道内膜异位伴有腹泻或便秘,出现排便痛,甚至周期性少量便血。

(2)月经失调:15%~30%的患者表现为经量增多,经期延长或经前点滴出血。可能与卵巢异位囊肿粘连包裹,导致卵巢功能失调有关。

(3)不孕与自然流产率增加:不孕是子宫内膜异位症的主要症状之一,正常女性不孕率和自然流产率约15%,子宫内膜异位症的患者可高达40%~50%。可能与盆腔内器官组织广泛粘连,输卵管的蠕动减弱或阻塞,影响卵子的排出、摄取和受精卵运行有关。

(4)其他:周期性咳嗽、咯血、胸痛。子宫内膜异位囊肿破裂时,陈旧的黏稠血液流入腹腔可刺激腹膜,引起突发性剧烈腹痛,伴恶心、呕吐、肛门坠胀等。

2. 体征 典型的子宫内膜异位症盆腔检查可发现子宫多为后倾,活动度差,直肠子宫陷凹、子宫后壁下段或宫骶韧带等部位可扪及触痛性结节,三合诊时更明显。

3. 心理社会状况 约有80%的患者表现为痛经和持续性下腹痛,且病程长、治疗效果不明显,这些症状使患者的工作、学习、生活受到很大影响,身心受到疾病的双重折磨,性交痛又可影响夫妻感情,婚姻质量下降,患者常表现为痛苦、紧张、焦虑,甚至神经衰弱。

【辅助检查】

1. 妇科检查 直肠阴道壁有(痛性)硬结或结节,或阴道后穹隆见阴道结节,应考虑深部子宫内膜异位症;检查中发现附件包块应考虑卵巢子宫内膜异位症。

2. B超、MRI检查 B超、MRI检查是辅助检查子宫内膜异位症的有效方法,可确定卵巢子宫内膜异位囊肿的位置、大小和形状,囊肿直径一般为5～6 cm,很少大于10 cm。但影像学检查正常也不能排除诊断。

3. CA125 测定 CA125 可用于监测子宫内膜异位症的治疗效果和复发情况,但早期意义不大。

4. 腹腔镜检查 腹腔镜检查曾经是诊断子宫内膜异位症的最佳方法,可直接窥视盆腔子宫内膜异位病灶的典型外观,并对可疑病变部位活检,达到确诊的目的。但根据2022年欧洲人类生殖与胚胎学学会(ESHRE)年会对子宫内膜异位症指南的更新,腹腔镜检查不再是诊断的"金标准",而更主张基于病史、症状、体征及影像学检查的临床诊断,腹腔镜检查仅推荐用于影像学结果正常和(或)经验性治疗不成功或不适合的患者。

二、护理诊断及合作性问题

1. 疼痛 与子宫内膜周期性出血刺激周围组织的神经末梢有关。
2. 焦虑 与不孕和需要手术以及害怕疼痛、担心疗效有关。
3. 知识缺乏 与缺乏自我照顾,手术相关知识、保健知识的缺乏有关。

三、护理目标

(1)患者病情缓解,疼痛减轻或消失。
(2)患者焦虑情绪缓解,能积极配合治疗与护理。
(3)患者能正确复述与此疾病的相关知识,采取积极的应对措施。

四、护理措施

1. 一般护理 嘱患者保持会阴清洁,每日用温开水清洗会阴1～2次。告知患者在经期应注意休息、保暖、保持心情愉快。

2. 心理护理 倾听患者对疾病的认识和叙述,引导患者表达真实感受,对于有焦虑、恐惧心理的患者采取相应措施进行心理安慰与疏导,缓解和消除患者的焦虑恐惧。

3. 治疗护理

(1)治疗要点:应根据患者年龄、症状、病变部位和范围以及对生育的要求等不同情况全面考虑。

①药物治疗:适应证为青少年患者、卵巢子宫内膜异位囊肿直径<4 cm或有盆腔疼痛。由于子宫内膜异位症复发率高,对于手术后暂无生育需求的青春期和育龄期患者,或者处于生育间隔期的子宫内膜异位症患者,建议采取长期药物治疗直至有生育需求,尽可能降低疾病复发的风险。复发的子宫内膜异位症患者,首选药物治疗,药物治疗期间卵巢子宫内膜异位囊肿增大或疼痛症状无法缓解的情况下,可考虑手术治疗。

②手术治疗:卵巢子宫内膜异位囊肿直径≥4 cm,合并不孕、疼痛症状药物治疗无效者。有生育要求的轻度患者先行药物治疗,病变较重者行手术治疗。根据手术范围的不同,可分为保留生育功能、保留卵巢功能和根治性手术三类,分别适用于有生育要求者、45岁以下无生育要求的重度患者、45岁以上近绝经期的重症患者。

③联合治疗:目前疗效最好的一种治疗方式,指"手术+药物"或"药物+手术+药物"的联合治疗。

(2)治疗配合。

①期待治疗的护理:适用于无症状或症状轻微者,一般可数月随访1次。有痛经者可给予布洛芬等前列腺素合成酶抑制剂止痛。未育者,指导患者尽快怀孕,因为妊娠和哺乳期间,月经停止,异位的子宫内膜有可能萎缩。

②药物治疗的护理:治疗子宫内膜异位症的药物包括非甾体抗炎药(NSAID)、孕激素、复方口服避孕药(COC)、促性腺激素释放激素激动剂(GnRH-a)等。治疗药物为卵巢抑制药物;通过药物控制内源性激素环境抑制异位的内膜生长,可减轻异位病灶对卵巢的进一步损伤和破坏。

③手术护理:手术方法分为经腹手术和经腹腔镜手术,按术前术后常规护理。

五、健康教育

(1)做好健康指导,防止经血逆流,对有先天性阴道闭锁、宫颈粘连等症者及时手术,以免经血倒流入腹腔。经期避免性交及盆腔检查、宫腔内操作,避免过度劳累、剧烈运动。指导有生育要求的患者在术后半年到1年内受孕。

(2)妊娠和服用避孕药可延缓子宫内膜异位症的发生发展,对有痛经症状的女性建议适龄结婚及孕育,已有子女者,坚持服用避孕药抑制排卵,可使子宫内膜萎缩,子宫内膜异位症发生率减小。

六、护理评价

评价护理目标是否达到,护理措施的实施情况,健康指导是否落实到位,有无新的护理问题出现等。

思考题

1. 王某,35岁,孕$_4$产$_2$,发现性生活后血性白带1个月就诊。妇科检查:Ⅲ度宫颈糜烂,有接触性出血,子宫正常大小,活动好,双附件(一)。宫颈刮片细胞学检查巴氏Ⅳ级。请问:患者确诊需进一步做什么检查?如何护理?

2. 陈某,39岁,1-0-1-1,上环避孕,月经规律,末次月经为12日前,经期、经量正常。自己隐约触及下腹肿块1个月余,今晨突然腹部剧痛,弯腰不能直立,伴恶性、呕吐、未发热。妇科检查子宫右侧可及囊性包块如妊娠3个月子宫大小,尤其是活动子宫时触痛明显。请问:此患者腹痛的原因是什么?结合诊断,考虑首选治疗措施是什么,如何护理?

(杨 珍)

学习重点：

学习难点：

必考点：

第十八章　外阴、阴道手术患者的护理

学习目标

1. 掌握外阴、阴道创伤,子宫脱垂的临床表现及治疗原则。
2. 能对外阴、阴道创伤,子宫脱垂患者进行正确护理。
3. 具备对外阴、阴道创伤,子宫脱垂患者进行健康宣教的能力。

第一节　外阴、阴道创伤

外阴、阴道位置虽较隐蔽,但损伤并不少见。此处组织薄弱、神经敏感、血管丰富,受伤后损害重,较为疼痛。生理解剖上前为尿道口、后为肛门,易继发感染,使病情复杂化。

一、护理评估

【病因评估】

1. 分娩　导致外阴、阴道创伤的主要原因。

2. 外伤　如骑跨在自行车架上或自高处跌落骑跨于硬物上、外阴骤然触碰锐器等,创伤有时可伤及阴道,甚至穿过阴道损伤尿道、膀胱或直肠。

3. 幼女受到强暴所致软组织受损　需向家属及相关人员了解情况,确认后报警。

4. 初次性交使处女膜破裂　绝大多数可自行愈合,偶可见裂口延至小阴唇、阴道或伤及穹隆,引起大量阴道出血。

【身心状况】

1. 症状　疼痛为主要症状,程度可轻可重,患者常出现坐卧不安、行走困难;水肿或血肿导致局部肿胀,随着局部肿块的逐渐增大,疼痛也越来越严重,甚至出现疼痛性休克;少量或大量血液自阴道或外阴创伤处流出。

2. 体征　出血量多,患者可出现脉搏快、血压低等出血性休克或贫血的体征。妇科检查外阴肿胀出血,形成外阴血肿时,可见外阴有紫蓝色肿块突起,有明显压痛。

3. 心理社会状况　大部分情况下是意外事件导致的,且创伤又涉及女性最隐私部位,患者及其家属常表现出明显的忧虑和担心。

【辅助检查】

出血量多者红细胞计数及血红蛋白值下降,合并感染者,可见白细胞计数增高。

二、护理诊断及合作性问题

1. 疼痛　与外阴、阴道的创伤有关。

2. 恐惧　与突发创伤事件,担心预后及对自身的影响有关。

3. 感染　与伤口受到污染未得到及时治疗有关。

三、护理目标

(1)患者疼痛缓解,舒适感增加。
(2)患者无感染发生或感染被及时发现和控制,体温、血常规正常。
(3)患者情绪稳定,能配合治疗、护理活动。

四、护理措施

1. 一般护理 患者平卧、给氧,做好血常规检查,建立静脉通道,配血,必要时输血。

2. 心理护理 对患者及其家属表示同情和理解,护理人员应使用亲切温和的语言给予安慰,鼓励他们面对现实,积极配合治疗。

3. 病情监测 密切观察患者生命体征及尿量变化,并准确记录;严密观察血肿的大小及其变化,有无活动性出血;术后观察阴道及外阴伤口有无出血,有无进行性疼痛加剧或阴道、肛门坠胀等再次血肿的症状。

4. 治疗护理
(1)治疗原则:根据不同情况,给予相应处理,原则是止痛、止血、抗休克和抗感染。
(2)治疗手段。
①预防和纠正休克:立即建立静脉通道,做好输血、输液准备,遵医嘱及时给予止血药,镇静、镇痛药,并做好手术准备。
②配合护理:对损伤程度轻,血肿直径小于 5 cm 的患者,采取正确的体位,避免血肿受压;及时给予止血、止痛药;24 小时内可冷敷,降低局部神经敏感性和血流速度,有利于减轻患者的疼痛和不适,还可以用丁字带、棉垫加压包扎,预防血肿扩散;24 小时后热敷或外阴烤灯,促进血肿的吸收。保持外阴清洁,每日外阴冲洗 3 次,大小便后立即擦洗。血肿较大者,需手术切开血肿行血管结扎术,然后消炎抗感染。
③术前准备:对需要急诊手术的患者应进行皮肤、肠道的准备。
④术后护理:术后常需外阴加压包扎或阴道填塞纱条,患者疼痛较重时应积极止痛。外阴加压包扎松解或阴道填塞纱条取出后,注意观察阴道及外阴伤口有无再次血肿的症状。保持外阴清洁,遵医嘱给予抗生素预防感染。

五、健康指导

减少会阴剧烈活动;合理膳食;保持心情平静;保持局部清洁、干燥;遵医嘱用药;发现异常,及时就诊。

六、护理评价

评价护理目标是否达到,护理措施的实施情况,健康指导是否落实到位,有无新的护理问题出现。

第二节 子宫脱垂患者的护理

子宫脱垂是指子宫从正常位置沿阴道下降,宫口达到坐骨棘水平以下,甚至子宫部分或全部脱出阴道口外,常伴有阴道前后壁膨出。

一、护理评估

【健康史】

1. 病因与发病机制

(1) 分娩损伤:最主要的原因,在分娩过程中,产妇过早屏气,第二产程延长或经阴道手术助产,盆底肌、筋膜以及子宫韧带过度伸展,甚至裂伤,分娩后未及时修补或修补不佳。产褥期产妇过早体力劳动,过高的腹压会压迫子宫向下移位发生子宫脱垂。

(2) 长期腹压增加:如长期慢性咳嗽、习惯性便秘、久站、久蹲等使腹压增高,迫使子宫向下移位导致脱出,产褥期腹压增加更容易导致子宫脱垂。

(3) 盆底组织发育不良或退行性变:子宫脱垂偶见于未产妇,主要为先天性盆底组织发育不良所致。老年女性盆底组织因萎缩退化或支持组织削弱,也可发生子宫脱垂。

2. 病史评估 了解分娩史,评估有无第二产程延长、阴道助产等难产史,产后恢复情况;了解有无慢性疾病病史,如长期慢性咳嗽等;是否存在先天性盆底组织发育不良。

【身体状况】

1. 症状 轻度时(Ⅰ度)可无自觉症状,加重后(Ⅱ、Ⅲ度)出现以下症状。

(1) 下坠感及腰背酸痛:常在久站、走路与重体力劳动时加重,卧床休息后症状减轻。

(2) 肿物自阴道脱出:走路、下蹲或排便等使腹压增加时,阴道口有一肿物脱出。轻者平卧休息后可自行回复,重者不能自行回复,需用手还纳,甚至用手也难以还纳,行走不便。

(3) 阴道分泌物增多:脱出的子宫及阴道壁由于反复摩擦而发生感染,有脓血性分泌物渗出。

(4) 大小便异常:由于膀胱、尿道膨出,患者常伴有尿频、尿急,甚至尿潴留或压力性尿失禁。直肠膨出的患者可伴有便秘和排便困难等。

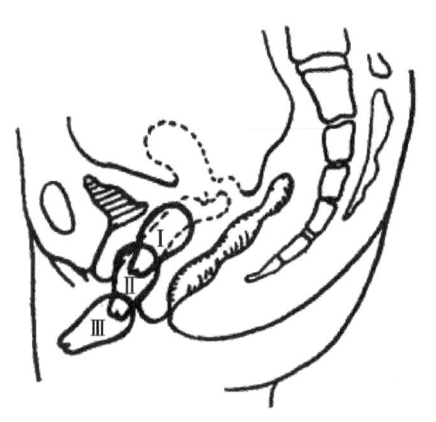

图 18-1 子宫脱垂的分度

2. 体征 患者取膀胱截石位,根据患者向下用力屏气时子宫下降的程度,将子宫脱垂分为三度(图18-1)。Ⅰ度:轻型为宫口距处女膜<4 cm,但未达处女膜缘;重型为宫口已达处女膜缘,检查时在阴道口可见宫颈。Ⅱ度:轻型为宫颈已脱出阴道口,但宫体仍在阴道内;重型为宫颈或部分宫体脱出阴道口。Ⅲ度:宫颈及宫体全部脱出至阴道口。脱出的子宫及阴道壁由于长期暴露摩擦,导致宫颈及阴道壁可见溃疡,有少量阴道出血或脓性分泌物。

3. 心理社会状况 由于长期的子宫脱垂使患者行动不便,不能从事体力劳动,使工作和生活受到影响,感到烦恼、痛苦;严重者会影响性生活,患者常出现烦躁、焦虑等低落情绪。

【辅助检查】

注意检查血常规,注意压力性尿失禁及妇科检查情况。

二、护理诊断及合作性问题

1. 焦虑 与长期的子宫脱垂影响日常生活和工作有关。

2. 舒适度的改变 与子宫脱垂影响行动有关。

3. 组织完整性受损 与脱出的子宫及阴道壁长期暴露摩擦有关。

三、护理目标

(1)患者情绪稳定,能配合治疗、护理活动。
(2)患者病情缓解,舒适感增加。
(3)患者组织完整、无受损。

四、护理措施

1. 一般护理

(1)指导患者保持外阴清洁、干燥,每日用流水冲洗外阴,禁止使用刺激性强的药液。有溃疡者每日用0.02%高锰酸钾溶液坐浴1~2次,每次20~30分钟,勤换内衣裤。

(2)有肿块脱出者及早就医,及时回纳脱出物并教会患者正确的回纳手法,病情重不能回纳者,应卧床休息,减少下地活动次数和时间。

(3)教患者做盆底肌锻炼,如做提肛运动,指导患者避免增加腹压的因素,如咳嗽、久站及久蹲等,保持大便通畅,每日进食蔬菜500 g。

(4)每日为患者提供酸性果汁,可保持尿液呈酸性,不利于细菌生长;指导患者练习卧床排尿;若有肿块脱出影响排尿,指导患者排尿前先将脱出物回纳;尿潴留留置导尿管者,应间歇放尿以训练膀胱功能。排尿功能恢复正常后,鼓励患者每日饮水2000 ml以上。

(5)加强营养,给予高蛋白质、富含维生素食物,增强体质。

2. 心理护理 帮助患者树立战胜疾病的信心,耐心讲解子宫脱垂的知识和预后,鼓励病友间交流沟通。

3. 病情监护 观察患者有无外阴异物感,子宫脱垂的程度;注意阴道分泌物的颜色、气味、性状。

4. 治疗护理

(1)治疗原则:安全、简单、有效。

①非手术治疗:用于Ⅰ度轻型子宫脱垂,年老不能耐受手术或需要生育者。使用支持疗法:注意休息,增加营养,保持大便通畅,避免重体力劳动,治疗增加腹压的疾病,加强盆底肌的锻炼。子宫托是一种支持子宫和阴道壁使其维持在阴道内不脱出的工具,适用于各度子宫脱垂及阴道前后壁膨出的患者。重度子宫脱垂伴盆底肌明显萎缩以及宫颈或阴道壁有炎症或溃疡者,均不宜使用,经期和妊娠期停用。

②手术治疗:适用于非手术治疗无效或Ⅱ度、Ⅲ度子宫脱垂者。手术方式主要包括阴道前后壁修补术;阴道前后壁修补加主韧带缩短及宫颈部分切除术,也叫曼彻斯特手术;经阴道子宫全切除及阴道前后壁修补术;阴道纵隔成形术等。

(2)治疗配合及特殊专科护理。

①支持治疗的护理:教会患者做盆底肌锻炼,以增强盆底肌张力。做缩肛运动,用力收缩3~10秒,放松5~10秒,每次连续5~10分钟,每日3~4次,持续3个月。

②教会患者使用子宫托:

患者排空直肠、膀胱,洗净双手,取半卧位或蹲位,双腿分开,一手持子宫托的托盘呈倾斜位进入阴道内,将托柄向内、向上旋转,直至托盘到达宫颈,向下屏气,使托盘吸附于宫颈,托柄弯曲度朝前,对正耻骨弓后面放置。取出时,手指捏住托柄轻轻摇晃,待负压消失后向后外方牵拉取出子宫托。注意放置子宫托前,阴道应有一定水平的雌激素作用,绝经后的女性可用阴道雌激素霜剂,4周后再使用子宫托;经期和妊娠期停用;选择大小合适的子宫托,以放置后不脱出又无不适为宜;每晚取出洗净,次晨放入,切忌久置不取,以免过久压迫导致生殖道糜烂、溃疡甚至形成瘘管;放置子宫托后,分别于第1、3、6个月时到医院检查1次,以后每3~6个月到医院复查(图18-2)。

③做好术前、术后护理:术前护理同外阴、阴道手术护理。术后除按外阴、阴道手术患者的护理外,

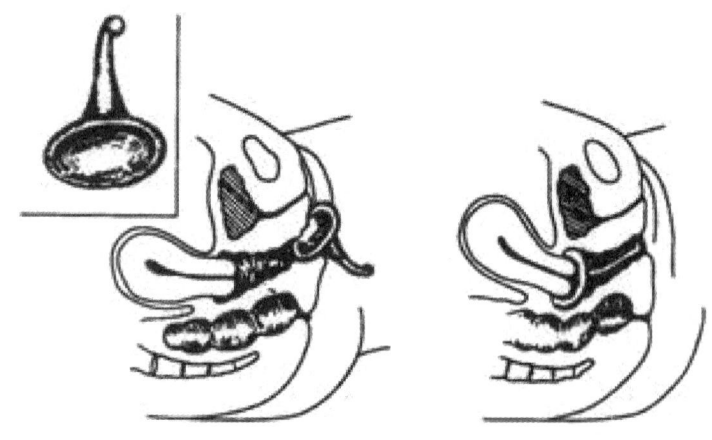

图 18-2 喇叭形子宫托及放置

应卧床休息 7～10 日,留置导尿管 10～14 日。避免增加腹压,坚持缩肛运动。

五、健康指导

休息 3 个月,期间禁止性生活、盆浴,半年内避免重体力劳动;术后 2 个月、3 个月分别到医院复查;宣传产后护理保健知识,进行产后体操锻炼和盆底肌锻炼,增强体质;积极治疗便秘、慢性咳嗽等长期性疾病;实行计划生育。

六、护理评价

评估评价护理目标是否达到,护理措施的实施情况,健康指导是否落实到位,有无新的护理问题出现。

思考题

患者,63 岁,近 2 年来感腰骶部疼痛,咳嗽、大笑或排便时有肿块自阴道脱出,卧床休息后可消失,近半年来肿块渐大。妇科检查:外阴萎缩,宫颈肥大,Ⅱ度宫颈糜烂,用力屏气后见宫颈及小部分宫体脱出阴道口。诊断为子宫脱垂。请问:该患者属几度子宫脱垂?最佳治疗方案是什么,应采取哪些护理措施?怎样做好健康指导?

(杨 珍)

学习重点：

学习难点：

必考点：

第十九章 不孕症患者的护理

学习目标

1. 掌握不孕症的定义和护理措施。
2. 熟悉不孕症辅助检查方法及治疗原则。
3. 了解不孕症的病因及发病机制。
4. 能针对不孕症患者提出合理治疗与整体护理方案。
5. 具备针对不孕症患者进行健康宣教的能力。

案例导入

患者,女,30岁,结婚4年,性生活正常,夫妻无分居,婚后未避孕却一直未孕,且患者无人流史。现有迫切生育需求,来院就诊。请思考:主要的辅助检查有哪些?如何制订护理措施?

第一节 不 孕 症

不孕症(infertility)是指有正常性生活,未经避孕1年而未曾受孕者。未避孕而从未妊娠者,称为原发不孕;曾有过妊娠而后未避孕连续1年不孕者,称为继发不孕。按不孕是否可以纠正,分为绝对性不孕和相对性不孕。绝对性不孕为夫妇一方有先天或后天生理解剖方面的缺陷,无法纠正而不能妊娠;相对性不孕为夫妇一方因某种因素妨碍受孕,导致暂时性不孕,得到纠正后仍能受孕。

一、护理评估

【健康史】

1. 病因评估 影响受孕的因素包括女方、男方和男女双方。据调查,女方因素占40%,男方因素占30%~40%,属男女双方因素的占10%~20%。

(1)女方不孕因素:以排卵障碍和输卵管因素常见。

①排卵障碍:a.下丘脑-垂体-卵巢轴功能紊乱;b.卵巢病变,如先天性卵巢发育不良、多囊卵巢综合征、卵巢功能早衰、卵巢子宫内膜异位症等;c.全身性因素,如甲状腺功能异常、重症糖尿病、肾上腺功能异常等影响卵巢功能。

②输卵管因素:输卵管阻塞或粘连约占女性不孕因素的50%,是女性继发不孕的主要原因;输卵管发育异常、输卵管纤毛运动和管壁蠕动功能丧失也可导致不孕。

③子宫因素:子宫畸形或发育不良、子宫黏膜下肌瘤、子宫内膜炎及内膜结核、宫腔粘连或子宫内膜分泌反应不良等均影响受精卵着床导致不孕。

④宫颈因素:宫颈炎症、宫颈黏液异常影响精子活力和进入宫腔的数量;宫颈息肉、宫颈肌瘤、宫口狭窄影响精子穿过造成不孕。

⑤外阴、阴道因素:阴道损伤后导致阴道粘连狭窄、先天无阴道、阴道横隔、无孔处女膜等,均能影

响性交并阻碍精子进入;严重阴道炎降低精子的活力影响受孕。

⑥其他:酗酒、吸烟和吸毒可损伤卵子而致不孕,精神过度紧张、焦虑,可影响神经内分泌系统而影响卵巢功能。

(2)男方不孕因素:主要有生精障碍和输精障碍。

①精液异常:无精子或精子数量过少,弱精,形态异常,原因有以下几点。a.发育异常,如先天性睾丸发育不全、双侧隐睾。b.局部原因,如腮腺炎并发睾丸炎导致睾丸萎缩;睾丸结核破坏睾丸组织。c.全身原因,如慢性消耗性疾病、精神过度紧张、慢性中毒等。

②性功能异常:早泄、不射精、外生殖器发育不良或勃起障碍等使精子不能进入阴道。

③免疫因素:男性体内产生对抗自身精子的抗体,或射出的精子发生自身凝集而不能通过宫颈黏液导致不孕。

(3)男女双方因素。

①缺乏性生活的基本知识:性生活不能进行或不正常。

②免疫因素:某些不孕妇女血清中存在多种自身抗体,可阻止精子与卵子结合。

③不明原因不孕症:经临床系统检查仍不能明确不孕原因。

2.病史评估 了解病史,包括男女双方的个人发育史、婚育史、性生活情况、生殖器官炎症史,有无结核病、内分泌疾病。继发不孕者评估流产、分娩情况,有无传染病等。

【身心状况】

1.症状与体征 男方体格检查,除全身检查外,应重点检查外生殖器有无畸形或病变,包括阴茎、阴囊和前列腺的大小和形状等。女方体格检查,注意第二性征发育情况,内外生殖器的发育情况,有无阴道痉挛或横隔、纵隔、瘢痕或狭窄,宫颈或子宫异常,子宫附件有无压痛、增厚或包块等。

2.心理社会状况 评估夫妇双方对不孕的心理反应,妇女被确诊患有不孕症之后通常会出现一种"不孕危机"的情绪状态。曼宁(Menning)曾将不孕妇女的心理反应描述为震惊、否认、愤怒、内疚、悲伤、孤独和解脱几个阶段。不孕症对婚姻属于危机事件,可致夫妻关系紧张。

【辅助检查】

了解卵巢、输卵管及子宫检查情况,了解男性精液检查情况。

1.男方检查 除注意外生殖器有无畸形或病变外,重点是精液常规检查。正常精液量为2~6 ml,平均为3 ml,精液量少于1.5 ml为异常;精液正常pH为7.2~8.0,一般在室温中放置30分钟会完全液化,超过1小时不液化者称为精液液化不良症。正常情况下每次射精时精子总数≥40×10^6个,精子存活率≥58%,正常形态精子≥4%。

2.女方检查

(1)卵巢功能检查:B超监测卵泡发育及排卵、基础体温测定、宫颈黏液检查、生殖道脱落细胞涂片检查、黄体期子宫内膜活组织检查及女性激素测定等。

(2)输卵管通畅实验:子宫输卵管碘油造影、输卵管通液。

(3)宫腔镜检查:直观了解宫腔内膜情况,有无宫腔粘连、内膜息肉、黏膜下肌瘤等。

(4)腹腔镜检查:腹腔镜可直接观察子宫、输卵管和卵巢有无病变。

(5)性交后精子穿透力试验:男女双方经上述检查未见异常时,可进行性交后试验。在预测的排卵期进行,试验前3日禁止性交,避免阴道用药或冲洗,在性交后2~8小时内检查,取宫颈黏液,若每高倍镜视野有20个活动精子,则为正常。

3.免疫检查 用宫颈黏液、精液相合试验,判断导致免疫不孕的因素是来自男方还是女方。

二、护理诊断及合作性问题

1.知识缺乏 缺乏不孕与生殖的相关知识。

2. 信心缺乏 与治疗无效有关。

3. 社交孤立 与缺乏家人的支持、羞与他人沟通有关。

三、护理目标

(1)患者正确复述与不孕症相关的知识,积极配合诊断、治疗与护理。

(2)患者情绪稳定,能正确面对疾病,恢复信心。

(3)患者愿意与他人沟通与交往。

四、护理措施

1. 一般护理 保持健康心态,增强体质,纠正不良嗜好,积极治疗全身性疾病;学会自测基础体温;掌握性知识,学会预测排卵日期,在排卵前2~3日至排卵后24小时内性交。

2. 心理护理 解除患者的思想包袱,做好心理护理。保持心情舒畅,消除精神紧张,增加治疗信心。此外,做好家属的思想工作,让患者得到家人的理解、关爱、鼓励与体贴。

3. 治疗护理

(1)原则:积极寻找病因,对因治疗,根据不同治疗方案,提供相应的支持和帮助。

(2)治疗生殖器器质性疾病:①积极治疗妇科肿瘤、生殖器炎症、阴道横隔、宫腔粘连等疾病,若为宫口狭窄,可行宫颈扩张术。②输卵管慢性炎症及阻塞的治疗,口服活血化瘀中药,中药保留灌肠,同时配合超短波、离子透入等促进局部血液循环,有利于炎症消除;输卵管内注药,于月经干净后2~3日进行,每周2次,直到排卵期前,连用2~3个周期。③输卵管成形术,用腹腔镜手术创伤较小,效果好,是临床常用方法。④阴道炎、卵巢子宫内膜异位症、生殖系统结核等均应积极治疗。

(3)内分泌治疗:诱导排卵,用于无排卵者,常用药物有枸橼酸氯米芬(CC)、人绒毛膜促性腺激素(HCG)、尿促性素(hMG)、卵泡刺激素(FSH)、溴隐亭等。

(4)免疫性不孕的治疗:如患者抗精子抗体阳性,在性生活时应使用避孕套6~12个月,使患者体内抗精子抗体水平降低,无效者可行免疫抑制治疗。

(5)上述治疗无效时,考虑采用辅助生殖技术,具体内容见本章第二节。

五、健康指导

接受婚前教育,介绍与受孕有关的各个环节;教会患者配合检查及自测基础体温,预测排卵期,监测排卵,适宜的性交次数及时间等;预防和治疗妇科疾病,注意经期卫生,避免继发不孕,减少人工流产手术;帮助患者调适心理,使患者能正确对待他人的看法。

六、护理评价

(1)患者及其家属表示获得了不孕症相关知识并积极配合治疗。

(2)不孕夫妇具有较好地对待不孕症的态度。

(3)患者与家庭成员能够彼此沟通,正确对待他人的看法。

第二节 辅助生殖技术

辅助生殖技术(assisted reproductive technology,ART)指在体外对配子和胚胎采用显微操作技术,帮助不孕夫妇达到生育的目的。ART包括人工授精、体外受精-胚胎移植、配子输卵管内移植以及其衍生技术。但通过ART妊娠者,流产率、异位妊娠和多胎妊娠发生率高,母婴并发症较多。

一、人工授精

人工授精(artificial insemination, AI)是将精子通过非性交方式放入女性生殖道内使其妊娠的方法。按精液的来源可将人工授精分两类：①夫精人工授精(artificial insemination by husband, AIH)；②供精人工授精(artificial insemination by donor, AID)。目前，AID 精子一律由国家卫生健康委员会认定的人类精子库提供和管理。

1. 人工授精的适应证 AIH 适用于女方宫颈因素，阴道痉挛，女方先天或后天生殖器官畸形者，男方性交困难和免疫因素。AID 适用于男方精子质量异常。

2. 人工授精的禁忌证 ①生殖器官严重发育不全或畸形；②女方患有输卵管梗阻、无排卵、生殖、尿路急性感染或性传播疾病等；③患有严重全身性疾病、传染病、遗传病或精神心理障碍等；④其他：女方接触致畸量的射线、毒物、药品，有酗酒等不良嗜好。

二、体外受精-胚胎移植

体外受精-胚胎移植(in vitro fertilization-embryotransfer, IVF-ET)，即试管婴儿。体外受精指从妇女体内取出卵子，在体外与精子受精并培养一段时间，发育成早期胚泡后，再将发育到一定时期的胚胎移植到宫腔内以实现妊娠的技术。由于胚胎最初 2 日在试管内发育，故又称试管婴儿技术。

适应证 女性输卵管堵塞（原发性和继发性）为最主要的适应证；卵巢子宫内膜异位症伴宫腔粘连，长期治疗不孕者；原因不明的不孕症；输卵管吻合术失败者；多囊卵巢综合征保守治疗长期不孕者；其他排卵异常者；女性宫颈因素致不孕者；男性因素致不孕者；其他，如免疫因素致不孕者、抗精子抗体阳性者。

三、配子输卵管内移植

配子输卵管内移植(gamete intrafallopian transfer, GIFT)又称改良试管婴儿，是直接将卵母细胞和处理后的精子移植到输卵管壶腹部的一种助孕技术，是继 IVF-ET 之后发展起来的比较成熟的辅助生殖技术，适用于输卵管正常的女性。开腹或腹腔镜直视下，用导管将培养液中的卵子与经处理的精子 0.5 ml 一起注入双侧输卵管壶腹部。此法省略实验室培养阶段，较体外受精-胚胎移植简单。

适应证 不明原因不孕症是 GIFT 的主要适应证；男性无精、少精或弱精症者；卵巢子宫内膜异位症；免疫性不孕；其他因素的不孕症，如无排卵、宫颈不孕和宫腔的异常等。

四、宫腔内配子移植术

宫腔内配子移植术适用于输卵管异常的女性，是将多个成熟卵子与经获能处理的精液和适量培养液用导管送入宫腔深部，即直接将配子移植到宫腔内受精后着床的技术。

适应证 同 IVF-ET，主要适用于双侧输卵管阻塞或功能丧失的不孕症妇女。

五、辅助生殖技术的并发症

1. 卵巢过度刺激综合征 卵巢过度刺激综合征(ovarian hyperstimulation syndrome, OHSS)是一种由促排卵引起的医源性并发症。卵巢过度刺激综合征的发生与促排卵药物的种类、剂量、治疗方案、患者的内分泌状态以及妊娠等诸多因素有关。

2. 多胎妊娠 多胎妊娠是促排卵常见的并发症。

3. 卵巢反应不足 与 OHSS 相反，卵巢反应不足表现为卵巢在药物促排卵下，卵泡发育不良，卵泡的数量、大小或生长速率不能达到用药的预期效果。

4. 卵巢或乳腺肿瘤 使用大剂量的促性腺激素，使患者处在反复大量多卵泡的发育和排卵产生高水平的雌激素和孕激素的内分泌环境状态下，可能导致卵巢或乳腺肿瘤。

5. 自然流产 如 IVF-ET 的流产率可达 25%～30%。

六、护理措施

1. 用药护理 按医嘱给予促排卵药物,在用药过程中注意观察病情变化情况,中、重度 OHSS 住院患者每 4 小时测量生命体征,记录出入量,每日测量体重和腹围,每日监测白细胞计数、血细胞比容、血电解质,是否有血栓形成、肾功能损害甚至衰竭、成人呼吸窘迫综合征等。

2. 心理护理 通过思想交流掌握患者的心理状态,说明采用 ART 技术的成功率不是 100%,以免使患者妊娠失败后承受心理及经济上的双重打击,介绍 ART 技术的程序、并发症、注意事项以取得配合和解除恐惧心理。

3. 积极采取预防措施 注意促排卵药物应用的个体化原则,严密监测卵泡的发育,根据卵泡数量适时减少或停用 HCG 及 hMG,提前取卵;预防卵巢反应不足,增加外源性 FSH 的剂量,提前使用 hMG 等;预防自然流产,合理用药,避免多胎妊娠,充分补充黄体功能;加强多胎妊娠产前检查的监护。

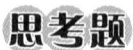

思考题

1. 女性不孕的原因有哪些?需做哪些检查确诊?
2. 男性不育的原因有哪些?

(张明娥)

学习重点：

学习难点：

必考点：

第二十章　妇产科常用护理操作技术

学习目标

1. 掌握外阴冲洗与消毒、会阴擦洗、阴道灌洗的目的及操作方法。
2. 掌握会阴湿热敷、阴道、宫颈上药的目的及操作方法。
3. 具备妇产科常用护理技术的基本操作技能。

第一节　外阴冲洗与消毒

外阴冲洗与消毒的目的是为自然分娩接产、阴道操作、妇产科手术做准备。

【用物准备】

治疗车1个、一次性治疗巾1块、无菌臀垫1块、一次性手套1双、便盆1个、屏风1个、专用单腿裤1条、治疗碗2个(内盛无菌肥皂水棉球、0.5%碘伏棉球)、无菌卵圆钳或无菌长镊子2把、消毒干棉球若干、会阴冲洗壶1个、污物桶1个,备温开水(38～41℃)800～1000 ml等。

【操作步骤】

1. 准备　备齐所需物品,向患者解释冲洗目的,以取得合作。嘱患者排空膀胱,屏风遮挡。铺一次性治疗巾,协助患者上检查床或产床,取膀胱截石位并暴露外阴。脱去一侧裤腿,换穿专用单腿裤。

2. 肥皂水擦洗　用无菌肥皂水棉球擦洗会阴部,遵循从上而下、由内向外的原则,顺序为大小阴唇、阴阜、大腿内上1/3、会阴及肛周。

3. 温开水冲洗　用消毒干棉球堵住阴道口,置便盆于臀下,温开水冲净肥皂水,取出阴道口的棉球。

4. 擦干　消毒干棉球擦干各部位,遵循从上而下、由内向外的原则,顺序为大小阴唇、阴阜、大腿内上1/3、会阴及肛周。

5. 消毒　再用0.5%碘伏棉球消毒,顺序同步骤4。

6. 操作后处理　整理用物,如进行产妇或妇科手术,铺无菌臀垫于臀下,交代注意事项。

【注意事项】

(1) 尊重患者,注意遮挡,以免增加患者的心理负担。动作轻柔,以免造成损伤或引起不适。

(2) 严格遵守操作规程,掌握擦洗及消毒顺序。

(3) 初产妇宫口开全,经产妇扩张4 cm且宫缩规律有力时,开始外阴冲洗与消毒。

第二节　会阴擦洗

会阴擦洗的目的是保持会阴及肛门部位的清洁,促进患者舒适;清除会阴分泌物,减少对切口的污染,促进会阴伤口的愈合;防止生殖系统、泌尿系统的上行感染。

【适应证】

产褥期会阴有伤口者、妇产科术后留置导尿管者、长期卧床生活不能自理者、会阴与阴道手术后者。

【用物准备】

治疗车1个、一次性治疗巾1块、一次性手套1双、屏风1个、治疗碗2个、镊子2把、消毒棉球若干及棉球缸1个、0.5%碘伏、弯盘1个等。

【操作步骤】

(1) 备齐所需物品至床旁,向患者解释目的,以取得合作。嘱患者排空膀胱,用屏风遮挡。脱去远侧裤腿盖在近侧腿上,远侧用盖被遮盖保暖。协助患者取膀胱截石位并暴露外阴,臀下垫一次性治疗巾。

(2) 弯盘、治疗碗置两腿间,治疗碗内放置消毒棉球,双镊操作(一把传递消毒棉球,另一把操作)擦洗会阴,一般擦洗3遍。顺序为自上而下,由内向外,以会阴切口或尿道为中心,先擦洗会阴伤口或尿道口和阴道口,然后小阴唇、大阴唇、阴阜、大腿内上1/3、会阴及肛周。必要时可多擦洗几遍。

(3) 用过的消毒棉球放弯盘内,镊子放治疗碗内。

(4) 撤去用物,整理床单位,交代注意事项。处理用物,做好记录。

【注意事项】

(1) 尊重患者,注意遮挡。

(2) 动作轻柔,防止损伤。顺序清楚,每擦一处更换1个消毒棉球,2把镊子不接触或混用。

(3) 注意观察会阴及伤口有无红肿、炎性分泌物及伤口的愈合情况,发现异常及时报告。

第三节 阴道灌洗

阴道灌洗的目的是促进血液循环,减少阴道分泌物,控制和治疗炎症,为妇科术前阴道做准备。

【适应证】

阴道炎、宫颈炎局部治疗;妇科术前阴道准备;腔内放疗后常规清洁冲洗。

【禁忌证】

经期、产后或人工流产术后宫口未闭;阴道出血者;宫颈癌患者有活动性出血。

【用物准备】

治疗车1个、治疗盘1个、弯盘1个、治疗碗1个、灌洗筒1个(连接带调节夹的橡皮管,长130 cm,灌洗头1个)、阴道扩张器1个、镊子1把、卵圆钳1把、干棉球若干、一次性治疗巾1块、一次性手套1双、屏风1个;0.2‰碘伏、1∶5000高锰酸钾溶液、生理盐水(41~43 ℃)。

【操作步骤】

(1) 备齐所需物品,向患者解释目的,以取得合作。嘱患者排空膀胱,用屏风遮挡。铺一次性治疗巾,协助患者上检查床,取膀胱截石位并暴露外阴。脱去一侧裤腿,换穿专用单腿裤。

(2) 按患者病情配制灌洗液,将灌洗桶挂于距床面高度60~70 cm处,排出管内空气,调节水温后备用。

(3) 外阴消毒后,右手持灌洗头,先冲洗外阴,然后左手分开小阴唇,将灌洗头沿阴道壁方向插入至后穹隆。冲洗时将冲洗头围绕宫颈上下左右轻轻移动,或用阴道扩张器暴露宫颈,边转动阴道扩张器边冲洗。当冲洗液剩下约100 ml时,关闭调节夹,将灌洗头或阴道扩张器向下按压,使阴道内残留的液体完全流出,取出灌洗头和阴道扩张器。

(4)再次冲洗外阴,用纱布擦干外阴部,撤去用物,交代注意事项并记录。

【注意事项】

(1)灌洗液的温度以41～43 ℃为宜,距离床旁高度不宜超过70 cm,以免压力过大使冲洗液或污物进入宫腔。

(2)动作轻柔,灌洗头不能插入过深,以免损伤阴道壁或宫颈组织。

(3)未婚女性可用导尿管冲洗,不能使用阴道扩张器。

(4)产后10日或妇产科手术后2周的患者,如果合并阴道分泌物有臭味、黏膜感染坏死、阴道术后伤口愈合不良等,可低位阴道灌洗,灌洗筒距床面高度不超过30 cm,以防污物进入宫腔或损伤阴道残端伤口。

第四节 会阴湿热敷

会阴湿热敷的目的是改善局部血液循环,增强白细胞的吞噬功能和提高组织活力,有利于脓肿局限和吸收,促进局部组织生长和修复,消炎、消肿、止痛和促进伤口愈合。

【适应证】

会阴水肿、会阴血肿的吸收期,会阴部伤口硬结及早期感染患者。

【用物准备】

治疗碗2个、弯盘1个、镊子2把、消毒大棉球数个、橡皮单(块)、一次性治疗巾或一次性垫巾1块、棉垫1个、消毒纱布若干、医用凡士林、0.5%碘伏、50%硫酸镁溶液或95%乙醇、沸水、热源(热水袋或红外线灯)等。

【操作方法】

(1)备齐所需物品至床旁,向患者解释目的,以取得合作。嘱患者排尿,用屏风遮挡。脱去远侧裤腿盖在近侧腿上,远侧用盖被遮盖。助患者取屈膝仰卧位并暴露外阴,臀下垫一次性治疗巾。

(2)0.5%碘伏擦洗会阴后擦干,热敷部位涂一薄层医用凡士林,盖上消毒纱布,把所需的热敷溶液倒入治疗碗内,纱布浸透拧至不滴水,放在热敷部位,再盖上棉垫保温,热水袋放在棉垫外或用红外线灯照射,距离20 cm。一般每3～5 min更换热敷料一次(红外线灯照射可适当延长更换敷料时间),每次热敷可持续15～30 min,每日2～3次。

(3)热敷完毕,更换会阴垫,整理床铺,清理用物,做好记录。

【注意事项】

(1)湿热敷的温度一般为41～48 ℃;密切观察患者全身反应,对休克、虚脱、昏迷及术后感觉不灵敏者应警惕烫伤及其他并发症;观察局部皮肤颜色有无发红,防止烫伤。

(2)湿热敷面积应是病灶面积的2倍。

第五节 阴道、宫颈上药

通过局部用药,消除局部炎症,促进伤口愈合,用以治疗阴道及宫颈的各种炎症。

【适应证】

各种阴道炎和急、慢性宫颈炎。

【操作前准备】

阴道扩张器1个,长镊子1把,喷洒器1个,一次性手套1双,一次性治疗巾1块,带线大棉球、干棉球、纱布、长棉签若干,以及各种治疗用的药液、药粉、药片、药栓、药膏、阴道冲洗物。

【操作步骤】

备齐所需物品至床旁,向患者解释目的,以取得合作。嘱患者排尿,用屏风遮挡。脱去远侧裤腿盖在近侧腿上,对侧用盖被遮盖。助患者取屈膝仰卧位并暴露外阴,臀下垫一次性治疗巾。进行阴道灌洗和擦洗,用阴道扩张器暴露阴道、宫颈后,用干棉球拭去宫颈及阴道后穹隆、阴道壁的黏液或分泌物,使药液直接接触炎性组织而发挥药效。根据不同患者和不同药物采用不同的上药方法。

1.局部涂药法 药物为液体或软膏,用长棉签蘸取少量药物,均匀涂布在宫颈糜烂面或阴道壁病变部位,并将长棉签插入宫颈管内约0.5 cm,保留约1 min。

2.喷撒法 阴道药物的各种粉剂,如磺胺嘧啶、土霉素、呋喃西林等药物,可用喷洒器将药物均匀地喷在炎症组织的表面,适用于非特异性炎症及老年性阴道炎患者。

3.纳入法 即阴道后穹隆塞药。常用于滴虫性阴道炎、外阴阴道假丝酵母菌病、老年性阴道炎及慢性宫颈炎等患者的治疗。栓剂、丸剂及片剂,如达克宁栓、甲硝唑、制霉菌素片等均可采用纳入法,将药物直接塞入阴道后穹隆处。也可指导患者自行放置,于临睡前上药,先冲洗外阴擦干,洗净双手或戴上无菌手套,取半蹲位,用食指将药片沿阴道后壁向上向后推进,直到食指完全伸入为止。

4.宫颈棉球上药 适用于急性或亚急性宫颈炎伴出血患者。常用药物有抗生素药液和止血粉等。用阴道扩张器充分暴露宫颈,用长镊子夹持带线大棉球浸蘸药液塞压于宫颈,轻轻退出阴道扩张器,取出长镊子,注意防止将带线大棉球带出或移位。将带线大棉球尾线留于阴道口外,并用胶布将尾线固定于阴阜侧上方。嘱患者于放药后12~24小时自行牵拉带线大棉球尾线取出。

【注意事项】

(1)应用宫颈腐蚀性药物,应保护好阴道壁及正常宫颈组织。未婚妇女上药禁用阴道扩张器,可用长棉签涂擦。给阴道壁上非腐蚀性药物,应转动阴道扩张器,将药液均匀涂布阴道四壁。放药后12~24小时应及时取出带线大棉球。注意药液涂后应及时吸干,如数取出带线大棉球和纱布。阴道栓剂晚上休息时上药。

(2)经期及阴道出血者停止阴道给药,避免引起上行感染;用药期间禁止性生活。

第六节 坐 浴

坐浴的目的是借助水温和药物作用促进局部血液循环,增强局部抵抗力,减轻炎症和疼痛,使创面清洁,有利于组织恢复。

【适应证】

各种阴道炎和急、慢性宫颈炎;子宫切除术前准备;术后阴道残端炎症。

【用物准备】

坐浴盆1个、30 cm高坐浴架1个、无菌纱布1块、41~43 ℃的坐浴液2000 ml。坐浴常用药液有1:5000高锰酸钾溶液、1%乳酸溶液、0.5%的醋酸溶液、2%~4%碳酸氢钠溶液、中成药液如洁尔阴等,以上各种药液根据疾病的需要选择。

【操作步骤】

(1)备齐所需物品至床旁,解释目的,以取得合作。嘱患者排尿,用屏风遮挡。患者排空膀胱,取蹲位,并将外阴及肛门周围擦洗干净。在坐浴盆内按比例配制好41~43 ℃的坐浴药液2000 ml。将坐浴盆置于坐浴架上,患者全臀和外阴部浸泡于溶液中,持续20 min。

(2)结束后用无菌纱布擦干患者外阴,交代注意事项,并记录。

【注意事项】

(1)阴道出血、经期、孕妇、产后10日内均不能坐浴。

(2)坐浴液严格按比例配制,浓度太高容易造成黏膜烧伤,浓度太低影响治疗效果。

(3)坐浴液水温保持在41~43 ℃,水温过高易烫伤黏膜,全臀和外阴浸泡于坐浴液中。

思考题

1.外阴冲洗与消毒操作中,0.5%碘伏棉球消毒的顺序是怎样的?该操作的注意事项有哪些?

2.阴道灌洗的操作步骤是怎样的?该操作的注意事项有哪些?

(张明娥)

学习重点：

学习难点：

必考点：

第五篇 计划生育妇女的护理

第二十一章 计划生育妇女的护理

学习目标

1. 掌握避孕、终止妊娠、女性绝育的方法及护理措施。
2. 熟悉避孕、终止妊娠、女性绝育的原理、并发症。
3. 能针对需要避孕及终止妊娠的妇女进行整体护理。
4. 具备计划生育健康指导与宣教的能力。

实行计划生育是我国的一项基本国策,计划生育是对人口的出生增长实行计划调节,通过人类生殖调控,达到有计划地、科学地控制人口数量,提高人口素质,实现人口与经济、社会协调发展。国家提倡适龄婚育,优生优育。一对夫妇可以生育三个子女。

第一节 避孕方法及护理

避孕是采用科学的手段,使育龄妇女在不妨碍正常性生活和身心健康的情况下暂时不受孕。目前女性常用的避孕方法有宫内节育器、药物避孕和其他避孕方法。男性避孕在我国主要为阴茎套。

一、工具避孕

利用避孕工具阻止精子与卵子结合或改变宫腔内环境达到避孕的目的。

(一)宫内节育器

宫内节育器(intrauterine device,IUD)避孕是一种安全、简便、经济、有效、可逆的避孕方法,为我国育龄妇女的主要避孕措施。

1. 种类 国内外有数十种宫内节育器(图 21-1),大致分为惰性和活性两大类。

(1)惰性宫内节育器:第一代宫内节育器,由惰性材料如金属、硅胶、塑料等制成。放环后出血及疼痛等反应较轻,但其脱落率及带器妊娠率较高,故目前较少使用。

(2)活性宫内节育器:第二代宫内节育器,其内含有活性物质如铜离子、激素、药物及磁性物质等,克服了惰性宫内节育器的缺点,减少了副反应,提高了避孕效果,分为含铜宫内节育器(图 21-1(b)(c)(d))和含药宫内节育器两大类。

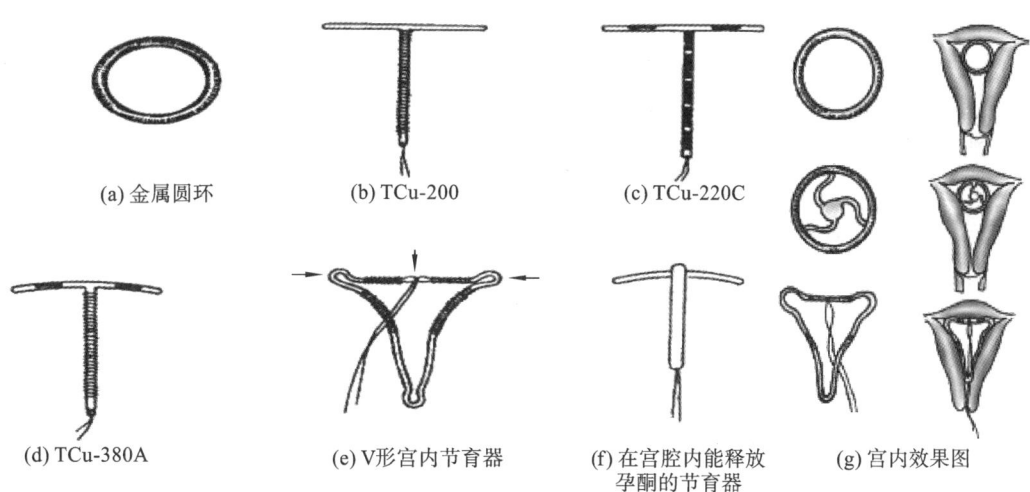

图 21-1　宫内节育器类型及宫内效果图

2. 避孕原理

（1）杀精毒胚作用：①宫内节育器由于压迫局部产生炎症反应，分泌的炎性细胞有毒害胚胎的作用；②铜离子具有使精子头尾分离的毒性作用，使精子不能获能。

（2）干扰着床：子宫内膜受压缺血损伤及慢性炎症反应，产生前列腺素，纤溶酶原活性增强，使囊胚溶解吸收；改变输卵管蠕动，使受精卵运行速度与子宫内膜发育不同步，受精卵着床受阻。

（3）铜离子进入细胞，影响酶活性，并影响糖原代谢、雌雄激素摄入及 DNA 合成，不利于受精卵着床及胚胎发育。

（4）释放孕激素的宫内节育器中，孕激素使腺体萎缩、间质蜕膜样变，不利于受精卵着床；改变宫颈黏液性状，使宫颈黏液稠厚，不利于精子穿透。

3. 宫内节育器放置术

（1）适应证：凡育龄妇女且无禁忌证，自愿要求放置者。

（2）禁忌证：①生殖器官急、慢性炎症；②子宫畸形；③月经紊乱，如月经过多、过频或不规则出血；④生殖器官肿瘤；⑤宫颈过松、重度陈旧性宫颈裂伤或子宫脱垂者；⑥宫腔＜5.5 cm 或＞9.0 cm（除足月分娩后、大月份引产后或放置含铜无支架宫内节育器）；⑦有铜过敏史；⑧严重的全身性疾病者。

（3）放置时间：①常规为月经干净后 3～7 日无性生活者；②人工流产手术结束后（出血少且宫腔深度＜10 cm 者）；③正常分娩后满 3 个月，剖宫产后 6 个月；④哺乳期放置应先排除早孕；⑤释放孕激素的宫内节育器在月经第 3 日放置；⑥自然流产于下次月经来潮后放置，药物流产者 2 次正常月经后放置。

（4）放置：由医生完成。

（5）术后注意事项及随访：①术后可有少量阴道出血和下腹不适，应休息 3 日，2 周内忌重体力劳动，2 周内忌性生活及盆浴；②3 个月内每次经期或排便时应注意有无宫内节育器的脱落；③定期复查（X 线或 B 超），术后 1 个月、3 个月、6 个月、1 年各复查一次，以后每年复查一次直至停用；④保持外阴清洁，注意术后症状，如术后出现腹痛不缓解或加重、发热、出血大于月经量，应随时就诊。

4. 宫内节育器取出术

（1）适应证：①放置节育环后副反应严重，出现并发症经治疗无效者；②计划再生育者；③带器妊娠者，包括宫内和宫外妊娠；④改用其他避孕措施或绝育者；⑤放置期限已满需更换者；⑥绝经 1 年及以上者；⑦确诊宫内节育器嵌顿或移位者；⑧无须避孕者。

（2）取器时间：①月经干净后 3～7 日；②带器妊娠者在行人工流产时取，带器异位妊娠者，于术前诊断性刮宫时或在术后出院前取；③子宫不规则出血者，随时可取，取宫内节育器同时需行诊断性刮宫,刮出组织送病理学检查,排除子宫内膜病变。

(3)注意事项:①取器前应做 B 超或 X 线检查确定宫内节育器是否在宫腔内以及在宫腔的位置,同时了解宫内节育器的类型;②使用取环钩取宫内节育器时应十分小心,不能盲目钩取,更应避免向宫壁钩取,以免损伤宫壁;③取出宫内节育器后应告知患者查看;④建议有避孕要求的患者落实其他避孕措施;⑤术后休息 1 日,2 周内禁止性生活及盆浴。

5.宫内节育器的副反应及并发症

(1)不规则阴道出血:放置宫内节育器常见的副反应。一般表现为月经过多、经期延长或月经周期中不规则点滴出血,一般不需处理,3~6 个月逐渐恢复正常。建议患者注意休息,补充铁剂。经治疗无效可考虑更换宫内节育器,仍无效者应改用其他避孕方法。

(2)腰酸腹坠,白带增多:主要与宫内节育器和宫腔大小及形态不符有关,轻者不需要处理,重者注意多休息,遵医嘱给予解痉药,处理无效者应更换宫内节育器。

(3)感染:多因放置时无菌操作不严或 T 形宫内节育器尾丝导致上行感染。一旦发生感染,应取出宫内节育器并给予抗生素治疗。

(4)宫内节育器异位:因宫内节育器过大过硬、子宫壁薄而软或粗暴操作等损伤宫壁所致,确诊后应取出。

(5)宫内节育器脱落或带器妊娠:因宫内节育器与宫腔大小、形态不符,宫颈内口过松、月经量过多、宫内节育器放置未达宫底部。常见于放器后 1 年内,尤其是前 3 个月。宫内节育器脱落确诊后查明原因再重新放置;带器妊娠,在行人工流产时取出宫内节育器。

(6)宫内节育器嵌顿或断裂:多由于放置时损伤宫壁或放置时间过长,致部分器体嵌入子宫肌壁或发生断裂。一经确诊应及时取出。

(二)阴茎套

阴茎套(condom)也称避孕套,为男性避孕工具。每次性生活时套在阴茎上,使精液排在阴茎套内而不进入宫腔,达到避孕的目的(图 21-2)。阴茎套还可防止性传播疾病,故提倡应用。应用中如发现阴茎套有破孔、滑落,应立即采取以下措施:①女方站立使精液流出体外,阴道内涂避孕膏或在食指上缠纱布蘸温肥皂水伸入阴道内将精液洗出。②服用探亲避孕药。

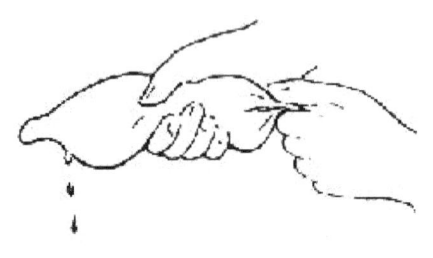

图 21-2 阴茎套检查法

(三)阴道套

阴道套(vaginal pouch)为女用避孕套(famale condom),是一种柔软、宽松的袋状聚氨酯(或乳胶)制品,开口处为一直径 7 cm 的柔软"外环",套内有一直径为 6.5 cm 的游离"内环"(图 21-3),既能避孕,又能阻止性疾病传播,我国供应较少。

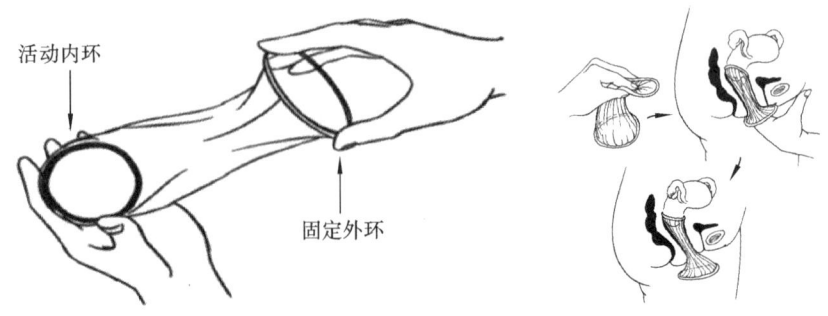

图 21-3 阴道套及其使用方法

二、药物避孕

国内常用的避孕药多为人工合成的甾体激素类药物,制剂有雌激素衍生物、孕酮衍生物及睾酮衍生物,其优点为安全、有效、经济、方便。自20世纪60年代美国第一个复方口服避孕药上市以来,激素避孕方法一直显示可靠的避孕效果。

(一)作用机制

1. 抑制排卵 避孕药中雌、孕激素负反馈抑制下丘脑释放GnRH,影响垂体对FSH和LH的合成分泌,使卵巢的卵细胞发育障碍,不出现排卵前LH峰,排卵受到抑制,或黄体功能不足。

2. 改变宫颈黏液性状,阻碍受精 使宫颈黏液分泌量减少,黏稠度增加,拉丝度降低,不利于精子穿透;杀死精子或影响精子功能,从而阻碍受精。

3. 阻碍着床 改变子宫内膜功能和形态。在小剂量雌激素持续作用下,子宫内膜腺体生长发育迟缓,腺体较小,萎缩变窄,同时又受孕激素作用使子宫内膜腺体、间质提前发生类分泌期变化,呈现分泌不良,不利于受精卵着床。

4. 改变输卵管的功能 在雌、孕激素作用下,输卵管上皮纤毛功能、输卵管液体分泌均受到影响,改变受精卵在输卵管内的正常运动,干扰受精卵着床。

(二)适应证

育龄期的健康妇女均可服用。

(三)禁忌证

(1)严重的心血管疾病患者不宜服用,因为避孕药中孕激素对血脂蛋白代谢有影响,加速冠状动脉粥样硬化发展;雌激素作用使凝血功能亢进,以致冠状动脉硬化者易并发心肌梗死。雌激素还增加血浆肾素活性,使血压升高,高血压患者脑出血发生率较未服药者高2倍。

(2)血液及内分泌疾病患者,如各型血液病、糖尿病及甲状腺功能亢进者。

(3)年龄>45岁、哺乳期、产后未满半年或月经未来潮者。

(4)月经异常,如月经稀少、闭经等。

(5)恶性肿瘤、癌前病变或子宫、乳房肿块者。

(6)用药后不适应者,服药后有偏头痛反复发作者。

(7)年龄>35岁的吸烟妇女不宜长期服用,以免引起卵巢功能早衰。

(8)精神病长期服药者。

(9)急、慢性肝炎及肾炎患者。

(四)避孕药种类及用法

常用的避孕药种类有口服避孕药(短效口服避孕药、长效口服避孕药),长效避孕针,速效避孕药(探亲避孕药),缓释避孕药和外用避孕药。

1. 短效口服避孕药 最早的避孕药,大多由雌激素和孕激素配伍组成的复合制剂。目前常用的有炔诺酮、甲地孕酮、炔诺孕酮等孕激素与炔雌醇组成的各种复方制剂,除一般的复方片外,还有双相片、三相片。去氧孕烯和孕二烯酮等是强效孕激素制剂。药物剂型:①纸型片,可溶性纸上附有药物;②糖衣片,糖衣内含药;③滴丸,药稀释在明胶液里,再凝成滴丸。

2. 长效口服避孕药 由长效雌激素和人工合成的孕激素配伍制成。主要是利用长效雌激素炔雌醚,它从胃肠道被吸收后,存于脂肪组织中缓慢释放而起长效避孕作用。服用1次可避孕1个月,避孕效果可靠。孕激素促使子宫内膜转化为分泌期引起撤退性出血。避孕有效率达96%~98%。

3. 长效避孕针 目前使用的有单纯孕激素及雌、孕激素混合两种剂型,有效率达98%以上,常用雌、孕激素混合型制剂。单纯孕激素可用于哺乳期避孕,但易致月经紊乱,故较少使用。用法及注意事项:首次于月经周期第5日和第12日各肌内注射1支,以后在每次月经周期的第10～12日肌内注射1支,一般用药后12～16日月经来潮。

4.速效避孕药(探亲避孕药) 服用此类药物不受月经周期的限制,适用于短期探亲夫妇。药物主要可改变子宫内膜的形态与功能,并使宫颈黏液变得黏稠,不利于精子穿透和受精卵着床。探亲避孕药的避孕效果可靠,达98%以上。

5.缓释避孕药 以具备缓慢释放性能的高分子化合物为载体,一次给药后在体内持续、恒定、微量释放甾体激素,主要是孕激素,达到长效避孕的目的。临床常用的缓释避孕药为皮下埋植制剂,有效率为99%以上,可避孕5～7年。用法及注意事项:于月经周期前7日内均可放置。在局麻下用特制10号套管针将胶囊呈扇形埋入左上臂或前臂内侧皮下。放置后24小时发挥避孕作用,每日释放左炔诺孕酮30 μg。由于其为单孕激素制剂,月经紊乱是其主要副作用,如点滴出血或不规则出血,少数出现闭经,随放置时间延长而逐步改善。

6.外用避孕药 在性生活前5 min将药膜揉团置于阴道深处,待其溶解后即可行房事;避孕药放在特殊贴片内,粘贴在皮肤上,每日释放一定剂量避孕药,通过皮肤吸收达到避孕目的。每周1片,连用3周,停用1周,每月共用3片。

(五)药物不良反应及护理措施

1.月经改变 服药后可改变月经周期,使经期缩短、经量减少、痛经减轻或消失。但也有1%～2%妇女发生闭经,常发生于月经不规则妇女,停药后月经未来潮者需排除妊娠,停药7日后可继续服药,若连续停经3个月,需停药观察。更多情况下可因漏服、服用减量制剂后发生不规则少量阴道出血,称为突破性出血。服药前半周期出血可能与雌激素量不足有关,可每晚加服炔雌醇0.005～0.015 mg,与避孕药同时服至第21日停药。在服药的后半周期出血可能为孕激素量不足,可每晚增服避孕药1/2～1片,同服至21日停药。若出血多如月经量应停药,待出血第5日再开始下一周期用药。

2.类早孕反应 避孕药中含有激素,可刺激胃黏膜,服药初期可出现恶心、呕吐、头晕、乏力等类似妊娠早期的反应。一般不需处理,1～3个周期后可自行减轻或消失。重者可口服维生素B_6 20 mg、维生素C 100 mg以及山莨菪碱10 mg,每日3次,连续1周。

3.体重增加及色素沉着 一般不需处理,如症状显著者可改用其他避孕措施。

三、其他避孕方法

(一)紧急避孕

紧急避孕是指在无防护性措施情况下性交后或避孕失败后一定时间内(几小时或3～5日内)采取的防止妊娠的方法,方法有放置宫内节育器和口服避孕药。

1.适应证 ①阴茎套破裂、滑脱;漏服短效避孕药;错误计算安全期;宫内节育器脱落。②性生活未使用任何避孕措施。③遭到性暴力。

2.方法

(1)宫内节育器:在无防护性措施情况下性生活后5日(120小时)之内放入含铜宫内节育器,有效率达95%以上。

(2)紧急避孕药种类及用法。

①单孕激素制剂:无防护性措施情况下性交后72小时内服1片,12小时后再服1片。目前我国最常用的为左炔诺孕酮片,正确使用的妊娠率仅4%。

②抗孕激素制剂:我国最常用的为米非司酮。在无防护性措施情况下性交后120小时内服用米非司酮1片,每片10 mg或25 mg,1片即可。有效率达85%以上,妊娠率2%左右。

③雌孕激素复方制剂:我国多为复方左炔诺孕酮片。在无防护性措施情况下性交后72小时内即服4片,12小时再服4片。

紧急避孕仅对一次无防护性措施的性交有效,仅作为应急处理。避孕有效率明显低于常规避孕方法,且紧急避孕药激素剂量大,副作用亦大,不能替代常规避孕。

(二)安全期避孕

安全期避孕是指通过避开易受孕期性交,不用其他药物或工具而达到避孕目的的方法,又称自然避孕法。排卵通常发生在下次月经前14日左右。精子进入女性生殖道后可存活2~3日,成熟卵子排出后能存活1~2日,而受精能力最强的时间是排卵后24小时内。因此,排卵前后4~5日内为易受孕期,其余时间不易受孕,被视为安全期。

使用安全期避孕法必须准确推算排卵的日期。一般用基础体温测定、宫颈黏液评估的方法判定排卵期。月经规律者可通过月经周期推算排卵期。由于女性排卵可受情绪、外界环境因素以及健康状况等影响而提前或推迟,也可发生额外排卵。因此,安全期避孕法并不十分可靠,不宜推广。

(三)促黄体生成激素释放激素类似物(LHRH-α)避孕

促黄体生成激素释放激素类似物主要通过阻碍卵泡发育和排卵来避孕。

第二节 终止妊娠方法及护理

一、早期妊娠终止方法及护理

早期妊娠采用人工方法终止的称为早期妊娠终止,又称人工流产,是避孕失败的补救措施。人工流产可分为药物流产和手术流产两种方式。

(一)药物流产

药物流产又称药物抗早孕,是用非手术措施终止早孕的一种方法,它具有痛苦小、相对安全、简便、副反应少或轻的特点。目前,米非司酮配伍米索前列醇为最佳方案。米非司酮为甾体类,对子宫内膜孕激素受体的亲和力比孕酮高5倍,因而能和孕酮竞争而与蜕膜的孕激素受体结合,从而阻断孕酮活性而终止妊娠。同时由于蜕膜坏死,内源性前列腺素释放而使宫颈软化,宫缩促使妊娠物排出。完全流产率达90%~95%。米索前列醇是前列腺素的衍生物,有扩张和软化宫颈的作用。米索前列醇阴道后穹隆上药的生物利用度远大于口服给药。

1. 适应证
(1)妊娠49日以内无禁忌证,本人自愿要求使用药物终止妊娠。
(2)手术流产的高危对象,如宫颈坚硬及发育不全,生殖道畸形及严重骨盆畸形等。
(3)多次人工流产史,对手术流产有疑虑和恐惧心理者。

2. 禁忌证
(1)使用米非司酮的禁忌证:肝、肾、肾上腺疾病及其他内分泌疾病患者。
(2)使用前列腺素类药物的禁忌证:如心血管疾病、青光眼、胃肠功能紊乱等。
(3)过敏体质、带器妊娠及疑为异位妊娠者。

3. 用药方法 米非司酮25 mg,每日2次,共3日,于第4日上午空腹服用米索前列醇0.6 mg,顿服或置于阴道后穹隆。

4. 副反应及并发症 出血时间过长、量过多是其主要副反应,除此之外,存在流产失败的可能。

5. 用药注意事项 米非司酮在空腹或进食前后2小时用凉水吞服;服药中会出现恶心、呕吐、头晕等类早孕反应,大多会自行消失,无须特殊处理,严重者及时就医;服药后出现少量阴道出血,注意观察出血量及排出物,如有组织物及时送检;流产后阴道出血过多或时间过长(21日以上),或发生腹痛、发热等,及时就医;2周内禁性生活和盆浴,5周后随访。

(二)手术流产

手术流产是避孕失败的补救方法,是指妊娠14周以内,因意外妊娠、疾病等原因而采用手术方法终止妊娠,包括负压吸引术(妊娠6~10周)和钳刮术(妊娠11~14周)。妊娠月份越小,手术越简便、相对越安全,出血及对患者损伤越小。

1. 适应证

(1)因各种疾病不能继续妊娠者。

(2)避孕失败自愿要求终止妊娠者。

2. 禁忌证

(1)生殖器官急性炎症。

(2)全身各种病症的急性期。

(3)全身情况不良,不能耐受手术。

(4)测体温有2次超过37.5 ℃以上者。

3. 手术步骤

(1)负压吸引术:适于妊娠6~10周者。

①患者取膀胱截石位,双合诊查子宫大小、位置及附件情况。常规消毒外阴、阴道,铺巾,用阴道扩张器暴露宫颈,消毒宫颈及阴道。

②扩宫颈,探宫腔:用宫颈钳钳夹宫颈前唇,宫颈扩张器由小到大扩张宫颈管,扩张到比选用吸头大半号或1号。用探针顺子宫位置探测宫腔深度,妊娠6~8周者,宫腔深8~10 cm;妊娠9~10周者,宫腔深10~12 cm。

③吸刮:按妊娠周数及宫腔大小调整负压,一般控制在400~500 mmHg,最大负压不得超过600 mmHg。按顺时针方向吸宫腔1~2周,感到宫壁粗糙,宫腔缩小,出现少量血性泡沫时,提示组织吸净。用小号刮匙轻轻搔刮宫底及两侧宫角,检查宫腔是否吸净。必要时重新放入吸管,再次用低负压吸宫腔1周。取下宫颈钳,用棉球拭净宫颈及阴道血迹。将吸出物过滤,检查有无绒毛组织。若未见绒毛组织,应送病理检查。

(2)钳刮术:适于妊娠11~14周者。

①~②步骤同负压吸引术。

③用卵圆钳钳夹胎儿及胎盘,待大块组织钳夹干净后,再用吸管吸净宫内残留物。

④复查宫腔:空腔迅速缩小,出血减少,吸出血液为泡沫状,证明已吸干净。

⑤检查刮出物:拼凑胎儿碎块,见头、四肢、胸廓、胎盘,表示钳夹干净,送病理检查。

4. 护理要点

(1)术后在观察室休息1~2小时,观察腹痛及阴道出血情况。

(2)负压吸引术后休息2周,钳刮术后休息2~4周,1个月内禁止盆浴和性生活。

(3)指导患者注意腹痛及阴道出血情况,如腹痛无缓解或反而加重、阴道出血多于月经量,或阴道出血持续半个月者均应随诊。

(4)指导患者注意体温、阴道分泌物有无臭味等情况。

5. 并发症及防治

(1)吸宫不全:人工流产术常见并发症,多见于操作技术不熟练或子宫位置异常等情况,主要是部分胎盘残留,也可能有部分胎儿残留。常表现为人工流产术后10日出血量仍多,或出血停止后又有大量出血。若出血多,应立即刮宫。

(2)子宫穿孔:常见于术者操作技术不熟练、子宫位置未扪清楚、宫颈扩张器与子宫位置方向相反、哺乳期子宫或子宫壁有瘢痕等情况。器械进入宫腔突然出现"无底"感觉,或其深度明显超过检查时子宫大小,即可诊断为子宫穿孔,是严重的并发症。疑有穿孔者应立即停止手术,用缩宫素、止血药和抗生素。密切观察患者的生命体征、腹痛及有无内出血情况。必要时行剖腹探查。

(3)人工流产综合征:患者在术中或术后出现心动过缓、心律不齐、血压下降、面色苍白、冷汗、头晕,甚至晕厥等症状,大多数可在停止手术后逐渐恢复。其发生主要由于宫颈和子宫遭受机械性刺激引起迷走神经兴奋,并与患者不能耐受宫颈扩张、牵拉和过高的负压及精神紧张有关。因此,术前应给予精神安慰,扩张宫颈时不可施用暴力,吸宫时掌握适当负压。防治措施主要有扩张宫颈时宜缓慢进行,适当降低吸宫的压力,各种操作要轻柔。一旦出现心率减慢,静脉注射阿托品 0.5～1 mg,效果较好。

(4)漏吸:确定为宫内妊娠,负压吸引术后检查未发现胚胎及胎盘等绒毛组织,往往因胎囊过小、子宫过度屈曲或子宫畸形造成。应复查子宫位置、大小及形态,重新探查宫腔,再次行负压吸引术。若未见胚胎及胎盘等绒毛组织,除考虑漏吸外,还应排除宫外孕的可能。

(5)感染:多因术者无菌观念不强、不全流产、器械及敷料消毒不严或患者不执行医嘱提前进行性生活所致,多表现为盆腔炎、急性子宫内膜炎甚至腹膜炎。患者应卧床休息,给予支持疗法,及时抗感染治疗,如宫腔有残留物合并感染者,按感染性流产处理。

(6)其他:还可发生术中出血、羊水栓塞等。

二、中期妊娠终止方法及护理

妊娠 14～28 周用人工方法终止妊娠的为中期妊娠终止。常用依沙吖啶引产术和水囊引产术,需住院引产。

(一)依沙吖啶引产术

中期妊娠多采用依沙吖啶注入羊膜腔内引产。依沙吖啶引产术简便,成功率为 99％～100％,但易发生胎盘、胎膜残留,故在胎盘及胎体排出后需清宫。

知识链接

依沙吖啶引产术的作用机制

依沙吖啶对多种革兰氏阳性、阴性菌具有很强的杀灭作用,是一种强力杀菌剂。它也能刺激子宫平滑肌兴奋、胚胎组织变性坏死,内源性前列腺素升高导致宫缩,胎儿因药物中毒而死亡。

1. 适应证
(1)妊娠 14～28 周,无禁忌证者。
(2)孕期接触胎儿致畸因素者。
(3)因患病不能继续妊娠者。
(4)胎死宫内者。

2. 禁忌证
(1)有急、慢性肾疾病或肝、肾功能不全。
(2)各种疾病急性期,如急性传染病、生殖器官炎症;术前当日体温 2 次超过 37.5 ℃。
(3)剖宫产术或肌瘤挖出术 2 年内,瘢痕子宫、陈旧性宫颈裂伤等。
(4)对依沙吖啶过敏者。

3. 术前准备
(1)评估患者身心状态,严格掌握适应证和禁忌证。

(2)完善术前各项辅助检查,如血、尿常规,肝、肾功能,出、凝血时间,阴道分泌物检查,心电图,胸部X线透视等。

(3)B超行胎盘定位及穿刺点定位。

(4)术前3日禁性生活,每日冲洗阴道1次或上药。

(5)物品准备,包括穿刺包、配制好的0.5%～1%依沙吖啶用20 ml注射器抽取后术中备用等。

4.手术步骤

(1)患者体位:患者排空膀胱后,取仰卧位。

(2)选择穿刺点:穿刺点应在宫底与耻骨联合中点的腹中线上、中线两侧左右各1 cm处或在胎儿肢体侧、囊性感最明显处,应避开胎盘附着处,必要时在B超下定位。

(3)消毒:以穿刺点为中心,常规消毒腹部皮肤,铺好无菌孔巾。

(4)羊膜腔穿刺:先用0.5%～1%利多卡因于局部做浸润麻醉,再用20～21号腰椎穿刺针经选定的穿刺点处垂直刺入腹壁,如有羊水流出,则穿刺成功。

(5)注入药液:接上装有依沙吖啶液100 mg的注射器,回抽有羊水后,缓慢将药液注入羊膜腔。注射药物完毕,取下注射器,插入针芯,快速拔出针头,用消毒纱布或棉球覆盖穿刺点压迫数分钟,以防局部出血,再用胶布固定。

5.并发症及防治

(1)发热:偶有24～48小时内体温升高,可在短时间内自行恢复。

(2)胎盘、胎膜残留:疑有胎盘、胎膜残留者,可行清宫术。

(3)阴道出血:约80%的患者有出血,但一般不超过100 ml。

6.操作注意事项

(1)安全用药量:一般为50～100 mg,不超过100 mg。

(2)宫腔内羊膜腔外用药须稀释,只能用注射用水稀释,不能用生理盐水稀释。

(3)如从针管抽出血液时,应向深部进针或向后退针,如仍有血液,应更换穿刺部位。

(4)操作严格无菌,防止感染。

7.术后护理

(1)注意体温,注射药物后24～48小时,体温升高但不超过38 ℃,不须处理。

(2)严密观察宫缩、产程进展及阴道出血情况;一般注射药物后12～24小时出现规律宫缩,在用药后36～48小时胎儿、胎盘娩出。

(3)按正常分娩接产,胎儿娩出后,遵医嘱肌内注射缩宫素。胎盘娩出后应检查胎盘、胎膜是否完整、软产道有无裂伤,发现异常及时报告并处理。

(4)保持外阴清洁,每日清洗消毒2次,使用消毒会阴垫,禁性生活和盆浴1个月。

(5)按常规退奶,引产术后1个月随访,指导避孕,如有不适及时就诊。

(二)水囊引产术

将水囊置于子宫壁与胎膜之间,再向水囊内注入适量无菌生理盐水,借膨胀的水囊增加宫腔内压力,刺激子宫引起宫缩,促使胎儿及附属物排出。水囊引产术简便有效,引产时间短,无药物反应及副作用,并发症少,但应注意无菌操作,预防感染。

1.适应证 同依沙吖啶引产,尤其适用于患有心、肝、肾疾病稳定期的患者。

2.禁忌证

(1)妊娠期有反复出血史者、前置胎盘或皮肤感染者。

(2)其他禁用条件同依沙吖啶引产术。

3.手术步骤

(1)患者排空膀胱后取膀胱截石位,常规消毒外阴。

(2)手术者戴无菌手套、铺消毒巾,常规妇科检查,了解子宫位置及大小。

(3)用阴道扩张器撑开阴道壁,暴露宫颈,常规消毒阴道及宫颈。

(4)宫颈钳夹持宫颈前唇,稍向外牵拉。

(5)无菌水囊顶端涂润滑剂,用卵圆钳夹持水囊顶端,经宫颈将水囊徐徐送入宫腔内胎膜与宫壁之间,直至将整个水囊放入为止。

(6)向水囊内注水,用注射器吸无菌生理盐水注入水囊内。根据妊娠月份大小决定注入水量,一般按每个孕月 100 ml 计,最多不超过 600 ml。注入完毕,折叠导尿管末端,扎紧,使其不漏水,再用无菌干纱布包裹,置于阴道后穹隆部。

(7)术毕,送孕妇回病房休息。

4. 术后护理

(1)水囊放入后,让孕妇卧床休息,并注意保持外阴清洁。

(2)严密观察孕妇的症状及宫缩情况。一般水囊放置 24 小时内可引起宫缩,当出现规律有力的宫缩时,即可放出水囊内液体,取出水囊。若 24 小时后仍无宫缩或宫缩较弱,也应取出水囊。

(3)取出水囊后,严密观察宫缩、血压、腹痛、阴道出血及产程进展情况。如无宫缩或宫缩弱,可遵医嘱静脉滴注缩宫素,根据宫缩情况调整缩宫素的滴速与浓度,并要有专人监护。

(4)胎儿排出时按正常分娩接生,注意检查胎盘、胎膜是否完整(必要时行清宫术),软产道有无损伤,发现异常情况及时通知医生并配合处理。

(5)胎儿及其附属物完全排出后,观察 1～2 日,如无异常,即可出院。

(6)保持外阴清洁,每日清洗,禁止性生活和盆浴 42 日。

(7)其他同依沙丫啶引产术。

第三节　女性绝育方法及护理

女性绝育是用手术或药物方法,使妇女达到永不生育的目的。通过切断、结扎、电灼、钳夹、粘堵等方法使输卵管不通,致使精子与卵子不能相遇而达到绝育的目的(图 21-4)。这是一种安全、永久性的节育措施,可逆性高,要求复孕妇女行输卵管吻合术的成功率达 80% 以上。目前常用方法为经腹输卵管结扎术或经腹腔镜输卵管绝育术。

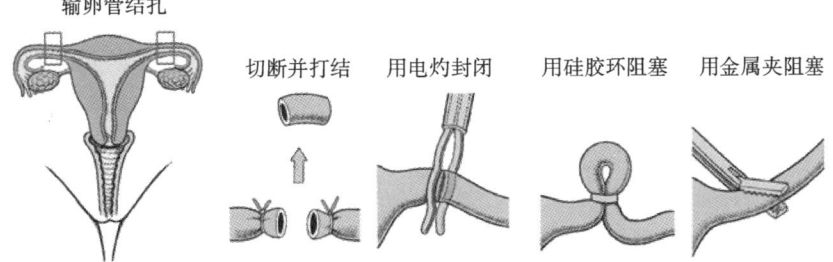

图 21-4　输卵管绝育术示意图

一、经腹输卵管结扎术

(一)适应证

(1)育龄期自愿接受绝育手术而无禁忌证者。

(2)患有严重全身性疾病不宜生育者。

（二）禁忌证

(1)各种疾病的急性期及全身状况不佳不能手术者,如心力衰竭、产后出血等。
(2)急性生殖道炎症或腹部皮肤有感染者。
(3)患有严重的神经官能症者,情绪不稳定,对手术顾虑大者。
(4)24小时内有2次体温达到或超过37.5℃者。

（三）手术时间的选择

月经干净后3～4日内;取环、人工流产后可同时施术;哺乳期或闭经者排除妊娠后;分娩后48小时内;剖宫产后或剖宫取胎术同时。

（四）术前准备配合

详细询问病史,并做全身检查与妇科检查;实验室检查阴道分泌物、肝功能、血、尿常规、凝血功能等;对受术者做好解释工作;患者及其家属签署手术知情同意书;备皮、术前晚温肥皂水灌肠1次;手术前晚进半流质饮食,术前4小时禁饮食;手术前晚给予镇静剂,如苯巴比妥0.1g或安定10mg;通知手术室做好手术物品准备。

（五）手术步骤

输卵管结扎方法有抽芯包埋法、输卵管银夹法和输卵管双折切断结扎法。

1. 术前准备工作 排空膀胱、取仰卧位、留置导尿管。手术野按常规消毒铺巾。

2. 切口选择 取下腹正中耻骨联合上3～4cm(耻上二横指)处做长约2cm的纵切口,产后则在宫底下方2cm做纵切口,逐层切开,进入腹腔。

3. 提取输卵管 手术的主要环节。手术者左手食指进入腹腔,沿宫底滑向一侧宫角,摸到输卵管后,右手持卵圆钳进入腹腔,夹住输卵管轻轻上提至切口外。也可用指板法或吊钩法提取输卵管。

4. 确认输卵管 提出输卵管后用鼠齿钳代替卵圆钳夹持输卵管,再用2把无齿镊交替夹提输卵管,直至露出伞端,证实为输卵管,并检查卵巢有无异常。

5. 结扎输卵管 目前多采用抽心包埋法,具有血管损伤少、成功率高、并发症少的优点。

6. 检查 无出血后,将输卵管送回腹腔,清点器械、纱布无误后逐层关闭腹腔。

（六）术后并发症及处理

1. 出血或血肿 因过度牵拉,损伤输卵管或输卵管系膜血管所致,也可见于血管漏扎或结扎不紧引起出血。一旦发现须立即止血,血肿形成时应切开,止血后再行缝合。

2. 损伤 主要是膀胱及肠管损伤,一旦发现误伤要及时修补。

3. 感染 多因手术中不执行无菌操作或手术指征掌握不严。要加强无菌观念,规范操作程序,严格掌握手术指征。术后预防性应用抗生素。

（七）术后护理

密切观察患者生命体征,有无腹痛及内出血征象;术后取平卧位休息数小时;若为硬膜外麻醉,需禁食4～6小时,若为局部浸润麻醉,无须禁食;术后4～6小时拔除导尿管(硬膜外麻醉),督促患者自解小便;观察切口,若有渗血或感染,应及时处理,保持敷料干燥清洁,以利切口愈合;鼓励患者术后4～6小时下床活动,以免腹腔粘连;术后进食半流质,排气后方可正常进食;手术创伤小,一般不需用抗生素,如果术中操作困难,手术时间长或有感染可能者,应使用抗生素预防感染;若为流产或产后绝育,应按流产后或产后注意事项处理;做好健康教育,指导出院后的休息和注意事项。术后休息3～4周,禁止性生活1个月。

二、经腹腔镜输卵管绝育术

经腹腔镜行输卵管绝育术是指在腹腔镜直视下,采用热效应或机械手段使输卵管受阻而达到绝育的目的。方法简单,安全,创伤小,国内已逐渐推广。

(一)适应证

同经腹输卵管结扎术。

(二)禁忌证

腹腔粘连及心肺功能不全、膈疝,其他同经腹输卵管结扎术。

(三)手术步骤

硬膜外或局部浸润麻醉下,患者取头低臀高仰卧位。于脐孔下缘做 1～1.5 cm 的横弧形切口,把气腹针插进腹腔,充气(二氧化碳)2～3 L,然后插入套管针放置腹腔镜。在腹腔镜直视下将弹簧夹或硅胶环钳夹或环套于输卵管峡部,以阻断输卵管通道,也可用双极电凝烧灼输卵管峡部 1～2 cm 长。机械性绝育术比电凝术毁损组织少,可能为以后输卵管复通提供更高成功率。

(四)术后护理

术后静卧 4～6 小时后下床活动,注意患者体温、腹痛、腹腔内出血及脏器损伤征象。

(五)术后并发症及处理

1. 充气并发症　充气针误入其他组织时可引起皮下气肿、大网膜气肿甚至空气栓塞等。操作时按操作规程,充气前要确认穿刺针在腹腔中。

2. 脏器及血管损伤　充气针及穿刺针刺入腹腔,有损伤脏器及血管的危险。穿刺时必须充分提起腹壁,并掌握方向及深度。一旦发生损伤,须立即开腹修补,彻底止血。

3. 其他并发症　同经腹输卵管绝育术。

思考题

1. 简述宫内节育器放置的时间、禁忌证、副反应及其护理。
2. 人工流产负压吸引术可能有哪些并发症?怎样护理?
3. 口服避孕药有哪些药物不良反应?怎样护理?

(张明娥)

学习重点:

学习难点:

必考点:

第六篇　1＋X 母婴护理职业技能等级实训

第二十二章　孕产妇护理

第一节　初级技能——孕妇乳房护理

学习目标

1. 能独立指导孕妇进行乳头伸展练习和牵拉练习。
2. 能准备好孕妇乳房护理所需用品。
3. 能从细节处关心孕妇,注意保护隐私。

案例导入

孕妇方女士,23岁,现一胎孕26周,今天去医院产前检查时,医生发现她双侧乳头内陷,不利于以后哺乳。请思考:应该如何给该孕妇内陷的乳头进行护理呢?

乳房是女性的第二性征,乳房的功能主要是哺乳。女性乳房为双侧、对称性的外分泌腺体,外有皮肤,腺体位于脂肪及结缔组织中,乳房位于胸部,为半球形。乳房的大小、形状因人而异,并且随年龄变化。

一、乳房的生理特点

1. 乳房的位置和形态　乳房位于胸部,胸大肌和胸肌筋膜的表面。成年未生产妇女的乳房呈半球形,紧张而有弹性,乳房中央为乳头,其顶端有输乳管开口。乳头周围的环形色素区,称为乳晕。

2. 乳房的结构　乳房由皮肤、纤维组织、皮下脂肪和乳腺构成。乳腺位于皮肤和胸肌筋膜之间,被致密结缔组织和脂肪组织分隔成15～20个乳腺小叶。每个乳腺小叶都有1条输乳管,乳腺小叶和输乳管围绕乳头呈放射状排列。

二、内陷乳头的弊端

(1)内陷的乳头不利于新生儿含接、吸吮,新生儿会因吸不出乳汁而哭闹。

(2)因影响新生儿含接、吸吮乳头,导致乳汁淤积致产妇乳房胀痛,吸吮次数过少反过来也会影响乳汁的分泌。

三、护理人员素养

整个准备过程中,护理人员应耐心、细心、详细地给孕妇讲解乳房的结构、功能及凹陷的乳头对哺乳的影响。指导时面带微笑,操作时动作轻柔。

【案例实施】

孕妇乳房护理见表22-1。

表22-1 孕妇乳房护理

操作步骤	操作程序	注意事项
操作准备	1.评估和沟通 (1)评估 评估环境:清洁、安静、舒适、安全、光线适中 评估孕妇的乳头情况:双侧乳头内陷 (2)沟通 询问孕妇的姓名,并向孕妇解释操作目的,以取得孕妇的配合 2.准备 (1)环境准备:关闭门窗 (2)护理人员准备:清洁、温暖双手,修剪指甲、倒刺 (3)孕妇准备:将内陷的乳头擦洗干净 (4)物品准备:女性人体模型、脸盆、毛巾、温水	避免孕妇着凉,保护孕妇隐私 护理人员要从细节处体现对孕妇的关爱 水温合适,动作要轻柔
操作中	1.乳头伸展练习(十字操) 将两拇指(或食指)平行地放在乳头两侧,慢慢地将乳头向左右两侧拉开,牵拉乳晕皮肤及皮下组织,尽量使乳头向外突出。以同样的方法将乳头向上、向下纵行牵拉。每日2次,每次5分钟 2.乳头牵拉练习 用一只手托住乳房,另一只手的拇、食、中指抓住乳头,轻轻向外牵拉,并左右捻转乳头。每日2次,每次10~20遍	边讲解边操作,语气温柔 操作时动作轻柔,体现对孕妇的尊重和关爱
操作后	将用品清理干净,所用物品送回物品架,摆放整齐	

【任务训练】

孕妇刘女士,25岁,现一胎孕20周,今天去医院产前检查时,医生发现她双侧乳头内陷,不利于以后哺乳。请问:应该如何给该孕妇内陷的乳头进行护理呢?

【任务评价】

1. 孕妇乳房护理操作评分标准　孕妇乳房护理操作评分标准见表 22-2。

表 22-2　孕妇乳房护理操作评分标准

序号	考核内容	考核要点	配分	评分标准	扣分	得分
1	基础知识考核	乳腺有 15~20 个乳腺小叶,每个乳腺小叶都有 1 条输乳管,乳腺小叶和输乳管围绕乳头呈放射状排列	6	本项未口述或口述不齐全,酌情扣分,最多扣 6 分		
2	准备	(1)环境准备:关闭门窗 (2)护理人员准备:清洁、温暖双手,修剪指甲、倒刺 (3)孕妇准备:将内陷的乳头擦洗干净 (4)物品准备:女性人体模型、脸盆、毛巾、温水	12	每少口述(操作)一项扣 3 分,最多扣 12 分		
3	乳头伸展练习(十字操)	(1)将两拇指(或食指)平行放在乳头两侧,慢慢地将乳头向左右两侧拉开,牵拉乳晕皮肤及皮下组织,尽量使乳头向外突出 (2)以同样的方法将乳头向上、向下纵行牵拉 (3)每日 2 次,每次 5 分钟	30	每有一项未口述(操作)或口述(操作)不正确,扣 10 分,最多扣 30 分		
4	乳头牵拉练习	(1)用一只手托住乳房,另一只手的拇、食、中指抓住乳头,轻轻向外牵拉,并左右捻转乳头 (2)每日 2 次,每次 10~20 遍	30	每有一项未口述(操作)或口述(操作)不正确,扣 15 分,最多扣 30 分		
5	操作结束整理	(1)将用品清理干净,所用物品送回物品架 (2)摆放整齐	4	本项未口述(操作)或口述(操作)不正确,扣 4 分		
6	注意事项	(1)操作时间不宜过长,5~10 分钟为宜 (2)准备物品、操作中要体现对孕妇的尊重和关爱	10	每有一项未口述或口述不正确,扣 5 分,最多扣 10 分		
7	操作人员要求	(1)普通话标准 (2)声音清晰响亮 (3)仪态大方 (4)操作前、操作中与孕妇亲切交流,沟通到位	8	每有一项未达标,扣 2 分,最多扣 8 分		
		合计	100			

2. 孕妇乳房护理任务学生自我检测单 孕妇乳房护理任务学生自我检测单见表22-3。

表22-3 孕妇乳房护理任务学生自我检测单

姓名： 专业： 班级： 学号：

项目	具体内容	得分
(1)乳头伸展练习（十字操）的具体做法		
(2)乳头牵拉练习的具体做法		
(3)孕妇乳房护理的注意事项		
	合计	

（张明娥）

第二节 初级技能——指导产妇母乳喂养

学习目标

1. 能说出母乳喂养的好处。
2. 能够指导产妇进行母乳喂养,并传授正确的母乳喂养方法。
3. 能够在母乳喂养中观察婴儿的身体健康状况,并正确处理突发事件。

案例导入

产妇肖女士,足月顺产一活男婴12小时,主诉乳房胀痛,不敢触碰,不知如何喂养婴儿,紧张、焦虑,担心母乳喂养后身材走形影响个人形象与职业生涯,欲放弃母乳喂养。作为护理人员,你会如何处理?

母乳是婴儿的理想食物,没有任何一种食物比母乳更加适合婴儿了。世界卫生组织(WHO)推荐,纯母乳喂养4~6个月,之后添加辅食继续喂养至2岁。此产妇不愿母乳喂养,应做好心理疏导工作让其接受。另外,正确指导母乳喂养方法。

一、母乳喂养的优点

母乳喂养的优点:母乳易被消化吸收;可按需供给;婴儿吸吮时的肌肉运动有助于其面部正常发育,且可预防因奶瓶喂养引起的龋齿;直接吸吮乳头获得乳汁,不会污染,温度适宜;母乳有较丰富的抗体,可减少婴儿疾病的发生;有利于子宫复旧;降低母亲患乳腺癌、卵巢癌的危险;母乳喂养时,婴儿与母亲皮肤的频繁接触,有助于母婴间的情感交流。

二、母乳喂养操作技巧指导

1. 哺乳的正确体位与婴儿含接姿势 哺乳时,母亲与婴儿采取最舒适的体位,婴儿身体贴近母亲,头与身体呈一直线,脸向乳房,鼻子对着乳头,每次喂哺先用乳头触及婴儿口唇,诱发觅食反射,婴儿含住乳头及母亲大部分乳晕,母亲一手扶托乳房。

2. 正确的挤奶手法 挤奶前先清洗双手,大拇指放在乳晕上,其他手指在对侧,同时向下向内挤压乳晕下方的乳窦,手指固定,不要在皮肤上移动,重复挤压、松弛达数分钟,沿乳头方向依次挤压所有的乳窦,以便挤空每根输乳管内的乳汁,挤压3~5分钟后换另一侧乳房。

3. 母乳喂养的时间 母乳喂养原则是按需喂养,提倡早吸吮,产后半小时内是新生儿吸吮最兴奋阶段,对新生儿建立良好的吸吮反射具有重要作用。第一次吸吮时要做到母婴皮肤接触,虽然此时乳汁少,但通过新生儿的吸吮动作可刺激泌乳。

4. 喂养充足判断 有吞咽声,乳房由硬变软;婴儿主动放弃吸吮母乳,有满足感,连续睡眠半小时以上。

三、母乳喂养指导目的

了解母乳喂养知识,能指导产妇进行母乳喂养,熟练掌握正确的母乳喂养方法。

四、护理人员素养

提供帮助与指导,提供知识,促进产妇精神放松,护理人员应关心爱护产妇与婴儿,面带微笑,指导操作时动作轻柔。

【案例实施】

母乳喂养指导见表22-4。

表22-4 母乳喂养指导

操作步骤	操作程序	注意事项
操作前	1.评估 评估产妇及婴儿情况 2.准备 (1)人员准备:着装整洁,剪短指甲 (2)环境准备:室内安静,室温保持在26～28 ℃ (3)物品准备:婴儿模型、小毛巾、热水、纸尿裤、湿巾、洗手液等	
操作准备	(1)检查婴儿大小便,给婴儿换上纸尿裤 (2)准备好温水和毛巾,产妇洗手,清洁乳房 (3)产妇乳房过胀时应先挤掉少许乳汁,待乳晕发软时开始哺乳	避免在哺乳时或哺乳后换尿布,以免因翻动婴儿造成溢乳
操作中	1.哺乳 (1)哺乳前诱导婴儿张口 哺乳时先用乳头触及婴儿口唇,待婴儿张大口时迅速将全部乳头及大部分乳晕送进婴儿口中 (2)哺乳姿势 ①坐姿:产妇坐在高度适中、软硬适宜、直背、无把手的座椅上,放松背部和双肩,也可在产妇脚下垫一小凳,帮助产妇保持体位松弛、舒适。让婴儿躺在产妇臂弯里,鼻尖对准乳头,胸、腹贴住产妇 ②侧卧姿:夜间或剖宫产产妇可采用侧卧的方法喂哺婴儿。婴儿侧卧在产妇胸前,身体与产妇相贴,用手掌根部托住婴儿颈背部,使婴儿的头朝向乳房,口与乳头处于一水平位置 ③环抱式:产妇坐在靠背椅上,背部紧靠椅背,两腿自然下垂踩在地面,也可单脚或双脚踩在椅前的小凳上。婴儿位于产妇腋下,产妇用前臂、手掌及手指托住婴儿,使婴儿头部与身体成一直线,身体转向并贴近产妇,面向乳房,鼻尖对准乳头。同时,产妇另一手呈"C"形托起乳房,或用食指与中指呈"剪刀状"夹住乳房。哺乳侧环抱婴儿的手臂下垫专业喂奶枕或家用软枕	(1)防止哺乳时奶水过急,发生呛奶 (2)防止乳房堵住婴儿鼻孔,发生窒息

续表

操作步骤	操作程序	注意事项
操作中	2.退出乳头 用手按压婴儿下颌,退出乳头,再挤出一滴奶涂在乳头周围,晾干 3.哺乳后 将婴儿竖抱,用空心掌轻轻拍打其后背,待婴儿打嗝后,让其右侧卧位安睡	避免因含接姿势不正确造成乳头皲裂
操作后	将所用物品清洁整理、摆放整齐	洗澡后喂少许温开水

【任务训练】

王女士顺产一健康婴儿,采用母乳喂养,请指导该产妇母乳喂养。

【任务评价】

1.母乳喂养指导操作评分标准 母乳喂养指导操作评分标准见表22-5。

表22-5 母乳喂养指导操作评分标准

序号	考核内容	考核要点	配分	评分标准	扣分	得分
1	概念考核	母乳喂养的优点	5	本项未口述或口述不正确,扣5分		
2	设备物品	婴儿模型、小方巾、温水、纸尿裤、湿巾、洗手液、毛巾、脚凳、哺乳枕、垃圾桶、垃圾袋	11	每少口述(操作)一项扣1分,最多扣11分		
3	操作准备	(1)评估产妇及婴儿情况 (2)着装整洁、剪短指甲,洗净双手,检查婴儿大小便,给婴儿换上纸尿裤 (3)准备好温水和毛巾,产妇洗手,清洁乳房 (4)产妇乳房过胀时应先挤掉少许乳汁,待乳晕发软时开始哺乳	8	每有一项未口述(操作)或口述(操作)不正确,扣2分,最多扣8分		
4	操作步骤	(1)哺乳前诱导婴儿张口 哺乳时先用乳头触及婴儿口唇,待婴儿张大口时迅速将全部乳头及大部分乳晕送进婴儿口中 (2)哺乳姿势 ①坐姿:产妇坐在高度适中、软硬适宜、直背、无把手的座椅上,放松背部和双肩,也可在产妇脚下垫一脚凳,帮助产妇保持体位松弛、舒适。让婴儿躺在产妇臂弯里,鼻尖对准乳头,胸、腹贴住产妇	50	每有一项未口述(操作)或口述(操作)不正确扣10分,最多扣50分		

续表

序号	考核内容	考核要点	配分	评分标准	扣分	得分
4	操作步骤	②侧卧姿:夜间或剖宫产产妇可采用侧卧的方法喂哺婴儿。婴儿侧卧在产妇胸前,身体与产妇相贴,用手掌根部托住婴儿颈背部,使婴儿的头朝向乳房,口与乳头处于一水平位置 ③环抱式:产妇坐在靠背椅上,背部紧靠椅背,两腿自然下垂踩到地面,也可单脚或双脚踩在椅前的脚凳上。婴儿位于产妇腋下,产妇用前臂、手掌及手指托住婴儿,使婴儿头部与身体成一直线,身体转向并贴近产妇,面向乳房,鼻尖对准乳头。同时,产妇另一手呈"C"形托起乳房,或用食指与中指呈"剪刀状"夹住乳房。哺乳侧环抱婴儿的手臂下垫专业哺乳枕 (3)退出乳头 用手按压婴儿下颌,退出乳头,再挤出一滴奶涂在乳头周围,晾干	50	每有一项未口述(操作)或口述(操作)不正确扣10分,最多扣50分		
		哺乳后:将婴儿竖抱,用空心掌轻轻拍打其后背,待婴儿打嗝后,让其右侧卧位安睡	4	每有一项未口述(操作)或口述(操作)不正确,扣1分,最多扣4分		
5	操作结束整理	将所用物品清洁整理、摆放整齐	4	本项未口述(操作)或口述(操作)不正确,扣4分		
6	注意事项	(1)防止哺乳时奶水过急,发生呛奶 (2)防止乳房堵住婴儿鼻孔,发生窒息 (3)避免因含接姿势不正确造成乳头皲裂 (4)避免在哺乳时或哺乳后换尿布,以免因翻动婴儿造成溢乳	8	每有一项未口述或口述不正确,扣2分,最多扣8分		
7	操作人员要求	(1)普通话标准 (2)声音清晰响亮 (3)仪态大方 (4)操作前与婴儿亲切交流	8	每有一项未达标,扣2分,最多扣8分		
8	时间要求	10分钟	2	超时扣2分		
		合计	100			

2.指导产妇母乳喂养任务学生自我检测单　　指导产妇母乳喂养任务学生自我检测单见表22-6。

表22-6　指导产妇母乳喂养任务学生自我检测单

姓名：　　　　　　　　专业：　　　　　　　　班级：　　　　　　　　学号：

项目	具体内容	得分
(1)哺乳前诱导婴儿张口的具体做法		
(2)坐姿喂哺的具体做法		
(3)侧卧姿喂哺的具体做法		
(4)环抱式喂哺的具体做法		
(5)喂哺时的注意事项		
	合计	

（张艳艳）

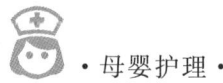

第三节 初级技能——产后月子餐制作

学习目标

1. 能分别说出产后4周产妇的生理特点。
2. 能够进行产妇产后营养摄取知识的宣教。
3. 能够做出可口、色、香、味、形俱全的月子餐。

案例导入

产妇朱女士,足月顺产后第1周,现在家休养,请你为该产妇制作产后第1周的月子餐。

产妇在坐月子期间,除了自身的营养供给,还要哺乳新生儿。因此,产褥期的饮食需要均衡的营养,如大量的汤汁,多样化的主食,丰富的蔬菜、水果等。

一、月子餐应按产妇生理恢复的四个阶段进行调整

第1周:饮食应以排净恶露、伤口愈合、化瘀消肿、催生乳汁为主,以小米粥、鸡蛋羹、鱼汤和一些易消化的软饭和发面面食及绿叶菜肴为主。

第2周:饮食应以修复组织、调理脏器、增加乳汁量为主。在这周以肚、鱼、肉、肝等营养汤为主。要注意重点补充含铁食材,充足的微量元素和矿物质有利于脏器复位和恢复。在低脂清补阶段时,要具备高蛋白质特点。

第3周:饮食以增强体质、养血补气、补精补血为主。产妇泌乳质量为成熟乳,泌乳量稳定并随着新生儿的生长增加,可酌情增加高蛋白质、高热量的营养汤,如鸡汤、猪蹄汤、排骨汤等。

第4周:饮食以理气补血、健体修身、美容养颜为主,此阶段热量不可过高。每日比孕前多增加250 g牛奶、1个鸡蛋、50 g肉、100 g主食即可。

二、每日就餐次数

月子餐每日分早、中、晚3次主餐和上午10点、下午3点、晚上8点3次辅餐,全天共6餐次。

三、护理人员素养

提供健康合理的饮食帮助与指导,促进产妇康复。护理人员应关心爱护产妇与新生儿,面带微笑、指导操作时动作轻柔。

【案例实施】

产后第1周月子餐的制作见表22-7。

表22-7 产后第1周月子餐的制作

操作步骤	操作程序	注意事项
操作前	1.评估 评估产妇及新生儿情况	

续表

操作步骤	操作程序	注意事项
操作前	2.操作准备 (1)人员准备 穿工装,着装整洁,剪短指甲、洗净双手 (2)物品准备 ①灶具、炊具、餐具和所需食材等 ②丝瓜通草鲫鱼汤的食材准备:丝瓜半根,通草3 g,鲫鱼2条,食用油、葱、姜、盐、水适量,食材洗净沥干 制作猪肝碎菜米粥的食材准备:猪肝50 g、大米100 g、青菜、料酒、盐、水	
操作步骤	1.制作 (1)制作丝瓜通草鲫鱼汤 ①将通草3 g,水1500 ml,放入砂锅,浸泡20分钟,开大火煮开,改小火煮20分钟,滤出通草备用(为节省时间,这一步可提前准备好) ②丝瓜去皮、洗净,切滚刀块备用 ③鲫鱼洗净备用 ④炒锅烧热,放入少许食用油,烧至六七成热时,放入鲫鱼煎至两面呈微黄色,倒入通草水,加入葱、姜、丝瓜,大火煮开10分钟即可 (2)制作猪肝碎菜米粥 ①猪肝洗净切1 cm左右的丁,放料酒腌10分钟,焯熟 ②锅中2000 g水烧开,放入洗净的大米,大火烧开改小火,煮20分钟,加入猪肝、切碎的青菜和少许盐,再煮5分钟 2.刀工、火候、口味、装碗要求 (1)刀工精巧细腻:大小、厚薄、粗细均匀 (2)火候适中:老嫩适宜,无焦糊、不熟或过火现象 (3)口味咸淡适中:具有应有的鲜香味,无异味 (4)装碗摆放美观:数量适中,碗边无指痕、油污	(1)做好初加工 (2)制作过程中,注意刀工,掌握火候,采取正确的烹调方法 (3)各项操作要清洁卫生,注意生、熟分开,避免交叉感染 (4)产妇饮食以汤为主,熬汤的主料如鸡、排骨、猪蹄等,洗净后加凉水下锅,煮沸后改用小火慢煮,以保持其营养成分 (5)做饭前先征求产妇意见,尽量按产妇的喜好、习惯制作,饭菜要荤素搭配,色、香、味俱全 (6)为产妇制作的饭菜禁放辛辣、刺激性的调味品 (7)饭菜数量适当,避免造成浪费 (8)餐后将所用餐具、炊具、灶具清洗、擦拭干净,所有用具全部归位,摆放整齐
操作后	将用过的炊具、餐具擦拭、清洗干净、摆放整齐	

【任务训练】

刘女士顺产一健康婴儿,现产后第1周,请为刘女士制作产后第1周的月子餐。

【任务评价】

1.产后第1周月子餐制作操作评分标准 产后第1周月子餐制作操作评分标准见表22-8。

表22-8 产后第1周月子餐制作操作评分标准

序号	考核内容	考核要点	配分	评分标准	扣分	得分
1	知识点考核	(1)产褥期的概念 (2)产后第1周生殖系统的变化	3	本项未口述或口述不正确,扣3分		

续表

序号	考核内容	考核要点	配分	评分标准	扣分	得分
2	设备物品	灶具、炊具、餐具、所需食材	4	每少口述(操作)一项扣1分,最多扣4分		
3	操作准备	(1)评估产妇及新生儿情况 (2)穿工装,着装整洁、剪短指甲、洗净双手 (3)准备好所需食材	9	每有一项未口述(操作)或口述(操作)不正确,扣3分,最多扣9分		
4	操作步骤制作	(1)制作丝瓜通草鲫鱼汤 ①将通草3 g、水1500 ml,放入砂锅,浸泡20分钟,开大火煮开,改小火煮20分钟,滤出通草备用(为节省时间,这一步可提前准备好) ②丝瓜去皮、洗净,切滚刀块备用 ③鲫鱼洗净备用 ④炒锅烧热,放入少许食用油,烧至六七成热时,放入鲫鱼煎至两面呈微黄色,倒入通草水,加入葱、姜、丝瓜,大火煮开10分钟即可 (2)制作猪肝碎菜米粥 ①猪肝洗净切1 cm左右的丁,放料酒腌10分钟,焯熟 ②锅中2000 g水烧开,放入洗净的大米,大火烧开改小火,煮20分钟,加入猪肝、切碎的青菜和少许盐,再煮5分钟	30	每有一项未口述(操作)或口述(操作)不正确扣5分,最多扣30分		
	刀工、火候、口味及装碗要求	(1)刀工精巧细腻:大小、厚薄、粗细均匀 (2)火候适中:老嫩适宜,无焦糊、不熟或过火现象 (3)口味咸淡适中:具有应有的鲜香味,无异味 (4)装碗摆放美观:数量适中,碗边无指痕、油污	8	每有一项未口述(操作)或口述(操作)不正确扣2分,最多扣8分		
5	操作结束整理	将用过的炊具、餐具擦拭、清洁干净、摆放整齐	2	本项未口述(操作)或口述(操作)不正确,扣2分		
6	注意事项	(1)做好初加工 (2)制作过程中,注意刀工,把握火候,采取正确的烹调方法 (3)各项操作要清洁卫生,注意生、熟分开,避免交叉感染 (4)产妇饮食以汤为主,熬汤的主料如鸡、排骨、猪蹄等,洗净后应凉水下锅,煮沸后改用小火慢煮,以保持其营养成分 (5)做饭前先征求产妇意见,尽量按产妇的喜好、习惯制作,饭菜要荤素搭配,色、香、味俱全 (6)为产妇制作的饭菜禁放辛辣、刺激性的调味品 (7)饭菜数量适当,避免造成浪费 (8)餐后将所用餐具、炊具、灶具清洗、擦拭干净,所有用具全部归位,摆放整齐	32	每有一项未口述或口述不正确,扣4分,最多扣32分		

续表

序号	考核内容	考核要点	配分	评分标准	扣分	得分
7	操作人员要求	(1)普通话标准 (2)声音清晰响亮 (3)仪态大方 (4)操作前与产妇交流饮食要求	8	每有一项未达标,扣2分,最多扣8分		
8	时间要求	30分钟	4	超时扣4分		
		合计	100			

知识链接

产后第2周、第3周、第4周月子餐制作操作评分标准

(1)产后第2周月子餐制作操作评分标准见表22-9。

表22-9 产后第2周月子餐制作操作评分标准

序号	考核内容	考核要点	配分	评分标准	扣分	得分
1	知识点考核	产后第2周产妇的饮食重点	3	本项未口述或口述不正确,扣3分		
2	设备物品	灶具、炊具、餐具、所需食材	4	每少口述(操作)一项扣1分,最多扣4分		
3	操作准备	(1)评估产妇及新生儿情况 (2)穿工装,着装整洁,剪短指甲、洗净双手	8	每有一项未口述(操作)或口述(操作)不正确,扣4分,最多扣8分		
4	操作步骤制作	(1)制作肉丸粥 ①将白菜叶洗净切碎,葱、姜切末备用 ②肉馅中放入葱、姜、香油、料酒、盐搅拌至上劲 ③锅中加入1500 ml水烧开,放大米煮开后转小火煮15分钟,将肉馅制成丸子下锅,煮10分钟,再放入少许盐和白菜末,稍煮即可 (2)制作双色山药条 ①山药、胡萝卜去皮、洗净、切条 ②锅中油烧热放入姜丝炒香,放入胡萝卜炒至半熟,放入山药条烹炒,再放入蒜末、盐再略翻炒,撒上枸杞即可	30	每有一项未口述(操作)或口述(操作)不正确扣6分,最多扣30分		
	刀工、火候、口味及装碗要求	(1)刀工精巧细腻:大小、厚薄、粗细均匀 (2)火候适中:老嫩适宜,无焦糊、不熟或过火现象 (3)口味咸淡适中:具有应有的鲜香味,无异味 (4)装碗摆放美观:数量适中,碗边无指痕、油污	8	每有一项未口述(操作)或口述(操作)不正确扣2分,最多扣8分		

续表

序号	考核内容	考核要点	配分	评分标准	扣分	得分
5	操作结束整理	将所用物品清洁整理、摆放整齐	4	本项未口述(操作)或口述(操作)不正确,扣4分		
6	注意事项	(1)做好初加工 (2)制作过程中,注意刀工,把握火候,采取正确的烹调方法 (3)各项操作要清洁卫生,注意生、熟分开,避免交叉感染 (4)产妇饮食以汤为主,熬汤的主料如鸡、排骨、猪蹄等洗净后应凉水下锅煮沸后改用小火慢煮,以保持其营养成分 (5)做饭前先征求产妇意见,尽量按产妇的喜好、习惯制作,饭菜要荤素搭配,色、香、味俱全 (6)为产妇制作的饭菜禁放辛辣、刺激性的调味品 (7)饭菜数量适当,避免造成浪费 (8)餐后将所用餐具、炊具、灶具清洗、擦拭干净,所有用具全部归位,摆放整齐	32	每有一项未口述或口述不正确,扣4分,最多扣32分		
7	操作人员要求	(1)普通话标准 (2)声音清晰响亮 (3)仪态大方 (4)操作前与产妇交流饮食要求	8	每有一项未达标,扣2分,最多扣8分		
8	时间要求	30分钟	3	超时扣3分		
	合计		100			

(2)产后第3周月子餐制作评分标准见表22-10。

表22-10　产后第3周月子餐制作评分标准

序号	考核内容	考核要点	配分	评分标准	扣分	得分
1	知识点考核	产后第3周产妇的饮食重点	3	本项未口述或口述不正确,扣3分		
2	设备物品	灶具、炊具、餐具、所需食材	4	每少口述(操作)一项扣1分,最多扣4分		
3	操作准备	(1)评估产妇及新生儿情况 (2)穿工装,着装整洁,剪短指甲、洗净双手	8	每有一项未口述(操作)或口述(操作)不正确,扣4分,最多扣8分		

续表

序号	考核内容	考核要点	配分	评分标准	扣分	得分
4	操作步骤制作	(1)制作黄豆炖排骨 ①排骨焯水,黄豆洗净后用温水浸泡4小时,葱切段,姜切片 ②锅中少许油,葱、姜炝香,倒入适量开水,放入排骨、黄豆。汤开后用小火煮至肉烂汤浓,出锅前加少许盐调味(高压锅也可) (2)制作西兰花虾仁 ①西兰花掰小块,用盐水浸泡后洗净,虾仁洗净 ②西兰花焯水,捞出待用 ③热锅凉油,葱、姜、蒜爆香,倒入西兰花翻炒,再倒入虾仁,加盐适量,略炒即可 ④将西兰花摆盘呈环形,中心摆入虾仁呈花心状	30	每有一项未口述(操作)或口述(操作)不正确扣5分,最多扣30分		
	刀工、火候、口味及装碗要求	(1)刀工精巧细腻:大小、厚薄、粗细均匀 (2)火候适中:老嫩适宜,无焦糊、不熟或过火现象 (3)口味咸淡适中:具有应有的鲜香味,无异味 (4)装碗摆放美观:数量适中,碗边无指痕、油污	8	每有一项未口述(操作)或口述(操作)不正确扣2分,最多扣8分		
5	操作结束整理	将所用物品清洁整理、摆放整齐	3	本项未口述(操作)或口述(操作)不正确,扣3分		
6	注意事项	(1)做好初加工 (2)制作过程中,注意刀工,把握火候,采取正确的烹调方法 (3)各项操作要清洁卫生,注意生、熟分开,避免交叉感染 (4)产妇饮食以汤为主,熬汤的主料如鸡、排骨、猪蹄等洗净后应凉水下锅煮沸后用小火慢煮,以保持其营养成分 (5)做饭前先征求产妇意见,尽量按产妇的喜好、习惯制作,饭菜要荤素搭配,色、香、味俱全 (6)为产妇制作的饭菜禁放辛辣、刺激性的调味品 (7)饭菜数量适当,不吃隔夜菜,避免造成浪费 (8)餐后将所用餐具、炊具、灶具清洗、擦拭干净,所有用具全部归位,放置整齐	32	每有一项未口述或口述不正确,扣4分,最多扣32分		

续表

序号	考核内容	考核要点	配分	评分标准	扣分	得分
7	操作人员要求	(1)普通话标准 (2)声音清晰响亮 (3)仪态大方 (4)操作前与产妇交流饮食要求	8	每有一项未达标,扣2分,最多扣8分		
8	时间要求	30分钟	4	超时扣4分		
	合计		100			

(3)产后第4周月子餐制作评分标准见表22-11。

表22-11 产后第4周月子餐制作评分标准

序号	考核内容	考核要点	配分	评分标准	扣分	得分
1	知识点考核	产后第4周产妇的饮食重点	3	本项未口述或口述不正确,扣3分		
2	设备物品	灶具、炊具、餐具、所需食材	4	每少口述(操作)一项扣1分,最多扣4分		
3	操作准备	(1)评估产妇及新生儿情况 (2)穿工装,着装整洁、剪短指甲、洗净双手	8	每有一项未口述(操作)或口述(操作)不正确,扣2分,最多扣8分		
4	操作步骤制作	(1)制作牛肉蔬菜汤 ①牛肉切大丁焯水,洋葱切片,土豆切滚刀块,菠菜切段 ②锅内加凉水,放入牛肉、葱、姜、米酒。锅开后放入洋葱、土豆 ③锅开后改小火,待牛肉煮至烂熟,放入西红柿、菠菜,加少许盐调味 (2)制作扇贝炒荷兰豆 ①黑木耳泡发撕小朵,胡萝卜切丁 ②水烧开,黑木耳、胡萝卜、荷兰豆焯水 ③鸡蛋打散炒熟 ④热锅凉油,蒜末炒香,放胡萝卜、荷兰豆炒至断生 ⑤依次加入黑木耳、扇贝翻炒,烹料酒放盐调味	32	每有一项未口述(操作)或口述(操作)不正确扣4分,最多扣32分		

续表

序号	考核内容	考核要点	配分	评分标准	扣分	得分
4	刀工、火候、口味及装碗要求	(1)刀工精巧细腻:大小、厚薄、粗细均匀 (2)火候适中:老嫩适宜,无焦糊、不熟或过火现象 (3)口味咸淡适中:具有应有的鲜香味,无异味 (4)装碗摆放美观:数量适中,碗边无指痕、油污	8	每有一项未口述(操作)或口述(操作)不正确扣2分,最多扣8分		
5	操作结束整理	将所用物品清洁整理、摆放整齐	2	本项未口述(操作)或口述(操作)不正确,扣2分		
6	注意事项	(1)做好初加工 (2)制作过程中,注意刀工,把握火候,采取正确的烹调方法 (3)各项操作要清洁卫生,注意生、熟分开,避免交叉感染 (4)产妇饮食以汤为主,熬汤的主料如鸡、排骨、猪蹄等洗净后应凉水下锅,煮沸后用小火慢煮,以保持其营养成分 (5)做饭前先征求产妇意见,尽量按产妇的喜好、习惯制作,饭菜要荤素搭配,色、香、味俱全 (6)为产妇制作的饭菜禁放辛辣、刺激性的调味品 (7)饭菜数量适当,避免造成浪费 (8)餐后将所用餐具、炊具、灶具清洗、擦拭干净,所有用具全部归位,摆放整齐	32	每有一项未口述或口述不正确,扣4分,最多扣32分		
7	操作人员要求	(1)普通话标准 (2)声音清晰响亮 (3)仪态大方 (4)操作前与产妇交流饮食要求	8	每有一项未达标,扣2分,最多扣8分		
8	时间要求	30分钟	3	超时扣3分		
		合计	100			

2. 产后第1周月子餐制作任务学生自我检测单 产后第1周月子餐制作任务学生自我检测单见表22-12。

表22-12 产后第1周月子餐制作任务学生自我检测单

姓名：　　　　　　专业：　　　　　　班级：　　　　　　学号：

项目	具体内容	得分
(1)丝瓜通草鲫鱼汤的具体做法		
(2)猪肝碎菜米粥的具体做法		
(3)刀工、火候、口味及装碗要求		
(4)制作月子餐的注意事项		
合计		

（张艳艳）

第四节 中级技能——产后形体恢复操

学习目标

1. 能够指导产妇进行产后形体恢复训练。
2. 能准备好形体恢复操所需用品。
3. 能从细节处关心产妇,注意保护隐私。

案例导入

产妇赵女士,30岁,产后2个月,今天去医院产后检查时,医生建议赵女士可以做些产后形体恢复运动,促进身体健康。请思考:应该如何指导该产妇做产后形体恢复操?

产妇在分娩结束之后,会因为身体过于虚弱而需要一定的恢复和保养,这种恢复和保养被称为产后恢复。

一、产后恢复的主要内容

产后1~3个月是妇女心理最脆弱、生理最虚弱的时期,这段时间的恢复关系到终身健康。产后恢复包含的主要方面有产后的子宫恢复、形体恢复、盆底功能恢复和心理调适,同时要做好产后饮食的调养,在恢复期间一定要注意饮食营养的均衡。

无论是顺产还是剖宫产,产后恢复都很重要,产妇要在医生指导和家人的配合下,积极进行恢复训练,加强营养,放松情绪。顺产的产妇应于产后6~12小时内起床稍事活动,包括坐在床边、扶床行走,于产后第2日可在室内随意走动。会阴侧切或剖宫产的产妇可推迟至产后第3日起床稍事活动。产妇应尽早适当运动,练习产后形体恢复操。

二、产后形体恢复操的作用

产后形体恢复操的目的在于预防或减轻因孕产造成的身体不适及功能失调,恢复腹部、盆底肌肉群及盆腔内器官功能,经过特别设计的产后恢复训练不仅有助于恢复身材,而且对于被因妊娠而涨大的子宫长期压迫到的器官,如胃肠、膀胱及血液循环等都有复原的作用。产后形体恢复操能帮助产妇子宫和骨盆的复原,及早恢复体形,树立信心。其作用如下。

(1)帮助宫缩,促进子宫的恢复和恶露的排出,促进性器官的复原。
(2)促进腹壁及盆底肌肉张力的复原,尤其对腹壁过度膨胀的产妇,如羊水过多、双胎、巨大婴儿等更重要。
(3)补充产妇在产褥早期活动的不足,促进膀胱功能的恢复,减少尿潴留的发生。
(4)改进肠道功能,防止便秘。
(5)促进盆腔脏器及全身的血液循环,使血液循环通畅,减少静脉血栓及下肢静脉炎的发生。
(6)有利于保持健美的体形。

三、产后形体恢复操

1. 操作前准备
(1)环境准备:室内光线充足,温湿度适宜,空气新鲜。检查练习区域,确保没有可能划伤或绊倒产妇的物品。选择在硬板床、榻榻米、瑜伽垫或地板上练习,如果在地板上练习,要保证地面不滑。

(2)产妇准备:着运动服、瑜伽服或宽松、弹性好的衣裤,并排空膀胱。

2. 训练步骤

(1)抬头运动(每节4个8拍,每日1~2次)。

方法:平卧,双脚并拢,脚尖勾起,抬头看脚尖,稍作停留,头放下,脚放松,如此反复(抬头不抬肩,肩不离床)。

作用:使颈部和背部肌肉得到舒展,预防颈椎病。训练下肢肌肉,预防下肢静脉血栓形成。

(2)扩胸运动(每节4个8拍,每日2次)。

方法:平卧,双臂打开伸直,掌心向上,双臂向前伸直,掌心相对,双臂向上伸直,掌心向上,双手距离与肩同宽。还原,反复。

作用:增加肺活量,恢复乳房弹性,缓解双肩、双臂肌肉酸痛。

(3)腹肌运动(每节4个8拍,每日1~2次)。

方法:平卧,鼻吸气同时腹部鼓起,口吐气,腹部放松。反复,动作要慢,不要太快。

作用:锻炼胸腔和腹部,增加腹肌弹性,帮助子宫恢复。

(4)抬臀运动(每节4个8拍,每日1~2次)。

方法:平卧,屈双膝,向上抬起臀部、腰部,大腿与小腿尽量成90°,同时收缩臀部肌肉,尽量让腹部突起,坚持1~2秒后放松。还原,反复。

作用:锻炼腰腹部,使肌肉紧致,预防产后腰部松弛。

(5)屈膝运动(每节4个8拍,每日1~2次)。

方法:平卧,双手抱单膝靠向胸部,还原平卧,双下肢交替进行。

作用:促进臀部和大腿肌肉恢复弹性及曲线,恢复分娩时分离的耻骨,锻炼下肢,预防血栓形成。

(6)盆底肌运动(提肛运动)(每节4个8拍,每日1~2次)。

方法:平卧,口闭紧,缓缓吸气,同时收缩会阴部和肛门,保持此姿势数秒后还原,反复。

作用:预防子宫下垂及阴道松弛。

(7)膝胸卧位(每节4个8拍,每日1~2次)。

方法:跪坐,背部挺直,双手交叉于身前,双手掌心贴床,前胸尽可能向床上贴,慢慢拉开背部向前滑行,上肢不可弯曲。大腿与床面保持垂直,肩部靠在床面支撑身体,头偏向一侧,连续做4个8拍。

作用:帮助子宫恢复到正常位置,防止子宫后倾。

(8)仰卧起坐,建议分娩4周后再做,根据产妇身体状况,次数逐渐增多。

方法:平卧去枕,双下肢蜷缩,双手抱颈,然后腰部发力,让上半身离开床面,向膝盖处靠拢,恢复平卧状态,反复多次进行这个动作。或平卧去枕,双臂放于身体两侧,掌心向下,双脚并拢,自然放松,头、身体慢慢抬起,使身体呈坐姿,然后慢慢将身体放平,还原初始状态。

作用:促进子宫及腹部肌肉收缩。

3. 注意事项

(1)从轻微动作开始,逐渐增加运动量。

(2)身体不适时不要做运动。注意观察恶露量,恶露增多时停做。

(3)做操前,排空乳房、排便、排尿,松腰带,去枕平卧。

(4)会阴侧切的产妇,在伤口恢复前先不做屈膝、抬臀及盆底肌运动。

四、护理人员素养

整个准备过程中,护理人员应耐心、细心,详细地给产妇讲解产后形体恢复作用及注意事项。指导时面带微笑。

【案例实施】

产后形体恢复操见表22-13。

表22-13 产后形体恢复操

操作步骤	操作程序	注意事项
操作准备	1.评估和沟通 (1)评估 评估环境:清洁、安静、舒适、安全、光线适中 评估产妇的身体恢复情况 (2)沟通 询问产妇姓名,并向产妇解释操作目的,以取得产妇的配合 2.准备 (1)环境准备:室内光线充足,温湿度适宜,空气新鲜,铺好瑜伽垫 (2)产妇准备:穿运动服、瑜伽服或宽松、弹性好的衣裤,排空膀胱 (3)物品准备:瑜伽垫	身体不适时,不要做运动。注意观察恶露量,恶露增多时停做 避免产妇着凉 做操前,排空乳房、排便、排尿,松腰带,去枕平卧
操作中	1.抬头运动 (1)平卧,双臂放于身体两侧,掌心向下,双脚并拢,自然放松。头部抬起,双脚尖向上绷紧,双肩不能离开床面(1~4拍) (2)身体还原(5~8拍) 2.扩胸运动 (1)平卧,双臂放于身体两侧,掌心向下,双脚并拢,自然放松。双臂展开于身体两侧并与身体垂直,掌心向上(1拍);双臂向胸前举起与肩同宽,掌心相对,指尖向上(2拍) (2)双臂沿肩向头方向摆动,贴近耳部,掌心向上(3拍);双臂沿肩摆动,复原(4拍) (3)5~8拍重复1~4拍内容 3.腹肌运动 (1)平卧,双臂放于身体两侧,掌心向下,双脚并拢,自然放松。口闭紧,用鼻缓缓吸气,同时将气往腹部送,使腹部鼓起(1~4拍) (2)口慢慢呼气,腹部逐渐凹下去(5~8拍) 4.抬臀运动 (1)平卧,双腿弯曲并分开,与髋同宽,小腿与床面成90°,臀部抬起(头、肩不离开床面)(1~4拍) (2)臀部放下(5~8拍) 5.屈膝运动 (1)平卧,双臂放于身体两侧,掌心向下,双脚并拢,自然放松。先将右腿抬起,屈膝(1拍)。双手抱住膝盖下侧,并往胸部靠近,绷紧脚面(2拍) (2)头、肩部抬起(3~4拍) (3)头、肩部放下(5~6拍),身体还原(7~8拍),同样方法,做另一侧。注意不要碰到乳房	指导时面带微笑 会阴侧切的产妇,在伤口恢复前先不做屈膝、抬臀及盆底肌运动

续表

操作步骤	操作程序	注意事项
操作中	6.盆底肌运动 平卧,口闭紧全身放松,深吸气的同时收缩会阴部和肛门,似忍住排尿的感觉一样,然后呼气放松。可以做4个8拍,也可反复做30~50次 7.膝胸卧位 (1)身体直起跪于床面,膝盖、小腿、脚成一条直线,臀部贴脚跟。双手重叠,指尖向前,掌心贴近床面(1拍)。身体慢慢向前伸展,双臂、胸部尽量贴于床面(2拍) (2)腰部往下压,臀部翘起,大腿与床面成90°,头侧向一边(3~4拍) (3)双臂慢慢收起,身体还原(5~8拍) 8.仰卧起坐 (1)平卧,双臂放于身体两侧,掌心向下,双脚并拢,自然放松。头、身体慢慢抬起,使身体呈坐姿(1~4拍) (2)慢慢将身体放平,恢复初始状态(5~8拍)	
操作后	产妇整理衣服,卧床休息。收起物品	

【任务训练】

产妇孙女士,32岁,产后42日,今天去医院产后检查时,医生建议孙女士可以做些产后形体恢复操,促进身体康复。请问:应该如何指导该产妇做产后形体恢复操呢?

【任务评价】

1.产后形体恢复操评分标准　产后形体恢复操评分标准见表22-14。

表22-14　产后形体恢复操评分标准

序号	考核内容	考核要点	配分	评分标准	扣分	得分
1	概念考核	(1)产后形体恢复操的作用 (2)产后形体恢复操的注意事项	6	每有一项未口述或口述不正确,扣3分,最多扣6分		
2	物品准备	合适的床或瑜伽垫、一杯温水、干毛巾、一套衣服、卫生巾	5	每有一项未口述(操作)或口述(操作)不正确,扣1分,最多扣5分		

续表

序号	考核内容	考核要点	配分	评分标准	扣分	得分
3	操作准备	(1)室内光线充足,温湿度适宜,空气新鲜 (2)产妇准备:衣着宽松舒适、"一去"(去枕平躺),"二松"(松腹带、发带),"三空"(排空乳房、排大小便)	8	每有一项未口述(操作)或口述(操作)不正确,扣4分,最多扣8分		
4	操作步骤	(1)抬头运动 (2)扩胸运动 (3)腹肌运动 (4)抬臀运动 (5)屈膝运动 (6)盆底肌运动 (7)膝胸运动 (8)仰卧起坐	56	(1)操节完整:少做一节或一节动作不完整,每节扣3分,共24分 (2)手法准确:本项不达标,每节扣1分,共8分 (3)动作轻柔:本项不达标,每节扣1分,共8分 (4)观察反应:本项不达标,每节扣1分,共8分 (5)亲切交流:本项不达标,每节扣1分,共8分		
5	操作结束整理	产妇整理衣服,卧床休息。收起物品	2	本项未口述(操作)或口述(操作)不正确,扣2分		
6	注意事项	(1)从轻微动作开始,逐渐增加运动量 (2)身体不适时,不要做运动。注意观察恶露,恶露增多时停做 (3)会阴侧切的产妇,在伤口恢复前先不做屈膝、抬臀及盆底肌运动 (4)剖宫产产妇仰卧起坐可以暂缓	12	每有一项未口述或口述不正确,扣3分,最多扣12分		
7	操作人员要求	(1)普通话标准 (2)声音清晰响亮 (3)仪态大方 (4)操作前与产妇亲切交流	8	每有一项未达标,扣2分,最多扣8分		
8	时间要求	15分钟	3	超时扣3分		
		合计	100			

2.产后形体恢复操任务学生自我检测单 产后形体恢复操任务学生自我检测单见表22-15。

表22-15 产后形体恢复操任务学生自我检测单

姓名： 专业： 班级： 学号：

项目	具体内容	得分
(1)产后形体恢复操		
(2)产后形体恢复操的具体做法		
(3)产后形体恢复操的注意事项		
	合计	

(张 芹)

第二十三章 婴儿护理

新生儿是指自胎儿娩出、脐带结扎开始至生后28日内的婴儿。不满一周岁的称为婴儿。

第一节 初级技能——婴儿洗澡

学习目标

1. 能说出婴儿的皮肤特点和皮肤基础护理内容。
2. 能独立说出婴儿洗澡的目的。
3. 能够按操作程序正确地给婴儿洗澡,关心爱护婴儿,知晓婴儿洗澡的注意事项。
4. 能够在洗澡过程中观察婴儿的身体健康状况,并正确处理突发事件。

案例导入

陈女士,足月自然分娩一婴儿,出生体重3300 g,Apgar评分10分,无畸形,无产伤。该婴儿现出生后第3日,全身皮肤略黄染,口唇红润,哭声响亮,吃奶吸吮有力,无呛咳及呕吐,大小便正常。测体温36.3 ℃、心率120次/分、呼吸50次/分,心肺听诊无异常,腹软,肝脾无肿大。脐带残端干燥,未脱落,无红臀。请思考:应该如何给该婴儿进行洗澡?

婴儿出生24小时后即可洗澡,最好每日一次,时间安排在喂奶30分钟到1小时左右。洗澡频率可随季节和婴儿的具体情况而定,如夏天出汗多可每日洗2次,冬季天气寒冷也可2~3日洗1次。

一、婴儿皮肤基础护理

1. 胎脂处理方法 婴儿的皮肤非常娇嫩,角质层非常薄,水分极易蒸发,抗干燥的能力很差,容易被外界刺激物和有害物质侵袭。有了胎脂的皮肤就如同有了一层厚厚的"润肤霜",保湿的同时还能隔绝外界有害刺激物,成为婴儿抗感染、抗干燥的第一道防线。因此,现在医护人员并不会把婴儿身上的胎脂全部洗净,只处理耳后、颈部、腋下、腹股沟等皱褶处和堆积比较厚的胎脂。

课件:正常新生儿的生理特点及护理

千万不要为了整洁干净而大力地搓洗皮肤,这样只会给婴儿娇嫩的肌肤带来伤害。如果胎脂比较厚,可以使用婴儿油来帮助去除。

方法:先取适量婴儿油涂抹到婴儿胎脂较厚的皮肤部位,静置大约1小时,再用婴儿沐浴乳做后续的清洁。这样可以最大限度地保护婴儿的皮肤。

2. 清洁 皮肤的清洁在婴儿皮肤护理中具有重要的意义,清洁用品中的表面活性剂可以乳化皮肤表面的污渍使其易于清洗,使皮肤更容易吸收水分和类胎脂成分,有利于保湿滋润。

婴儿清洁用品应该使用低刺激性的表面活性剂,同时应该加入保湿成分,帮助补充皮肤表面的珍贵胎脂。另外,清洁类用品的pH要保持弱酸性,在使用后要用清水清洗干净,避免可能产生的皮肤刺激。

婴儿推荐使用泡沫状的婴儿洗发和沐浴产品,其pH呈弱酸性,安全,亲和,避免刺激眼部,不给皮肤增加额外的负担,并且不会过分洗去胎脂。泡沫状的洗发和沐浴产品更容易清洗,与皮肤的摩擦力小,一次用量也少,适合婴儿使用。

3.保湿滋润 角质层的水分对于维持皮肤屏障的完整性及保障皮肤屏障功能是必需的。当表皮层中的水分含量降低时,在没有外界干预的情况下,皮肤屏障容易陷入干燥循环。

在护理婴儿,特别是早产儿、肤质干燥的婴儿皮肤过程中,应使用含有神经酰胺、类羊水和胎脂等成分的保湿滋润用品。这类用品特别适用于出生后2~4周、孕龄小于33周的早产儿或患干性、皲裂皮肤的婴儿,能修复受损的皮肤屏障,促进皮肤生长成熟,增强皮肤屏障功能。

保湿滋润用品使用方法如下。

(1)清洁后5分钟内使用保湿滋润用品,12小时后再用一次或按需使用。

(2)洗澡后即用干浴巾吸干全身水分,将婴儿专用的润肤乳挤出大约一元钱硬币大小的量,放在手掌内预热并揉搓均匀后再轻柔涂抹于婴儿皮肤,避免用力摩擦损伤婴儿皮肤。

(3)根据季节使用不同的保湿滋润用品。润肤乳水分多,油脂少,较稀薄,易涂抹,适合春夏季全身大面积使用;润肤霜水分多、油脂少、较稠厚,可形成膜,适合秋冬季和特别干燥的部位使用;润肤油没有水分,只含油脂,适合按摩抚触时使用,也可以用于腋窝、头部乳痂等油脂较多、难清洁的部位。

二、洗澡的目的

清洁皮肤,促进血液循环,促进舒适;增强婴儿皮肤排泄和散热功能,预防感染;利于评估身体状况,增进与婴儿的情感交流。

三、护理人员素养

整个洗澡过程中,护理人员应关心爱护婴儿,面带微笑、动作轻柔,与婴儿有眼神及言语交流,洗澡过程中,如婴儿有不适或剧烈哭闹应暂停洗澡。

婴儿洗澡操作视频

【案例实施】

婴儿洗澡操作见表23-1。

表23-1 婴儿洗澡操作

操作步骤	操作程序	注意事项
操作前	1.评估 评估婴儿的身体状况及皮肤情况 2.准备 (1)人员准备:着装整洁,剪短指甲 (2)环境准备:关闭门窗,室温保持在26~28℃ (3)物品准备:澡盆、浴巾、小毛巾、浴液、干净内衣、纸尿裤(尿布)、包被、护臀霜、酒精、消毒棉签等物品 (4)水温调至38~40℃,也可用手肘内侧测试水温,以不烫为宜	婴儿洗澡时间选择在喂奶后半小时至1小时

续表

操作步骤	操作程序	注意事项
操作中	1.洗脸 (1)脱去衣服并用浴巾包好婴儿,将婴儿横托抱 (2)将小毛巾叠成小四方形,用毛巾四个角分别擦洗婴儿的左右眼、鼻以及口 (3)将毛巾对折,按照顺时针方向放射状擦洗婴儿的额头、左脸颊、下颌、右脸颊 2.洗头 (1)将婴儿的双腿夹在腋下,用左手手臂托住其背部,左手手掌托住头颈部,左手拇指和中指分别堵住婴儿的两耳 (2)右手用小毛巾将婴儿头发浸湿,涂少许洗发露轻轻揉搓 (3)用清水冲洗干净,擦干头发 (4)用消毒棉签擦拭外耳及耳孔周围 3.洗身体 (1)洗完头后,撤去包裹浴巾,用腕关节垫于婴儿后颈部,拇指和食指握住婴儿肩部,其余三指在婴儿腋下 (2)先将婴儿双脚或双腿轻轻放入水中,再逐渐让水慢慢浸没臀部和腹部,呈半坐位,角度45° (3)先洗颈部、腋下、前胸、腹部、腹股沟,再洗四肢 (4)洗完前身后反转婴儿,使其趴在前臂上,由上到下洗后脖颈、后背、臀部、肛门、后臂 (5)洗完后,双手托住头颈部和臀部将婴儿抱出浴盆,放在浴巾上迅速擦干身上水分 (6)为婴儿穿好衣服,垫好纸尿裤(尿布)	整个操作过程中,观察婴儿的精神状态及面色,有异常情况及时处理 动作要轻柔,注意洗发水不要流入婴儿耳内 洗澡时间不宜过长,5~10分钟为宜,注意保暖 颈部、腋下、腹股沟、等皮肤褶皱处及生殖部要清洗干净
操作后	(1)将洗漱用品清洁干净,摆放整齐 (2)将婴儿换下的衣服放入收纳盆,抽时间洗净	洗澡后喂少许温开水

【任务训练】

王女士刚自然娩出一健康婴儿,出院在家进行照顾护理,现天气变冷,气温低,给婴儿洗澡成了一个大问题。王女士初为人母,不知道如何给婴儿洗澡,担心把孩子弄伤或着凉。

请问:应该如何给婴儿洗澡?

【任务评价】

1.婴儿洗澡操作评分标准 婴儿洗澡操作评分标准见表23-2。

表23-2 婴儿洗澡操作评分标准

序号	考核内容	考核要点	配分	评分标准	扣分	得分
1	概念考核	婴儿皮肤特点	5	本项未口述或口述不正确,扣5分		
2	设备物品	澡盆、浴巾、小毛巾、浴液、干净内衣、纸尿裤(尿布)、包被、护臀霜、酒精、消毒棉签等	10	每少口述(操作)一项扣1分,最多扣10分		

续表

序号	考核内容	考核要点	配分	评分标准	扣分	得分
3	操作准备	(1)洗澡时间选择在喂奶后半小时到1小时 (2)关闭门窗,室温保持在26~28 ℃ (3)准备澡盆、浴巾、小毛巾、浴液、干净内衣、纸尿裤(尿布)、包被、护臀霜、酒精、消毒棉签等物品 (4)水温调至38~40 ℃,也可以用手肘内侧测试水温,以不烫为宜	4	每有一项未口述(操作)或口述(操作)不正确,扣1分,最多扣4分		
4	操作步骤	(1)洗脸操作步骤 ①脱去衣服并用浴巾包好婴儿,将婴儿横托抱 ②将小毛巾叠成小四方形,用毛巾四个角分别擦洗婴儿的左右眼、鼻以及口 ③将毛巾对折,按照顺时针方向放射状擦洗婴儿的额头、左脸颊、下颌、右脸颊	15	每有一项未口述(操作)或口述(操作)不正确扣5分,最多扣15分		
		(2)洗头操作步骤 ①将婴儿的双腿夹在腋下,用左手手臂托住其背部,左手手掌托住头颈部,左手拇指和中指分别堵住婴儿的两耳 ②右手用小毛巾将婴儿头发浸湿,涂少许洗发露轻轻揉搓。动作要轻柔,注意洗发水不要流入婴儿耳内 ③用清水冲洗干净,擦干头发 ④用消毒棉签擦拭外耳及耳孔周围	20	每有一项未口述(操作)或口述(操作)不正确扣5分,最多扣20分		
		(3)洗身体操作步骤 ①洗完头后,撤去包裹浴巾,用腕关节垫于婴儿后颈部,拇指和食指握住婴儿肩部,其余三指在婴儿腋下 ②先将婴儿双脚或双腿轻轻放入水中,再逐渐让水慢慢浸没臀部和腹部,呈半坐位,角度45° ③先洗颈部、腋下、前胸、腹部、腹股沟,再洗四肢 ④洗完前身后反转婴儿,使其趴在前臂上,由上到下洗后脖颈、后背、臀部、肛门、后臂 ⑤洗完后,双手托住头颈部和臀部将婴儿抱出浴盆,放在浴巾上迅速擦干身上水分 ⑥为婴儿穿好衣服,垫好纸尿裤(尿布)	30	每有一项未口述(操作)或口述(操作)不正确,扣5分,最多扣30分		
5	操作结束整理	(1)将洗漱用品清洁干净,摆放整齐 (2)将婴儿换下的衣服放入收纳盆,抽时间洗净	4	每有一项未口述(操作)或口述(操作)不正确,扣2分,最多扣4分		
6	注意事项	(1)洗澡时间不宜过长,5~10分钟为宜,注意保暖 (2)洗澡后喂少许温开水	2	每有一项未口述或口述不正确,扣1分,最多扣2分		
7	操作人员要求	(1)普通话标准 (2)声音清晰响亮 (3)仪态大方 (4)操作前与婴儿亲切交流	8	每有一项未达标,扣2分,最多扣8分		
8	时间要求	10分钟	2	超时扣2分		
		合计	100			

2. 婴儿洗澡任务学生自我检测单 婴儿洗澡任务学生自我检测单见表23-3。

表23-3 婴儿洗澡任务学生自我检测单

姓名： 专业： 班级： 学号：

项目	具体内容	得分
(1)婴儿洗澡的目的		
(2)婴儿洗澡的步骤		
(3)婴儿洗澡的注意事项		
	合计	

（张　芹）

第二节 初级技能——婴儿抚触

学习目标

1. 学会婴儿抚触的基本手法。
2. 能说出婴儿抚触的作用和注意事项。
3. 能够按操作程序正确地给婴儿抚触,关心爱护婴儿。

案例导入

王女士,足月自然分娩一婴儿,出生体重 3300 g。现出生后第 10 日,精神反应可,面色红润,各项生命体征正常,吃奶吸吮有力,大小便正常。医生出院指导可对婴儿多进行抚触,有益于婴儿的生长发育。请思考:应该如何给该婴儿进行抚触?

婴儿抚触操作视频

一、抚触目的

(1) 促进皮肤的血液循环和新陈代谢。
(2) 改善呼吸、循环系统功能,使婴儿呼吸平稳。
(3) 促进婴儿对食物的消化、吸收和排泄,增加婴儿的食量,加快体重的增长。
(4) 四肢及背部抚触能增加四肢运动的协调性,增强肢体的触觉反应和灵活性,舒缓背部肌肉。
(5) 促进婴儿大脑和智力发育,稳定情绪,减少哭闹,增加睡眠。
(6) 增强机体的免疫力,提高应激能力。
(7) 促进母儿情感交流,有助于母性的唤起,也使婴儿更有安全感。

二、抚触时间选择

(1) 沐浴前后均可,最好是沐浴后、午睡及晚上睡觉前。
(2) 婴儿不疲倦、不饥饿、不烦躁时。
(3) 给婴儿抚触的时间一般为 15 分钟,每日 1~2 次。
(4) 随着婴儿月龄的增长,可适当延长抚触的时间。

三、抚触的步骤

顺序由头部—胸部—腹部—上肢—下肢—背部—臀部,要求动作到位,抚触时适当用力。整套动作要连贯熟练,每个部位的动作重复 4~6 次。

四、抚触的要点

(1) 出生 24 小时后的婴儿可开始抚触。
(2) 一般建议沐浴后、两次哺乳间进行。
(3) 室温:婴儿抚触时应注意室内温度最好在 26~28 ℃,全裸时,应在可调温的操作台上进行,台面温度 36~37 ℃。

(4)可播放一些柔和的轻音乐,使婴儿保持愉快的心情,抚触过程中注意和婴儿进行语言和情感交流。

(5)抚触时应注意婴儿的个体差异,如健康情况、行为反应、发育阶段等。

(6)婴儿抚触前,抚触者应先洗净双手,再把婴儿润肤油(露)倒入手中,揉搓使双手温暖后再进行抚触。

五、护理人员素养

抚触者应心情愉悦,这样才会将良好的心情传递给婴儿,自然会使其更加安静、舒适。抚触过程中应注意与婴儿进行语言和情感的交流,观察婴儿的反应,如果婴儿疲劳、哭闹、肌张力增高、肤色变化,应暂停或减少抚触时间。

【案例实施】

婴儿抚触操作见表23-4。

表 23-4 婴儿抚触操作

操作步骤	操作程序	注意事项
操作前	(1)评估 评估婴儿的身体状况及皮肤情况 (2)准备 ①人员准备:着装整洁,剪短指甲,清洗双手,擦干后涂抹润肤油,双手掌均匀摩擦,将双手搓暖 ②环境准备:关闭门窗,室温保持在26~28 ℃,有条件的话播放音乐更佳 ③物品准备:抚触台、包被、润肤油、干净纸尿裤	抚触力度要根据婴儿的感受随时调整 选择婴儿专用润肤油
操作中	1.面部抚触 (1)眼 双手的四指放在婴儿头部两侧,用右手拇指外侧从婴儿左眼角推向右眉头,还原;用左手拇指从婴儿右眼角推向左眉头,还原 双手交替为1次,反复4次 (2)额头 ①双手的四指放在婴儿头部两侧,双手拇指尖相对,放在婴儿印堂(两眉头的中间)处,两拇指同时向两侧推到太阳穴 ②逐次自眉弓向头顶部移动,直至抚触全部前额皮肤 上述操作为1次,反复4次 (3)拉微笑肌 ①双手四指放在婴儿头两侧,双手拇指尖相对,同时放在婴儿下颌中心点,两拇指同时向两侧推到耳根 ②双手拇指相对,同时放在承浆穴处(面部颏唇沟正中凹陷处),两拇指同时向两侧推到耳根 上述操作为1次,反复4次	千万不要把润肤油弄到婴儿眼睛里

续表

操作步骤	操作程序	注意事项
操作中	2.头部抚触 (1)前发际:左手托住婴儿头部,右手五指相对,成半握拳状,以中指为着力点,四指做辅助,放在前发际中心点处,然后从前到后经百会穴(头顶正中线与两耳尖连线交叉处)向后到第七颈椎,然后中指从第七颈椎滑向耳后根 (2)小发际:中指从小发际滑向头枕部垂直到第七颈椎,再滑向耳后根 (3)轮耳廓:四指在耳后,拇指在耳前,以拇指和中指为着力点,分别放在耳尖处,从耳尖捋到耳垂,拇指和中指轻轻揉捏耳垂 上述操作为1次,反复4次。做完左侧再做右侧,手法与左侧一样	(1)在头部抚触的整个过程中要面带微笑,看着婴儿的眼睛,让婴儿一直感受到关注与爱护 (2)左手托住婴儿头部时,要注意其脊柱和颈部的安全。如果婴儿太小,头部必须得到全方位的支撑
	3.胸部抚触 使婴儿仰卧,双手四指分别放在婴儿身体两侧肋骨下沿处,双手向上提腹部肌肉,右手反手从婴儿左肋推向右肩井处(到乳房处要避开乳头),右手再返回原处。左手再轻轻向上提腹部肌肉,左手反手从婴儿右肋推向左肩井外(到乳房处要避开乳头),左手再返回原处 两手交替为1次,反复4次	(1)胸部抚触的方向必须按照由下到上的顺序进行,即逆着气管分支方向 (2)胸部抚触时注意力度适宜,避开对乳头的刺激
	4.腹部抚触 双手顺时针在婴儿脐部交替抚触,右手放在婴儿右腹部,在脐上划半圆,左手接右手放在婴儿左腹部,在脐下划"V"字 一圈为1次,反复4次	按顺时针方向抚触腹部,但是在脐痂未脱落前不要抚触该区域
	5.上肢抚触 (1)手臂 ①先捋:双手虎口朝下,左手握住婴儿手腕,右手从肩部捋到腕部。再用右手握住婴儿手腕,左手从肩部捋到腕部 ②再捏:双手虎口朝下,左手握住婴儿手腕,右手轻轻捏婴儿的肩关节,从肩关节滑向肘关节,再轻轻捏一下肘关节,再从肘关节滑向腕关节,再轻轻捏一下腕关节。然后右手握住婴儿手腕,左手虎口向下,轻轻捏婴儿的肩关节,从肩关节滑向肘关节,再轻轻捏一下肘关节,再从肘关节滑向腕关节,再轻轻捏一下腕关节 双手交替为1次,反复4次 (2)手	(1)按照离心方向抚触上臂及手部 (2)螺旋式的揉捏
	①手心:双手托住婴儿腕部,两拇指放在婴儿掌根处以麦穗状推到指尖,从掌根到指尖为1次,反复4次 ②手背:双手托住婴儿腕部,右手食指和中指为着力点,从婴儿腕部捋到指尖;再用左手食指和中指为着陆点,从婴儿腕部捋到指尖。两手交替为1次,反复4次 ③手指:左手托住婴儿腕部,右手拇指和食指先从婴儿拇指的指根关节处轻轻揉捏一下指根关节,从指根关节捋向第一指关节,再轻轻捏一下第一指关节,拇指和食指再从第一指关节捋向指尖,从婴儿的拇指到小指为1次。要把婴儿每根手指的指关节都揉捏到 从拇指到小指为1次,反复4次。用同样的方法做对侧	每一根手指都要抚触到

续表

操作步骤	操作程序	注意事项
操作中	6.下肢抚触 (1)腿 ①先捋:双手虎口向下,左手握住婴儿脚踝,右手从婴儿髋关节滑向踝关节,再用右手握住婴儿脚踝,左手从婴儿髋关节滑向踝关节 ②再捏:双手虎口向下,左手握住婴儿脚踝,右手轻轻捏婴儿的髋关节,从髋关节滑向膝关节,再轻轻捏一下膝关节,再从膝关节滑向踝关节,再轻轻捏一下踝关节。右手握住婴儿脚踝,左手虎口向下,轻轻捏婴儿的髋关节,从髋关节滑向膝关节,再轻轻捏一下膝关节,再从膝关节滑向踝关节,再轻轻捏一下踝关节 双手交替为1次,反复4次 (2)脚 ①脚心:双手托住婴儿脚踝,两拇指放在婴儿脚跟处,以麦穗状推到脚尖。从脚跟到脚尖为1次,反复4次,用同样的方法做对侧 ②脚背:双手托住婴儿脚踝,右手食指和中指为着力点,从婴儿脚背底部捋到脚尖;左手再用食指和中指为着力点,从婴儿脚背底部捋到脚尖。两手交替为1次,反复4次。用同样的方法做对侧 ③脚趾:左手托住婴儿脚踝,右手拇指和食指先从婴儿脚的胟趾关节处轻轻揉捏一下指根关节,从指根关节捋向第一趾关节,再轻轻捏一下第一趾关节,拇指和食指再从第一趾关节捋向趾尖。从婴儿的拇趾到小趾为1次,要把婴儿每个脚趾的趾关节都揉捏到。从拇趾到小趾为1次,反复4次 7.背部抚触 (1)将婴儿由仰卧位变为俯卧位,头转向左侧 (2)开背 ①双手拇指、食指以颈椎为中心,放在颈椎两侧,双手平行分别捋向肩部 ②双手拇指、食指以胸椎为中心,放在胸椎与腰椎两侧,双手平行分别捋向背的边缘 ③双手拇指、食指以腰椎为中心,放在腰椎两侧,双手平行分别捋向腰的边缘 (3)捋脊柱:以右手中指为着力点,其余四指作辅助,从颈椎捋到腰椎,轻轻按揉一下腰椎及肾俞穴,并对婴儿说"宝宝抬头",这样能刺激婴儿的中枢神经,使婴儿颈部和背部的肌肉得到锻炼 从颈椎捋到腰椎为1次,反复4次 8.臀部抚触 (1)用双手的大鱼际分别放在婴儿的臀部,轻揉,右手顺时针,左手逆时针,使婴儿臀大肌得到放松。一圈为1次,反复4次 (2)将婴儿翻身,由俯卧位变成仰卧位,头放正	下肢的抚触仍遵循离心方向螺旋式的揉捏,每个脚趾都要抚触到
操作后	(1)将洗漱用品清洁干净,摆放整齐 (2)将婴儿换下的衣服放入收纳盆,抽时间洗净	

【任务训练】

张女士,26岁,7日前自然娩出一体重3200 g的婴儿,各项指标正常,现出院在家。医生建议可以多给婴儿进行抚触,可张女士不知如何对婴儿进行抚触。请问:应该如何给婴儿进行抚触?

【任务评价】

1. 婴儿抚触操作评分标准

婴儿抚触操作评分标准见表 23-5。

表 23-5 婴儿抚触操作评分标准

序号	考核内容	考核要点	配分	评分标准	扣分	得分
1	概念考核	婴儿抚触目的(共7项,见P306)	7	每有一项未口述或口述不正确,扣1分,最多扣7分		
2	设备准备	抚触台、包被、润肤油、干净纸尿裤	4	每少口述(操作)一项扣1分,最多扣4分		
3	操作准备	(1)关闭门窗,室内温度调至26~28℃,有条件的话播放音乐更佳 (2)在抚触台或床上选择适当位置,铺上包被 (3)剪短指甲,清洗双手,涂抹润肤油,将双手搓暖	6	每有一项未口述(操作)或口述(操作)不正确,扣2分,最多扣6分		
4	操作步骤	(1)面部抚触操作步骤 ①眼;②额头;③拉微笑肌 (2)头部抚触操作步骤 ①前发际;②小发际;③轮耳廓 (3)胸部抚触操作步骤 在胸部左右手交替进行 (4)腹部抚触操作步骤 在脐部交替抚触 (5)上肢抚触操作步骤 ①手臂;②手 (6)下肢抚触操作步骤 ①腿;②脚 (7)背部抚触操作步骤 ①仰卧位变俯卧位;②开背;③捋脊柱 (8)臀部抚触操作步骤 ①臀;②俯卧位变成仰卧位,头放正	64	(1)操作完整:少做一节或动作不完整,每节扣4分,共32分 (2)手法准确:本项不达标,每节扣1分,共8分 (3)动作轻柔:本项不达标,每节扣1分,共8分 (4)观察反应:本项不达标,每节扣1分,共8分 (5)亲切交流:本项不达标,每节扣1分,共8分		
5	操作结束整理	(1)抚触结束,为婴儿换好干净纸尿裤,将婴儿抱回原位,盖好被子 (2)整理工作台面	4	每有一项未口述(操作)或口述(操作)不正确,扣2分,最多扣4分		
6	注意事项	(1)抚触时先察看婴儿皮肤情况 (2)婴儿哭闹时应暂停或终止抚触 (3)抚触时动作要轻柔 (4)不要在环境过热、过凉,或婴儿过饥、过饱时抚触	4	每有一项未口述(操作)或口述(操作)不正确,扣1分,最多扣4分		
7	操作人员要求	(1)普通话标准 (2)声音清晰响亮 (3)仪态大方 (4)操作前与婴儿亲切交流	8	每有一项未达标,扣2分,最多扣8分		
8	时间要求	10分钟	3	超时扣3分		
		合计	100			

2. 婴儿抚触任务学生自我检测单 婴儿抚触任务学生自我检测单见表23-6。

表23-6 婴儿抚触任务学生自我检测单

姓名： 专业： 班级： 学号：

项目	具体内容	得分
(1)婴儿抚触的目的		
(2)婴儿抚触的步骤		
(3)婴儿抚触的注意事项		
	合计	

（张　芹）

第三节 初级技能——冲兑奶粉

学习目标

1. 能说出奶粉的概念及种类。
2. 能合理掌握喂奶量。
3. 能够按操作程序正确冲兑奶粉,知晓冲兑奶粉的注意事项。
4. 能够在冲兑奶粉过程中严格执行消毒程序。

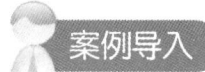

李女士足月剖宫产下一婴儿。该婴儿现出生后第3日,各项生命体征指标正常,哭声响亮,大小便正常。李女士现在产后虚弱,母乳不足,无法给孩子冲兑奶粉。请思考:应该如何给该婴儿冲兑奶粉?

一、配方奶粉的概念

配方奶粉又称母乳化奶粉,它是为了满足婴儿的营养需要,在普通奶粉的基础上加以调配的奶制品。它除去了牛奶中婴儿不能吸收利用的成分,改进了母乳中铁含量过低等不足,是婴儿健康成长所必需的。因此,给母乳不足的婴儿添加配方奶粉成为世界各地普遍的做法。

二、奶粉的种类

1. 婴儿配方奶粉　婴儿配方奶粉以牛乳为基础,适用于一般的婴儿,尤其是高适应的配方奶粉,吸收好,营养价值高,可让婴儿不上火、睡得香。

2. 特殊配方奶粉　特殊配方奶粉是一些特殊生理状况的婴儿,需要食用经过特别加工处理的婴儿配方奶粉。此类婴儿配方奶粉需经医生、营养师指示后才可食用。

3. 早产儿配方奶粉　早产儿配方奶粉适合早产儿使用,是添加了脂肪酸,奶粉酷似母乳的,以牛乳为基础的婴儿配方奶粉。

三、配方奶粉的成分

配方奶粉由多种成分组成,除含酪蛋白、乳清蛋白外,另外还添加了不饱和脂肪酸、乳糖、微量元素、维生素、氨基酸等,更接近母乳。市场出售的配方奶粉在个别成分的含量上有所不同,应选择更接近母乳、α乳清蛋白含量高的配方奶粉。

奶类中的蛋白质主要由酪蛋白和乳清蛋白组成,乳清蛋白较容易被消化,母乳中约70%是乳清蛋白,30%是酪蛋白;牛奶约含20%乳清蛋白、80%酪蛋白。

四、配方奶粉的分段

不同品牌的配方奶粉会有不完全相同的配方,以满足不同体质婴幼儿的营养需求,与之对应的分段方案也会有所差别。一段(0~6个月婴儿)、二段(6~12个月婴儿)、三段(12~36个月幼儿)是配方奶粉最常见的分段方法。

根据不同月龄的婴儿在生理上的特点以及对营养元素的需求,配方奶粉对五大营养素——蛋白质、脂肪、碳水化合物、维生素和矿物质元素进行了全面的强化和调整，以满足婴儿不同发育阶段对营养的需求。

1. 一段奶粉　0~6个月的婴儿所需的营养几乎全部来自母乳或者配方奶粉，因此对配方奶粉中的蛋白质和氨基酸的比例、各种脂肪酸的比例、各种微量元素的比例都有着较高的要求，一段奶粉的营养配比是最接近母乳的。

2. 二段奶粉　二段奶粉的配制标准，无论是热量、蛋白质、脂肪，还是微量元素与一段奶粉相比都有所改变，其中以热量、蛋白质、脂肪含量的改变最明显。此时婴儿到了添加辅食的阶段，有一小部分的营养可以来自食物，不完全依赖配方奶粉。

3. 三段奶粉　三段奶粉在二段奶粉的基础上，进一步调整了必需脂肪酸，如亚油酸等营养素的比例，因为这个阶段幼儿的营养来源由从母乳、配方奶粉为主，逐渐过渡到以食物为主。三段奶粉还添加了牛磺酸、铁等矿物质及多种维生素，以保证幼儿获得充足均衡的营养。

五、喂哺用品的准备

1. 喂哺用品　喂哺用品见表23-7。

表 23-7　喂哺用品

准备项目	用途及注意事项
250 ml 大奶瓶	用于喂奶，用完立即消毒（PC或玻璃制品）
120 ml 小奶瓶	用于喝水、果汁
奶嘴	使用3个月后应更换
奶瓶消毒锅	可选用水煮式、蒸汽式、微波式
奶瓶刷	清洗奶瓶及奶嘴
奶瓶保温桶	外出时方便携带，用于保温
奶瓶加热器	婴儿没能一次喝完奶时可暂时保温，但不可超过1小时
榨汁机	制作果汁时使用
奶粉	婴儿的主要食物

2. 奶嘴型号的选择　要根据婴儿的月龄选择合适的奶嘴，新生儿使用SS号，随着月龄的增加逐渐改为S号、M号等。

六、冲兑奶粉的要点

（1）避免奶液温度过高烫伤婴儿，还要防止奶嘴滴速过快，以免婴儿发生呛奶。

（2）避免奶瓶、奶嘴等用具消毒不彻底而造成婴儿口腔、胃肠道感染。

（3）严格按照奶粉包装上的建议比例冲兑奶粉。

（4）婴儿奶粉冲兑参考：婴儿食量因生长发育而逐渐增加，婴儿出生第一次哺乳7~10 ml；0~1周时一般每次哺乳30~60 ml；2~3周时每次哺乳60~90 ml；3~4周时每次哺乳90~120 ml，每日哺乳6~8次。婴儿存在个体差异，食量各不相同。

（5）由于婴儿存在个体差异，有些婴儿喂配方奶粉时，会出现过敏现象，所以应根据婴儿的情况调整配方奶粉。

七、护理人员素养

在冲兑奶粉过程中,护理人员应根据婴儿的奶量冲兑奶粉,避免浪费,使用的奶瓶、奶具严格按消毒程序执行,避免感染。

【案例实施】

冲兑奶粉操作见表23-8。

表23-8 冲兑奶粉操作

操作步骤	操作程序	注意事项
操作前	1.评估 评估婴儿的奶量 2.准备 (1)人员准备:着装整洁 (2)环境准备:操作台面及环境干净整洁 (3)物品准备:奶粉、奶瓶、奶嘴、温开水、洗刷用具、消毒用具	应根据婴儿的吸收和消化能力把握配方奶粉的添加量
操作中	(1)清洁双手,取出已经消毒好的奶瓶 (2)纯净水烧开后调好水温 (3)参考奶粉包装上的用法说明,按婴儿体重,将适量的温水加入奶瓶中 (4)用奶粉专用的计量勺取适量奶粉,用奶粉盒(筒)口平面处刮平,放入奶瓶中。旋紧奶嘴盖,沿一个方向轻轻摇晃奶瓶,使奶粉溶解至浓度均匀 (5)将配好的奶液滴到手腕内侧,感觉温度适宜再给婴儿食用	水温以40℃为宜 按需取量,避免浪费,先倒水再加奶粉 水温一定要不烫不凉,以温温的为宜
操作后	喂完奶后将瓶中剩余的奶液倒出,将奶瓶、奶嘴分开清洗干净,放入水中煮沸或使用专用消毒用具消毒	奶瓶和奶嘴部件完全分开消毒

【任务训练】

王女士产后虚弱,母乳不足,又一个人照顾婴儿,精力不足。现1个月的婴儿嗷嗷大哭,需要喝奶。请问:应该如何给婴儿冲兑奶粉?

【任务评价】

1.冲兑奶粉操作评分标准 冲兑奶粉操作评分标准见表23-9。

表23-9 冲兑奶粉操作评分标准

序号	考核内容	考核要点	配分	评分标准	扣分	得分
1	概念考核	(1)奶粉的成分及分段 (2)如何合理掌握喂奶量	8	本项未口述或口述不正确,扣4分,最多扣8分		

续表

序号	考核内容	考核要点	配分	评分标准	扣分	得分
2	设备物品	奶粉、奶瓶、奶嘴、温开水、洗刷用具、消毒用具	6	每少口述(操作)一项扣1分,最多扣6分		
3	操作准备	(1)清洁双手,取出已经消毒好的奶瓶 (2)调适好温度适宜的温水	4	每有一项未口述(操作)或口述(操作)不正确,扣2分,最多扣4分		
4	操作步骤	(1)参考奶粉包装上的用法说明,按婴儿体重,将适量的温水加入奶瓶中 (2)用奶粉专用的计量勺取适量奶粉,用奶粉盒(筒)口平面处刮平,放入奶瓶中。旋紧奶嘴盖,沿一个方向轻轻摇晃奶瓶,使奶粉溶解至浓度均匀 (3)将配好的奶液滴到手腕内侧,感觉温度适宜再给婴儿食用	60	每有一项未口述(操作)或口述(操作)不正确,扣20分,最多扣60分		
5	操作结束整理	喂完奶后将瓶中剩余的奶液倒出,将奶瓶、奶嘴分开清洗干净,放入水(纯净水)中煮沸或使用专用消毒用具消毒	4	本项未口述(操作)或口述(操作)不正确,扣4分		
6	注意事项	(1)避免奶液温度过高,防止奶嘴滴速过快 (2)避免奶瓶、奶嘴等用具消毒不彻底而造成婴儿口腔、胃肠道感染 (3)严格按照奶粉包装上建议的用量比例冲兑奶粉 (4)由于婴儿体质存在个体差异,有些婴儿喂配方奶粉的时候会出现过敏现象,所以应根据婴儿的情况调整配方奶粉	8	每有一项未口述或口述不正确,扣2分,最多扣8分		
7	操作人员要求	(1)普通话标准 (2)声音清晰响亮 (3)仪态大方 (4)操作前与婴儿亲切交流	8	每有一项未达标,扣2分,最多扣8分		
8	时间要求	10分钟	2	超时扣2分		
		合计	100			

2. 冲兑奶粉任务学生自我检测单 冲兑奶粉任务学生自我检测单见表23-10。

表 23-10 冲兑奶粉任务学生自我检测单

姓名：　　　　　　专业：　　　　　　班级：　　　　　　学号：

项目	具体内容	得分
(1)奶粉的概念及分类		
(2)冲兑奶粉的步骤		
(3)冲兑奶粉的注意事项		
	合计	

（张　芹）

第四节 初级技能——人工喂养

学习目标

1. 能说出人工喂养的含义。
2. 能够按操作程序正确进行人工喂养。
3. 熟知人工喂养的注意事项。
4. 能够在喂奶过程中观察婴儿的面色,有无呛奶,并正确处理突发事件。

案例导入

赵女士患有急性乳腺炎,体温39 ℃,现在医院住院治疗,给予抗生素静脉滴注,赵女士之子现4个月大,医生建议暂不能母乳喂养,需要用奶粉喂养婴儿。请思考:应该如何给该婴儿进行人工喂养?

一、人工喂养

由于某些原因,母亲无法哺喂婴儿,完全用奶粉喂养,称为人工喂养。

二、人工喂养的对象

母乳是婴儿最佳的营养品,一般都应力争母乳喂养,只有当哺乳可能危及婴儿或母亲健康时,才不得不终止母乳喂养。一般来说,有以下情况的母亲不宜或应暂停母乳喂养,采取人工喂养。

(1)母亲患有严重心脏病、肾病、重症贫血、恶性肿瘤时,为了避免病情加重,不宜母乳喂养。

(2)母亲患有传染病,如活动性肺结核、传染性肝病等,为了避免传染给婴儿,应采取母婴隔离,而且不宜用母乳喂养。

(3)母亲患有精神病、癫痫病,为保护婴儿的健康和安全,不宜用母乳喂养。

(4)母亲乳房患病,如严重的乳头皲裂、乳头糜烂脓肿、急性乳腺炎等,应暂停母乳喂养。

(5)母亲患糖尿病时,血糖控制不佳,需要胰岛素治疗者,以及甲状腺功能亢进患者须服用抗甲状腺药物时不宜母乳喂养。

(6)母亲轻微感冒时,应戴上口罩哺乳,如果发热,体温超过38.5 ℃时,应当暂停母乳喂养,待感冒痊愈后再恢复哺乳。

(7)母亲为人类免疫缺陷病毒感染者、吸毒者,不宜哺乳。

(8)母亲为过敏性疾病、梅毒螺旋体感染者,不宜哺乳。

另外,婴儿如果患有某些疾病,如半乳糖血症、苯丙酮尿症等要禁止母乳喂养。

三、喂养技术

(1)人工喂养坚持按需喂养的原则,婴儿食量各不相同,存在个体差异。

(2)新生儿一般2~3小时喂奶1次,第一次喂奶量为7~10 ml,1~2周一般每次喂奶量约60 ml,3

~4周每次喂奶量约100 ml,之后再酌量增加。

(3)两次喂奶中间,适当给婴儿补充水分(多选择白开水),水量以不超过奶量的50%为宜。

(4)哺喂时以婴儿半卧位于母亲怀中,奶瓶前端充满乳汁,以免婴儿吸入过多空气。喂完后拍嗝几分钟,排出空气以防止溢奶。

四、人工喂养操作流程

人工喂养的操作程序可分为3个步骤:配奶前的准备及奶粉配制→喂奶中的操作→喂奶后的操作。

(1)配奶前的准备及奶粉配制:清洁双手,取出已经消毒好的备用奶瓶。参考奶粉包装上的用法说明,按婴儿体重将适量的温水加入奶瓶中。用奶粉专用计量勺取适量奶粉放入奶瓶中摇匀。将配好的奶液滴一滴到手腕内侧,感觉温度合适再给婴儿食用。

(2)喂奶中的操作:给婴儿喂奶,母亲以坐姿为宜,肌肉放松,让婴儿头部靠在母亲肘弯处,背部靠在母亲前臂处,呈半坐姿态。先用奶嘴轻触婴儿嘴唇,刺激婴儿吸吮反射,然后将奶嘴小心放入婴儿口中,注意使奶瓶保持一定倾斜度,奶瓶里的奶始终充满奶嘴,防止婴儿吸入空气。中断喂奶时,只要轻轻地将手指滑入婴儿嘴角,即可拔出奶嘴,中断婴儿的吸动作。

(3)喂奶后的操作:与母乳喂养后的拍嗝操作相同,喂奶后,将奶瓶中剩余的奶液倒出,将奶瓶、奶嘴分开清洗干净,放入水中煮沸消毒或使用专用消毒用具消毒。

五、护理人员素养

人工喂养适用于母乳不足或有其他医学指征的婴儿,如果能母乳喂养,不要轻易放弃母乳喂养,应尽量鼓励母乳喂哺至少到婴儿4个月,尤其要强调让婴儿吃到最初一周内的初乳。整个人工喂养过程中,护理人员要注意观察婴儿的呼吸、面色及有无呛咳等异常情况。

【案例实施】

人工喂养操作见表23-11。

表23-11 人工喂养操作

操作步骤	操作程序	注意事项
操作前	1.评估 评估婴儿的奶量 2.准备 (1)人员准备:着装整洁 (2)环境准备:操作台面及环境干净整洁 (3)物品准备:奶粉、奶瓶、奶嘴、温开水、小毛巾、围嘴、洗刷用具、消毒用具	应根据婴儿的吸收和消化能力把握配方奶粉的添加量

续表

操作步骤	操作程序	注意事项
操作中	(1)检查婴儿大小便；清洁双手，为婴儿带上围嘴 (2)冲兑奶粉（见冲兑奶粉操作） (3)将婴儿抱入怀中，头部靠在肘弯处，用前臂支撑婴儿的后背，使其呈半坐姿势 (4)反手拿奶瓶，用奶嘴轻触婴儿下唇，待其张开嘴后顺势放入奶嘴，奶瓶与嘴成90° (5)喂奶时，始终保持奶瓶倾斜，使奶液充满奶嘴，避免婴儿吸入空气，引起溢奶 (6)喂奶完毕，身体前倾，用肩接婴儿头，将婴儿竖抱，用空心掌轻轻拍打其后背，使婴儿打嗝后，让其右侧卧位安睡	婴儿整个嘴巴含住奶嘴 注意观察婴儿面色及有无呛咳 右侧卧位能防止婴儿溢奶引起的窒息
操作后	喂完奶后将瓶中剩余的奶液倒出，将奶瓶、奶嘴分开用洗刷用具清洗干净，奶瓶放入水中煮沸5~10分钟，奶嘴及瓶盖用纱布包住煮3分钟，或使用专用消毒用具消毒，消毒后沥干备用	

【任务训练】

王女士剖宫产下一健康婴儿，现已出院，在家休养。王女士是一位乙肝大三阳患者，医生指导不能对该婴儿进行母乳喂养，需要进行人工喂养。请问：应该如何对该婴儿进行人工喂养？

【任务评价】

1. 人工喂养操作评分标准 人工喂养操作评分标准见表23-12。

表23-12 人工喂养操作评分标准

序号	考核内容	考核要点	配分	评分标准	扣分	得分
1	概念考核	(1)人工喂养定义 (2)如何计算喂奶量	6	每有一项未口述或口述不正确，扣3分，最多扣6分		
2	设备物品	奶粉、奶瓶、奶嘴、温开水、小毛巾、围嘴、洗刷用具、消毒用具	8	每少口述(操作)一项扣1分，最多扣8分		
3	操作准备	(1)清洁双手，取出已经消毒好的奶瓶 (2)调适好温度适宜的温水	4	每有一项未口述(操作)或口述(操作)不正确，扣2分，最多扣4分		

续表

序号	考核内容	考核要点	配分	评分标准	扣分	得分
4	操作步骤	(1)冲兑奶粉操作步骤 ①参考奶粉包装上的用法说明,按婴儿体重,将适量的温水加入奶瓶中 ②用奶粉专用的计量勺取适量奶粉,用奶粉盒(筒)口平面处刮平,放入奶瓶中。旋紧奶嘴盖,沿一个方向轻轻摇晃奶瓶,使奶粉溶解至浓度均匀 ③将配好的奶液滴到手腕内侧,感觉温度适宜再给婴儿食用	30	每有一项未口述(操作)或口述(操作)不正确,扣10分,最多扣30分		
		(2)喂哺婴儿操作步骤 ①将婴儿抱入怀中,头部靠在肘弯处,用前臂支撑婴儿的后背,使其呈半坐姿势 ②反手拿奶瓶,用奶嘴轻触婴儿下唇,待其张开嘴后顺势放入奶嘴,奶瓶与嘴成90° ③喂奶时,始终保持奶瓶倾斜,使奶液充满奶嘴,避免婴儿吸入空气,引起溢奶	30	每有一项未口述(操作)或口述(操作)不正确,扣10分,最多扣30分		
5	操作结束整理	喂完奶后将瓶中剩余的奶液倒出,将奶瓶、奶嘴分开清洗干净,放入水(纯净水)中煮沸或使用专用消毒用具消毒	4	本项未口述(操作)或口述(操作)不正确,扣4分		
6	注意事项	(1)避免奶液温度过高,防止奶嘴滴速过快 (2)避免奶瓶、奶嘴等用具消毒不彻底而造成婴儿口腔、胃肠道感染 (3)严格按照奶粉包装上建议的用量比例冲兑奶粉 (4)婴儿奶粉冲兑参考:(略)。 (5)两次喂奶中间,适当给婴儿补充水分 (6)喂奶时,要指导母亲尽可能与婴儿进行目光交流,培养母婴感情 (7)若喂奶时间长,奶液渐凉,期间应加温至所需温度,再继续喂养 (8)由于婴儿体质存在个体差异,有些婴儿喂配方奶粉时,会出现过敏现象,所以应根据婴儿的情况,调整配方奶粉	8	每有一项未达标或口述不正确,扣1分,最多扣8分		
7	操作人员要求	(1)普通话标准 (2)声音清晰响亮 (3)仪态大方 (4)操作前与婴儿亲切交流	8	每有一项未达标,扣2分,最多扣8分		
8	时间要求	10分钟	2	超时扣2分		
		合计	100			

2. 人工喂养任务学生自我检测单　人工喂养任务学生自我检测单见表23-13。

表23-13　人工喂养任务学生自我检测单

姓名：　　　　　　专业：　　　　　　班级：　　　　　　学号：

项目	具体内容	得分
(1)人工喂养的含义		
(2)人工喂养的步骤		
(3)人工喂养的注意事项		
	合计	

（张　芹）

第五节 初级技能——更换尿布(纸尿裤)

> **学习目标**
>
> 1. 能说出尿布的种类及特点。
> 2. 能合理选择尿布。
> 3. 能够按操作程序正确更换尿布(纸尿裤),知晓更换尿布(纸尿裤)的注意事项。
> 4. 能够在更换尿布(纸尿裤)过程中关心、爱护婴儿,注意保暖,促进婴儿舒适。

案例导入

赵女士自然娩出一健康婴儿,身边无老人帮忙,和老公作为新手父母,给婴儿更换尿布(纸尿裤)都感到非常棘手,有时会忘了步骤,也担心婴儿受凉,总是手忙脚乱。请思考:应该如何给婴儿更换尿布(纸尿裤)?

婴幼儿大小便要经历由随意到能自主控制的过程,其间需要对其进行细心周到的护理,包括更换尿布(纸尿裤),清洗和护理臀部等。婴幼儿皮肤娇嫩,使用尿布须及时更换。

一、了解尿布的种类及特点

尿布的种类及特点见表23-14。

表23-14 尿布的种类及特点

尿布种类	规格	优点	缺点	说明
纸尿布	多为长方形	使用方便,无须清洗,省时省力	使用一次丢弃,费用高	
布尿布	长方形、三角形	柔软,吸水性强,可使用旧布料制作	费时费水,如更换不及时,易污染裤子及包被	可以根据婴儿情况调整大小,这里对布尿布的规格不做具体设定
纸尿裤	型号与体型相符	跨挡处褶皱为双层结构,可防止大便溢出,外出使用方便	使用一次丢弃,费用高	

二、正确使用不同种类的尿布

1. 正确使用纸尿布 纸尿布多为新生儿使用,使用时将纸尿布平铺于床上,顺好上部系带,将新生儿臀部对准纸尿布,然后将尿布下部从挡内翻上小腹,最后用系带系住。

2. 正确使用布尿布 长条布尿布垫在里面(男婴将尿布前面反折一下,女婴将尿布后面反折一下),三角形布尿布包在外面。

(1)布尿布的更换方法:

①让婴儿平躺在床上,握住脚踝轻轻抬起下肢和臀部,撤下脏尿布,垫上折好的干净布尿布。

②把长方形布尿布骑在婴儿挡内,三角形布尿布先将一侧腰部角经婴儿腹部折到对侧按到腰下,再将布尿布的顶角从挡内翻上,最后将另一侧腰部角折到对侧,掖到腰下。

(2)洗布尿布的方法:

①只有尿液的布尿布,用清水漂洗干净后,用开水烫一次,置于日光下晒干。

②清洗染有粪便的布尿布程序:清水浸湿→用专用刷子去除粪便→清水冲洗→盆内水倒掉→用中

性肥皂搓洗→温开水烫→水稍凉后搓洗→清水漂洗干净→开水烫→日光晒。

③布尿布长久使用会发硬,可用少许白醋兑温水后浸泡搓洗布尿布,再用清水冲洗干净,在日光下晒干。

3. 正确使用纸尿裤　选择吸湿性强、型号合体的纸尿裤(不建议长期使用)。

4. 培养婴幼儿良好的排便习惯　对4～8个月婴儿,其睡醒后,不管排便与否,都要抱起婴儿排泄大小便。8个月以后可扶着婴儿坐便盆,并伴以"嘘嘘"或"嗯吧"的声音诱导排便。如此日日坚持,反复练习,逐步养成婴儿定时排便的习惯。

对1.5～2岁幼儿,应培养其主动坐便盆的习惯,2岁以后可让幼儿自己坐便盆。注意每次便后要将便盆清洗干净,便后要给幼儿洗手,有意识地帮助幼儿养成便后洗手的好习惯。

三、护理人员素养

给婴儿更换尿布(纸尿裤)时,动作要熟练、快速,减少暴露,特别是天气冷时,防止更换时间过长而使婴儿受凉,注意保暖。

训练婴儿大小便应有耐心,只要婴儿有点滴进步就应给予鼓励、表扬。偶有排泄到裤裆内,也不要训斥。

【案例实施】

更换尿布(纸尿裤)操作见表23-15。

表23-15　更换尿布(纸尿裤)操作

操作步骤	操作程序	注意事项
操作前	1. 评估 评估婴儿是否已大小便,臀部皮肤情况 2. 准备 (1)人员准备:着装整洁 (2)环境准备:操作台面及环境干净整洁 (3)物品准备:婴儿模型、干净尿布(纸尿裤)、专用小盆、专用毛巾、护臀霜、收纳盆	提前准备足够数量的尿布(纸尿裤)
操作中	(1)清洁双手,面带笑容 (2)准备干净尿布(纸尿裤)、专用毛巾、专用小盆、护臀霜、收纳盆等,并放在伸手能及的地方 (3)用一只手将婴儿双足轻轻抬起,另一只手将尿布(纸尿裤)由前向后取下,同时用未污染的尿布边缘擦拭其会阴部和臀部,然后对折,将大小便裹在尿布里面,放入收纳盆内 (4)用专用小盆、专用毛巾蘸温水将婴儿臀部洗净、擦干、涂抹适量护臀霜 (5)如选用纸尿裤,先将干净纸尿裤展开抚平,然后轻轻抱起婴儿放在上面,再将纸尿裤固定在脐下 (6)如选用纯棉尿布或纱布尿布,可将条形尿布放在三角形尿布上,男婴前端垫厚,女婴后面垫厚。先垫条形尿布,再将三角形尿布垫好	更换尿布(纸尿裤)要一气呵成,尽量紧凑,不要脱节 尿布(纸尿裤)要及时更换,以保持婴儿臀部皮肤干爽,注意婴儿臀部清洁卫生,发现臀部潮红可涂抹护臀霜或鞣酸软膏
操作后	(1)将换下的尿布清洗干净、消毒 (2)将其他用品清洁整理,摆放整齐	

【任务训练】

王女士剖宫产下一健康婴儿,现已出院在家休养,王女士和老公都不会给婴儿更换尿布(纸尿裤),家中也无其他人帮忙。请问:应该如何给婴儿更换尿布(纸尿裤)?

【任务评价】

1. 更换尿布(纸尿裤)操作评分标准 更换尿布(纸尿裤)操作评分标准见表23-16。

表 23-16 更换尿布(纸尿裤)操作评分标准

序号	考核内容	考核要点	配分	评分标准	扣分	得分
1	概念考核	尿布的种类及特点	6	本项未口述或口述不正确,扣3分,最多扣6分		
2	设备物品	婴儿模型、干净尿布(纸尿裤)、专用小盆、专用毛巾、护臀霜、收纳盆等	6	每少口述(操作)一项扣1分,最多扣6分		
3	操作准备	(1)清洁双手,面带笑容 (2)准备干净尿布(纸尿裤)、专用毛巾、专用小盆、护臀霜、收纳盆等,并放在伸手能及的地方	4	每有一项未口述(操作)或口述(操作)不正确,扣2分,最多扣4分		
4	操作步骤	(1)用一只手将婴儿双足轻轻抬起,另一只手将尿布(纸尿裤)由前向后取下,同时用未污染的尿布边缘擦拭其会阴部和臀部,然后对折,将大小便裹在尿布里面,放入收纳盆内 (2)用专用小盆、专用毛巾蘸温水将婴儿臀部洗净、擦干,涂抹适量护臀霜 (3)如选用纸尿裤,先将干净纸尿裤展开抚平,然后轻轻抱起婴儿放在上面,再将纸尿裤固定在脐下 (4)如选用纯棉布或纱布尿布,可将条形尿布放在三角形尿布上,男婴前端垫厚,女婴后面垫厚。先垫条形尿布,再将三角形尿布垫好	60	每项未口述(操作)或口述(操作)不正确,扣15分,最多扣60分		
5	操作结束整理	(1)将换下的尿布清洗干净、消毒 (2)将其他用品清洁整理、摆放整齐	4	本项未口述(操作)或口述(操作)不正确,扣4分		
6	注意事项	(1)更换尿布(纸尿裤)要一气呵成,尽量紧凑,不要脱节,所以要提前准备足够数量的尿布(纸尿裤) (2)尿布(纸尿裤)要及时更换,以保持婴儿臀部皮肤干爽,注意婴儿臀部清洁卫生,发现臀部潮红可涂抹护臀霜或鞣酸软膏 (3)训练婴儿大小便应有耐心,只要婴儿有点滴进步就应给予鼓励表扬。偶有排泄到裤裆内,也不要训斥	9	每有一项未达标或口述不正确,扣3分,最多扣9分		
7	操作人员要求	(1)普通话标准 (2)声音清晰响亮 (3)仪态大方 (4)操作前与婴儿亲切交流	8	每有一项未达标,扣2分,最多扣8分		
8	时间要求	5分钟	3	超时扣3分		
		合计	100			

2. 更换尿布(纸尿裤)任务学生自我检测单 更换尿布(纸尿裤)任务学生自我检测单见表23-17。

表23-17 更换尿布(纸尿裤)任务学生自我检测单

姓名： 专业： 班级： 学号：

项目	具体内容	得分
(1)尿布的种类及特点		
(2)更换尿布(纸尿裤)的步骤		
(3)更换尿布(纸尿裤)的注意事项		
	合计	

(张 芹)

第六节 初级技能——正确托抱婴儿

学习目标

1. 能说出婴儿的身体特点。
2. 能合理选择婴儿的托抱方式。
3. 能够按操作程序正确托抱婴儿,知晓托抱婴儿的注意事项。
4. 能够在托抱婴儿过程中关心、爱护婴儿,保护婴儿,使其有安全感。

案例导入

孙女士自然娩出一健康婴儿,和很多新手爸妈一样,不知道该怎么正确托抱孩子,孙女士生怕抱的姿势不对,伤到了婴儿。请思考:应该如何正确托抱婴儿?

一、正确托抱婴儿的方式

婴儿生长发育的特点是头大、头重,骨骼的胶质多,肌肉不发达、力量比较弱。因此,1个月大的婴儿只能稍稍抬头片刻,3个月大时头才能初步直立。由于颈部和背部肌肉发育还不完善,1~3个月大的婴儿不能较长时间支撑头的重量。因此,抱1~3个月大的婴儿的姿势是很讲究的,关键是要托住婴儿的头部。

1~2个月大的婴儿,主要是平抱,也可采用角度较小的斜抱。平抱时让婴儿平躺在成人的怀里,斜抱时让婴儿斜躺在成人的怀里。无论是平抱或斜抱,成人的一只前臂均要托住婴儿的头部,另一只手臂则托住婴儿的臀部和腰部。对于易溢奶的婴儿则应采取斜抱,这样可防止溢奶或减轻溢奶的程度。

3个月大的婴儿主要采取斜抱或直立抱。斜抱时婴儿向上倾斜的角度可稍大些。婴儿采取直立抱时,有两种姿势可供选择:一种是婴儿背朝成人,坐在成人的一只前臂上,成人的另一只手拦住婴儿的胸部,让婴儿的头和背贴靠在成人的前胸;另一种是让婴儿面朝成人,坐在成人的一只前臂上,成人的另一只手托住婴儿的头颈和背部,让婴儿的胸部紧贴在成人的前胸和肩部。

此外,抱婴儿时既要注意保护好婴儿,还要让婴儿感觉舒服,使婴儿有安全感。抱起和放下的动作要慢、要轻。

二、托抱婴儿的好处

1. 增加与婴儿的亲密度 虽然婴儿的视觉和听觉尚在发育中,但是已经具备一定的记忆能力。通过这种亲密的托抱行为,婴儿会自发地对父母产生好感,并将这种感觉储存起来,从而拉近婴儿与父母的距离。

2. 增强亲子交流 父母托抱婴儿时,一般不会一言不发,父母经常与婴儿讲话和互动,对婴儿的早期语言教育是很有帮助的。这也要求父母在托抱婴儿的时候,要经常和婴儿说说话。

3. 增加婴儿的安全感 婴儿刚生下来不久,离开了母体温暖安全的生活环境,对周围的环境都很陌生,也很不习惯。而托抱婴儿可以把父母的热量传递给婴儿,让婴儿感受到来自父母的温暖,婴儿也就产生了一种安全感。

4. 增加婴儿的运动量 婴儿肌肉力量太弱,基本不能运动,而托抱婴儿可以有效改善婴儿运动量缺失的问题,这种间接性的运动对婴儿成长是很有利的。

三、抱婴儿的禁忌

1. 忌抱着婴儿睡觉

(1)抱着婴儿睡觉,抱的人或多或少会晃动,容易使婴儿不能熟睡,影响婴儿的睡眠质量。

(2)婴儿在床上自然入睡,有助于婴儿骨骼、心和肺的发育。

(3)抱着婴儿入睡,婴儿的四肢不能自由地伸展,这使婴儿全身的肌肉得不到放松。

(4)长久地抱着婴儿睡觉,这会让婴儿容易对抱的人产生依赖感,从小让婴儿自己自然入睡,有利于婴儿养成独立睡觉和生活的能力。

2. 忌抱着婴儿摇晃 很多抱婴儿的人,在抱婴儿的时候习惯左晃晃、右晃晃,而这样剧烈的摇晃其实对婴儿的身体是很不利的。因为在未满一周岁时,婴儿的身体都还没发育成熟,特别是头部、颈部和骨骼,剧烈的摇晃不仅会使婴儿身体受到损伤,可能还会造成脑部暂时性充血、脑震荡,甚至是脑损伤。

3. 忌把婴儿高高地抛起 很多人抱婴儿的时候喜爱把婴儿向上抛,虽然婴儿看上去很是欢喜,但其中的危险性不容小觑。婴儿的身体发育刚刚开始,各项机能都不成熟,在抛接的过程中产生的巨大冲击力势必会对婴儿身体造成不利影响。

4. 忌让婴儿骑在肩上 婴儿骑坐在成人肩上时,由于成人的头颈部没有广阔的受力面,婴儿不仅不会觉得舒服,而且还存在安全隐患。

四、护理人员素养

托抱婴儿要有足够的温柔和耐心,慌张急躁等不可取。在温和托抱婴儿的同时与婴儿进行眼神交流,目光中要包含满满的爱意。

由于1~3个月大的婴儿的颈部和背部肌肉发育还不完善,在整个托抱过程中都要注意稳住婴儿的头部,切忌给婴儿颈部太大压力。

【案例实施】

正确托抱婴儿操作见表23-18。

表 23-18 正确托抱婴儿操作

操作步骤	操作程序	注意事项
操作前	1.评估 评估婴儿的身体特点 2.准备 (1)人员准备:着装整洁 (2)物品准备:婴儿模型	
操作中	(1)摘去手上饰物,清洁双手。婴儿呈仰卧状 (2)抱起婴儿:将一只手伸到婴儿颈下托起头部,另一只手环绕托住其臀部,两手同时用力上抬,将婴儿稳稳地抱起 (3)怀抱婴儿的姿势:上身肢体放松,肘关节成80°,将婴儿横抱在怀里,使婴儿颈部靠在肘弯处,前臂与手掌托住其背部与臀部,另一只手扶住其髋部 (4)放下婴儿:将婴儿轻轻抱离身体,先弯腰放下婴儿身体下半身,再放下上身和头部,最后抽出双手	1~3个月大的婴儿的颈部和背部肌肉发育还不完善,注意稳住婴儿的头部,切忌给颈部太大压力 婴儿仰卧
操作后	将婴儿模型摆放好,整理操作环境	

【任务训练】

王女士剖宫产下一健康婴儿,现出院在家。王女士和其老公都不会托抱婴儿,感觉婴儿太小,身体很软,家中也无其他人帮忙。请问:应该如何正确托抱婴儿?

【任务评价】

1. 正确托抱婴儿操作评分标准　正确托抱婴儿操作评分标准见表23-19。

表23-19　正确托抱婴儿操作评分标准

序号	考核内容	考核要点	配分	评分标准	扣分	得分
1	概念考核	婴儿的身体特点	6	本项未口述或口述不正确,扣3分,最多扣6分		
2	设备物品	婴儿模型	3	未口述(操作)扣3分		
3	操作准备	摘去手上饰物,清洁双手,婴儿呈仰卧状	9	每有一项未口述(操作)或口述(操作)不正确,扣3分,最多扣9分		
4	操作步骤	(1)抱起婴儿:将一只手伸到婴儿颈下托起头部,另一只手环绕托住其臀部,两手同时用力上抬,将婴儿稳稳地托起 (2)怀抱婴儿的姿势:上身肢体放松,肘关节成80°,将婴儿横抱在怀里,使婴儿颈部靠在肘弯处,前臂与手掌托住其背部与臀部,另一只手扶住其髋部 (3)放下婴儿:将婴儿轻轻抱离身体,先弯腰放下婴儿身体下半身,再放下上身和头部,最后抽出双手	60	每有一项未口述(操作)或口述(操作)不正确,扣20分,最多扣60分		
5	操作结束整理	将婴儿模型摆放好,整理操作环境	4	本项未口述(操作)或口述(操作)不正确,扣4分		
6	注意事项	(1)在抱婴儿之前,应该先摘除戒指、手链等饰物,双手洗净擦干后,待手温暖后再去抱婴儿 (2)由于婴儿的颈部肌肉太柔弱,在整个托抱过程中都要注意稳住婴儿的头部,切忌给颈部太大压力 (3)如果托抱的时间较久,臂膀感到酸痛时,应把婴儿放下,最佳姿势是让其仰躺在床上 (4)在与婴儿进行一些互动性游戏之后,要适时让婴儿安静地在臂弯里平静一会儿	8	每有一项未口述或口述不正确,扣2分,最多扣8分		
7	操作人员要求	(1)普通话标准 (2)声音清晰响亮 (3)仪态大方 (4)操作前与婴儿亲切交流	8	每有一项未达标,扣2分,最多扣8分		
8	时间要求	5分钟	2	超时扣2分		
		合计	100			

2.正确托抱婴儿任务学生自我检测单　正确托抱婴儿任务学生自我检测单见表23-20。

表23-20　正确托抱婴儿任务学生自我检测单

姓名：　　　　　　专业：　　　　　　班级：　　　　　　学号：

项目	具体内容	得分
(1)婴儿的身体特点		
(2)正确托抱婴儿的步骤		
(3)托抱婴儿的注意事项		
	合计	

（张　芹）

第七节 初级技能——婴儿溢奶的处理

学习目标

1. 能准备好婴儿溢奶所需用品。
2. 能独立完成婴儿喂奶后的护理,妥善处理婴儿溢奶。
3. 能从细节处关心、关爱婴儿。

案例导入

护理人员小王刚走进卧室,便看见出生25日的婴儿嘴角和鼻腔都有奶液流出。请思考:小王此时应该如何处理？刚喂完奶的婴儿应该如何护理？

一、婴儿胃的生理特点

胃是消化道的最膨大部分,胃壁由浆膜、肌层、黏膜下层、黏膜层组成,胃分为贲门部、胃底、胃体、幽门部。婴儿胃尚未发育完善,呈水平位,贲门括约肌发育差,常发生胃肠逆向蠕动,若哺乳时吸入空气,易发生溢奶和呕吐。

二、胃容量和排空时间

新生儿胃容量为30～60 ml,1～3个月大的婴儿为90～150 ml,1岁时为250～300 ml。胃排空时间因食物种类不同而不同:水为1.5～2小时,母乳为2～3小时,牛乳为3～4小时。早产儿胃排空慢,易发生胃潴留。

三、胃的生理功能

胃的生理功能是潴留和搅拌食物,具有消化作用,能吸收水、无机盐和葡萄糖等。

四、喂奶后指导(拍嗝)

婴儿的胃像横躺着的"口袋",胃的上口是较松弛的贲门,胃的下口是较紧的幽门,所以婴儿喂奶后容易溢奶。为了避免溢奶,哺乳后应将婴儿竖抱,用空心掌轻轻拍打其后背。如有一些父母担心拍打过重,也可以用手从下往上轻捋后背。

五、溢奶时和溢奶后处理

溢奶时处理:主要是及时清理口腔及鼻腔中溢出的奶液。

溢奶后处理:要注意婴儿的耳部和脖颈处是否有残留的奶液,注意清理干净,将擦拭过奶液的毛巾及被溢出奶液弄湿的衣服、包被等清洗之后,晾干备用。

六、护理人员素养

整个准备和操作过程中,护理人员应耐心、细心。操作时动作轻柔,眼神温柔,处处体现出对婴儿的关爱。

【案例实施】

婴儿溢奶的处理操作见表 23-21。

表 23-21 婴儿溢奶的处理操作

操作步骤	操作程序	注意事项
操作准备	1.评估和沟通 (1)评估 ①评估环境:清洁、安静、舒适、温暖、光线适中 ②评估婴儿溢奶情况:观察婴儿体位及溢奶部位及溢出奶量 (2)沟通:和婴儿讲话 2.准备 (1)环境准备:关闭门窗 (2)物品准备:婴儿模型、毛巾、干净衣服、干净包被	语言、语气处处体现对婴儿的关爱 避免婴儿着凉
操作中	1.预防性护理 (1)将婴儿轻轻竖抱起来,让婴儿头部靠在护理人员的肩部 (2)一手托婴儿的臀部,一手呈空心状从腰部由下向上轻叩婴儿背部,使婴儿将吃奶时吞入胃内的气体排出,一般拍5～10 分钟即可 (3)若无气体排出,可给婴儿换个姿势,但动作一定要轻,继续拍 4～10 分钟 (4)拍完后将婴儿放到床上,以右侧卧位为宜 2.溢奶时的处理 (1)如婴儿仰睡,溢奶时可先将其侧过身,让溢出的奶液流出来,以免呛入气管 (2)如婴儿嘴角或鼻腔有奶液流出,首先让婴儿侧卧,用干净的毛巾把溢出的奶液擦拭干净 (3)然后把婴儿轻轻抱起,按前述拍嗝时的体位轻轻拍打其背部,待婴儿安静下来再将其放下 (4)为婴儿更换干净的衣服、包被	边操作边与婴儿沟通,面带微笑 操作时动作轻柔,处处体现对婴儿的关爱
操作后	将擦拭过奶液的毛巾及被溢奶弄湿的衣服、包被清洗之后,晾干备用。将所用物品送回物品架,摆放整齐	

【任务训练】

作为护理人员的你刚走进卧室,便看见出生 12 日的某婴儿嘴角和鼻腔都有奶液流出。请问:此时你应该如何处理呢?刚喂完奶的婴儿该如何护理呢?

【任务评价】

1.婴儿溢奶的处理操作评分标准 婴儿溢奶的处理操作评分标准见表 23-22。

表 23-22　婴儿溢奶的处理操作评分标准

序号	考核内容	考核要点	配分	评分标准	扣分	得分
1	基础知识考核	(1)婴儿胃的生理特点 (2)婴儿胃的容量	10	本项未口述(操作)或口述不齐全,每项扣5分,最多扣10分		
2	准备	(1)环境准备:关闭门窗 (2)物品准备:婴儿模型、毛巾、干净衣服、干净包被	10	每少口述(操作)一项扣5分,最多扣10分		
3	喂奶后的护理	(1)将新生儿轻轻竖抱起来,让婴儿头部靠在产妇的肩部 (2)一手托婴儿的臀部,一手呈空心状从腰部由下向上轻叩婴儿背部,使婴儿将吃奶时吞入胃内的气体排出,一般拍5~10分钟即可 (3)若无气体排出,可给婴儿换个姿势,但动作一定要轻,继续拍4~10分钟 (4)拍完后将婴儿放到床上,以右侧卧位为宜	28	每有一项未口述(操作)或口述(操作)不正确,扣7分,最多扣28分		
4	溢奶时的处理	(1)如婴儿仰睡,溢奶时可先将其侧过身,让溢出的奶液流出来,以免呛入气管 (2)如婴儿嘴角或鼻腔有奶液流出,首先让婴儿侧卧,用干净的毛巾把溢出的奶液擦拭干净 (3)把婴儿轻轻抱起,按前述拍嗝时的体位轻轻拍打其背部,待婴儿安静下来再将其放下 (4)为婴儿更换干净的衣服、包被	28	每有一项未口述(操作)或口述(操作)不正确,扣7分,最多扣28分		
5	操作结束整理	(1)将擦拭过奶液的毛巾及被溢奶弄湿的衣服、包被清洗以后,晾干备用 (2)所用物品送回物品架,摆放整齐	4	本项未口述(操作)或口述(操作)不正确,扣4分		
6	注意事项	(1)操作时间不宜过长,5~10分钟为宜 (2)准备物品、操作中要体现对婴儿的关爱	10	每有一项未口述或口述不正确,扣5分,最多扣10分		
7	操作人员要求	(1)普通话标准 (2)声音清晰温柔 (3)仪态大方 (4)操作前、中与新生儿亲切交流	8	每有一项未达标,扣2分,最多扣8分		
8	时间要求	10分钟	2	超时扣2分		
		合计	100			

2. 婴儿溢奶的处理任务学生自我检测单　婴儿溢奶的处理任务学生自我检测单见表23-23。

表 23-23　婴儿溢奶的处理任务学生自我检测单

姓名：　　　　　　专业：　　　　　　班级：　　　　　　学号：

项目	具体内容	得分
(1)基础知识	婴儿胃的生理特点： 婴儿胃的容量：	
(2)喂奶后的护理的具体做法		
(3)处理溢奶时的具体做法		
	合计	

（张明娥）

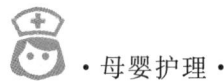

第八节 初级技能——婴儿臀红的护理

学习目标

1. 能准备好婴儿臀红所需用品。
2. 能妥善完成婴儿臀红的预防性护理和治疗性护理。
3. 能从细节处关心、关爱婴儿。

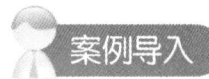

护理人员小张给 2 个月大的婴儿换尿布时,发现其轻度臀红。请思考:小张此时应该如何处理呢?怎样才能预防臀红呢?

一、婴儿臀红的概念

婴儿的皮肤极为娇嫩,若长期浸泡在尿液中或因尿布(纸尿裤)密不透风而潮湿的话,臀部常会出现红色的小疹子或皮肤变得比较粗糙,称为尿布疹或臀红。

二、婴儿臀红的预防

(1)选择尿布(纸尿裤)一定要仔细,发现尿布(纸尿裤)湿后要及时更换,保持局部干燥。
(2)小便后处理:一般小便后不需每次清洗臀部,以避免破坏臀部表面的天然保护膜,使臀红容易发生。
(3)大便后处理:及时更换尿布(纸尿裤),清洁臀部,然后涂擦护臀霜或鞣酸软膏。
(4)布尿布要选用吸水性强的纯棉布,换洗后最好烫洗暴晒。
(5)不用洗衣粉洗布尿布,以免残存的洗衣粉刺激婴儿皮肤,发生臀红。
(6)在给男婴换尿布(纸尿裤)的时候,必须重视卫生死角的清洁。
(7)给女婴清洁阴部时,要格外注意从前到后的顺序。
(8)给婴儿洗臀部时,要用温开水,不能使用爽身粉。

三、护理人员素养

整个准备和操作过程中,护理人员应耐心、细心。操作时动作轻柔,眼神温柔,处处体现出对婴儿的关爱。

【案例实施】

婴儿臀红的护理见表 23-24。

表 23-24 婴儿臀红的护理

操作步骤	操作程序	注意事项
操作准备	1.评估和沟通 (1)评估 ①评估环境:清洁、安静、舒适、温暖、光线适中 ②评估婴儿臀部情况 (2)沟通:和婴儿讲话	语言、语气处处体现对婴儿的关心与关爱

续表

操作步骤	操作程序	注意事项
操作准备	2.准备 (1)环境准备:关闭门窗 (2)物品准备:婴儿模型、小盆、毛巾、纸尿裤、温水、湿纸巾、护臀霜	避免婴儿着凉
操作中	1.预防性护理 (1)每日给婴儿洗澡,水温在38～40 ℃为宜,尤其需要注意清洗干净婴儿皮肤皱褶处及臀部。洗澡后给予基础护理,用护臀霜均匀涂皮肤皱褶处及臀部 (2)大便后可以先用湿纸巾轻轻地将臀部的粪便擦拭干净。如果大便较多,可用清洁的温水清洗干净,然后在婴儿的会阴区、腹股沟区、后臀区涂擦护臀霜 (3)使用棉质、透气性能好、吸水性强的纸尿裤,每2小时更换一次,纸尿裤边缘整理平展,松紧适宜 (4)保持室内空气新鲜,调节好室温,室内温度在18～22 ℃,早产儿在24～26 ℃,湿度在55%～65%为宜 2.治疗性护理 (1)对已发生臀红的婴儿及时进行评估 (2)对于Ⅰ、Ⅱ度臀红婴儿,除保持臀部皮肤干燥,不被污染,及时更换纸尿裤外,应多暴露臀部,一日2～3次,每次10～20分钟,然后放射状涂护臀霜 (3)对于Ⅲ度臀红婴儿应立即到医院就医,按医嘱护理	边操作边与婴儿沟通,面带微笑 女婴洗臀部时应用水由前向后淋着洗,以免污水逆行进入尿道,引起感染; 男婴的阴茎下及阴囊下部也要涂抹均匀护臀霜 操作时动作轻柔,处处体现对婴儿的关爱 暴露期间注意保暖
操作后	将所用物品清洁整理,摆放整齐	

【任务训练】

护理人员小丽给1个月大的婴儿换纸尿裤时,发现婴儿Ⅱ度臀红。请问:此时应该如何处理?怎样才能预防臀红?

【任务评价】

1.婴儿臀红的护理操作评分标准 婴儿臀红的护理操作评分标准见表23-25。

表23-25 婴儿臀红的护理操作评分标准

序号	考核内容	考核要点	配分	评分标准	扣分	得分
1	概念考核	臀红的概念	4	本项未口述(操作)或口述不齐全,扣4分		

序号	考核内容	考核要点	配分	评分标准	扣分	得分
2	准备	(1)环境准备:关闭门窗 (2)物品准备:婴儿模型、小盆、毛巾、纸尿裤、温水、湿纸巾、护臀霜	16	每少口述(操作)一项扣2分,最多扣16分		
3	预防性护理	(1)每日给婴儿洗澡,水温在38~40 ℃为宜,尤其需要注意清洗干净婴儿皮肤皱褶处及臀部。洗澡后给予基础护理,用护臀霜均匀涂于皮肤皱褶处及臀部 (2)大便后可以先用湿纸巾轻轻地将臀部的粪便擦拭干净。如果大便较多,可用清洁的温水清洗干净,然后在婴儿的会阴区、腹股沟区、后臀区涂擦护臀霜 (3)女婴洗臀部时应用水由前向后淋着洗,以免污水逆行进入尿道,引起感染 (4)男婴的阴茎下及阴囊下部也要涂抹均匀护臀霜 (5)使用棉质、透气性能好、吸水性强的纸尿裤,每2小时更换一次纸尿裤。纸尿裤边缘整理平展,松紧适宜 (6)保持室内空气新鲜,调节好室温,室内温度在18~22 ℃,早产儿在24~26 ℃,湿度在55%~65%为宜	42	每有一项未口述(操作)或口述(操作)不正确,扣7分,最多扣42分		
4	治疗性护理	(1)对已发生臀红的婴儿及时进行评估。对于Ⅰ、Ⅱ度臀红婴儿,除保持臀部皮肤干燥,不被污染,及时更换纸尿裤外,应多暴露臀部,一日2~3次,一次10~20分钟,然后放射状涂护臀霜 (2)对于Ⅲ度臀红婴儿应立即到医院就医,按医嘱护理	18	每有一项未口述(操作)或口述(操作)不正确,扣9分		
5	操作结束整理	所用物品清洁整理,摆放整齐	4	本项未口述(操作)或口述(操作)不正确,扣4分		
6	注意事项	(1)操作时间不宜过长,5~10分钟为宜 (2)准备物品、操作中要体现对婴儿的关爱	6	每有一项未口述或口述不正确,扣3分,最多扣6分		
7	操作人员要求	(1)普通话标准 (2)声音清晰温柔 (3)仪态大方 (4)操作前、中与婴儿亲切交流	8	每有一项未达标,扣2分,最多扣8分		
8	时间要求	10分钟	2	超时扣2分		
		合计	100			

2. 婴儿臀红的护理任务学生自我检测单 婴儿臀红的护理任务学生自我检测单见表23-26。

表 23-26　婴儿臀红的护理任务学生自我检测单

姓名：　　　　　　　专业：　　　　　　班级：　　　　　　学号：

项目	具体内容	得分
(1)臀红的概念		
(2)臀红预防性护理		
(3)臀红治疗性护理的具体做法		
	合计	

（张明娥）

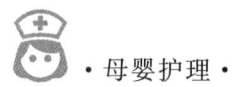

第九节 初级技能——婴儿脐炎(新生儿脐炎)的护理

 学习目标

1. 能准备好婴儿脐炎护理所需用品。
2. 能完成婴儿脐带脱落之前和脐带脱落之后脐炎的护理。
3. 能从细节处关心、关爱婴儿。

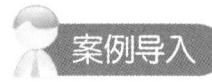

护理人员小万给出生3日的新生儿洗澡时,发现其脐部渗液明显。请思考:小万此时应该如何处理?

一、新生儿脐炎的概念

婴儿脐炎主要表现为新生儿脐炎。由于脐带血液营养丰富,细菌容易繁殖。新生儿抵抗力弱,切断脐带时脐带内的血管没有完全闭合,护理不当,细菌即可乘虚而入引发脐炎。

二、新生儿脐炎的临床表现

(1)脐轮和脐周皮肤出现红、肿、热、痛。
(2)脐根部有少量的分泌物,轻者没有全身症状;重者脐部周围皮肤红肿,脐根部有较多脓性分泌物,伴有臭味,新生儿可能伴有发热、食欲不佳、精神状态不好等症状。

三、脐带护理的相关知识

(1)脐带脱落一般在出生后3日左右,但因结扎手法不同,也有出生后20多日才脱落的,应注意观察新生儿脐部有无红肿、渗液等现象发生。
(2)脐带未脱落前,一般用0.5%碘伏或75%医用酒精每日消毒2~3次。
(3)脐带未脱落前洗澡后的护理:先保持脐部干燥,然后用棉签蘸0.5%碘伏或75%医用酒精,由脐根到脐轮依次由内向外一个方向擦拭消毒,用同样的方法消毒2~3次,然后穿衣服及纸尿裤。
(4)如新生儿穿纸尿裤,应尽量避免纸尿裤边摩擦新生儿脐部。

四、护理人员素养

整个准备和操作过程中,护理人员应耐心、细心。操作时动作轻柔,眼神温柔,处处体现出对新生儿的关爱。

【案例实施】

新生儿脐炎的护理操作见表23-27。

表 23-27 新生儿脐炎的护理操作

操作步骤	操作程序	注意事项
操作准备	1.评估和沟通 (1)评估 ①评估环境:清洁、安静、舒适、温暖、光线适中 ②评估新生儿脐部情况 (2)沟通:和新生儿讲话,并向新生儿解释操作目的 2.准备 (1)环境准备:关闭门窗 (2)物品准备:消毒棉签、75%医用酒精、0.5%碘伏、小毛巾、纸尿裤 (3)新生儿仰卧 (4)将消毒棉签、75%医用酒精或0.5%碘伏、小毛巾、纸尿裤等放在伸手可以拿到的地方	语言、语气处处体现对新生儿的关爱 避免新生儿着凉
操作中	1.脐带脱落之前 (1)脐部干燥:先用干净的消毒棉签蘸0.5%碘伏或75%医用酒精擦拭脐部表面,将脐痂软化 (2)一只手的拇指和食指分开脐部,另一只手换一支干净的医用棉签蘸0.5%碘伏或75%医用酒精,深入新生儿脐窝深处(根部)擦一圈,再换一支干净的消毒棉签擦一圈 (3)脐部渗液:先用干净的消毒棉签深入脐窝深处擦一圈,吸走渗液,然后再用蘸0.5%碘伏或75%医用酒精的消毒棉签深入脐窝根部进行消毒,直到脐部没有任何分泌物为止 (4)脐部渗血:方法与脐部渗液一样,在脐根部消毒时可以将消毒棉签多压一会儿 2.脐带脱落之后 (1)脐部干燥:按照脐痂脱落前的干燥消毒方法继续消毒2~3日 (2)脐部渗液:脐痂脱落之后可以继续消毒,一直消毒到没有渗液,然后再消毒3日 (3)脐部渗血:脐痂脱落后仍有渗血,可以敷一点云南白药,直至没有渗血,然后再消毒2~3日	边操作边与新生儿沟通,面带微笑 洗澡时澡盆内的水位不宜过高,约为盆体的1/3水位,避免脐部过长时间泡水 操作时动作轻柔,处处体现对新生儿的关爱
操作后	将所用物品清洁整理,摆放整齐	

【任务训练】

护理人员小乔给出生4日的新生儿洗澡时,发现其脐部渗液明显。请问:小乔此时应该如何处理?

【任务评价】

1.婴儿脐炎的护理操作评分标准 婴儿脐炎的护理操作评分标准见表23-28。

表 23-28 婴儿脐炎的护理操作评分标准

序号	考核内容	考核要点	配分	评分标准	扣分	得分
1	考核基础知识点	(1)新生儿脐炎的定义 (2)新生儿脐炎的临床表现	6	每有一项未口述或口述不正确,扣3分,最多扣6分		

续表

序号	考核内容	考核要点	配分	评分标准	扣分	得分
2	设备物品	新生儿模型、消毒棉签、75%医用酒精、0.5%碘伏、小毛巾、纸尿裤	6	每少口述(操作)一项扣1分,最多扣6分		
3	操作准备	(1)新生儿仰卧 (2)将消毒棉签、75%医用酒精或0.5%碘伏、小毛巾、纸尿裤等放在伸手可以拿到的地方	4	每有一项未口述(操作)或口述(操作)不正确,扣2分,共4分		
4	操作步骤	(1)脐带脱落之前护理操作步骤 ①脐部干燥:先用干净的消毒棉签蘸0.5%碘伏或75%医用酒精擦拭脐部表面,将脐痂软化 ②用一只手的拇指和食指分开脐部,另一只手换一支干净的消毒棉签蘸0.5%碘伏或75%医用酒精,深入新生儿脐窝深处(根部)擦一圈,再换一支干净的消毒棉签擦一圈 ③脐部渗液:先用干净的消毒棉签深入脐窝深处擦一圈,吸走渗液,然后再用蘸0.5%碘伏或75%医用酒精的消毒棉签深入脐窝根部进行消毒,直到脐部没有任何分泌物为止 ④脐部渗血:方法与脐部渗液一样,在根部消毒时可以将消毒棉签多压一会儿	40	每有一项未口述(操作)或口述(操作)不正确,扣10分,共40分		
		(2)脐带脱落之后护理操作步骤 ①脐部干燥:按照脐痂脱落前的干燥消毒方法继续消毒2～3日 ②脐部渗液:脐痂脱落之后可以继续消毒,一直消毒到没有渗液,然后再消毒3日 ③脐部渗血:脐痂脱落后渗血如果仍有渗血,可以敷一点云南白药,直至没有渗血,然后再消毒2～3日	30	每有一项未口述(操作)或口述(操作)不正确,扣10分,共30分		
5	操作结束整理	清洁整理所用物品,摆放整齐	2	本项未口述(操作)或口述(操作)不正确,扣2分		
6	注意事项	(1)脐部渗液也有另一种可能,就是发生了脐尿管瘘。这需要到医院做B超,再得出结论 (2)脐窝有渗血时,擦拭时不可用力过大,把血痂清理掉即可,如用力过大会导致愈合不好	2	每有一项未口述或口述不正确,扣1分,最多扣2分		
7	操作人员要求	(1)普通话标准 (2)声音清晰响亮 (3)仪态大方 (4)操作前、中与新生儿亲切交流	8	每有一项未达标,扣2分,最多扣8分		
8	要求时间	15分钟	2	超时扣2分		
	合计		100			

2. 婴儿脐炎的处理任务学生自我检测单 婴儿脐炎的处理任务学生自我检测单见表 23-29。

表 23-29 婴儿脐炎的处理任务学生自我检测单

姓名： 专业： 班级： 学号：

项目	具体内容	得分
(1)基础知识	新生儿脐炎的概念： 新生儿脐炎的临床表现：	
(2)脐带脱落之前脐炎的护理		
(3)脐带脱落之后脐炎的护理		
	合计	

(张明娥)

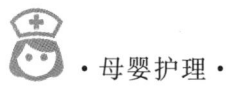

第十节 初级技能——婴儿鼻腔、气管异物的护理

 学习目标

1. 能准备好婴儿鼻腔、气管异物的护理所需用品。
2. 能对婴儿鼻腔、气管异物进行紧急处理。
3. 能从细节处关心、关爱婴儿。

案例导入

3岁的姐姐在与11个月的弟弟玩闹时,喂给弟弟一颗青豆,同时还在逗弟弟笑,结果弟弟突然出现咳呛,继而大量流口水,呼吸困难。3岁的姐姐吓得大叫。护理人员小赵闻声赶紧跑过来。请思考:小赵此时应该如何做?如果青豆塞在鼻腔又应该怎么做?

一、鼻腔、气管异物的概念

婴儿鼻腔、气管异物为耳鼻咽喉科常见急危疾病之一,多见于5岁以下儿童,3岁以下最多,严重性取决于异物的性质和造成气道阻塞的程度,轻者可致肺部损害,重者可致窒息死亡。

鼻腔、气管异物有内源性及外源性两类,前者为由呼吸道内的伪膜、干痂、血凝块、干酪样物等堵塞,后者为外界物质误入气管、支气管内所致。通常所指的鼻腔、气管异物属外源性异物,占60%~70%。

二、鼻腔、气管异物的临床表现

异物刚吸入鼻腔或气管时,其症状与喉异物相似,以呛咳为主。之后,活动性异物随气流移动,可引起阵发性咳嗽及呼吸困难,在呼气末期于气管处可听到异物冲击气管壁和声门下区的拍击声,并在甲状软骨下可触及异物撞击震动感。由于气管腔被异物所占,或声门下水肿而狭小,致呼吸道不完全堵塞,患者有严重的呼吸困难,并可引起喘鸣。随着时间延长,由于呼吸道分泌物以及其他原因(如堵塞物膨胀等),呼吸道不完全堵塞可以发展至完全堵塞,患者表现为不能言语、极度痛苦面容及"V"字手型,同时伴有严重发绀,如未能排出异物,患者将发生昏迷甚至死亡。

三、护理人员素养

整个准备和操作过程中,护理人员应争分夺秒,积极沟通,同时安抚婴儿情绪。操作时动作到位,处处体现出对婴儿的关爱。

【案例实施】

婴儿鼻腔、气管异物的护理操作见表23-30。

表 23-30　婴儿鼻腔、气管异物的护理操作

操作步骤	操作程序	注意事项
操作准备	1.评估和沟通 (1)评估 ①评估环境:清洁、安静、舒适、温暖、安全、光线适中 ②评估婴儿窒息情况 (2)沟通:和婴儿讲话,并向婴儿解释操作目的,安抚其情绪 2.准备 物品准备:婴儿模型、消毒棉球	语言、语气处处体现对婴儿的关爱
操作中	1.排除气管异物 (1)婴儿气管出现异物时,成人坐于凳子上,双脚成90°,左脚往前半步,使双膝呈高低状,一手成"八"字扶住婴儿下颌,手掌小鱼际接触婴儿前胸,保持婴儿气道通畅,将婴儿放于双腿上。婴儿前胸部紧贴成人的膝部,头部略低 (2)成人以适当力量用掌根拍击婴儿两肩胛骨中间的脊柱部位,一般拍击4~5次异物可被咳出 (3)如未见异物咳出,可将婴儿翻过身来,用食指、中指放于上腹部(脐部上2指),向内向上推压5次。两种动作可反复进行,直至异物咳出 (4)及时拨打120急救电话 2.排除鼻腔异物 (1)将婴儿一侧鼻孔压紧,让婴儿闭口,另一侧鼻孔用力出气,将异物擤出 (2)用消毒棉球刺激鼻黏膜,使婴儿打喷嚏,将异物喷出	(1)要争分夺秒,反应迅速 (2)不要将婴儿双脚抓起来倒挂,不仅无法排出异物,还有可能造成颈椎受伤 (3)一定要保持婴儿气道通畅 (4)操作时动作到位,并处处体现对婴儿的关爱 和婴儿沟通到位,让其积极配合,同时安抚其情绪
操作后	(1)安抚婴儿,使其躺好休息 (2)将呕吐、擤出的异物清理干净	

【任务训练】

2岁的哥哥在与10个月的弟弟玩时,喂给弟弟一粒瓜子,同时还与弟弟嬉闹。突然弟弟出现剧烈咳呛,继而呼吸困难。作为护理人员的你闻声赶紧跑过来。请问:你此时应该如何做?

【任务评价】

1.婴儿气管异物的紧急处理操作评分标准　婴儿气管异物的紧急处理操作评分标准见表23-31。

表 23-31　婴儿气管异物的紧急处理操作评分标准

序号	考核内容	考核要点	配分	评分标准	扣分	得分
1	概念考核	(1)婴儿气管异物的定义 (2)婴儿气管异物的表现	6	每有一项未口述或口述不正确,扣 3 分,最多扣 6 分		
2	设备物品	婴儿模型、消毒棉球	4	每少口述(操作)项扣 2 分,最多扣 4 分		
3	操作步骤	(1)婴儿气管出现异物时,成人坐于凳子上,双脚成 90°,左脚往前半步,使双膝呈高低状,一手成"八"字扶住婴儿下颌,手掌小鱼际接触婴儿前胸,保持婴儿气道通畅,将婴儿放于双腿上。婴儿前胸部紧贴成人的膝部,头部略低。成人以适当力量用掌根拍击婴儿两肩胛骨中间的脊柱部位。一般拍击 4~5 次异物可被咳出 (2)如未见异物咳出,可将婴儿翻过身来,用食指、中指放于上腹部(脐部上 2 指),向内向上推压 5 次。两种动作可反复进行,直至异物咳出 (3)及时拨打 120 急救电话 (4)异物排除后,安抚婴儿使其躺好休息	60	(1)操作流程符合标准 (2)顺序无颠倒,无漏项 (3)手法定位准确 (4)操作无差错、娴熟 (5)手法利落,不使婴儿发生二次伤害 (6)每有一项未口述(操作)或口述(操作)不正确,扣 15 分,共 60 分		
4	操作结束整理	将呕吐的异物处理干净	10	本项未口述(操作)或口述(操作)不正确,扣 10 分		
5	应对紧急情况的呼救方法	(1)电话呼救 (2)人群呼救	12	每少口述(操作)一项扣 6 分,最多扣 12 分		
6	操作人员要求	(1)普通话标准 (2)声音清晰响亮 (3)仪态大方	6	每有一项未达标,扣 2 分,最多扣 6 分		
7	时间要求	15 分钟	2	超时扣 2 分		
		合计	100			

2. 婴儿气管异物的紧急处理任务学生自我检测单　婴儿气管异物的紧急处理任务学生自我检测单见表 23-32。

表23-32 婴儿气管异物的紧急处理任务学生自我检测单

姓名：　　　　　　专业：　　　　　　班级：　　　　　　学号：

项目	具体内容	得分
（1）基础知识	鼻腔、气管异物的概念： 鼻腔、气管异物的临床表现：	
（2）气管异物时婴儿的正确体位		
（3）如拍击婴儿两肩胛骨中间的脊柱部位未见异物咳出，怎样处理？		
	合计	

（张明娥）

第二十四章 教育训练

第一节 初级技能——婴儿大动作训练

  学习目标

1. 能依据早期教育知识,对婴儿进行大动作训练。
2. 能关心爱护婴儿。

案例导入

产妇李某,3个月前自然娩出一足月婴儿,目前婴儿生长发育良好。请思考:怎样给该婴儿进行大动作训练?

一、婴儿特点

婴儿期是人的体格和神经、心理发育较快的时期。

二、大动作训练的目的

良好的发展往往是根据婴儿生长发育的规律和个体差异,有针对性地进行教育的结果。

三、护理人员素养

整个训练过程中,护理人员应关心爱护婴儿,面带微笑、动作轻柔,与婴儿有眼神及言语交流,婴儿有不适或剧烈哭闹时应暂停。

【案例实施】

婴儿大动作训练操作见表24-1。

表24-1 婴儿大动作训练操作

操作步骤	操作程序	注意事项
操作前	1.评估 (1)评估婴儿的身体状况及情绪情况 (2)婴儿大动作发展特征	

续表

操作步骤	操作程序	注意事项
操作前	2.准备 (1)人员准备:护理人员洗净双手,摘去手上、身上的饰品;婴儿活动前脱去外套、换好尿布(纸尿裤) (2)环境准备:室温保持在25 ℃左右,空气流通、光线柔和。活动场地可以是室内比较硬的床或地板 (3)物品准备:婴儿模型、铃铛、彩色风铃、纯色圆球、彩色玩具、声响玩具等	活动时间要在婴儿睡醒以后;如果刚喂完奶,要在喂奶半小时后进行 爬行训练的空间要宽敞,四周家具如有尖角,需用较软材料包起来,给墙面上的电器插座安装保护套,确保安全
操作中	1.俯卧转头(2~6个月) (1)每日2~5次,每次3~5分钟 (2)婴儿俯卧,将婴儿的头部侧转面向一侧,1~2分钟后,再轻轻将婴儿的头转向另一侧 (3)婴儿俯卧,头朝向一侧。用小电筒或摇动铃铛,吸引婴儿注意,并慢慢移动光源或声源,引导婴儿转动头部至另一侧。使用光源时,注意不要直接照射婴儿的眼睛 2.俯卧抬头(3~6个月) (1)每日2~5次,每次2~3分钟 (2)可以在床上方约60 cm处悬挂一个声音清脆悦耳的彩色风铃 (3)婴儿俯卧,将其双手放在头的两侧,手扶婴儿头部使其转向中线,呼唤婴儿的名字或摇动彩色气球或彩色风铃,逗引其抬头、挺胸往上看,并尽量延长看的时间。随着练习,慢慢可以达到2分钟左右 多次训练,帮助婴儿尽早调整到舒适的姿势 3.两臂支撑俯卧(3~6个月) (1)每日2~4次,每次2~5分钟 (2)婴儿俯卧,护理人员两手手心向上,与婴儿的手掌相合,托住婴儿手掌带动其手臂向上、向前运动 (3)也可以在婴儿俯卧位的前方30 cm左右放置一个彩色玩具,鼓励并帮助婴儿伸手触摸抓够玩具 4.辅助翻身(4~6个月) (1)婴儿仰卧,护理人员轻轻握着婴儿的两条腿,把右腿放在左腿上面,右手握住婴儿的右手,左手推动婴儿的右肩,便婴儿的身体自然地向左侧卧。对应地,把左腿放在右腿上面,左手握住婴儿的左手,右手推动婴儿的左肩,使婴儿的身体自然地向右侧卧 (2)多次练习后,可以一手抓住婴儿的双手,一手推动婴儿的肩部使其由仰卧位或侧卧位变成俯卧位,再用相同的方法由俯卧位变成仰卧位 (3)婴儿学会翻身后,可在婴儿身体的一侧放置其喜欢的玩具,鼓励其侧翻去抓够玩具。再慢慢移动玩具,引导其顺势翻身俯卧 (4)婴儿俯卧位时,可以一边在婴儿身后叫其名字,边用声响玩具逗引婴儿,引导婴儿在寻找声音时顺势将身体翻成仰卧位	每日次数不限,每次3~5分钟。如果婴儿做得有点费力,可轻轻帮助婴儿翻身
操作后	将所用物品及时清理、摆放整齐	

【任务训练】

陈女士自然娩出一健康婴儿,现出院在家进行照顾护理,希望通过早期教育训练提高孩子的身心和大脑发育。请问:护理人员如何指导其对婴儿进行大动作训练?

【任务评价】

1.婴儿大动作训练操作评分标准 婴儿大动作训练操作评分标准见表 24-2。

表 24-2 婴儿大动作训练操作评分标准

序号	考核内容	考核要点	配分	评分标准	扣分	得分
1	概念考核	婴儿大动作特征	3	本项未口述或口述不正确,扣 3 分		
2	设备物品	婴儿模型、铃铛、彩色风铃、纯色圆球、彩色玩具、声响玩具等	6	每少口述(操作)一项扣 1 分,最多扣 6 分		
3	操作准备	(1)活动时间要在婴儿睡醒以后;如果刚喂完奶,要在喂奶半小时后进行 (2)室温保持在 25 ℃左右,空气流通、光线柔和 (3)活动场地可以是室内比较硬的床或地板 (4)护理人员洗净双手,摘去手上、身上的饰品 (5)婴儿活动前脱去外套,换好尿布(纸尿裤)	10	每有一项未口述(操作)或口述(操作)不正确,扣 2 分,最多扣 10 分		
4	操作步骤	(1)俯卧转头(2~6 个月) ①每日 2~5 次,每次 3~5 分钟 ②婴儿俯卧,将婴儿的头部侧转面向一方,1~2 分钟后,再轻轻将婴儿的头转向另一方 ③婴儿俯卧,头朝向一侧。用小电筒或摇动铃铛,吸引婴儿注意,并慢慢移动光源或声源,引导婴儿转动头部至另一侧	12	每有一项未口述(操作)或口述(操作)不正确扣 4 分,最多扣 12 分		
		(2)俯卧抬头(3~6 个月) ①每日 2~5 次,每次 2~3 分钟 ②可以在床上方约 60cm 处悬挂一个彩色气球或声音清脆悦耳的彩色风铃 ③婴儿俯卧,将其双手放在头的两侧,手扶婴儿头部使其转向中线,呼唤婴儿的名字或摇动彩色风铃,逗引其抬头、挺胸往上看,并尽量延长看的时间。随着练习,慢慢可以达到 2 分钟左右	12	每有一项未口述(操作)或口述(操作)不正确扣 4 分,最多扣 12 分		
		(3)两臂支撑俯卧(3~6 个月) ①每日 2~4 次,每次 2~5 分钟 ②婴儿俯卧。护理人员两手手心向上,与婴儿的手掌相合,托住婴儿手掌带动其手臂向上、向前运动 ③也可以在婴儿俯卧位的前方 30 cm 左右放置一个彩色玩具,鼓励并帮助婴儿伸手触摸抓够玩具	12	每有一项未口述(操作)或口述(操作)不正确扣 4 分,最多扣 12 分		

续表

序号	考核内容	考核要点	配分	评分标准	扣分	得分
4	操作步骤	(4)辅助翻身(4~6个月) ①每日次数不限,每次3~5分钟 ②婴儿仰卧。护理人员轻轻握着婴儿的两条腿,把右腿放在左腿上面,右手握住婴儿的右手,左手推动婴儿的右肩,便婴儿的身体自然地向左侧卧。反之,把左腿放在右腿上面,左手握住婴儿的左手,右手推动婴儿的左肩,使婴儿的身体自然地向右侧卧 ③多次练习后,可以一手抓住婴儿的双手,一手推动婴儿的肩部使其由仰卧或侧卧位变成俯卧位,再用相同的方法由俯卧位变成仰卧位 ④婴儿学会翻身后,可在婴儿身体的一侧放置其喜欢的玩具,鼓励其侧翻去抓够玩具。再慢慢移动玩具,引导其顺势翻身俯卧 ⑤婴儿俯卧位时,可以一边在婴儿身后叫其名字,边用声响玩具逗引婴儿,引导婴儿在寻找声音时顺势将身体翻成仰卧位	20	每有一项未口述(操作)或口述(操作)不正确扣4分,最多扣20分		
5	操作结束整理	将用品摆放整齐	3	本项未口述(操作)或口述(操作)不正确,扣3分		
6	注意事项	(1)使用光源时,注意不要直接照射婴儿的眼睛 (2)俯卧抬头训练时,帮助婴儿尽早调整到舒适的姿势 (3)如果婴儿辅助翻身做得有点费力,可轻轻帮助婴儿翻身	12	每有一项未口述或口述不正确,扣4分,最多扣12分		
7	操作人员要求	(1)普通话标准 (2)声音清晰响亮 (3)仪态大方 (4)操作过程中与婴儿亲切交流	8	每有一项未达标,扣2分,最多扣8分		
8	时间要求	20分钟	2	超时扣2分		
		合计	100			

2. 婴儿大动作训练任务学生自我检测单 婴儿大动作训练任务学生自我检测单见表24-3。

表 24-3　婴儿大动作训练任务学生自我检测单

姓名：　　　　　专业：　　　　　班级：　　　　　学号：

项目	具体内容	得分
用物准备		
操作准备		
对操作人员要求		
实施步骤		
注意事项		
	合计	

（杨　珍）

第二节 初级技能——婴儿精细动作训练

学习目标

1. 能依据早期教育知识,对婴儿进行精细动作训练。
2. 能关心爱护婴儿。

案例导入

产妇陈某自然娩出一足月婴儿,婴儿身体生长发育良好。家属询问何时该给婴儿进行精细动作训练?

【案例分析】

一、婴儿特点

婴儿期是人的体格和神经、心理发育较快的时期。

二、精细动作训练的目的

良好的发展往往是根据婴儿生长发育的规律和个体差异,有针对性地进行教育的结果。

三、护理人员素养

整个训练过程中,护理人员应关心爱护婴儿,面带微笑、动作轻柔,与婴儿有眼神及言语交流,婴儿有不适或剧烈哭闹时应暂停。

【案例实施】

婴儿精细动作训练操作见表24-4。

表24-4 婴儿精细动作训练操作

操作步骤	操作程序	注意事项
操作前	1.评估 (1)评估婴儿的身体状况及情绪情况 (2)婴儿精细动作的发展特征 2.准备 (1)人员准备 护理人员洗净双手,摘去手上、身上的饰品;婴儿活动前脱去外套、换好尿布(纸尿裤) (2)环境准备 室温保持在25 ℃左右,空气流通、光线柔和。活动场地可以是室内比较硬的床或地板 (3)物品准备 婴儿模型、乒乓球、触摸球、不同材质的纸、杯子、轻音乐	活动时间要在婴儿睡醒以后;如果刚喂完奶,要在喂奶半小时后进行

续表

操作步骤	操作程序	注意事项
操作中	1.训练抓握能力(6个月以下) (1)将装有乒乓球的筐放在婴儿面前,鼓励婴儿用手去抓,帮助婴儿将球从一只手传递到另一只手 (2)婴儿躺在床上,护理人员提起一张纸巾,放在婴儿正前方25 cm的位置,边晃动边鼓励婴儿用双手抓住纸巾 2.训练双手协调能力(7～12个月) (1)先将不同材质的纸撕成条,然后将纸条吹到空中,激发婴儿玩纸的兴趣 (2)提供不同材质的纸让婴儿撕、捏,在这个过程中可以配合语音"唰、唰、唰";将婴儿撕碎的纸抓起来并配合语音"下雨啦,下雨啦",再将碎纸从手中散出 (3)让婴儿将撕碎的纸放进杯子里 (4)将不同材质的纸搓成纸团供婴儿扔,锻炼婴儿的臂力	
操作后	所用物品及时清理,摆放整齐	

【任务训练】

李某生育男婴已4个月,护理人员小刘应如何指导其对婴儿进行精细动作训练?

【任务评价】

1. 婴儿精细动作训练操作评分标准 婴儿精细动作训练操作评分标准见表24-5。

表24-5 婴儿精细动作训练操作评分标准

序号	考核内容	考核要点	配分	评分标准	扣分	得分
1	概念考核	婴儿精细动作特征	3	本项未口述或口述不正确,扣3分		
2	设备物品	婴儿模型、乒乓球、触摸球、不同材质的纸、杯子、轻音乐	6	每少口述(操作)一项扣1分,最多扣6分		
3	操作准备	(1)时间选择在喂奶后半小时至1小时 (2)室温保持在26～28 ℃	10	每有一项未口述(操作)或口述(操作)不正确,扣5分,最多扣10分		

续表

序号	考核内容	考核要点	配分	评分标准	扣分	得分
4	操作步骤	(1)训练抓握能力(6个月以下) ①将装有乒乓球的筐放在婴儿面前,鼓励婴儿用手去抓,帮助婴儿将球从一只手传递到另一只手 ②婴儿躺在床上,护理人员提起一张纸巾,放在婴儿正前方25 cm的位置,边晃动边鼓励婴儿用双手抓住纸巾	20	每有一项未口述(操作)或口述(操作)不正确扣10分,最多扣20分		
		(2)训练双手协调能力(7~12个月) ①先将不同材质的纸撕成条,然后将纸条吹到空中,激发婴儿玩纸的兴趣 ②提供不同材质的纸让婴儿撕、捏,在这个过程中可以配合语音"唰、唰、唰";将婴儿撕碎的纸抓起来并配合语音"下雨啦,下雨啦",再将碎纸从手中散出 ③让婴儿将撕碎的纸放进杯子里 ④将不同材质的纸搓成纸团供婴儿扔,锻炼婴儿的臂力	40	每有一项未口述(操作)或口述(操作)不正确扣10分,最多扣40分		
5	操作结束整理	所用物品及时清理,摆放整齐	4	本项未口述(操作)或口述(操作)不正确,扣4分		
6	注意事项	(1)注意婴儿的情绪反应 (2)防止不同材质的纸割伤婴儿的手	6	每有一项未口述或口述不正确,扣3分,最多扣6分		
7	操作人员要求	(1)普通话标准 (2)声音清晰响亮 (3)仪态大方 (4)操作过程与婴儿亲切交流	8	每有一项未达标,扣2分,最多扣8分		
8	时间要求	5分钟	3	超时扣3分		
		合计	100			

2. 婴儿精细动作训练任务学生自我检测单 婴儿精细动作训练任务学生自我检测单见表24-6。

表 24-6　婴儿精细动作训练任务学生自我检测单

姓名：　　　　专业：　　　　班级：　　　　学号：

项目	具体内容	得分
用物准备		
操作准备		
对操作人员要求		
实施步骤		
注意事项		
	合计	

（杨　珍）

第三节 初级技能——婴儿语言训练

学习目标

1. 能依据早期教育知识,对婴儿进行语言训练。
2. 能关心爱护婴儿。

案例导入

男童明明,出生3个月余,身体发育正常,父母咨询如何进行语言训练。护理人员应该如何指导进行语言训练?

一、婴儿特点

婴儿期是求知欲较强烈的时期。

二、护理人员素养

整个训练过程中,护理人员应关心爱护婴儿,面带微笑、语气轻柔,与婴儿有眼神及言语交流,婴儿有不适或剧烈哭闹时应暂停。

【案例实施】

婴儿语言训练操见表24-7。

表24-7 婴儿语言训练操作

操作步骤	操作程序	注意事项
操作前	1.评估 (1)评估婴儿的身体状况及情绪情况 (2)婴儿语言发展特征 2.准备 (1)人员准备:护理人员洗净双手,摘去手上、身上的饰品;婴儿活动前脱去外套、换好尿布(纸尿裤) (2)环境准备:室温保持在25℃左右,空气流通、光线柔和。活动场地可以是室内比较硬的床或地板 (3)物品准备:玩具、婴儿食品、生活用品、轻音乐、软球、硬球、小羊和乌鸦的图片、头饰、蜗牛的图片、头饰等	
操作中	1.语音练习 适宜年龄0~3个月,训练时间随机,次数不限,以婴儿注意力集中、情绪愉悦为准 (1)回音游戏:护理人员在婴儿情绪愉悦,发出"啊""呀"等声音时,模仿婴儿声音,亲切地回应,与婴儿进行语言交流 (2)逗笑游戏:护理人员在婴儿情绪好的时候,向其做出笑的表情,发出笑的声音,吸引婴儿模仿;或用挠痒痒的方式逗婴儿笑,使婴儿体会亲子情感的愉悦	应关心爱护婴儿,面带微笑、语气轻柔,与婴儿有眼神交流

操作步骤	操作程序	注意事项
操作中	2.口型练习 适宜年龄0~3个月,训练时间随机,次数不限,以婴儿注意力集中、情绪愉悦为准。护理人员吸引婴儿注意后,做张口、闭口、吐舌头、扁唇、圆唇等口型,教婴儿模仿练习 3.发音练习 适宜年龄0~3个月。护理人员吸引婴儿注意后,做张口动作,并发出"啊"的音;做噘嘴动作,并发出"呜"的音;做扁唇、露齿动作,并发出"咿"的音。每次玩一种,熟练后再玩第二种 4.音义结合练习 适宜年龄4~8个月。练习时间随机,每次1~2分钟 (1)做什么说什么:护理人员将正在做的事用缓慢、清晰、简洁的句子说给婴儿听,每日多次重复,重复时同样的事情用同样的句子说。如给婴儿喝水时,每次都说:"宝宝,喝水,宝宝,要多喝水。" (2)见到什么讲什么:护理人员先观察婴儿,将婴儿已经形成的感知经验用通用概念清晰准确地告诉婴儿,且要多次重复,重复时同样的事情用同样的句子说。如在婴儿捏一个软球时,要对婴儿说:"宝宝,球是软的,宝宝,球是软的。"同时,再拿来一个相对硬的球放在婴儿另一个手里,让婴儿捏,告诉婴儿,"宝宝,这个球是硬的。" 5.指认游戏 适宜年龄7~12个月。练习时间随机,每次1~2分钟 (1)指认身体器官:护理人员与婴儿面对面坐在镜子前,护理人员可以先触摸自己身体的某个部位,如鼻子,对婴儿说:"这是鼻子。"让婴儿跟着一起做 (2)指认家庭成员:当爷爷、奶奶、爸爸、妈妈等人和婴儿在一起时,护理人员可以对着婴儿说:"这是爷爷,这是奶奶,这是爸爸,这是妈妈,我是阿姨。" 6.说儿歌童谣 适宜年龄6~12个月 (1)结合婴儿日常生活场景说儿歌童谣 ①起床歌:婴儿睡醒起床时,护理人员可以边亲切地注视着婴儿的眼睛边说歌谣,"小宝宝,起得早,睁开眼,眯眯笑,咿呀呀,学说话,伸伸手,要人抱。" ②穿衣歌:护理人员在给婴儿穿衣服时,可以用歌谣引导,"小胳膊,穿袖子,穿上衣,扣扣子,小脚丫,穿裤子,穿上袜子穿鞋子。" (2)表达亲子情感时可以说以下儿歌童谣 "小羊咩咩叫妈妈,母羊咩咩也叫他,跟着妈妈一道去,吃饱早回家。" "小板凳,真听话,和我一起等妈妈,妈妈下班回到家,我请妈妈快坐下。" (3)激发婴儿对古典文学兴趣,可以说以下儿歌童谣 "身体发肤,受之父母。现在我小,羊羔跪乳;等我长大,乌鸦反哺!"	

续表

操作步骤	操作程序	注意事项
操作中	7.讲故事 适宜年龄7~12个月。训练时间为每次3~5分钟 (1)准备一只蜗牛玩偶或蜗牛图片,一个积木楼梯或用积木搭起的楼梯 (2)护理人员向婴儿介绍材料,"看,宝宝,这是什么呀?哇,一只小蜗牛宝宝。蜗牛宝宝在做什么呢?噢,它在爬楼梯。因为它有一个重重的壳,所以它爬得好慢呀。不过,它虽然爬得慢,却很有毅力,一直在努力爬呀,爬呀,爬呀,看,它爬到最高处了。听,小蜗牛在说什么?'我是小蜗牛,走路慢悠悠,别看我走得慢,我从来不忧愁。别看我个头小,蜗牛也是牛,蜗牛有牛劲,哈哈,我上了大高楼!'" (3)护理人员边讲故事,边做蜗牛爬楼梯的动作,当说到语气词的时候要表情夸张 (4)讲完故事后,可以请婴儿指认。如问:"蜗牛在哪里啊?"让婴儿尝试用手指指认	
操作后	将所用物品及时清理,摆放整齐	

【任务训练】

李宝宝是2个月大的女婴,身体发育正常。护理人员小霞应如何对其进行语言训练?

【任务评价】

1. 婴儿语言训练操作评分标准 婴儿语言训练操作评分标准见表24-8。

表24-8 婴儿语言训练操作评分标准

序号	考核内容	考核要点	配分	评分标准	扣分	得分
1	概念考核	婴儿语言特征	3	本项未口述或口述不正确,扣3分		
2	设备物品	玩具、婴儿食品、生活用品、轻音乐、软球、硬球、小羊和乌鸦的图片、头饰、蜗牛的图片、头饰等	10	每少口述(操作)一项扣1分,最多扣10分		
3	操作准备	(1)时间选择在喂奶后半小时至1小时 (2)室温保持在26~28 ℃	4	每有一项未口述(操作)或口述(操作)不正确,扣2分,最多扣4分		
4	操作步骤	(1)语音练习:适宜年龄0~3个月,训练时间随机,次数不限,以婴儿注意力集中、情绪愉悦为准护理人员在婴儿情绪好的时候,向其做出笑的表情,发出笑或"啊""呀"等声音,吸引婴儿模仿,并模仿婴儿的声音;或用挠痒痒的方式逗婴儿笑,使婴儿体会亲子情感的愉悦 (2)口型练习:适宜年龄0~3个月,训练时间随机,次数不限,以婴儿注意力集中、情绪愉悦为准。护理人员吸引婴儿注意后,做张口、闭口、吐舌头、扁唇、圆唇等口型,教婴儿模仿练习	56	每有一项未口述(操作)或口述(操作)不正确扣8分,最多扣56分		

序号	考核内容	考核要点	配分	评分标准	扣分	得分
4	操作步骤	(3)发音练习:适宜年龄0~3个月。护理人员吸引婴儿注意后,做张口动作,并发出"啊"的音;做噘嘴动作,并发出"呜"的音;做扁唇、露齿动作,并发出"咿"的音。每次玩一种,熟练后再玩第二种 (4)音义结合练习:适宜年龄4~8个月。练习时间随机,每次1~2分钟 ①做什么说什么:护理人员将正在做的事用缓慢、清晰、简洁的句子说给婴儿听,每日多次重复,重复时同样的事情用同样的句子说。如给婴儿喝水时,每次都说:"宝宝,喝水,宝宝,要多喝水。" ②见到什么讲什么:护理人员先观察婴儿,将婴儿已经形成的感知经验用通用概念清晰准确地告诉婴儿,且要多次重复,重复时同样的事情用同样的句子说。如在婴儿捏一个软球时,要对婴儿说:"宝宝,球是软的,宝宝,球是软的。"同时,再拿来一个相对硬的球放在婴儿另一个手里,让婴儿捏,告诉婴儿,"宝宝,这个球是硬的。" (5)指认游戏:适宜年龄7~12个月。练习时间随机,每次1~2分钟 ①指认身体器官:护理人员与婴儿面对面坐在镜子前,护理人员可以先触摸自己身体的某个部位,如鼻子,对婴儿说:"这是鼻子。"让婴儿跟着一起做 ②指认家庭成员:当爷爷、奶奶、爸爸、妈妈等人和婴儿在一起时,护理人员可以对着婴儿说:"这是爷爷,这是奶奶,这是爸爸,这是妈妈,我是阿姨。" (6)说儿歌童谣:适宜年龄6~12个月 ①结合婴儿日常生活场景说儿歌童谣:a.起床歌,婴儿睡醒起床时,护理人员可以边亲切地注视着婴儿的眼睛边说歌谣,"小宝宝,起得早,睁开眼,眯眯笑,咿呀呀,学说话,伸伸手,要人抱。"b.穿衣歌,护理人员在给婴儿穿衣服时,可以用歌谣引导,"小胳膊,穿袖子,穿上衣,扣扣子,小脚丫,穿裤子,穿上袜子穿鞋子。" ②表达亲子情感时可以说以下儿歌童谣 "小羊咩咩叫妈妈,母羊咩咩也叫他,跟着妈妈一道去,吃饱早回家。" "小板凳,真听话,和我一起等妈妈,妈妈下班回到家,我请妈妈快坐下。" ③激发婴儿对古典文学兴趣,可以说以下儿歌童谣 "身体发肤,受之父母。现在我小,羊羔跪乳;等我长大,乌鸦反哺!"	56	每有一项未口述(操作)或口述(操作)不正确扣8分,最多扣56分		

续表

序号	考核内容	考核要点	配分	评分标准	扣分	得分
4	操作步骤	(7)讲故事:适宜年龄7～12个月。训练时间为每次3～5分钟 ①准备一只蜗牛玩偶或蜗牛图片,一个积木楼梯或用积木搭起的楼梯 ②护理人员向婴儿介绍材料,"看,宝宝,这是什么呀?哇,一只小蜗牛宝宝。蜗牛宝宝在做什么呢?噢,它在爬楼梯。因为它有一个重重的壳,所以它爬得好慢呀。不过,它虽然爬得慢,却很有毅力,一直在努力爬呀,爬呀,爬呀,看,它爬到最高处了。听,小蜗牛在说什么?'我是小蜗牛,走路慢悠悠,别看我走得慢,我从来不忧愁。别看我个头小,蜗牛也是牛,蜗牛有牛劲,哈哈,我上了大高楼!'" ③护理人员边讲故事,边做蜗牛爬楼梯的动作,当说到语气词的时候,表情要夸张 ④讲完故事后,可以请婴儿指认。如问:"蜗牛在哪里啊?"让婴儿尝试用手指指认。轻轻抚摸婴儿颈部及后背,使其肌肉放松,然后不扶头部,让其自然竖直片刻	56	每有一项未口述(操作)或口述(操作)不正确扣8分,最多扣56分		
5	操作结束整理	将所用物品及时清理,摆放整齐	2	本项未口述(操作)或口述(操作)不正确,扣2分		
6	注意事项	注意观察婴儿情绪	2	每有一项未口述或口述不正确,最多扣2分		
7	操作人员要求	(1)普通话标准 (2)声音清晰响亮 (3)仪态大方 (4)操作过程与婴儿亲切交流	20	每有一项未达标,扣5分,最多扣20分		
8	时间要求	5分钟	3	超时扣3分		
		合计	100			

2. 婴儿语言训练任务学生自我检测单 婴儿语言训练任务学生自我检测单见表24-9。

表 24-9　婴儿语言训练任务学生自我检测单

姓名：　　　　　　专业：　　　　　　班级：　　　　　　学号：

项目	具体内容	得分
用物准备		
操作准备		
对操作人员要求		
实施步骤		
注意事项		
合计		

（杨　珍）

第四节 中级技能——婴儿被动操

学习目标

1. 能够根据婴儿动作发展水平,对婴儿进行粗大动作训练。
2. 能够知晓粗大动作发展的特点及规律。
3. 能从细节处关心婴儿,与婴儿亲切交流配合。

案例导入

李宝宝,女,3个月,各项生长发育指标正常,医生建议可以给婴儿适当做被动操促进其动作发展,增强感知信息的能力。请思考:应该如何给婴儿做被动操?

【案例分析】

婴幼儿动作发展可以增强他们的感知信息的能力,促进多种感知觉的联合,促进对"自我"的认识,带来愉悦的情绪体验。

一、粗大动作发展的特点

婴幼儿的各种基本动作是有规律地产生和不断发展变化的。1岁以下以移动运动为主,包括躺、坐、爬、站等。1~2岁由移动活动向基本运动机能过渡,包括爬(障碍爬)、走、滚、踢、扔、接等。2~3岁以发展基本运动技能为主,向各种动作均衡发展,包括走(不同方向的走、曲线走、侧身走或倒着走)、跑(追逐跑、障碍跑)跳(原地跳、向前跳)、投掷、玩运动器具(荡秋千、蹬童车)等。婴幼儿粗大动作发展顺序见表24-10。

表 24-10 婴幼儿粗大动作发展顺序

年(月)龄	粗大运动表现
新生儿	无规律,不协调
1个月	俯卧位抬头片刻
2个月	俯卧位抬头45°
3个月	俯卧位抬头90°,垂直位头晃动
4个月	俯卧位抬头、抬胸,仰卧位姿势对称
5个月	扶腋下直立时双下肢可支持体重,能靠着物体坐
6个月	翻身,扶腋下跳跃
7个月	独坐(时间短),俯卧位以腹部为中心向左右旋转追逐物体
8个月	独坐稳,会爬
9个月	扶栏站立
10个月	攀栏站立
11个月	扶家具行走,牵一手能走

续表

年(月)龄	粗大运动表现
12个月	独站片刻,部分小儿能独走
15个月	独走,行走自如,弯腰捡物再站起
18个月	扶栏上楼梯,有目标地抛球,拖拉玩具前进及后退
21个月	扶栏下楼梯,踢球
2岁	双足并跳,跑步笨拙
2岁半	立定跳远20 cm
3岁	单足立片刻,跑步较熟练,双足交替登楼梯

二、粗大动作发展的规律

1. 首尾规律 首尾规律即由头部到尾部,由上肢到下肢的顺序发展。婴幼儿先学会抬头,然后俯撑、翻身、坐和爬,最后学会站和行走。也就是离头部近的动作先发展,靠近足部的动作后发展。

2. 近远规律 近远规律即由身体中心向四肢远端发展动作技能,也就是靠近中央部分(如头颈、躯干)的动作先发展,然后才发展边缘部分(如臂、手、腿、足等)的动作。

3. 大小规律 大小规律即先发展大肌肉群大动作,再发展小肌肉群精细动作。所谓大肌肉群动作是指抬头、坐、翻身、爬、走、跑、跳、走、平衡、踢等。小肌肉群动作如进食、穿衣、画画、剪纸、玩积木、翻书、穿珠等。

4. 无有规律 无有规律即由无意识的活动发展到有意义的探索行为。婴儿动作发展受心理、意识支配,动作发展的规律也服从于儿童心理发展的规律,从无意向有意发展的趋势。

5. 泛化集中规律 婴幼儿最初的动作是全身性的泛化动作,这种动作是笼统的、弥散性的、无规则的。而后,婴幼儿的动作逐渐分化,向局部化、精准化和专门化的方向发展。

三、粗大动作训练

婴幼儿体操是根据婴幼儿的生理特点,训练其粗大动作的节律性运动。婴幼儿体操能促进身体正常发育和生理机能的提高,促进抬头、翻身、坐、爬、站等各种基本动作适时地发展,贯通骨骼、肌肉与神经的联系,使所要发展的动作更协调、灵活。婴幼儿体操可分为被动操、主被动操、模仿操3种形式。这里只讲述被动操。

被动操是完全在成人的帮助下,婴儿被动地改变身体姿势的一种运动,主要促进胸、臂肌肉的发展,锻炼肩关节、膝关节、股关节、肘关节及其韧带的功能,锻炼两侧下肢的肌力等。

适宜年龄:42日至6个月。

训练时间:每日上午和下午各一次。

1. 训练准备

(1)环境准备:保持室内空气新鲜,温度保持在25 ℃左右,可伴有欢乐的音乐。

(2)人员准备:护理人员除去手上、身上不利于活动的饰品,双手掌心用少量天然植物油相互揉搓,温暖双手。婴儿仰卧于软硬适中的平面上(板床或桌子),给婴儿脱去宽大的外衣,检查尿布(纸尿裤)是否需要更换。

2. 训练方法

(1)准备运动:婴儿仰卧,护理人员双手握住婴儿双手腕向上轻轻抓握,按摩4下至肩部;由踝关节轻轻按摩4下至大腿根部;由胸部自内向外打圈按摩至腹部,每个动作重复4~6次,可缓解婴儿肌肉紧张、关节僵硬的状态。

(1)扩胸运动。

①预备姿势:婴儿仰卧,护理人员站在婴儿足后位置,把拇指放在婴儿掌心让婴儿握住,然后轻轻握住婴儿双手(大手握小手)。

②练习方法:将婴儿双臂向体侧外平展,与身体成90°,使上肢与躯干呈"十"字形,掌心向上;将婴儿双臂拉至胸前交叉,之后再慢慢打开,还原到大手握小手状态。重复4个8拍。

(2)屈肘运动。

①预备姿势:婴儿仰卧,护理人员把拇指放在婴儿掌心让婴儿握住,然后轻握婴儿双手(大手握小手)。

②练习方法:将婴儿右侧小臂轻轻向上弯曲,使小手尽量接近耳旁,再将右侧小臂伸直还原。将婴儿左侧小臂轻轻向上弯曲,使小手尽量接近耳旁,然后还原。左右轮换4个8拍。

(3)肩关节运动。

①预备姿势:婴儿仰卧,护理人员把拇指放在婴儿掌心让婴儿握住,然后轻握婴儿双手(大手握小手)。

②练习方法:握住婴儿右手把右臂拉直,以婴儿的肩关节为轴心,右臂贴近婴儿身体由内向外环形旋转肩部一周,还原(4拍);握住婴儿左手把左臂拉直,以婴儿的肩关节为轴心,左臂贴近婴儿身体由内向外环形旋转肩部一周,还原(4拍)。重复4个8拍。

(4)上举运动。

①预备姿势:婴儿仰卧,护理人员把拇指放在婴儿掌心让婴儿握住,然后轻握婴儿双手(大手握小手)。

②练习方法:婴儿双臂向体侧外平展,与身体成90°,使上肢与躯干呈"十"字形;双手向前平伸,掌心相对;以肩关节为轴心,双手上举婴儿双臂过头顶,掌心向上;还原至身体两侧。重复4个8拍。

(5)抬臀运动。

①预备姿势:婴儿仰卧,双下肢伸直平放。

②练习方法:护理人员双手同时握住婴儿膝盖,将婴儿双腿伸直并拢,慢慢上举至90°(4拍);慢慢还原(4拍)。重复4个8拍。

(6)屈膝运动。

①预备姿势:婴儿仰卧,双腿伸直。

②练习方法:先弯曲婴儿右腿,使婴儿的大腿面尽量贴近腹部;还原,伸直右腿;左侧重复。重复4个8拍。

(7)踝关节运动。

①预备姿势:婴儿仰卧,护理人员的左手托住婴儿右侧踝骨,右手握住婴儿右足前掌。

②练习方法:将婴儿的足尖向上屈伸踝关节,足尖向下伸展踝关节;换婴儿左足,做同样动作。每侧做一个8拍换另一侧,重复做4个8拍。

(8)侧身运动。

①预备姿势:婴儿仰卧并腿,双臂屈曲放在胸腹前。

②练习方法:护理人员左手轻轻握住婴儿双手放在婴儿胸前,右手扶在婴儿左肩由仰卧位转为右侧卧位(4拍),慢慢还原(4拍);将婴儿从仰卧位转为左侧卧位,然后还原。重复4个8拍。

3. 注意事项

(1)被动操一般在婴儿进食后1小时进行比较合适。饥饿情况下,婴儿无兴趣,效果不好。刚进食就做操,容易引起溢奶或呕吐。

(2)要注意动作柔和、轻缓,手法要准确。要随时注意婴儿的表情反应,时时与婴儿进行交流。

(3)婴儿患病时可暂停,病愈后再恢复。

(4)做完操后要及时给婴儿补充水分,穿好外衣,让婴儿安静地休息30分钟。

四、护理人员素养

护理人员应动作轻柔、手法准确,语气温和,要随时注意婴儿的表情反应,时时与婴儿进行亲切交流,如发现婴儿有不适反应,应立即停止操作。

【案例实施】

婴儿被动操操作见表24-11。

表 24-11　婴儿被动操操作

操作步骤	操作程序	注意事项
操作准备	1.评估 评估环境:清洁、安静、舒适、安全、光线适中 2.准备 (1)环境准备:保持室内空气新鲜,温度保持在25 ℃左右 (2)物品准备:婴儿模型、轻音乐、润肤油 (3)护理人员准备:摘去手上、身上影响活动的饰品,双手掌心抹少量润肤油相互揉搓,温暖双手 (4)婴儿准备:婴儿仰卧于软硬适中的平面上(板床或桌子),给婴儿脱去外衣,检查尿布(纸尿裤)是否需要更换 (5)准备运动:婴儿仰卧,护理人员双手握住婴儿双手腕向上轻轻抓握,按摩4下至肩部;由踝关节轻轻按摩4下至大腿根部;由胸部自内向外打圈按摩至腹部,每个动作重复4~6次。缓解婴儿肌肉紧张、关节僵硬的状态	做操时,可伴有音乐,要使婴儿在轻松愉快的情绪中完成做操
操作中	1.扩胸运动 (1)预备姿势:婴儿仰卧,护理人员站在婴儿足后位置,把拇指放在婴儿掌心让婴儿握住,然后轻轻握住婴儿双手(大手握小手) (2)将婴儿双臂向体侧外平展,与身体成90°,使上肢与躯干呈"十"字形,掌心向上 (3)将婴儿双臂拉至胸前交叉,之后再慢慢打开,还原到大手握小手状态 (4)重复4个8拍 2.屈肘运动 (1)预备姿势:同扩胸运动 (2)将婴儿右侧小臂轻轻向上弯曲,使小手尽量接近耳旁,再将右侧小臂伸直还原 (3)将婴儿左侧小臂轻轻向上弯曲,使小手尽量接近耳旁,然后还原 (4)左右轮换,重复4个8拍 3.肩关节运动 (1)预备姿势:同扩胸运动 (2)握住婴儿右手把右臂拉直,以婴儿的肩关节为轴心,右臂贴近婴儿身体由内向外环形旋转肩部一周,还原(4拍) (3)握住婴儿左手把左臂拉直,以婴儿的肩关节为轴心,左臂贴近婴儿身体由内向外环形旋转肩部一周,还原(4拍) (4)重复4个8拍	

续表

操作步骤	操作程序	注意事项
操作中	4.上举运动 (1)预备姿势:同扩胸运动 (2)婴儿双臂向体侧外平展,与身体成90°,使上肢与躯干呈"十"字形,双手向前平伸,掌心相对 (3)以肩关节为轴心,双手上举婴儿双臂过头顶,掌心向上,再还原至身体两侧 (4)重复4个8拍 5.抬臀运动 (1)预备姿势:婴儿仰卧,双下肢伸直平放 (2)护理人员双手同时握住婴儿膝盖,将婴儿双腿伸直并拢,慢慢上举至90°(4拍) (3)慢慢还原(4拍) (4)重复4个8拍 6.屈膝运动 (1)预备姿势:婴儿仰卧,双腿伸直 (2)先弯曲婴儿右腿,使婴儿的大腿面尽量贴近腹部,还原,伸直右腿 (3)左侧重复 (4)重复4个8拍 7.踝关节运动 (1)预备姿势:婴儿仰卧,护理人员的左手托住婴儿右侧踝骨,右手握住婴儿右足前掌 (2)将婴儿的足尖向上屈伸踝关节,足尖向下伸展踝关节 (3)换婴儿左足,做同样动作 (4)每侧做一个8拍换另一侧,重复做4个8拍 8.侧身运动 (1)预备姿势:婴儿仰卧并腿,双臂屈曲放在胸腹前 (2)护理人员左手轻轻握住婴儿双手放在婴儿胸前,右手扶在婴儿左肩由仰卧位转为右侧卧位(4拍),慢慢还原(4拍) (3)将婴儿从仰卧位转为左侧卧位,然后还原 (4)重复4个8拍	
操作后	(1)让婴儿躺好休息 (2)所用物品清理,摆放整齐	

【任务训练】

程宝宝,女,两个半月,各项生长发育指标正常,医生建议可以给婴儿适当做被动操促进其动作发展,增强感知信息的能力。请问:应该如何给婴儿做被动操?

【任务评价】

1.婴儿被动操操作评分标准　婴儿被动操操作评分标准见表24-12。

表 24-12 婴儿被动操操作评分标准

序号	考核内容	考核要点	配分	评分标准	扣分	得分
1	概念考核	(1)定义 (2)功能	6	每有一项未口述或口述不正确,扣3分,最多扣6分		
2	训练时间	每日上下午各一次	3	本项未口述或口述不正确,扣3分		
3	操作前准备	(1)环境准备:保持室内空气新鲜,温度保持在20~25℃,可伴有欢乐的音乐 (2)人员准备:母婴护理人员摘去手上、身上不利于活动的饰品,双手掌心用少量润肤油相互揉搓,温暖双手。婴儿仰卧于软硬适中的平面上(板床或桌子),给婴儿脱去宽大的外衣,检查纸尿裤(尿布)是否需要更换	6	每有一项未口述(操作)或口述(操作)不正确,扣3分,最多扣6分		
4	操作步骤	(1)准备运动 (2)具体步骤 ①扩胸运动 ②屈肘运动 ③肩关节运动 ④上举运动 ⑤抬臀运动 ⑥屈膝运动 ⑦踝关节运动 ⑧侧身运动	60	(1)准备运动:本项未做或做法不正确,扣4分 (2)操节完整:少做一节或一节动作不完整,每节扣3分,共24分 (3)手法准确:本项不达标,每节扣1分,最多扣8分 (4)动作轻柔:本项不达标,每节扣1分,最多扣8分 (5)观察反应:本项不达标,每节扣1分,最多扣8分 (6)亲切交流:本项不达标,每节扣1分,最多扣8分		
5	操作后整理	给婴儿洗净双手,让其安静休息,整理物品	3	未口述(操作)或口述(操作)不正确,扣3分		
6	注意事项	(1)被动操一般在婴儿进食后1小时进行比较合适。饥饿情况下,婴儿无兴趣,效果不好。刚进食就做操,容易引起溢奶或呕吐 (2)要注意动作柔和、轻缓,手法要准确。要随时注意婴儿的表情反应,时时与婴儿进行交流 (3)遇婴儿患病时可暂停,病愈后再恢复 (4)操后要及时补充水分,穿好外衣,让婴幼儿安静地休息30分钟	12	每有一项未口述或口述不正确,扣3分,最多扣12分		
7	操作人员要求	(1)普通话标准 (2)声音清晰响亮 (3)仪态大方 (4)操作前与婴儿亲切交流	8	每有一项未达标,扣2分,最多扣8分		
8	时间要求	15分钟	2	超时扣2分		
	合计		100			

2. 婴儿被动操任务学生自我检测单　婴儿被动操任务学生自我检测单见表24-13。

表24-13　婴儿被动操任务学生自我检测单

姓名：　　　　　专业：　　　　　班级：　　　　　学号：

项目	具体内容	得分
(1) 粗大动作发展的特点及规律	粗大动作发展的特点： 粗大动作发展的规律：	
(2) 婴儿被动操的具体做法		
(3) 婴儿被动操的注意事项		
	合计	

（张　芹）

第五节 中级技能——婴儿手指操

学习目标

1. 能够根据婴儿动作发展水平,对婴儿进行精细动作训练。
2. 能够知晓精细动作发展的特点及规律。
3. 能从细节处关心婴儿,与婴儿亲切交流配合。

案例导入

李宝宝,女,8个月,各项生长发育指标正常,医生建议可以给婴儿适当做些手指操促进婴儿精细动作发展,也可以促进婴儿的神经系统、骨骼肌肉、感觉统合等方面的成熟程度。请思考:作为护理人员,应该如何给婴儿做手指操?

一、精细动作发展的特点

婴幼儿精细动作的发展是从用满手抓握到用拇指与其余四指对握,再用食指与拇指对握,这代表着婴幼儿大脑神经、骨骼肌肉、感觉统合的成熟程度。精细动作的训练应该依据发展顺序逐步进行,婴幼儿精细动作发展顺序见表24-14。

表24-14 婴幼儿精细动作发展顺序

年龄阶段	精细动作
出生	两手捏拳,刺激后握得更紧(抓握反应)
2个月	两手依然呈握拳状态,但紧张度逐渐降低
3个月	能将双手放在前面观看并玩弄自己的双手,出现企图抓握东西的动作
4个月	能在拇指的参与下抓住物体,抓住东西摇晃
5个月	偶尔能抓住悬垂在自己胸前的玩具,会有意识地去抓东西,但不一定抓得到,如果抓到了就把东西往口中送
6个月	能用整个手掌握物,准确地拿取悬垂在胸前的东西,会撕纸玩
7个月	能一手拿一个东西,也能在双手间有意识地传递物体
8个月	能用拇指和其他三指捏起桌上的小物品,有意识地摇响手中物(如拨浪鼓)
9个月	能将两手拿的东西对敲,可以用拇指和食指捏起小物件(如大米花、葡萄干等)
10个月	能主动松手放弃手中的物体,能将东西扔到地上听声音
11个月	能主动打开包积木的花纸,几页几页地翻书,全手握住笔在纸上留下笔迹
12个月	能把东西递给别人,把小东西塞进瓶中
13个月	喜欢把东西拿进拿出
14个月	会打开盒盖;能倾斜瓶子倒出小物,然后用手去捏;弯曲手臂丢东西

续表

年龄阶段	精细动作
15个月	能学着大人的样子拿着笔在纸上涂鸦
16个月	开始喜欢搭积木
17个月	由匙柄握汤匙
18个月	能用小线绳穿进大珠子或大扣子孔,可以叠搭起4块积木不倒
19个月	能控制手腕
20个月	能用手臂和握力拖拉
21个月	会搬运大积木;模仿画线条,但不像
22个月	能把瓶里的水倒入碗内,学着画垂直线和圆圈
23个月	能解扣子,轻轻夹物
24个月	能叠六七块积木,逐页翻书,手指和手腕灵活运动,学会转动门把手把门打开

二、精细动作发展的规律

婴幼儿精细肌肉群的发育晚于大肌肉群,精细肌肉群动作发展尚未达到熟练阶段的婴幼儿,精细动作的活动会受到一定的限制。婴幼儿精细动作的发展主要以手部的动作发展为主。

1. 手部动作发展的趋势 从肌肉运动状况看,是从手的粗大肌肉运动动作向手的精细肌肉运动动作发展;从手操作物体看,是由全手掌动作向多个手指动作发展,继而从多个手指动作向几个手指动作发展。

2. 手部的动作包括手掌和手指的运用 手掌握力的运用十分广泛,通常与大肌肉群活动相互配合,如掷物,推、拉物品。婴幼儿拿着东西玩弄就是在练习握力。

婴幼儿玩弄各种东西都要运用手指。手指中以拇指最为重要,绝大部分动作都要用到拇指。细心观察就会发现婴幼儿手指的运用通常有两种情况:拇指与其他手指的同时使用,如拾皮球、拿杯子;拇指与食指的同时使用,如拾取较小的物品,这需要较高的手指技巧。

三、精细动作训练

婴儿手指操是对婴儿进行精细动作训练的一种有效方式。做操时让婴儿的脑、眼、手同时协调,这对思维、视觉、触觉、语言等感官的发展有着积极的促进作用。长期坚持做手指操,不仅能锻炼小肌肉群的灵活性、协调性,还能帮助婴儿积累对周围环境和自己身体的了解和经验,开发大脑潜能。游戏中愉悦的亲子氛围对婴儿健康成长有着十分重要的作用。

1. 操作要点 0~6个月大的婴儿还不会说话,手指也仅仅会做一些基本的抓握动作。这个时期的手指操不应该太复杂,主要以成人带动婴儿的手为主。带婴儿做手指操的时候,动作可以稍微放慢一些,尽量让婴儿感受到手指的变化。做操时,护理人员抓起婴儿的手,边做动作边配以悦耳动听的童谣。

7~12个月大的婴儿精细动作发展迅速,开始学会撕纸、拿捏小东西,甚至抓握画笔涂鸦。可以相应设计一些不同手指的使用技巧。手指操的内容可以来源于生活,可以自创一些口诀,帮助婴儿养成良好的生活习惯。如婴儿无法自如地伸出手指,护理人员要耐心帮助他们完成这些动作。做操时语气、动作都要轻柔。

2. 操作训练

(1)训练准备。

①环境准备:可以在室内,也可以在室外进行。

②物品准备:根据手指操内容选择音乐、儿歌,准备相应的道具。

③人员准备:婴儿露出小手;护理人员除去手上的饰品,洗净双手,并使双手温暖。

(2)训练内容。

①爸爸妈妈瞧一瞧。

a.适宜年龄:6个月以下。

b.练习时间:每日次数不限,每次2~3分钟。

c.练习方法:配合儿歌做动作。

"爸爸瞧":左手从背后伸出,张开手指挥动。

"妈妈看":右手从背后伸出,张开手指挥动。

"宝宝的小手真好看":双手一齐摇动。

"爸爸瞧":闭合左手,往背后收。

"妈妈看":闭合右手,往背后收。

"宝宝的小手看不见":双手都放在背后了。

"爸爸妈妈快来看":双手继续放在背后不动。

"宝宝的小手又出现":双手从背后再拿出来。

提示:在做这节手指操的时候,要鼓励婴儿在伸出手的时候将五指用力张开。

②指认游戏手指操。

适宜年龄:7~12个月。

练习时间:每日次数不限,每次3~5分钟。

练习方法:配合儿歌做动作。

"小手拍拍,小手拍拍":两只手掌对拍。

"手指伸出来,手指伸出来":伸出左右手,摆动。

"眼睛在哪里?":右手握拳,伸出食指指向右眼。

"眼睛在这里":左手握拳,伸出食指指向左眼。

"用手指出来,用手指出来":两手食指同时指向双眼。

本手指操可以重复句式,指向不同部位,如鼻、口等。

提示:如果婴儿无法自如地伸展手指,要耐心帮助婴儿完成这些动作。做操时语气、动作都要轻柔,婴儿感到不舒服或抗拒时不要强迫其完成。

(3)注意事项。

①在婴儿手指发展的不同阶段,提供不同的手指游戏,可以发展良好的感知觉和动作能力。

②手指操练习要与感知活动、语言活动等有机结合起来,把单调的练习变成有趣的游戏。

③手指操内容要与实际生活相联系,护理人员可以将婴儿日常生活中的一些常见活动设计成可以接受的操节活动,让婴儿对活动更感兴趣。

四、护理人员素养

护理人员应动作轻柔、手法准确、语气温和,如果婴儿无法自如地伸展手指,要耐心帮助婴儿完成这些动作。婴儿感到不舒服或抗拒时不要强迫其完成。

【案例实施】

给7~12个月婴儿做手指操见表24-15。

表24-15 给7～12个月婴儿做手指操

操作步骤	操作程序	注意事项
操作准备	1.评估 评估环境:清洁、安静、舒适、安全、光线适中 2.准备 (1)环境准备:可以在室内,也可以在室外进行 (2)物品准备:根据手指操内容选择音乐、儿歌,准备游戏道具 (3)护理人员准备:除去手上的饰品,洗净双手,并使双手温暖 (4)婴儿准备:露出小手	
操作中	(1)"小手拍拍,小手拍拍":两只手掌对拍 (2)"手指伸出来,手指伸出来":伸出左右手,摆动 (3)"眼睛在哪里?":右手握拳,伸出食指指向右眼 (4)"眼睛在这里":左手握拳,伸出食指指向左眼 (5)"用手指出来,用手指出来":两手食指同时指向双眼	(1)做操过程中,观察婴儿的表情和配合度,婴儿感到不舒服或抗拒的话需暂停 (2)本手指操可以重复句式,指向不同部位,如鼻、口等
操作后	(1)让婴儿休息 (2)所用物品清理,摆放整齐	

【任务训练】

王宝宝,男,10个月,各项生长发育指标正常,医生建议可以给婴儿适当做些手指操促进婴儿精细动作发展,也可以促进婴儿的神经系统、骨骼肌肉等方面的发育。请问:应该如何给婴儿做手指操?

【任务评价】

1. 给7～12个月婴儿做手指操评分标准 给7～12个月婴儿做手指操评分标准见表24-16。

表24-16 给7～12个月婴儿做手指操评分标准

序号	考核内容	考核要点	配分	评分标准	扣分	得分
1	概念考核	(1)精细动作能力口述 (2)本阶段精细动作训练的重点	6	每有一项未口述或口述不正确,扣3分,最多扣6分		
2	训练时间	每日次数不限,每次3～5分钟	2	本项未口述或口述不正确,扣2分		
3	操作前准备	(1)环境准备:可以在室内,也可以在室外进行 (2)人员准备:婴儿露出小手;护理人员除去手上的饰品,洗净双手,并使双手温暖 (3)物品准备:根据手指操内容选择音乐、儿歌,准备相应的道具	9	每有一项未口述(操作)或口述(操作)不正确,扣3分,最多扣9分		

续表

序号	考核内容	考核要点	配分	评分标准	扣分	得分
4	操作过程	(1)练习方法:配合儿歌做动作 ①"小手拍拍,小手拍拍":两只手掌对拍 ②"手指伸出来,手指伸出来":伸出左右手,摆动 ③"眼睛在哪里?":右手握拳,伸出食指指向右眼 ④"眼睛在这里":左手握拳,伸出食指指向左眼 ⑤"用手指出来,用手指出来":两手食指同时指向双眼 (2)本手指操可以重复句式,指向不同部位,如鼻、口等 (3)提示:如果婴儿无法自如地伸展手指,要耐心帮助婴儿完成这些动作。做操时语气、动作都要轻柔,婴儿感到不舒服或抗拒时不要强迫其完成	60	(1)练习方法:本项未口述或口述不正确,扣4分 ①操节完整:少做一节或一节动作不完整,每节扣2分,最多扣10分 ②手法准确:本项不达标,每节扣2分,最多扣10分 ③观察反应:本项不达标,每节扣2分,最多扣10分 ④歌词正确:本项不达标,每节扣2分,最多扣10分 ⑤语气亲切:本项不达标,每节扣2分,最多扣10分 (2)本项未口述或口述不正确,扣3分 (3)本项未口述或口述不正确,扣3分		
5	操作后整理	(1)让婴儿休息 (2)所用物品清理,摆放整齐	4	本项未口述(操作)或口述(操作)不正确,扣2分,最多扣4分		
6	注意事项	(1)在婴儿手指发展的不同阶段,提供不同的手指游戏,可以发展良好的感知觉和动作能力 (2)手指练习要与感知活动、语言活动等有机结合起来,把单调的练习变成有趣的游戏 (3)手指操内容要与实际生活相联系,护理人员可以将婴儿日常生活中的一些常见活动设计成可以接受的操节活动,让婴儿对活动更感兴趣	9	每有一项未口述或口述不正确,扣3分,最多扣9分		
7	操作人员要求	(1)普通话标准 (2)声音清晰响亮 (3)仪态大方 (4)操作前与婴儿亲切交流	8	每有一项未达标,扣2分,最多扣8分		
8	时间要求	15分钟	2	超时扣2分		
		合计	100			

2. 为婴儿做手指操任务学生自我检测单 为婴儿做手指操任务学生自我检测单见表24-17。

表 24-17　为婴儿做手指操任务学生自我检测单

姓名：　　　　　　　　专业：　　　　　　　　班级：　　　　　　　　学号：

项目	具体内容	得分
（1）精细动作的基本概念	精细动作发展的特点： 精细动作发展的规律：	
（2）婴儿手指操的具体做法		
（3）婴儿手指操的注意事项		
	合计	

（张　芹）

主要参考文献

[1] 魏碧蓉.高级助产学[M].北京:人民卫生出版社,2002.
[2] 夏海鸥.妇产科护理学[M].4版.北京:人民卫生出版社,2019.
[3] 济南阳光大姐服务有限责任公司.母婴护理职业技能实训手册[M].北京:高等教育出版社,2020.
[4] 胡晓玲.妇产科护理学[M].上海:同济大学出版社,2008.
[5] 王娅莉.妇产科护理学[M].北京:高等教育出版社,2009.
[6] 罗琼.妇产科护理学[M].北京:科学出版社,2010.
[7] 乐杰.妇产科学[M].7版.北京:人民卫生出版社,2008.
[8] 王娅莉.妇产科护理学[M].北京:高等教育出版社,2004.
[9] 陈霞云,吴培英.妇产科护理学[M].西安:第四军医大学出版社,2010.
[10] 郑修霞.妇产科护理学[M].4版.北京:人民卫生出版社,2006.
[11] 邓开玉,付素洁.妇产科护理学[M].北京:中国医药科技出版社,2009.
[12] 张晓薇,丁岩.妇产科学[M].北京:科学出版社,2008.
[13] 林萍.妇产科护理[M].2版.北京:人民卫生出版社,2014.
[14] 周昌菊,陶新陆、丁娟.现代妇产科护理模式[M].北京:人民卫生出版社,2001.
[15] 丰有吉,沈铿.妇产科学[M].2版.北京:人民卫生出版社,2012.
[16] 程瑞峰.妇产科护理学[M].2版.北京:人民卫生出版社,2011.